怀孕 胎教
分娩 育儿

北京市保护健康学会委员会专家
东四妇产医院专家
全国妇幼巡讲专家

付小青 主编

吉林科学技术出版社

图书在版编目（CIP）数据

怀孕胎教分娩育儿 / 付小青主编 ． — 长春：吉林
科学技术出版社，2014.5
ISBN 978-7-5384-4804-7

Ⅰ．①怀… Ⅱ．①付… Ⅲ．①妊娠期—妇幼保健—基
本知识②胎教—基本知识③分娩—基本知识④婴幼儿—哺
育—基本知识 Ⅳ．① R715.3 ② G61 ③ R714.3 ④ TS976.31

中国版本图书馆CIP数据核字（2014）第 089642 号

怀孕胎教分娩育儿

主　　编　　付小青
出 版 人　　李　梁
策划责任编辑　　孟　波　端金香　郑　博
执行责任编辑　　解春谊
封面设计　　长春市一行平面设计有限公司
制　　版　　长春市一行平面设计有限公司
开　　本　　720mm×990mm　1/16
字　　数　　800千字
印　　张　　42
印　　数　　1—16 000册
版　　次　　2014年7月第1版
印　　次　　2014年7月第1次印刷

出　　版　　吉林科学技术出版社
发　　行　　吉林科学技术出版社
地　　址　　长春市人民大街4646号
邮　　编　　130021
发行部电话/传真　0431–85635177　85651759　85651628
　　　　　　　　　　85635181　85600611　85635176
储运部电话　0431–86059116
编辑部电话　0431–85642539
网　　址　　www.jlstp.net
印　　刷　　长春第二新华印刷有限责任公司

书　　号　　ISBN 978-7-5384-4804-7
定　　价　　39.90元

前言

怀孕生育是每个女人一生中最期待、最渴望的幸福时光，在这段时间里，无论身体或是心情，都会经历各种前所未有的变化。

在孕育新生命的美丽动人的十个月历程中，相伴你的不仅仅是将为人母的喜悦和骄傲，还会有很多麻烦和疑虑。怎样才能轻松、平安、顺利地走过孕育宝宝的生命历程呢？

从开始的准备到终于如愿以偿成为骄傲的准妈妈，你的身体状况、心理状态、工作环境、生活环境、生活习惯都经历着各种考验。为了让你的身心以最佳的状态迎接新生命，你必须做好充分的准备。

生命始于受精卵细胞，一个细胞经过分裂、分化，发育为正常胎儿并娩出，需要母体和胎儿各方面的协作。在这个过程中，无论是母体还是胎儿出现异常，都可能影响怀孕的正常进行。总之，怀孕是一个让人既喜且忧的生理过程，准妈妈保持健康的心态关爱自己就是在关爱孩子。

本书除了对怀孕期做了科学性、系统性的介绍之外，为教育、培养下一代也提供了有益的参考和帮助。希望本书能将父母所需要的科学育儿理念、知识和方法奉献给年轻的父母们。希望父母们能从我们的书中学到科学的育儿知识，真正有效地帮助和培养孩子。

此外，为了便于阅读和理解，我们还为图书设计了丰富的插图，希望以此来愉悦读者的心情，并希望这本书能帮助所有准妈妈、新妈妈，从预约一位超级宝宝，到照顾自己与胎儿的身心健康、快乐，乃至培养宝宝增长智慧、爱心与EQ能力等都给了你切实的建议。

本书编著时，由于时间比较仓促，所以不足之处在所难免，希望广大的读者，在阅读本书时，若发现不足之处，请给予批评指正，以便下次再版时及时修改。谢谢！

目录 Contents

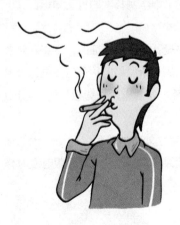

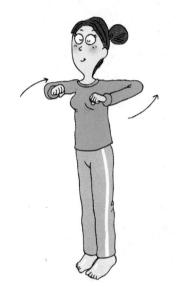

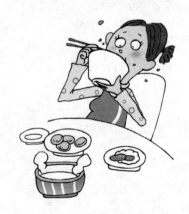

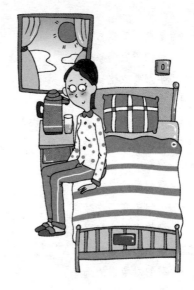

100　怀孕第三个月

目录 Contents

124 怀孕第四个月

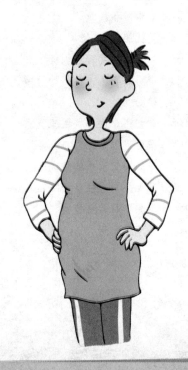

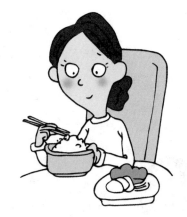

目录　Contents

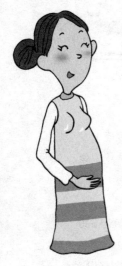

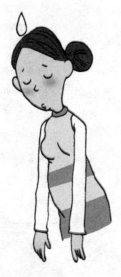

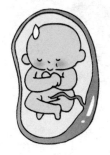

172　怀孕第六个月

目录 Contents

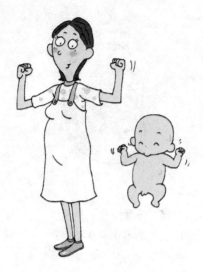

212 怀孕第九个月

221 怀孕第十个月

226 怀孕初期食谱

231 怀孕中期食谱

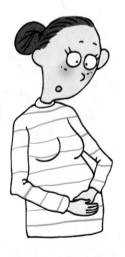

第二章

分娩产后

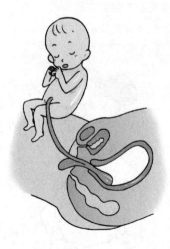

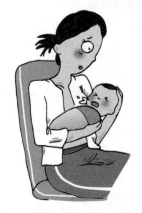

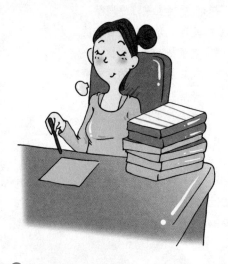

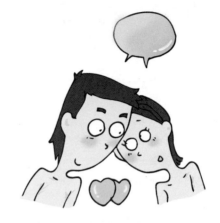

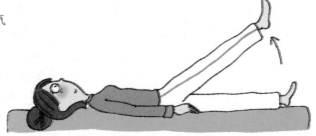

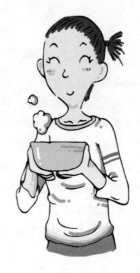

第三章

育儿

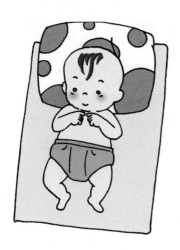

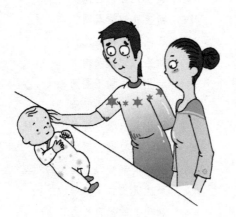

518 **出生第一个月**

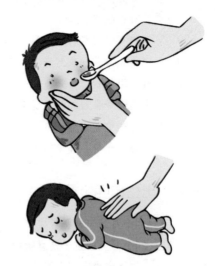

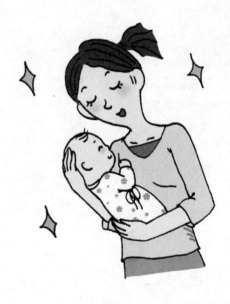

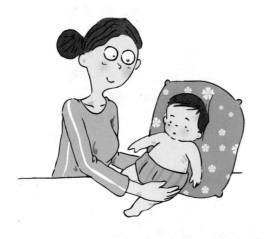

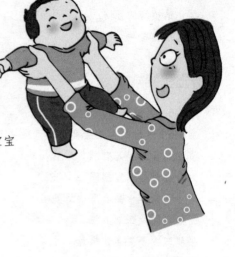

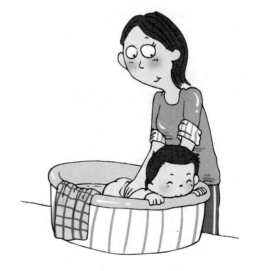

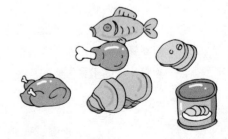

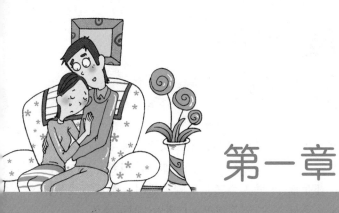

第一章

怀孕胎教

准备怀孕做妈妈

1 做好孕前心理准备

决定生孩子是人生中的一件大事，这会给女性身体和日常生活带来很大影响，有时甚至难以承受。因此，怀孕前先有一个周全的考虑会给妊娠带来最好的开始。在孕育小生命之前，除了做好物质、生活准备外，心理上更应做好充分的准备，这种准备有时比其他准备更重要。

心理准备即精神准备，这是容易被忽视的一件重要的孕前准备。所谓心理准备是要求夫妻双方在心理状态良好的情况下受孕。凡是双方或一方受到较强的精神刺激，都会影响精子或卵子的质量，即使受孕后也会因情绪的刺激而影响母体的激素分泌，使胎儿不安、躁动，影响其生长发育，甚至流产。因此当心绪不佳、抑郁、苦闷时，或夫妻之间关系紧张、闹矛盾时，都不宜受孕，应该等到双方心情愉快时再受孕。

❤ 小贴士

未来宝宝的健康与母亲孕前和孕后的精神健康有着密不可分的关系。乐观的心态、健康的心理对宝宝的成长大有助益。夫妻双方在决定要孩子以后，要努力调整自己的情绪，以一种积极乐观的心态面对宝宝的到来。

2 学习相关的孕产知识

了解孕期将会出现的某些生理现象，如早期的怀孕反应、中期的胎动、晚期的妊娠水肿、腰腿痛等。若一旦有这些生理现象的出现，孕妇应能够正确对待，泰然处之，避免不必要的紧张和恐慌。怀孕期间，母体为了适应胎儿生长发育的需要，全身各系统都会发生不同程度的生理与心理改变，其中精神与神经系统的正常调节规律易失衡被破坏，由此而出现兴奋与抑制间的不协调。因此，了解这些知识就更为必要。

不管你是正在盼望着怀孕，还是始终抱着顺其自然的想法，或是对可能发生的事情感到困惑、担忧、恐惧，甚至在你还没来得及做任何基本准备时已经怀孕，即使这样，一旦怀孕成为事实，就要愉快地接受它。准妈妈要清楚的是，怀孕、分娩不是疾病，而是一个正常的生理过程，天下几乎绝大多数的女性都经历过、正在经历或将要经历这个阶段。一旦决定成为准妈妈，就要以一种平和、自然的心境迎接怀孕和分娩的过程，从怀孕的那天起就意味着责任随之而来，这是作为一名女性最重要的时刻，以愉快、积极的心态对待孕期所发生的变化，坚信自己能够孕育一个代表未来的小生命，完成将他平安带到这个世界上的使命，就是准妈妈需要做的心理准备。这可以帮助准妈妈顺利度过孕期的每一阶段，并给未来宝宝的生长发育奠定坚实的基础。

3 选择最佳生育年龄

掌握好合适的生育年龄，对优生优育是非常重要的。

先说早婚早育，年轻妇女（未满20岁）生育的孩子体重较轻、较多早产。更重要的是，一些染色体异常现象也较多地出现在年轻妇女所生的子女当中。这些染色体异常的胎儿常常会表现为发育不正常，或有明显的畸形。

生育较晚也不好，因为高龄初产妇难产率比年轻初产妇显著增高，婴儿畸形率也显著增多，这对产妇自身和婴儿都十分不利。有一种染色体异常，叫先天愚型，也常与母亲年龄过大（超过35岁）有关。这种病在29岁以下妇女所生的婴儿中较少，30~34岁妇女所生的就增加到1/700，35~39岁所生的则高达1/300。

专家坐诊

对于不同的新婚夫妇来说，往往受着诸多因素制约和影响，因而不能肯定地说，除了在上述年龄阶段生育，就不算是理想的生育。相反，许多新婚夫妇越来越重视主客观条件的综合因素，以求得生育年龄的最佳适宜性。

特别是许多年轻夫妇，在事业处于关键时刻，把生育年龄稍稍推迟也是无妨的。又如有的夫妇一方或双方生殖系统的功能需要诊治，也不妨等完全康复后再生育。这样做也可以视为另一种意义的最佳生育年龄的选择。

总之，适当的生育年龄靠夫妇双方灵活掌握。但早和晚大致要有个参考标准为好。

准妈妈最佳生育年龄

在24~29岁这一时期，女性身体发育完全成熟，卵子质量高，分娩危险小。若早于20岁怀孕生育，胎儿与发育中的母亲争夺营养，对母亲健康和胎儿发育都不好。超过29岁，遗传物质发生突变的机会随之增多，怀孕的概率会下降，而且容易患孕期并发症。

准爸爸最佳生育年龄

男性的精子质量在27~35岁达到高峰，而且处于这个年龄段的男性智力成熟，生活经验比较丰富，会关心爱护妻子，有能力抚育好婴幼儿。男性过了35岁，体内的雄性激素也开始衰减，平均每过1年其睾丸激素的分泌量就下降1%。男性年龄过大，精子的基因突变率相应增高，精子的数量和质量都得不到保证，对胎儿的健康也会产生不利影响。

4　最佳受孕时机

女性每个月约有6天时间为受孕最佳时机，即排卵前5天及排卵当日。上午7～12时，人体的各器官功能状态呈上升趋势；13～14时，是白天里人体功能最低时刻；下午5时再度上升，晚11时后又急剧下降。一般来说，晚9～10时是同房受孕的最佳时刻。而且此时同房后，女性长时间平躺睡眠有助于精子游动，能增加精子与卵子接触、相遇的机会。

5　怀孕的最佳季节

新婚夫妇想要一个孩子，那么就应该选择合适的怀孕季节。一般来说，选择合适的怀孕季节，要考虑多方面的因素，其中包括能不能呼吸到新鲜空气、穿衣服行动等是否方便、蔬菜瓜果是否充足、能不能有效抵抗病毒感染等等。如果有条件的话，最好能将几方面因素综合考虑，选择一个理想季节。

胎儿的大脑皮层在妊娠的前3个月开始形成，4～9个月发育最快，这时需要充足的氧气和营养。四五月份气候适中，气温变化小，风景秀丽，给产妇分娩、哺乳和产后身体恢复、婴儿的生长发育都带来许多便利。因此，从这一方面来考虑，八九月份，即夏秋之交也是怀孕的理想季节。冬末春初是一些疾病流行的时期，病毒性传染病较多。病毒可以引起胎儿的先天缺陷。怀孕头3个月是胚胎的敏感期，如果受病毒感染，容易导致畸胎，因此，从健康这方面来考虑，最好不要在冬末春初怀孕。

综上所述，夏、秋季怀孕可使胚胎在前3个月避开流行病毒感染，又有利于孕妇多在室外散步，充分吸收氧气，还有大量的水果蔬菜供应，以保证母子合理的营养结构和营养量，夏季分娩为产妇和婴儿提供了良好恢复和生长的气候条件。所以，夏季秋季可以说是理想的怀孕季节。

除了考虑上述几方面的因素外，育龄妇女及家人还要考虑自身的特殊条件，况且怀孕的季节理想与否也不是绝对的。即使不在夏秋季怀孕，但只要注意改善不利条件或注意弥补不足也可以生出一个健康可爱的宝宝。

> ♥ 小贴士
>
> 在夏季或秋季，孕妇便可以多在室外散步，呼吸新鲜空气。若在秋季，还有丰富的新鲜蔬菜和水果上市，孕妇可以充分地吸收营养。所以说，夏天或秋天受孕都是理想的季节。

6　制造赏心悦目的生活环境

首先，居室应该整齐明亮，清洁干净，安静舒适，不拥挤，不黑暗，通风通气。其次，最好保持适宜的温度，即20℃~22℃。再次，最好保持一定的湿度，即50%的相对湿度。还有，居室中的一切物品设施要便于孕妇日常起居，消除不安全因素。最后，居室中要有良好的声像刺激，经常播放一些有益的胎教音乐；经常对胎儿说话；争吵和打骂是决不应有的。

还要合理调整居室中的色彩搭配。孕妇在不同的妊娠期对不同的色彩有不同的感觉，要选择孕妇所喜爱的颜色来装饰居室，使孕妇心情愉快。

❤ 小贴士

可在房间内适当放置几盆花卉、盆景，在墙壁上贴几张孕妇喜爱的胎儿图片或风景画、油画；也可在阳台上种植花草、饲养虫鱼，使居室充满活力，让孕妇容易消除疲劳。

7　判断怀孕的方法

以下几项指标对于怀孕的确定有一定的参考价值：

基础体温

基础体温是指经过较长时间睡眠（8小时以上）清醒后，在尚未进行任何活动之前，所测得的体温。正常生育年龄妇女的基础体温，是随月经周期而变化的。排卵后的基础体温要比排卵前略高，上升0.5℃左右，并且持续12~14天，直至月经前1~2天或月经到来的第一天才下降。月经过期，怀疑受孕的可以测量基础体温。夜晚临睡前，将体温计的水银柱甩低于35℃，为避免起床活动，放于随手可取之处。次日清晨醒后，在未开口说话、未起床活动前，立即取体温计测口腔体温5分钟，连续测试3~4天，即可判断是否已经怀孕。

宫颈黏液

宫颈黏液结晶的类型，对诊断早孕有非常重要的意义。妇女在怀孕后，卵巢的"月经黄体"不但不会萎缩，反而进一步发育为"妊娠黄体"，分泌大量孕激素。因此，宫颈黏液涂片有许多排列成行的椭圆体，医生见到这么多的椭圆体就可断定是妊娠现象。如果月经过期而宫颈黏液涂片中见到的是典型羊齿叶状结晶，那就绝对不可能怀孕。

早孕试纸测试法

怀疑自己怀孕后，可用市售的早孕试纸，按说明进行自我检测，而且在月经过期1天后即可测出结果，或在同房后7~10天进行检测，极为方便。

虽然许多试纸都表明女性在错过经期1天后便可测试，但事实上，这是因人而异的。为了让结果可靠些，最好还是在月经推迟两周后再做检测，而且用早起第一次排出的尿液检测，测出结果最准确。

早孕试纸的测试结果受很多因素的影响，虽然产生阳性结果不像阴性结果那样误诊率高，但也有不少非怀孕因素会导致测试结果呈阳性。

如近期有过流产、卵巢肿瘤等病症，或服用一些生育类药品，都可能导致检测的失误。如果你怀疑自己怀孕了，不管测试结果如何，最好去医院检查。

黄体酮试验

如果体内孕激素突然消失，就会引起子宫出血。对于以前月经有规律，而此次月经过期，疑为早孕的妇女，可以用黄体酮试验辅助诊断早孕。给受试者每日肌内注射黄体酮（即孕激素）10~20毫克，连用3~5日。如果停药后7天内不见阴道流血，则试验阳性，基本上可以确定怀孕。

B型超声显像仪检查

使用B超检查，最早在怀孕5周时就可从屏幕上看见子宫里幼小的胚囊，并可以见到妊娠环，若在妊娠环内见到有节律的胎心搏动和胎动，可确定妊娠，而且是活胎。B超对宫外孕也能准确诊断，既方便，又准确。

妊娠试验

通过妊娠试验，可以较早确诊早孕。这是因为当受精卵植入子宫后，就会产生一种新的激素，叫人绒毛膜促性腺激素（HCG）。这种激素分泌后即进入血液，由尿排出。因此，通过血和尿中的HCG测定，就可判断是否妊娠。其实早孕试纸也是根据这个原理制作的。

妊娠试验分为尿妊娠试验和静脉血妊娠试验，后者灵敏度高，最早可在受孕后10多天检测出来。一般在停经35天左右，就会在准妈妈的血和尿中发现人绒毛膜促性腺激素（HCG），在60天左右达到高峰，之后逐渐下降。

根据妊娠反应情况

一般妇女在月经10天左右就将会出现恶心、呕吐、吃东西无味、想吃酸的、行动有气无力等现象，这些现象一般在早晨起床后一段时间之内较为明显，这就是早孕反应。这种反应是大多数人较明显的。早孕反应的时间、反应的程度及持续的时间每个孕妇都不同，约8%的孕妇具有较轻的反应，自身可以耐受，用不着处理。只要自己身心放松，注意休息，少吃多餐即可。少数反应严重的孕妇，不能进食、呕吐频繁，甚至吐出胆汁，出现皮肤干燥，眼窝下陷等失水表现，这就叫妊娠剧吐，对孕妇及胎儿均会造成不良后果，此种情况，要及时进行治疗，才有利于孕妇和胎儿的健康。

8　妇女婚后哪些情况下不宜怀孕

为了生育健康、聪明的后代，选择受孕时机非常重要，通常在下列情况下不宜怀孕：

1. 旅行结婚时不宜怀孕。

2. 停服传统避孕药后不宜立即怀孕。可在停药后恢复3~6次正常月经后再怀孕。停药后可用避孕套避孕。

3. 盛夏和严冬季节最好不要怀孕。酷暑高温季节，孕妇又多有妊娠反应，营养往往摄入不足；冬季感冒及其他病毒感染机会多，空气污染重，怀孕后对胎儿不利。

4. 情绪受压抑时及在患病期间不宜怀孕。

5. 流产、早产后不宜立即怀孕。一般要在半年以上再考虑怀孕。

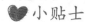

小贴士

新婚性生活频繁，精子质量不高，旅途中生活起居无规律，饮食营养不均，睡眠不足，再加上过度疲劳，均对胚胎生长不利。

9　戒酒后多长时间可以怀孕

酒精是生殖细胞的毒害因子。酒精中毒的卵细胞仍可与精子结合而形成畸形胎儿。要想避免此种情况，应等这种中毒的卵细胞排出后，新的健康的卵细胞成熟，才考虑受孕。酒精代谢物一般在戒酒后2~3天即可排泄出去，但一个卵细胞的成熟至少要14天以上。因此，可安排在戒酒后3~4周怀孕。酒精对精子的危害也很严重，特别是酗酒者。酒精可导致精子活动能力下降、精子畸形、死精子等。古人说的"酒鬼多无后"是非常有道理的。酒精代谢物一般在戒酒后2~3天即可消失，但一个精子的成熟则需要60天左右，也就是说，这次射精的成熟精子，是2个月前开始产生并逐渐成熟的，因此，从优生角度来说，对男性而言，最少应完全戒酒2个月以上方可考虑要孩子。有人认为当天不饮酒就没事的观点是没有科学道理的。

小贴士

酒精是生殖细胞的毒害因子。酒精中毒的卵细胞仍可与精子结合而形成畸形胎儿。要想避免此种情况，应等这种中毒的卵细胞排出后，新的健康的卵细胞成熟，再考虑受孕。

香烟中的尼古丁有致血管收缩的作用，妇女子宫血管收缩和胎盘血管收缩不利于受精卵着床。妇女吸烟与不孕症有很大关系。香烟在燃烧过程中所产生的苯并芘有致细胞突变的作用，对生殖细胞有损害，卵子和精子在遗传因子方面的突变，会导致胎儿畸形和智力低下。所以妇女想怀孕，应在1年前停止吸烟为宜，并同时让丈夫也戒烟。

为什么妻子准备怀孕，丈夫也要戒烟呢？这是因为香烟里的有害物质可以通过吸烟者的血液进入生殖系统，可使男子的精子发生变异，也就是染色体和遗传基因发生变异。有人检测120名烟龄1年以上男子的精液，发现每天吸烟30支以上者，精子的畸形超过20%，烟龄越长，吸烟量越大，精子的数量越少，精子的畸形率越高，精子的活动力也越低。精液中的精子数量的减少与新生儿的先天性缺陷有直接关系，因为当精液中精子数量减少时，染色体发生畸变的

可能性显著增加。精液中如果精子大量减少，例如减到正常人数量的1/4或1/5，便会形成男性不育症。

还有，吸烟男子在尼古丁等有害物质的刺激下，精子所需要的适宜的内环境遭到破坏，使精子发育不良，畸形或有缺陷的精子生成较多，结果会增加孕妇流产、死胎率和早产的发生率，或者使婴儿出现形态功能等方面缺陷。此外，丈夫吸烟也会使怀孕的妻子及胎儿受害，即被动吸烟的伤害。丈夫每天吸烟10支以上时，胎儿产前死亡率会大大增加，胎儿畸形的比例也明显增高。

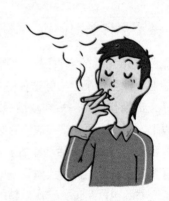

影响人类优生的因素是多方面的，如近亲结婚、环境污染、孕期病毒感染和滥用药物，烟酒及不良饮食习惯等。然而，潜伏在现代家庭和孕妇身边的一种新的隐患即家用电器的污染危害，对优生的影响似乎还未引起人们的重视。家用电器在给人们带来方便的同时，如使用不当，则会对人类本身尤其是孕妇和胎儿造成危害。

女性在怀孕前后最好不使用电热毯，少接触微波炉，因为电热毯在通电后产生的电磁场，会影响胚胎细胞的发育，导致胎儿的畸形。更不要长时间近距离看电视，尽量少操作电脑。据统计，一些长期在计算机前工作的人，会出现眼睛、肩臂疲劳及右臂不能上举等症状，有的甚至还会出现神经失调、抑郁症等精神方面的疾病。而孕妇还会因操作电脑出现早产和死胎。专家还认为，这些反常现象的出现，除电磁波的危

害以外，还因操作者精神过分紧张，导致腹部产生压迫感，同时，大脑过度疲劳又使这种压迫感加剧。因此，女性在怀孕期间最好不要从事电脑操作工作。如果情况比较特殊，迫不得已，则一定要注意自身的防护，每隔1小时要休息10~15分钟，与电脑要保持一定的距离；并要注意定期检查身体，以便发现问题及时处理。

而电视机尤其是彩电在长时间工作时，由于电子流对荧光屏的不断撞击，荧光屏表面会产生对人体有影响的静电荷并放出一定的射线、静电、X线，加之荧光屏前被离子化的气体，这些对孕妇和胎儿是有害的。

此外，微波炉、空调器、电冰箱等的污染和噪声，对孕妇也会产生不利影响，所以说为了下一代的健康及孕妇自身的健康，孕妇尽量不要用上述家用电器，以确保母婴双方的健康。

12 身体疲劳时不要怀孕

现代生活是美好的，但其生活方式却降低了男性的精子质量。与以前相比，男子精子的质量已大大降低了。能引起疲劳的现代生活因素很多，需要克服这些因素：

1. 远途而紧张的旅行结婚。
2. 剧烈的体育运动。
3. 摆宴席招待较多的客人。
4. 常赴舞会并频下舞场。
5. 连续的夜班。
6. 频繁的性生活。
7. 沉迷于夜生活。
8. 久卧病床。
9. 过于集中并持久的脑力劳动。
10. 激烈地争吵或生气。
11. 陪坐久久不散的宴席。
12. 操办或参加旧式婚嫁礼仪。
13. 过度的体力劳动。
14. 长途旅行。

对这些可引起疲劳的现代生活方式一定要有节制，特别是夫妇间处于生育

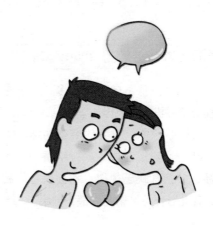

的阶段尤其应该注意。如果旅行结婚第1天奔波到很远的地方下榻安歇，又如果夫妻参加新婚舞会后又去夜总会周旋了很久，如果正值结婚喜日，那么应酬完所有宾客，又被闹罢了洞房，直到深夜才得安寝，那么，当夜精子质量一定很低，此时有性生活并妊娠，对优生必有严重影响。因此，想优生，就必须对导致疲劳的现代生活适可而止，有一定的活动就行了。

13 带环怀孕的胎儿能要吗

宫内节育环是目前最常用的避孕方法，但也可以发生避孕失败而带环怀孕。原因大多与环的脱落或异位（多为环下移）有关。

据统计，带环怀孕的胎儿约半数会发生流产、早产甚至死胎等情况。此外，也有些特殊情况，如节育环套在胎儿颈部、体部、四肢等，造成胎儿的发育畸形。但如果节育环已脱落或位于胎囊外，则对胎儿不会有影响。

因此，一般认为，带环怀孕应尽量行人工流产，但若因某些特殊情况不宜流产时，也可以继续妊娠分娩，关键是节育环必须在胎囊外。并且在怀孕中晚期，应定期做B超检查以观察节育环的位置。

❤ 小贴士

带环怀孕最好终止妊娠，不要有侥幸的心理，要防止意外的可能性。想再次怀孕时，要做好孕前准备，怀一个健康、聪明的宝宝。

14 为什么蜜月期间不宜怀孕

陷、智力低下的机会较多，亦不是最佳受孕时机。其原因如下：

1.筹办婚事，双方均劳累伤神。操办婚礼，迎宾送客或是旅行结婚，长途跋涉，及饮食缺乏规律，均会使身体疲劳，若此时怀孕，胎儿大都不健康。

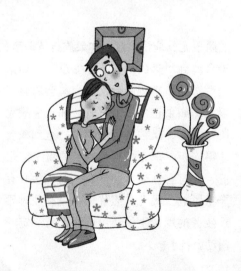

2.新婚期间宾朋相聚，烟酒相陪。此时新郎因烟酒过度，所产生的精子多为畸形。据调查，新婚夫妇烟酒过量，可造成胎儿畸形或发育不良，还可出现早产、流产或胎死腹中及出生后的孩子智力低下等。

3.新婚之际，性生活比较频繁，且双方精神紧张，难以达到性高潮，精子卵子质量不高。

另外，新婚期间男女双方对性生活不定期不适应，尤其是女性，雌激素的分泌不很正常，这些因素都不利于优生。综上所述，新婚期间不宜急于怀孕，应采取避孕措施。待夫妻性生活协调，情绪稳定，精力充沛，在物质上、精神上及育儿知识方面都做好准备后，再选择有利时机怀孕也为时不晚。

15 　孕前禁忌药品

准备怀孕的女性在怀孕前可能会生病，生了病以后，应根据情况合理用药。有些药物对治病有利，对怀孕却极为不利。夫妻双方在孕前服药，会影响将来胎儿的生长发育吗？有研究表明，许多药物会影响精子与卵子的质量，或者导致胎儿畸形。"忽略用药问题"必须引起准爸爸、准妈妈的重视。

抗生素类

如四环素类药，可致骨骼发育障碍，牙齿变黄，先天性白内障等。链霉素及卡那霉素，可致先天性耳聋，并损害肾脏；氯霉素可抑制骨髓造血功能，新生儿肺出血；红霉素能引起肝损害，磺胺（特别是长效磺胺）可导致新生儿黄疸。

解热镇痛药

阿司匹林或非那西汀，可致骨骼畸形，神经系统或肾脏畸形。

镇静药

甲丙氨酯可导致发育迟缓、先天性心脏病；地西泮片可造成发育迟缓；巴比妥可致指（趾）短小，鼻孔通联；氯丙嗪会造成视网膜病变。

激素

雌激素会造成上肢短缺（海豹样），女婴阴道腺病，男婴女性化、男婴尿道下裂；可的松可致无脑儿、唇腭裂、低体重畸形；甲状腺素可导致胎儿畸形。

抗肿瘤药

环磷酰胺可导致四肢短缺、外耳缺损、腭裂；一硫嘌呤可导致脑腔积液、脑膜膨出、唇裂、腭裂。

维生素及其他

大量的维生素A、B族维生素、维生素C会致畸；马来酸氯苯那敏或苯海拉明能造成肢体缺损。

中药

中药成分复杂，对于生殖细胞的影响不容易被察觉，而许多人始终认为中药性温，补身无害，甚至随便去药房抓药使用，这都是极其危险的做法。准妈妈应该慎重服用的中药有：麝香、斑蝥、水蛭、蝱虫、商陆、巴豆、牵牛、三棱等，可致畸胎、死胎及流产。

16 　父母血型与优生

母子血型与优生

在临床上常可遇见新生儿出现黄疸，这是由于母亲的血型是"O"型血，或Rh阴性血型造成的。母亲在怀孕期间，其血液和胎儿的血液有个循环物质交换的过程，从而供给胎儿氧气和营养物质的需要。如胎儿与母体血型不合时，先由母体产生一种抗体，这种抗体再随母亲血液循环至胎盘，进入到胎儿血液中，会引起胎儿血液的红细胞和该抗体发生抗原抗体反应，而使红细胞遭到破坏，胎儿就可表现出严重的黄疸和贫血。这就是溶血的过程。

血型的分类

每个人的血型在妈妈的肚子里就确定了，当然这也是父母基因遗传的结果，而且是终生不变的。

人类有两种常见血型体系，即ABO与Rh两系。其中ABO系又分为A、B、AB与O四种血型。血型的形成决定于细胞膜上的抗原类型。如红细胞膜上是A抗原，其血型就是"A"型血。如红细胞膜上是B抗原，那么血型就是"B"型血。如果既有A抗原又有B抗原，那么血型即为"AB"型。如果红细胞膜上既无A抗原，也无B抗原，血型既为"O"型。

父母血型与子女血型的遗传关系		
父母血型	子女可能的血型	子女不可能的血型
O、O	O	A、B、AB
O、A	O、A	B、AB
O、B	O、B	A、AB
O、AB	A、B	O、AB
A、A	O、A	B、AB
A、B	A、B、AB、O	—
A、AB	A、B、AB	O
B、B	O、B	A、AB
B、AB	A、B、AB	—
AB、AB	A、B、AB	O

红细胞膜上有无抗D抗原来分的，有抗D抗原即为Rh阳性。相反，没有抗D抗原的就是Rh阴性。Rh系产生溶血的道理与ABO系一样的。这种血型在中国分布比较少，中国人多见于ABO类型。应该指出的是：不同的人血型之间不能进行输血，即使是相同血型的人在输血前也要进行血液凝集反应试验。如无反应才能进行。否则就有血液凝固的可能，对生命是有危险的。

Rh血型不合的防治

Rh血型不合的产生，是由于Rh阴性血型的母亲，怀上了Rh阳性血型的胎儿而引起的。Rh阴性母亲的血液，遇到了胎儿Rh阳性血液，就好像遇到异物一样，从而使母亲体内产生对抗胎儿血液的抗体。这种抗体对胎儿的影响，取决于抗体量的多少。初次怀孕时，这种反应比较晚，对胎儿的影响也小，一般胎儿都能顺利通过。但如果再次怀孕，胎儿还是Rh阳性，将对胎儿产生较大影响。因为母体内从一开始就存在抗胎儿血抗体，胎儿红细胞就会受到逐渐地破坏，可能会出现重症黄疸，导致胎儿脑神经细胞受损，造成智力障碍，后果是很严重的。

为了避免这种情况的发生，女性最好了解自己的血型情况。如夫妻有Rh血型不合的可能，可对孕妇早、中、晚期进行血液抗体数值的监测。如有必要，可对婴儿生后尽早给予换血，防止核黄疸的发生。效果还是很好的。

对于第二次怀孕引起的Rh血型不合，也有预防的方法。如第一胎为Rh（+）胎儿可以在分娩以后72小时内给母体注射一种r-球蛋白的药物，名称为Hyprho-D，以中和母体产生的抗体，为第二次怀孕生个健康的宝宝而做好准备。

当然，对于Rh血型不合还有早孕的自然流产和人工流产以及由于疏忽输入了Rh阳性的血液，而造成母体产生抗体，及对再次怀孕造成的影响，都是不可忽视的。

什么是A、B、O血型不合

O型血的女性与非O型血的男性结婚，怀孕时，胎儿有可能发生ABO型血型不合。但与Rh血型不合比起来，患重症黄疸的新生儿的数量要少，而且程度也轻。就目前医学科学的进展情况看，已经完全可以防治此病造成的危害性。

专家坐诊

血型与黄疸是有一定的联系的，在孕前最好了解双方血型，如存在这方面的问题，最好请医生给予指导，临床上还是可减轻和避免黄疸引起的疾患和后遗症的危险。

17 孕前应避免哪些劳动

1. 应暂时停止有强烈噪声、污染或强烈有害放射线源的工作。

2. 除适度的公务、劳务之外，应暂时停止繁重的工作劳动。尤其是从事个体劳动的人，更要注意掌握好适宜的劳动时间和劳动强度。

3. 男性应暂时避开可能影响精子正常生成的不利因素，例如长时间低温水下作业就有可能导致睾丸常温失调，以致影响或降低精子生成的功能。

♥小贴士

如果准备要宝宝，准爸爸也要在饮食上多留心，避免有害物质对自己身体的伤害，从而保护精子健康强盛的生命力。

18　有过葡萄胎还能正常怀孕吗

葡萄胎是怀孕后，胎盘绒毛膜上皮细胞增生、间质水肿、变性，变成了大小不等的水泡并相互连接成串，称为葡萄胎。

有过一次葡萄胎后，再次发生葡萄胎的情况并不少见，有人曾连续发生多次。但大多数葡萄胎后，可以正常怀孕，且胎儿及新生儿均正常。因此，有过葡萄胎的妇女不必担心今后的生育。

但是葡萄胎治愈后，一定要坚持避孕2年再怀孕。避孕方法不要用宫内节育器或口服避孕药，以防发生出血而与葡萄胎恶性变相混淆，最好用避孕套避孕。

19　丈夫服用药物对胎儿有影响吗

丈夫服用药物后，某些药物可进入睾丸随精液排出，而精液中的药物进入阴道后可被阴道黏膜吸收，进入孕妇的血液，使受精卵或胎儿的发育受到损害。

目前已知，吗啡和环磷酰胺可通过上述途径进入孕妇血液，引起胎儿体重小甚至畸形，而且会增加新生儿死亡的机会。

此外，甲硝唑、红霉素、氨苄西林、戊酰氧基甲酯、甲砜霉素、苯丙胺和二苯基海因，以上药物丈夫服用后都能进入精液，但目前还不知道这些药物是否也会通过精液影响胎儿发育。

还有一些药物如丝裂霉素、三胺三嗪、环磷酰胺等会降低精子的质量，导致受孕质量下降，影响后代的发育。

❤ 小贴士

丈夫在服用上述药物期间，妻子最好不要怀孕；怀孕期间如丈夫需要用药，最好在服药期间暂停过性生活。

20　"不孕"和"不育"是一回事吗

不孕即不孕症，是指夫妻在有正常性生活1年而未怀孕者。

不育即不育症，是指虽能怀孕，但却因种种原因导致流产而不能获得存活婴儿者。由此看来，不孕与不育不是一回事。

近年来，医学科学的发展对人类生殖生理有了深入的研究，诊断技术的进步，已可以查明约90%的不孕不育原因；许多新药的问世，使不孕不育的诊断治疗达到了较高的水平。当然，尚存在目前还无法治疗的不孕症，称为绝对不孕症，包括夫妻双方任何一方有无法矫治的发育缺陷和功能缺陷而无法受孕者，如先天性无子宫、卵巢早衰、子宫内膜严重受损等。

不孕症和不育症是妇科常见病，但绝不仅仅限于女方，一般在10对夫妇中约有1对发生，其中女方因素约占45%，男方因素约占25%，男女双方因素约占22%，原因不明的约占8%。因此，不孕或不育的夫妇应该双方都到医院检查。

专家坐诊

新婚不久的夫妻，没有怀孕，这没有什么大不了的，尚无必要到处求医问药或过于焦虑、苦恼。如果结婚1年以上仍不能怀孕，夫妻双方必须都去医院检查，寻找不孕不育的真正原因，再对症处理。

21 切莫春节期间怀孕

春节期间，庆贺新年，老少亲朋，欢聚一堂，共度新春。但值得注意的是切莫在春节期间怀孕，因为这期间往往喝酒场合多。

酒精对生殖细胞有不良作用，使精子、卵子质量下降，生下的孩子体质虚弱，智商较低。精子的质与量，不仅是能否受孕的关键，也对受精卵的发育有害，甚至造成胎儿的畸形。

新春佳节之际，夫妻都整日劳碌，睡眠少，疲乏时多，若酒后同房，一旦受孕，胎儿畸形或智力低下者多。若女方也饮酒则更为严重。孕妇酗酒是胎儿先天性畸形、先天智力低下等缺陷的原因之一。畸形儿身材短小，体重不够标准，头围小、眼裂短、鼻梁低而短，内眼角有皱褶，鼻唇沟不明显，上唇狭窄、下巴偏小，上眼睑下垂，斜视，还多患先天性心脏病，并且反应迟钝，羞怯畏缩，呈白痴状态。

小贴士

春节期间怀孕有如此多的弊端，酗酒者比不酗酒者生出畸形儿高两倍。为了优生、优育，春节期间切莫怀孕。

22 控制体重

准备要宝宝了，但你了解自己的体重吗？如果你的体重低于或高于标准体重的15%～20%，你就要注意啦！

标准体重计算

我国常用的标准体重计算公式为：男性：标准体重（千克数）＝身高（厘米数）－105；女性：标准体重（千克数）＝身高（厘米数）－107.5。若实测体重占标准体重的百分数上下10%为正常范围，大于10%～20%为过重；大于20%为肥胖；小于10%～20%为消瘦；小于20%为明显消瘦。比如说你身高160厘米，那么你的标准体重为：160－107.5=52.5千克。若你的体重大于58千克就是过重了，小于47千克就偏瘦，要适当增重。

适度运动

生命在于运动。孕前锻炼不但可以消耗多余的脂肪，恢复适当的体重，防止孕期并发症的发生，而且对增强准妈妈的体质也有重要影响。适度的运动不但能够促进准妈妈体内激素的合理调配，确保受孕时体内激素的平衡，也能使受精卵顺利着床。运动还能增强准妈妈身体的免疫力，防止孕期细菌的侵袭，避免流产、早产的发生。

不要过度节食

体重超标的准妈妈也许会采取节食的方式减肥，这是不可取的。节食对身体危害极大，因为不能摄入维持身体正常运行的各种营养物质，如蛋白质、糖类等，会影响身体的免疫，而且节食过度会引起内分泌功能失调，导致生殖功能紊乱，严重的会影响排卵，致使不孕的发生。因此最好根据营养师为自己制订合理的营养食谱，采用少食多餐的方法，细嚼慢咽，加上合理的锻炼，在适当调整体重的同时为宝宝储备充足的营养基础。

合理调整饮食

过胖或过瘦都是体内营养不均衡，缺乏锻炼造成的，一定要把控制体重作为计划中不可或缺的一项任务，无论过胖过瘦都应积极进行调整，力争达到正常状态。过瘦的女性，应注意增加优质蛋白质和脂肪食物的摄取，多吃鸡、鸭、鱼、肉类、蛋类和大豆制品，增加自己的营养。

23 摄取大量叶酸

不只是女性，人人都需要更多的叶酸，这种维生素能降低心脏病、脑卒中、癌症、糖尿病等疾病的发病率，还能减少宝宝患有像脊柱裂等神经管出生缺陷的风险。神经管出生缺陷是指当围绕中枢神经系统的神经管不能完全闭合时，发生的一种严重的先天疾病。

准备怀孕的女性应该每天补充0.4毫克叶酸，即400微克，至少应从孕前3个月到怀孕最初头3个月一直吃叶酸。医生建议曾经生过神经管畸形宝宝的女性应服用剂量更高的叶酸补充剂，即每天5毫克。如果你或你丈夫，或是你们的直系亲属有神经管畸形，你也应该每天服5毫克叶酸。此外，最好多吃富含叶酸的食物，如深绿色蔬菜(菠菜、甘蓝、豌豆苗、油菜等)、柑橘类水果、坚果、全麦食品、糙米、强化面包和麦片等。

24　停服传统避孕药后怀孕的时间

传统避孕药刚停用就怀孕不好，因为避孕药是激素类药物含量较大，在服用期间对卵巢的分泌功能有一定的抑制作用。在刚停药的几次行经中，由于卵巢分泌性激素的水平尚未恢复到正常，会使子宫内膜有些变薄，子宫内膜是妊娠后胚胎发育的温床，子宫内膜条件不好，容易导致孕卵着床不牢而流产。所以刚停服避孕药应改用其他方法，如使用避孕套再避孕一段时间，一般以半年左右为佳。经过6个月的适应和调整，卵巢的功能和子宫内膜的周期变化都恢复正常，这时再怀孕就可以顺利着床，并生育出健康的小宝宝了。

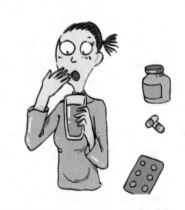

25　在性高潮时怀孕

性高潮就是对性快感的一种高峰体验。

男女在性生活过程中，神经系统处于亢奋状态，生殖器官血管充血、扩张。在神经系统的紧张状态解除、生殖器官的充血状态也迅速消退之后，全身产生一种轻松愉悦、飘飘欲仙的感觉。

这种感觉，因人而异，有时异常明显，有时却似有似无。性高潮的出现因人的年龄、经历、健康状况、精神状态等因素的不同而相异。一般来说，女子性高潮的出现，必须有一定的经验作基础。

性快感并不是怀孕的必要条件。一般来说，只要男方的精子能顺利通过阴道进入子宫，达到输卵管和卵子结合，就能使女方怀孕。有的已婚妇女从未体验过性高潮，有的妇女只是有时有性高潮出现，但她们的生育能力与其他妇女竟所差无几。而有些妇女虽然每次性生活都可获得性满足，但也可能因为这样那样的原因，仍很难怀孕，甚至终生不育。

26 产前需要做哪些常规的化验检查

妊娠阶段，要按常规进行很多化验，有些化验只需检查一次，有些则需要重复进行检查。

每次产前检查，都应进行尿常规检查，最好采用"中段尿"标本，即小便排出少部分后，再留取尿液，不要开始的尿液，也不要最后的尿液，这样可避免尿中蛋白假阳性的结果。如果尿中出现蛋白，可能是尿路感染，也可能是"妊娠高血压疾病"。如果尿糖呈阳性，可能是糖尿病，也可能是妊娠期肾脏血流量增加所致，应进行葡萄糖耐量试验来确诊。

血红蛋白——就是红细胞中运输氧的血色素，其含量低于每100毫升10克，即为异常。血红蛋白下降表示贫血，通常早孕时化验一次，如无异常，要求每月，不超过一个半月需检查一次。

血型——确定血型，便于突然出现紧急情况时能及时输血抢救。包括ABO血型和Rh血型系统。

白细胞——妊娠期白细胞比未孕时略高，但如果过高，应考虑是否有炎症感染。

梅毒——孕妇应按常规进行这项化验，为了母胎的健康，如有梅毒存在，要用抗生素治疗。

艾滋病毒抗体、乙型肝炎抗原、丙型肝炎抗体现在是卫生部要求必须检查的相关疾病检查。心电图也是必须检查的项目。

27 有剖宫产史的孕妇需要注意些什么

有的孕产妇，曾有过剖宫生产史，这一类孕产妇应注意以下事项：

剖宫产术未超过1年的最好不要怀孕，因为术后时间长一些，其子宫上的伤口愈合得结实一些，发生破裂的危险性就小一些。

以往有剖宫产史的妇女，妊娠后不必精神紧张，并不一定第一次是剖宫产，第二次必须也是剖宫产。

产妇做剖宫产手术有各种原因，有的是固定不变的，有的孕妇剖宫产的原因只是因为当时妊娠出现的异常。固定不变的原因是骨盆狭窄、子宫畸形等，在第二次妊娠时仍然存在，这就需要再次剖宫产。第一次剖宫产若是因为前置胎盘、胎盘早期剥离、巨大胎儿或宫缩无力等，第二次妊娠时已不存在了，而且一切检查均正常时，这次可以考虑从阴道分娩。但是需要在有经验的医护人员观察下分娩，防止子宫破裂的发生。

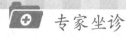

专家坐诊

剖宫产术分娩史的孕妇，应注意警惕前次手术瘢痕裂开的可能，尤须重视产前检查及孕前咨询。

28 适应从妻子到准妈妈的角色转换

宝宝的诞生会带来家庭生活的变化，而夫妻俩自由自在的日子便要终止，随之而来的是更多更大的责任。对准妈妈而言，过去为人妻，现在还要加上为人母的角色，未来孩子的养育和成长从现在开始就由自己承担了。在此期间，准妈妈的身体将发生很大的变化，精神上和体力上也会有很大的消耗，会出现许多麻烦、不适和烦恼。不过，或许到你为人父母时，才会明白你将要付出多少。

在孩子出生后到幼儿期间，你会觉得他不断占据你的时间，需要花很大的心血，但从另一个角度看，孩子会给你带来无法替代的欣喜及乐趣，而且，当孩子逐渐长大后，你便会知道你为孩子付出的越多，所得到回报也越多。

所以，一旦下定了孕育宝宝的决心，就要用积极的态度去克服困难，排除烦恼。有了这样的精神状态就会很快地适应身体的变化，不遗余力地奉献出自己的精力、创造力和责任感，同时做好胎教工作，为孕育胎儿准备优裕的物质基础和完美的生理、心理环境，让这个幼小的新生命在子宫里健康发育。

29 建立围产期保健手册的作用

围产保健手册是统一制定的记录孕产妇原始资料的手册，它的用途如下：

1. 做好早孕登记，使门诊部门对孕妇情况有个了解，以便及早进行早孕卫生指导，筛查高危病例，为及时转诊、会诊做依据。

2. 作为整个孕期情况的系统管理依据。

3. 做好住院接诊及产后访视以及产后健康检查登记。

4. 做好原始资料的积累及有关孕产期系统保健质量的分析统计工作，使保健工作进行得更有保障，质量更高。

怀孕第一个月

1 不要忽视这些怀孕征兆

在你怀疑自己怀孕时，你的身体会自动验证是否正确。看看我们的身体是如何告诉自己已经怀孕了，这些早期的征兆因人而异。

月经没来

这是最明显的征兆，但有些与怀孕无关的原因也会导致月经不规律，比如紧张、疾病、体重较大的波动。

疲倦

不再有足够的精力应付习以为常的活动。典型的表现就是下班后或在上班的时候最想做的事就是睡觉或特别想午睡。

情绪不稳

怀孕早期大量的孕激素使准妈妈的情绪变化大，有时会情不自禁地流泪。

盆腔和腹腔不适

下腹到盆腔都感到不舒服，但如果只是一侧剧痛，就必须在产检时请医生仔细检查。腹部可能会出现微胀不舒服感。

阴道微量出血

受精卵着床时会造成轻微出血，多数女性常常会误以为是月经来了。

恶心和呕吐

恶心、呕吐可能会误以为是感冒，有的人在怀孕3周后就感到恶心，大多数会在怀孕5~6周时才感到恶心。这种现象被称为"早孕反应"，在一天的任何时间都可发生，有的是轻微作呕，有的是一整天都会干呕或呕吐。早孕反应会在怀孕14~16周自行消失。

2 遇到这些早孕反应怎么办

许多女性在妊娠期间都会发生或多或少、程度不同的妊娠反应，并出现诸多病理性或生理性的常见症状。其中大部分属于正常现象，适当休息、调节饮食后症状会减轻乃至消失。面对痛苦的早孕反应，如何消除或者缓解呢？

恶心呕吐吃不下

日常饮食可采用少食多餐的办法，吃了吐，吐了还要吃。注意多吃一些对胎儿发育特别是胎儿大脑发育有益的食物，如蛋、鱼、肉、牛奶、动物肝脏、豆制品、海带、牡蛎以及蔬菜、水果等，以确保蛋白质、维生素、无机盐等各种营养素的充分摄入。食物要清淡，尽量不吃太咸、过于油腻或有特殊气味的食物；饼干、面包以及苏打饼等食物可降低孕吐的不适程度。吃完点心后，1个小时左右再喝水。

有些准妈妈对特定食物的气味相当敏感，一闻到便有想吐的感觉。所以，对那些食物最好就敬而远之，不要有所接触，例如，油烟、油漆、汽油味、鱼腥味等。

失眠

害怕分娩带来的痛苦而过于紧张和恐惧是准妈妈失眠的常见原因。准妈妈可以白天进行适当地锻炼，睡前散散步、听听音乐、喝杯牛奶等，学会调整好睡眠，切记不可滥用镇静剂和其他药物，以免影响胎儿智力、身体发育。每天晚上10点钟左右，用温热水浸泡双足，促进入睡，逐渐建立身体生物钟的正常节奏。

四肢无力易疲倦

疲倦感的产生，主要由于体内黄体酮增高，而黄体酮恰恰有镇静的作用。另外，妊娠早期新陈代谢速度加快，这样就可能感到非常疲惫，有时甚至控制不住自己，想要马上睡觉。要少吃或不吃冰冷和不易消化的食物。适当减少运动量和工作量，怀孕初期应该充分休息。多补充电解质可减轻头晕及四肢无力的症状。

胸口灼热

在妊娠早期出现"胃灼热"感，一般不需治疗，只要饮食上注意少食多餐，吃易消化的高纤维素食物，少吃甜食及高脂肪食物，并适当进行户外活动，保持精神上的轻松愉快，症状明显时喝杯牛奶或吃点食物则可使"胃灼热"感减轻或消失。

3　母体变化

现在还是一个难以完全意识到怀孕的时期。即使去做检查，也很难确认是否已经怀孕。不仅如此，怀孕1～2周这个时期完全是怀孕之前的状态。

身体变化

1. 子宫壁变得柔软、增厚；形态无明显变化，大小同鸡蛋那么大。

2. 乳房稍微变硬，乳头颜色变深并且变得很敏感或有疼痛感。

3. 基础体温稍高。

注意事项

1. 远离不利环境：胎儿是十分脆弱的，尤其是刚刚怀孕的时候，这个时期是胎儿发育的重要时期，孕1月准妈妈要特别注意远离不利于胚胎发育的环境。生活居室要保持清新爽洁。不要接触有毒物质，不要做X光等放射性检查。

2. 尽早做好安排：应尽早安排好今后的工作和生活，不要盲目使用药物、盲目做检查。身体保持轻松闲适，不要做大强度运动和过度疲劳。一旦确认怀孕，并计划好要孩子，就应该尽早向单位领导和同事讲明，以便安排。不要乱用感冒药。回家后尽可能早些休息，以保证第二天有一个好的工作状态。

胎儿最初1个月的发育情况是这样的：0.2毫米左右的受精卵，在受精后7~11日着床，然后渐渐地长大。

严格说来，孕8周末以前发育的受精卵应该被称为胎芽而非胎儿。胎龄3周左右的胎芽，长度约为5毫米至1厘米。肉眼勉强能看见，重量不足1克。从外表上看身体是二等分，头部非常大，占身长的一半。头部直接连着躯体，有长长的尾巴，其形状很像小海马，这时还看不出和其他动物的胎芽有什么区别。胳膊腿大体上有了，但还无法分辨清楚。胎盘的表面被绒毛组织（细毛样突起组织）覆盖着。脑、脊髓等神经系统，血液等循环器官的原型（形成基础的组织）几乎都已出现。心脏从第2周末开始成形，从第3周左右开始搏动，而且肝脏也从这个时期开始明显发育。眼睛和鼻子的原型还未生成，但已能依稀看出嘴和下巴的轮廓了。脐带也是从这个时期开始发育的。

除了胎儿本体外，胎儿还有一系列的附属物，如胎盘、脐带、胎膜、羊水，它们的发育情况是这样的：

胎盘

胎盘一般在怀孕15~16周完成，以后随着胎儿的成长而增大，在怀孕晚期可达直径15~20厘米、厚度2厘米、重量500~550克。胎盘承担的重要任务是，在供给胎儿发育中必要的养料和氧气的同时，向母体排放胎儿产生出的二氧化碳和代谢产物。总之，是代行胎儿还不具备的肺、心脏、肾脏、肠等内脏的功能。胎盘还能分泌以孕激素为主的维持怀孕的各种激素，促进胎儿的成长，同时对母体也有影响，在自然分娩中有重要作用，并促使乳汁分泌。

正常的胎盘，长在子宫腔上部的前壁或后壁上。有的胎盘长在子宫下部，或堵塞在子宫口，形成前置胎盘。由于胎盘生长的位置异常，有时出现出血，出血严重时会使妊娠无法进行下去。双胎时的胎盘，双卵双胎的时候一般是两个，有时融合为一个，单卵双胎的时候是一个。

脐带

脐带的表面被羊膜覆盖着，里面贯穿着两根脐动脉和一根脐静脉。在脐动脉中流淌着含氧底的血，把胎儿的代谢产物和二氧化碳输送到胎盘。在脐静脉中流淌着含氧高的血，向胎儿输送从母体得到的养料和氧。

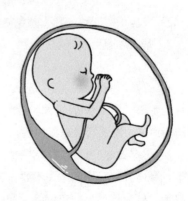

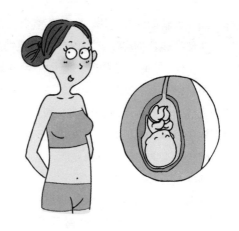

胎膜和羊水

胎膜是在胎盘发育期间，从受精卵产生出包裹胎儿的黏膜。胎膜从外到里由底蜕膜、绒毛膜、羊膜3层构成，从羊膜分泌羊水。羊水的量随着胎儿的发育而变化，一般在怀孕36～38周时最多，有1000～1500毫升，在怀孕晚期大约有800毫升。羊水在怀孕早期是中性的、无色透明的。但到了怀孕晚期，掺杂上脱落的胎儿皮肤表皮、皮脂、胎毛等，再加上少许胎儿的尿，羊水变成白浊或淡黄色，呈弱碱性。

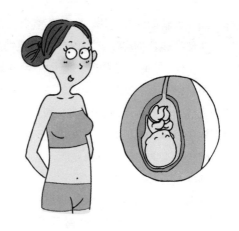

5 预产期计算方法

足月分娩的时间

正常情况下，妊娠时间为10个月，一个月算28天，共280天，从末次月经开始向后计算40周，这段时间就是预产期。由于月经周期、排卵时间，以及影响胎儿成熟及娩出的因素较复杂，因此在分娩的时间上存在着个体差异。

足月分娩是指孕37周（259天）至42周内的分娩。在这期间分娩的都是足月儿。实际上在预产期当天分娩的只占5%~12%；有72%左右在37周至42周内分娩；有10%左右超过42周分娩，为过期妊娠；有5%~7%不足37周259天为早产。

月经规律者预产期的算法

末次月经月份减3或加9（月份小于3时），天数加7。例如末次月经为1994年3月10日，月数加9，日数加7，预产期为1994年12月17日。用农历计算，则月份减3或加9，天数加15。若月经周期为25天，预产期为在原有天数上相应减5；若月经周期为40天，则预产期为在原有天数上加10。

月经不规律或忘记末次月经时间者的算法

借助早孕反应、胎动出现时间及有关检查估算预产期。妊娠期为280天，28天为一个妊娠月。一般早孕反应在孕6~7周出现，再加8个妊娠月是大约的预产期；胎动在妊娠18~20周开始，再加5个妊娠月是大约的预产期；另外，根据孕早期阴道内诊查子宫大小，妊娠中期腹部查宫底高度，以及B超测定胎儿头径、股骨长度或羊水查胎儿成熟度来协助预测预产期。

胎儿大脑的发育规律，在胎儿整个生长发育过程中，脑是最先发育的部分。

头部体积比例突出，可以反映出在生命伊始脑的领先发育。据资料显示，在怀孕的第2~5个月期间，脑神经细胞的增殖分裂已基本完成。可见，由脑、神经及各种感官组织（眼、耳、鼻等）组成的头部，在胚胎早期即约占整个身体的一半。作为主司协调和统一全身各系统功能的大脑及神经系统，一开始细胞的分化繁殖就比身体的其他部位快得多，在妊娠的后30周内，发育最快的仍是大脑及神经系统，胎儿六七个月时，脑的基本结构已经具备，两大脑半球皮层的6层结构已形成，神经细胞的数目也与成人基本相同，约有140亿个。

胎儿脑部在母腹中的成长过程和方式具体是这样的：

怀孕1个月——受精卵旺盛重复细胞分裂的时期，类似脑的原型形成。

怀孕2~3个月——脑的各部，如大脑、延髓等器官逐渐分明，脑的分化开始进行。

怀孕4~5个月——脑迅速长大，脑部的原型形成，脑的表面尚未产生皱褶。

怀孕6~7个月——脑细胞分化、逐渐形成，表面开始产生皱褶，接近成人的脑部构造。

怀孕8~9个月——胎儿的脑部发育完成。皱褶基本成形，脑细胞几乎与成人相同。

出生时——脑的重量约400克。脑的神经细胞约有1000亿个。此后，神经细胞数量不会再增加。为了传达信息，开始髓鞘化，神经胶质细胞开始增加，脑部逐渐发达。脑细胞有两种，即神经细胞与神经胶质细胞。神经胶质细胞不断重复新陈代谢，而神经细胞则自出生后不会再生。由于神经细胞的神经线路网形成，因此，脑的重量才会增加。

1岁的时候——脑的重量约为出生时的2倍，并不断进行髓鞘化。

专家坐诊

促进第一个月胎儿智力发育：人类的原初型是由受精卵分裂而成的，其中外胚叶形成脑、脊髓、目、耳、鼻、皮肤等部分，中胚叶形成血液和心脏。从此，心脏才开始缓慢运作。不断重复细胞分裂动作的受精卵，于受孕7~11天时着床于子宫内膜，不久之后，从着床的胚胞体表面生成纤毛组织，形成胎盘。受精卵继续分化，女性在这个时期几乎感觉不到怀孕。

3岁的时候——脑部发育约为成人的80％，达960克，为成人脑部2/3的重量。

清楚了胎儿脑部的发育过程之后，从功能发达的角度来探索这一问题。腹中的胎儿只是一个受精卵，经过280天的时间，才成为人类的婴儿，其间的发展过程，可说是循着与动物进化相同的顺序进行的。

腹中的胎儿首先发展人类生存最低限度所需的能力，如视觉、嗅觉、味觉、听觉、触觉，即五感。这一时期的五感就是最原始的感觉。实际上也是人类脑部智能活动的基础。若未能充分发展，则出生之后的智能也就无法顺利发展了。

7 准备胎教用品

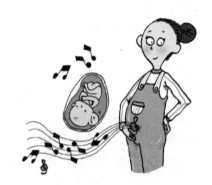

等待是一种折磨，但是可以通过胎教的准备工作调整准妈妈和准爸爸的心态。

◎一张高质量的音乐光盘。

◎几本介绍怀孕知识的书籍。

◎学会几首欢快的童谣。

8 准备一本胎教日记

送给宝宝最珍贵的礼物——胎教日记。

准备一本胎教日记，这将是用10个月的时间给宝宝的诞生准备的一份最珍贵的礼物。这本饱含准妈妈和准爸爸的爱和关怀写就的日记，将是宝宝一生的珍藏。

9 提前进行优孕准备

准妈妈健康的身体才是胎儿健康发育最大的后勤保障。

适当的运动，简单的舞蹈，在大自然中散步都非常有用，这段时间还应当保持适当的运动。

在孕早期，随着宝宝的到来，可能会带给准妈妈不适。这种不适会影响到准妈妈的心情，所以准妈妈需要学习静心呼吸法，帮助准妈妈保持平和、愉快的心情。

❤小贴士

准妈妈可以购买一些绘本来阅读。细腻幽默的文字，搭上清新自然的插图的胎教绘本，最能诠释母子间深情的爱意。准妈妈可以通过自然的风景、可爱的动物、星星、云彩等向胎儿传递母爱。

10 准爸妈恩爱是最好的胎教

人们常说，孩子是爱情的结晶，因此，胎教首先源于爱。在妻子备孕期间，夫妻间和美浓厚的爱意能为胎儿提供一个最好的成长环境。父母实施胎教时必须充满爱心，在一个充满爱心的孕育过程中，准妈妈才能深切感受到胎儿的点滴变化。如果家庭美满幸福，胎儿会安然舒畅地在母腹内顺利成长，出生后往往聪明健康；反之，如果夫妻不和睦，彼此经常争吵、长期精神不愉快、过度忧伤抑郁，都会导致准妈妈大脑皮层的高级神经中枢活动障碍，引起内分泌、代谢过程等发生紊乱，并直接影响胎儿。

因此，夫妻双方要心平气和地对待彼此的分歧，相互爱慕，并以极大的爱心共同关注那爱情的结晶，使整个家庭充满了温馨与爱，让胎儿在和谐、愉快的家庭氛围中安然成长。

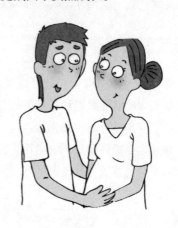

11 胎教的进行

1. 胎教能促进智力发育。生育一个聪明伶俐孩子的基本条件就是要给予胎儿大脑发育以足够的、适当的刺激和良好的环境及氛围。这期间胎教便是胎儿智力发育过程中非常重要的环节。母亲的思维、联想刺激会产生神经递质，这种递质经血液到胎盘，再进入胎儿体内。分布到脑，给脑神经细胞发育创造一个良好的介质环境，使胎儿神经向着优化方向发育和发展。

2. 胎教属于超前教育。超前教育指的是在婴儿发育的关键期（胎儿期）进行教育。儿童智力和情商发展最快的时期是在4岁以前，也就是说在4岁前如加强教育，儿童的智力将得到最大的发展。幼儿具有很大的情商潜能（从胎儿时起），这与胎儿脑细胞的发育有关。超前教育指在婴儿发育的关键期（胎儿期）进行教育。胎教，从怀孕早期就开始。进行有效控制孕妇体内外的各种条件，有意识地给予胎儿良好的刺激，防止不良因素对胎儿的影响。使婴儿具有更好的先天素质。为出生后的健康成长打下良好的基础。由于胎儿在母亲肚子里逐渐长大，子宫的功能状态就构成了胎儿的生长环境。因此母亲的喜、怒、哀、乐以及营养、内分泌等变化都会对胎儿的生长发育具有很大的影响。

12 胎教的早期运用

1. 听音乐。音乐是胎教的良好选择，必须根据怀孕不同阶段选择不同的音乐曲目。妊娠早期，孕妇情绪容易波动，还可能发生不利于胎儿生长发育的忧郁和焦虑。因此，这个时期孕妇适宜听轻松愉快、诙谐有趣、优美动听的音乐，使孕妇不安的心情得以缓解，在精神上得到安慰。孕妇最好不要听那些过分激烈的现代音乐。因为这类音乐音量较大，节奏紧张激烈，声音刺耳嘈杂，可使胎儿躁动不安，易引起神经系统及消化系统的不良反应，还可促进母体分泌一些有害的物质，危及孕妇和胎儿。

2. 睡眠。妊娠是非常辛苦的，孕妇易疲倦，总想睡觉，那就不妨多休息一会儿，但不能整天躺着不动，应该劳逸结合，适度运动，才能促进胎儿发育。

3. 陶冶性情。情商培养除了采取听音乐、合理睡眠等形式外，还可采取一些其他形式，如参加画展、花展，欣赏阅读优美隽永的文章，以及学习一些能陶冶性情的知识或技能。孕妇每天播放一些欢快、优美动听的音乐或活泼有趣的儿歌、童谣。并跟着轻轻哼唱。

4. 孕妇还应多接触一些文学和艺术的美。欣赏一些人体摄影、人体绘画和人体塑像，以及阅读优美散文、童话等，还可以观摩动画片等，以此陶冶自己的情操，这对腹中胎儿的形体起着潜移默化的作用。使美妙的艺术融入胎儿的血肉之躯，形成真正的"天才"。

因此，胎儿的情商培育应该尽早开始，有计划有步骤地正确进行。

专家坐诊

有许多父母采取一成不变的方式对待胎儿。长久下去，会对胎儿贻害无穷。长期被忽略的胎儿出生后将会变得性格猜疑、易怒、悲观，具破坏性，常感焦虑并有各种恐惧的幻想；能得到恰当的关爱的胎儿将积极、乐观，对自己周围的一切都充满信心。

13 孕妇的心理变化

怀孕早期如并未计划要孩子，突然发现怀孕了，此期心理特点主要是紧张，担心胎儿是否会畸形或胎儿的性别，还担心呕吐、吃不进去食物是否会影响胎儿发育等。

实际上，这种心理是完全不必要的，只有保证合理的饮食、适度的锻炼和良好的心境才是唯一的可行之路。

14　早期为什么会发生早孕反应

　　下降、偏食、嗜睡等反应，持续到怀孕后60~70天，以后逐渐减轻、消失。严重者可反复呕吐，胃内容物、胆汁甚至小肠液都可吐出来。呕吐严重者称为妊娠剧吐。怀孕妇女发生妊娠呕吐目前病因不明确，主要可能有以下几个方面的原因：

　　1. 怀孕后妇女体内的激素即绒毛膜促性腺激素水平升高。妇女在停经40天时，体内的绒毛膜促性腺激素含量逐渐升高，到60~70天时为最高。这与妊娠呕吐发生的时间是对应的，而且，当发生自然流产、人工流产或胎儿死亡后，妊娠呕吐即随之消失。

　　2. 精神社会因素。怀孕后，大脑皮质及皮质下中枢的功能失调，导致自主神经功能紊乱。这种情况多见于对怀孕、分娩及哺乳等有恐惧心理或精神紧张、焦虑、抑郁等类型的妇女。生活环境和经济状况差的孕妇易发生妊娠剧吐。

❤ 小贴士

　　注意休息，保证每天有8小时的睡眠，避免过度疲劳，但不需经常卧床，白天可适当运动。卧室的门窗应敞开通风，保持空气清新。

15　如何克服早孕反应

　　早孕反应一般不会太重，孕妇自己想些办法使反应减轻，下面几点可供孕妇参考。了解一些有关的医学知识，明白孕育生命是一项自然过程，是苦乐相伴的，增加自身对早孕反应的耐受力。身心放松。早孕反应是生理反应，多数孕妇在一两个月后就会好转，因此要以积极的心态度过这一阶段。

　　1. 选择喜欢的食物。能吃什么，就吃什么；能吃多少，就吃多少。这个时期胎儿还很小，不需要多少营养，平常饮食已经足够了。少吃多餐。

2. 积极转换情绪。生命的孕育是一件很自然的事情，要正确认识怀孕中出现的不适，学会调整自己的情绪。闲暇时做自己喜欢做的事情，邀朋友小聚、散步、聊天都可以。整日情绪低落是不可取的，不利于胎儿的发育。

3. 家人的体贴。早孕期间，孕妇身体和心理都有很大变化，早孕反应和情绪的不稳定会影响到孕妇的正常生活，这就需要家人的帮助和理解。家人应了解什么是早孕反应，积极分担家务，使其轻松度过妊娠反应期。

专家坐诊

一般治疗后，妊娠剧吐现象可迅速缓解，呕吐停止，尿量增加，尿酮体由阳性转为阴性。对治疗后病情无改善，特别是体温持续超过38℃，心率超过每分钟120次，或出现黄疸者，应考虑终止妊娠。

4. 正确认识妊娠剧吐。一般的早孕反应是不会对孕妇和胎儿有影响的，但妊娠剧吐则不然。如果呕吐较严重，不能进食，就要及时就医。当尿液检查酮体为阳性时，则应住院治疗，通过静脉输液补充营养，防止酸碱失衡和水电解质紊乱。

16 妊娠早期反应一般持续多长时间

这种反应持续的时间有长有短。一般地讲，妊娠反应多在停经40天左右出现，到怀孕3个月（12周）时就逐渐消失。

当然，这些反应因人而异，有的人可能一点反应没有，有的人可能一直反应到怀孕五六个月甚至到分娩。

17 孕早期需检查白带

女性的白带是指从阴道排出来的分泌物，白色糊状液体，一般无气味，由阴道黏膜渗出物、宫颈腺体、子宫内膜及输卵管的分泌物混合而成，含有阴道上皮脱落细胞、白细胞及阴道杆菌。

女性白带的分泌量和性状，通常会随体内雌激素和孕激素分泌情况而变化：当雌激素升高时，白带增多，稀薄而透明；孕激素升高时则变黏稠，呈白色。妊娠以后，卵巢的黄体分泌大量雌激素和孕激素，以维持孕卵的着床和发育。12周以后，胎盘形成，它逐渐代替了黄体，继续合成大量雌激素和孕激素，因此，准妈妈体内始终保持着高雌激素和高孕激素状态。于是，雌激素和孕激素依赖的细胞发生明显变化，外阴组织变软、湿润、阴道上皮增厚、血管充血、渗出液和脱落细胞增多，宫颈肥大、柔软、充血，腺体分泌旺盛。宫颈腺的分泌和阴道渗出液以及脱落细胞混在一起形成白带，在妊娠期就会不断地排出体外。

如果白带增多，并且伴随着性状改变，有臭味，呈豆腐渣样或凝乳块状，或灰白色沫状，并有不同程度的外阴瘙痒时，则属异常现象，应及时诊治。医院的白带检查一般着重观察白带的量、颜色、性状、气味及伴随症状。

如果白带量不多，颜色呈乳白色、鸡蛋清样，稍有腥味，但无不适感觉，则属于生理性白带。如果白带过多，且呈黄色、脓性、甚至是血性等改变时，则属于病理性的范畴。如白带呈灰黄色，泡沫状，有腥臭味，同时伴有外阴瘙痒、灼热、疼痛和性生活痛，多为滴虫性阴道炎；白带呈灰白色，豆腐渣样或如凝乳块，有时有臭味伴有外阴瘙痒、灼痛、多为真菌性阴道炎；白带呈黄色和黄绿色，有臭味，好像米汤或脓一样，大多为化脓性细菌感染所引起，一些生殖器官的炎症会造成感染。

专家坐诊

在白带增多时要注意个人卫生，勤洗外阴，勤换内裤，保持外阴清洁。为了防止交叉感染，应准备专用的盆及毛巾洗外阴，内裤及洗外阴用的毛巾不要晾在阴暗角落，要放在太阳下曝晒。擦大便时要从前向后擦，避免污物污染外阴。

18 早孕反应太剧烈时不宜盲目保胎

早孕反应在清晨空腹时较重，但对生活工作影响不大，不需要特殊治疗，只要调节饮食，注意起居，在妊娠12周左右会自然消失。

孕妇一般在妊娠6周左右常有食欲不振、轻度呕吐、头晕、体倦等不适感觉，称为早孕反应。如反应剧烈，需注意排除多胎、葡萄胎等。或已造成严重低钾血症不能纠正，已危及母亲生命时，可中止妊娠。所以如呕吐严重应到医院就诊。

19 孕妇早期感冒的防治

经研究发现，多数人类病毒都能通过胎盘进入胎儿体内，从而使胎儿患病，使胎儿发生畸形或致胎儿死亡，因此，孕妇要尽量避免病毒感染。

普通感冒和流行性感冒都是由病毒引起的呼吸道传染病。普通感冒的主要病原是鼻病毒，一年四季几乎人人都可罹患，鼻塞、流涕、咽痛、咳嗽、全身酸痛是常见症状，有时发低热。孕期患普通感冒的人很多，对胎儿影响不大，但如果较长时间体温持续在39℃左右，则有可能使胎儿畸形。

流行性感冒简称流感，病原是流感病毒，借空气和病人的鼻涕、唾液、痰液传播，传染性很强，常引起大流行。受感染后发冷发热，热度较高，头痛乏力，全身酸痛，常在发热消退时鼻塞、流涕、咽痛等症才明显，患者体力消耗大，恢复也慢。流感病毒不仅能使胎儿发生畸形，高热和病毒的毒性作用也能刺激子宫收缩，引起流产、早产。有人调查56例畸形儿中，有10例产妇在怀孕当日至50天时患过流感。因流感病情较重，常常需要使用解热、镇静、抗生素等药物，但用药时须按医生的指示进行。

孕期要预防病毒感染，注意营养、增强体质、避免接触感冒病人，感冒流行时不要去公共场所。孕妇罹患感冒，应及时控制感染，排除病毒，同时采取措施降体温。患轻度感冒的孕妇，可多喝开水，注意休息、保暖，口服感冒清热冲剂或板蓝根冲剂等。感冒较重有高烧者，除一般处理外，应尽快地采取措施去热降温，可用物理降温法，如额、颈部放置冰块等；亦可选择使用药物降温。要避免采用对孕妇、胎儿和新生儿有明显不良影响的药物，例如阿司匹林之类药物。应在医生指导下使用柴胡等中药进行退热。

中医中药能有效地控制感冒病毒，同时又毒性低，所以中医的辨证论治、中药处方是治疗孕妇感冒最好的方法。

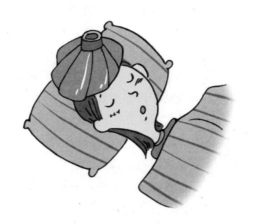

♥小贴士

　　孕妇患感冒时一不要大意，二不要随意服药治疗，一定要去专科医院诊治，切不可用阿司匹林等对母婴健康不利的药物。

轻度感冒

如果只是轻微的流清涕、打喷嚏等，对胎儿影响不大，可不必服药，多喝开水，注意休息就行。

发热超过37℃

如果感冒加重，又是妊娠早期不能拖，否则易延误病情，应尽快到产科就诊，在医生指导下进行治疗。一味地拒绝治疗并不是最佳方法。

准妈妈患感冒自身就已带有病毒，会影响到胎儿健康。如果准妈妈发热超过37℃，身体极端不适时，必须慎防肺炎之类的并发症，必要时医生会给准妈妈做特殊检查，如做血常规，医生会根据其病情用药，选择最为安全、对胎儿影响最小的治疗方法进行治疗。

体温39℃以上

对于发热超过39℃、出现久咳不愈等症状时，准妈妈是必须要去医院就诊的，如果不及时就诊，可能会引起胎儿畸形，造成流产。若是咳嗽，仅需在居室制造一些蒸气，防止室内空气干燥，即能减轻病状。万一感冒严重到影响睡眠时，就应到产科医生处就诊，将自己已经怀孕及实际怀孕的周数告诉医师，医生通常会采用一些安全的处方。

孕期要慎用药，像庆大链霉、链霉素、卡那霉素等对听觉神经有损害的药物最好不用。在孕晚期，药物一般对准妈妈、胎儿都没有太大地影响了。

在饮食上，适当吃些富含矿物质、维生素、优质蛋白质的食物，保证睡眠，这些都能增加抵抗力。并且要特别注意不接触感冒病人，居室要经常通风换气，温、湿度适宜，可多喝开水。俗语说得好，"常喝萝卜白菜汤，不用郎中开药方"，这两种蔬菜在感冒初期服用，效果很好，平时多食更有好处。下面就介绍几种治疗感冒的食疗小偏方：

1. 橘皮姜片茶：橘皮、生姜各10克，加水煎，饮时加红糖10~20克。

2. 姜蒜茶：大蒜、生姜各15克，切片加水一碗，煎至半碗，饮时加红糖10~20克。

3. 姜糖饮：生姜片15克，葱白3段，加水50克煮沸，饮时加红糖。

4. 萝卜白菜汤：用白菜心250克，白萝卜60克，加水煎好后放红糖10~20克，吃菜饮汤。

5. 菜根汤：白菜根3片，洗净切片，加大葱根7个，煎汤加糖趁热服。

6. 米醋萝卜：萝卜250克，米醋适量，萝卜切片用醋浸1小时，当菜下饭。

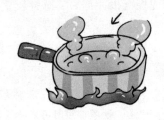

20 孕期饮料的选择

市场供应的许多饮料含糖分高，不宜多饮。夏天，西瓜是较好的饮料，既可补充水，也可补充一些矿物质，又可消暑解热，孕妇及产妇都可吃。孕妇及产妇不论喝什么饮料，均不宜冰镇时间过长，太冷的饮料对消化道有强刺激，过急大量喝进去可使胃肠血管痉挛、缺血，以致引起胃痛、腹胀、消化不良等。咖啡及浓茶具有较强兴奋性，应该少饮。孕妇如多饮茶水，茶水中的茶碱将影响铁的吸收，会造成体内缺铁性贫血，不利于胎儿。矿泉水有许多微量元素，可以饮用。

21　孕妇早期发热的防治

发热分轻度发热（38℃以下）、中度发热（39℃以下）、高度发热（39℃以上）三类，感染性疾病均可致机体发热，重度感染，除了寒战、高热，还可发生毒血症、败血症，出现休克、昏迷等。

有的孕妇在怀孕早期发热，可对胎儿健康不利。对此，首先要找出发热原因，短时间的低热对胎儿危害不大；长时间发热或高热，不但致孕妇器官功能紊乱，还可以刺激子宫收缩或引起子宫感染而流产。细菌毒素、病毒可以干扰器官的正常化和发育，引起胎儿畸形或死亡。另外，孕妇单纯的高热也可致畸。

怀孕早期要预防各种传染病。避免能引起发热的各种原因。长时间高热须征求医生意见决定是否人工流产。

妊娠妇女可发生各种感染性疾病。并均有体温升高的表现。最常见的是感冒，此外有急性扁桃体炎、肺炎、肺结核、胆囊炎、急性肾盂肾炎、急性阑尾炎、绒毛膜羊膜炎等。这些炎症除了引起发热以外，还有一些别的症状及表现。孕早期病毒感染，可致流产、胚胎停止发育或畸胎。因此，一旦孕妇发热应即去医院就诊，查明病因，并判断是否可继续妊娠，以及对症治疗。

22　准妈妈要怎么吃

妊娠第一个月，宝宝需要的营养并不多。不过从现在开始必须培养良好的饮食习惯，不挑食，不偏食，保持营养平衡。

准妈妈需要平衡合理的营养：荤素搭配、粗细结合、饮食适度，并根据个人活动量、体质及孕前体重决定摄入量和饮食重点。孕早期可以补充多种维生素和适量叶酸。

50天左右的胎儿就像花生那么大，在孕早期应像准备期一样，通过补充叶酸来预防神经管畸形。但不宜过量，否则会导致多胎妊娠，胎儿生长发育不良。叶酸理想每日摄入量为0.4毫克。在孕早期服用准妈妈专用含有叶酸的多种维生素，还能帮助减轻早孕时的呕吐等妊娠反应。

此外，在孕早期，大多数准妈妈都会出现妊娠反应，很多准妈妈被恶心、呕吐、食欲缺乏等困扰，尤其在早晨及饭后比较明显，有的还会出现偏食、厌食的现象。很多

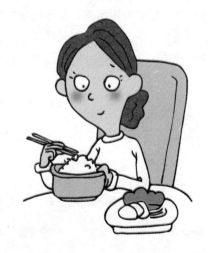

准妈妈担心胎儿的发育而强迫自己吃这吃那，但往往都会吐得一干二净。其实在孕早期，不用太担心胎儿的发育，在吃东西方面顺其自然，只要是想吃的，稀饭、榨菜都可以。

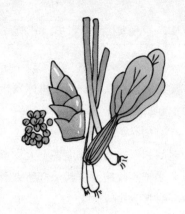

若有便秘现象，要多吃蔬菜和水果，并且想办法排便出来。

孕早期应注意食物清淡易消化，少吃油腻食物，吃饭时少喝饮料和汤。

23 孕期爱吃酸性食物

女性在怀孕后，由于体内大量激素的影响，肠胃平滑肌张力下降，贲门括约肌松弛，使孕妇胃酸及胃蛋白酶分泌量显著减少、各种消化酶的活性大大降低，胃内食物排空时间延长，从而影响了孕妇正常的消化功能，出现恶心、呕吐和食欲缺乏等症状。这时只要吃些酸的食品，就会缓和这些症状。这是因为酸能刺激胃的分泌腺，促使胃液分泌增加。提高消化酶的活性，促进胃肠蠕动，并能增进食欲，有利于食物的消化吸收。因此，女性怀孕后适当吃些柑橘、杨梅等酸性水果，对身体大有好处。

24 婚后第一胎不宜流产

许多新婚夫妻不想过早要孩子，但由于缺乏避孕知识，结果怀孕了，就要进行流产。从科学角度考虑，婚后第一胎不宜流产。

人工流产手术或药物流产作为避孕失败后的补救措施，对绝大多数女性的健康不会产生太大的影响，但一小部分女性可能会引起一些并发症，如盆腔炎、月经病、宫腔粘连、输卵管阻塞等，甚至影响以后生育。这是因为未生育过的女性宫颈口较紧，颈管较长，子宫位置也不易矫正，容易造成术时、术后的损伤和粘连。尽管人工流产和药物流产并发症经过治疗大多是可以痊愈的，但也有少数久治不愈。

📁 专家坐诊

新婚夫妻如果不想过早生孩子，就要做好避孕措施，以防止未生育就先做人工流产或药物流产，这样可以避免引起一些与未来妊娠有关的产科方面的并发症，如不孕、早产、大出血、胎盘滞留等。

25 早产及流产后的女性急于再孕合适吗

出现过早产及流产的女性，由于机体一些器官的平衡被打破，出现功能紊乱，子宫等器官一时不能恢复正常，尤其是经过人工刮宫的女性更是如此。如果早产或流产后就怀孕，由于子宫等器官的功能不健全，对胎儿十分不利，也不便于女性身体，特别是子宫的恢复。

为了使子宫等各器官组织得到充分休息，恢复应有的功能，为下一次妊娠提供良好的条件，早产及流产的女性最好过半年后再怀孕较为合适。

26 流产后的注意事项

流产虽不如分娩那样对身体影响大，但对女性的身体也有一定影响，因此也要注意保健。

1. 加强营养。流产后会或多或少地失血，加上早孕阶段的妊娠反应，流产后一般身体会变得比较虚弱，有些人还会出现轻度贫血。因此，流产后应多吃营养品，以及新鲜蔬菜和水果，如瘦肉、鱼、蛋、鸡、乳、海产品、大豆制品等。

2. 注意个人卫生。流产时，子宫颈口开放，至完全闭合需要一定时间。故流产后，要特别注意讲究个人卫生。要保持阴部清洁，内裤要常洗常换。半个月内不可盆浴。流产后1个月内，子宫尚未完全恢复，要严禁性生活，以防感染。

3. 休息好，防止过度疲劳。流产后必须适当卧床休息两周，不可过早地参加体力劳动，严防过度疲劳和受冷受潮，否则，易发生子宫脱垂及其他的病症。

4. 不可急于再次怀孕。流产后子宫内膜需要一定的时间才能完全恢复正常，在此期间，应严防再次怀孕，因此半年后再次妊娠对胎儿生长和以后生产都有益处。

5. 保持心情愉快。不少女性对流产缺乏科学的认识，流产后情绪消沉，有些人还担心以后再次发生流产而忧心忡忡，这些顾虑是不必要的。

❤小贴士

绝大多数的自然流产是偶然的，并且自然流产的胎儿70%左右都是异常的病态胚胎，主要是染色体异常所致，它们很难发育成为成熟的胎儿。大多数自然流产可被认为是一种有利于优生的自然淘汰，不必为此忧虑。愉快的情绪会有助于流产后的身体恢复，有益健康。

27　孕妇喜凉怕热的原因

祖国医学认为，孕妇大多喜凉怕热是因为孕妇用血液供养胎儿，血虚阳亢，胎火炽盛（俗称"胎热"）引起的。从生理变化来看，妊娠期新陈代谢加快能量释放多，产热也多，就像一个火炉，炉膛里煤块燃烧旺，热量也就高。

28　睡眠

怀孕以后，为了给胎儿创造一个良好的环境，一定要保证充足的睡眠时间。应比平时多一些，每晚最少8~9小时，每日午间最好也能保证1~2小时的睡眠时间，但时间不宜过长。妊娠早期，孕妇的身体变化不大，此期胎儿在子宫内发育仍居在母体盆腔内，外力直接压迫都不会很重，不必过分强调孕妇的睡眠姿势，可随意选择舒适的睡眠体位，如仰卧位、侧卧位均可。

但要注意的是，要养成良好的睡眠习惯，早睡早起，不熬夜，以保持充沛的精力。还要改变以往不良的睡眠姿势，如趴着睡觉或搂抱一些东西睡觉，因为趴着睡觉或搂抱东西睡觉可造成腹部受压，导致胎儿畸形，更严重的会导致流产。一般来说，怀孕的第一个月很难察觉，因此，最好在计划怀孕前就要养成良好的睡眠习惯，以免影响到胎儿的生长发育。

29　孕妇仍有月经须检查

怀孕必然会导致闭经，但少数女性在确定妊娠以后，在原来应行经的时间仍出现少量阴道出血，常被误认为是"月经"。这种现象常在怀孕的头一个月出现1次，也有个别人在早孕期3~4个月内按期出现少量流血，这种现象对胚胎的生长发育不会有什么影响，祖国医学上把这种现象称之为"盛胎"或"垢胎"。这种情况常见于双子宫，不受孕的一侧子宫蜕膜出血。但也有些出血的真正原因不十分清楚，可能是孕卵着床时的一种生理排异反应，也有先兆流产等妊娠并发症的可能。

专家坐诊

已确定怀孕又有阴道流血时，应去医院查清情况，弄清出血原因，进行适当的处理。

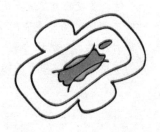

30 孕妇尿频现象的处理

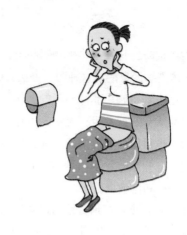

孕妇尿频是一个普遍现象，这种现象在孕期前 3 个月和最后一个月表现最为明显。其原因是，人体内膀胱位于子宫的前方，子宫多呈前倾位。怀孕后，子宫逐渐增大倾向膀胱，使膀胱受压，因而膀胱内尿量不多即有尿意。孕妇的这种尿频只是尿的次数多些，但无局部烧灼感或痛感，与泌尿系统感染不同，不是病症。

31 孕妇不宜洗热水浴

在怀孕的最初几周内，处于发育中的中枢神经系统，特别容易受到热的伤害。孕妇无论是何种原因引起的体温升高，如感染发热、夏日中暑、高温作业、洗热水澡等，都可能使早期胚胎受到伤害。有一项研究证明：孕妇体温比正常体温升高1.5℃时，可使胎儿脑细胞的数量增殖和发育停滞；上升3℃，则有杀死脑细胞的危险，而且这种脑细胞的损伤，常常是不可逆的。

因此，从怀孕的第一个月起，孕妇就不要再洗热水浴（指水温超过42℃），因为洗澡水过热，可使孕妇体温超过正常体温，从而导致胎儿脑细胞损伤，造成智力障碍、发育畸形。据调查，凡妊娠早期行热水浴、蒸气浴者，所生婴儿的神经管缺陷（如无脑儿、脊柱裂）比未洗热水浴或蒸气浴者大约高3倍。

另外，在洗澡时，不要用力搓腹部等部位，因为这样有可能会引起流产；要注意清洗会阴部位；还要注意不要用含有化学成分的洗浴用品，因为有些洗浴用品中的化学成分对胎儿有很大的危害，应使用天然无刺激的洗浴用品。

❤ 小贴士

为了防患于未然，减少畸形儿和低能儿的发生，孕妇尽量不用过热的水洗澡。孕妇的浴水以35℃~37℃之间为宜，而且最好洗淋浴澡。

32　孕妇谨慎打预防针

所谓打预防针，就是将生物制品接种到人体内，使人产生对传染病的抵抗力，以达到预防传染病的目的。这种防病方法又叫人工免疫。

有些预防针孕妇是非打不可的。例如，孕妇被疯狗咬伤后就必须及时注射狂犬疫苗，否则的话，一旦发生狂犬病，生存的希望是极小的。又如孕妇与白喉病人有过密切接触后，也得做白喉疫苗的接种，以免染上白喉。此外，破伤风疫苗的预防针也得打。不过，有些预防针孕妇是不需要打或不能打的，如麻疹疫苗、卡介苗、百日咳疫苗、乙脑疫苗和流脑疫苗等。

因此，孕妇接到打预防针的通知时，应向防疫医生反映自己的怀孕情况，以及疾病史、过敏史等，由医生斟酌决定打针还是不打针。

33　电热毯可能导致胎儿畸形

冬季，不少人睡觉时喜欢用电热毯。但一些专家研究认为，怀孕早期的女性不宜使用电热毯。使用电热毯对于正常人来说危害不大，但对于准妈妈则不然，随着围产医学研究工作的进展，关于电磁场对准妈妈会产生不良影响的探讨越来越引人注目，其中的一个问题就是准妈妈不宜睡电热毯。

准妈妈睡觉时使用电热毯可导致胎儿畸形。这是因为电热毯通电后会产生电磁场，这种电磁场可能影响母体腹中胎儿的细胞分裂，使其细胞分裂发生异常改变。胎儿的骨骼细胞对电磁场最为敏感。现代医学研究证实，胚胎的神经细胞组织在受孕后的15～25天时开始发育，心脏组织于受孕后20～40天开始发育，四肢于受孕后24～26天开始发育。怀孕早期，准妈妈受到过强的电磁辐射，易导致胎儿畸形；在怀孕4～5个月，可能引起胎儿智力损害等。因此，准妈妈如果在这段时间内使用电热毯，最易使胎儿的大脑、神经、骨骼和心脏等重要器官组织受到不良的影响。

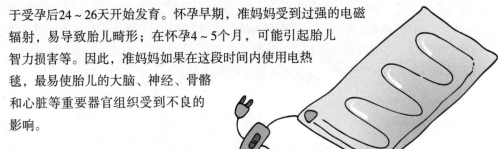

34 孕妇患病应看医生

频繁呕吐

孕早期大多出现呕吐，几周后自愈属正常生理现象。若出现频繁剧烈的呕吐，吃什么吐什么，滴水不进，为防止水和电解质紊乱、危害母子健康，故应及早就医。

过分"显怀"

胎儿大小与妊娠月份不符。怀孕三四个月却似五六个月大，多表明是双胞胎或并发葡萄胎，应及时就诊，不可拖延。

阴道流血

孕期的任何时候出现阴道流血均属异常，如伴有小腹痛，多为流产、宫外孕、胎盘早剥或早产，要及早就医。

头晕眼花

孕期如出现头晕眼花，同时伴有水肿、血压增高等现象，为防止妊娠高血压疾病，应及时检查治疗。

严重水肿

妊娠中、后期，孕妇下肢可有轻度水肿，如无其他不适，即属正常生理现象。但如出现严重水肿，且伴有尿少、头晕、心慌、气短、尿中出现蛋白等现象，应立即到医院治疗。

心慌气短

妊娠后期，由于胎儿增大，孕妇在从事较重的体力活动时会出现心慌气短，属正常现象。但轻度活动或静止状态也出现明显的心慌气短，应考虑到并发心脏病的可能，应及时检查。

全身黄染

孕期如发现皮肤及巩膜发黄、小便显浓茶色、且伴有恶心、呕吐、厌食油腻及乏力等症状时，应想到并发病毒性肝炎的可能，应及早就医，以防止病情恶化。

风疹感染或用过致畸药物

孕妇如在前4个月内确诊为风疹或与风疹患者有过密切接触，则应到医院进行全面检查，因为风疹感染对胎儿危害甚大，可使30%~50%的胎儿致畸。故应根据孕周采取补救措施。在前3个月用过诸如链霉素、卡那霉素等药物者，应及时就医检查。

阴道流水

孕妇未到预产期就发生阴道流水，可能是早期破水，为了防止胎儿脐带脱出，减少对胎儿的威胁，故应立即去医院住院治疗。

35 孕妇应注意衣原体感染

衣原体是一种介于一般细菌和病毒大小之间的微生物，其直径为700~1000纳米。这种病原体对外界环境的抵抗力不强，一般消毒剂对它有效。沙眼衣原体除能引起沙眼这种眼部疾病之外，还可通过性接触传播而引起泌尿生殖器的感染，因此这些感染也属于性传播疾病。

妊娠女性或围产期女性，如患有衣原体引起的泌尿生殖道感染，特别是子宫颈炎，可以导致胎儿或新生儿先天性或围产期的衣原体感染，还可以造成早产、围产儿死亡、婴儿猝死综合征、支气管发育不良、局灶性肺充气过度综合征、中耳炎、结膜炎、肺炎等。其中结膜炎和肺炎最为常见，分别约占患有衣原体感染母亲所生婴儿的25%和10%。

无论是妊娠女性还是新生儿，一旦被做出衣原体感染的明确诊断，即应开始进行积极的治疗。对衣原体感染有若干特效治疗药，常用的有红霉素、四环素、阿莫西林等。其中四环素对胚胎和婴儿有毒性作用，因此不能用于孕妇或婴儿。用药量应遵医嘱，疗程不应少于7天。

♥ 小贴士

预防衣原体感染应做到：及时进行特效治疗，以免感染胚胎或新生儿；丈夫有衣原体引起的尿道炎等感染，应进行彻底治疗；避免性乱行为；保证外阴部的清洁卫生；采用一般的性卫生防病措施。

36　孕妇乳房胀痛与腹痛的处理

大多数孕妇在停经40天左右开始感觉双乳发胀、疼痛，乳房增大，不敢碰乳头，而且乳头、乳晕变黑、变大。这是因为在受孕初期，妊娠的卵巢黄体继续分泌孕激素及雌激素，继而胎盘的绒毛又大量分泌这两种激素。乳房胀痛是一种正常的生理现象，为乳房进一步增生、发育所致，为以后的泌乳作了生理铺垫，孕妇大可不必为此紧张。

孕妇腹痛可因处在不同阶段而有不同的原因。孕早期引起腹痛的常见疾病有各种类型的流产、宫外孕，均表现为小腹痛伴下坠感，并伴有少量阴道出血，应及时去医院检查确诊。妊娠晚期的先兆早产，可出现比较频繁的小腹痛；血压高或有外伤的孕妇如发生腹部持续性胀痛，腹部发硬和多少不等的阴道出血，应考虑到是不是胎盘早期剥离所致，此病可危及母子安全，应立即去医院诊治。如在妊娠前或孕期检查发现有卵巢肿物，在改变体位或大小便后突然发生持续性下腹部绞痛伴恶心呕吐，可能为卵巢肿物发生的蒂扭转，应立即到医院观察、治疗，疼痛不能缓解时，需开腹切除肿瘤。妊娠并发肌瘤情况很常见，当肌瘤血运不足发生红色变性时，表现为持续性腹痛伴低热，应住院保守治疗。

另外，急性阑尾炎也是导致孕妇腹痛的一种常见病，表现为腹痛、恶心、呕吐、低热。由于妊娠子宫的逐渐增长，阑尾的位置也不断上升，疼痛部位不像非孕期那样剧烈，确诊后一般应手术治疗，因为炎症容易扩散。急性胆囊炎一般有发作史，疼痛在右肋下放射到右肩部，疼痛剧烈，绞痛伴恶心、呕吐，胆道受阻时可出现黄疸，应立即到外科就诊。急性胰腺炎虽不常见，但病情危重，疼痛性质与胆囊炎相似。

37 孕期不宜从事的工作

妊娠期为了避免准妈妈从事的工作对胎儿造成危害，有如下几类工作，建议准妈妈暂时离开工作岗位：

1. 有受放射线辐射危险的工作：如医院的放射科、机场的安检部门等。

2. 接触刺激性物质或有毒化学物品的工作：如油漆工、农药厂、化工厂、施洒农药等。

3. 高温、高噪声环境的工作：如切割工、锅炉工等。

4. 高强度的流水线工作：如纺织工、食品加工厂的工人等。

5. 接触动物的工作：如驯兽员、兽医等。

6. 接触传染病人的工作：如传染科护士、医生等。

7. 伴有强烈的全身和局部振动的工作：如拖拉机驾驶员、摩托车手、汽车售票员。

8. 需频繁做上下攀高、弯腰下蹲、推拉提拽、扭曲旋转等动作的工作。

9. 野外作业或单独一人的工作：如地质学家、探险员等。

38 孕妇心慌气促的防治方法

孕妇在妊娠期间，为适应妊娠及胎儿生长发育的需要，肺的通气量比非孕期增加40%。心肌发生代偿性肥厚，心腔扩大，心跳加快。再者，由于孕期母体的血容量比非孕时平均增加1500毫升，出现所谓妊娠生理性贫血，从而使血液供氧能力下降。同时，由于增大的子宫使心脏向上、向左移位，心脏在不利的条件下工作。这些因素都加重了心脏的负担，使得机体通过增加心率及心搏出量来完成额外工作。这些生理性的改变一般不出现症状，但遇活动量增多，就可出现心慌气急。对此，孕妇不必紧张。要注意做适量的运动，运动时若遇不适，立即停止。最好的方法是休息，充分的睡眠可以解除身体的疲劳，促进新陈代谢。

39 孕期应遵循的营养原则

注意食物的热量和营养

要慎选热量来源，重质不重量。胎儿每天从营养丰富的食物中所得到的好处，要比从只有热量而没什么营养的食物中获得的多。

为胎儿提供充足营养

孕妇不该让胎儿在子宫内挨饿。不论母体的肌肉有多结实，胎儿也无法赖以生存得很好，而必须在固定的间隔时间里提供定量的营养才行。

慎重摄取糖

单纯的糖（如白面包、白米饭、精制杂类食品、蛋糕、饼干、糖）是没什么营养的，它们不但养分低，只会产生热量，而且还有害处——可能和糖尿病、心脏病、胎儿宫内窘迫和过动儿有关联。

复合糖（全麦面包、糙米、蔬菜、干豆荚、干豌豆，当然还包括热土豆）和鲜水果能提供人体所必需的B族维生素、微量矿物质、蛋白质和重要的纤维，不但对胎儿很有益，对孕妇本身也很有好处。不但有助于防止恶心，避免便秘，而且富含纤维，有饱食感而不会使人发胖，有利于体重的控制。

选择新鲜食品

选取蔬菜时应以新鲜为第一优先，若不当时令，则以快速冷冻蔬菜替代。烹煮的时候，要用蒸或快炒，这样维生素和矿物质才不会过多流失。水果也一样，应该吃新鲜的，并且不要加糖。选购新鲜的鸡胸肉，不要买鸡卷；挑新鲜的面条，而不要脱水的菜肉综合焙盘；购买原味的烤苹果，而不要切片的苹果派。

40 孕早期如何摄取适当的食物量

每日食物量

米、面250克，杂粮（玉米、小米、豆类等）25~50克。鱼、肉、禽类100~150克，蛋类50克，蔬菜（绿色蔬菜占70%）400克，奶粉250克，水果200克，烹调油25克。

专家坐诊

孕妇早期不能进食太少，每天除了摄入250~300克以上的碳水化合物，应同时食用适量的肉、蛋及新鲜蔬菜，以免因饥饿致血中酮体蓄积，对胎儿大脑发育造成不良影响。

水果

多吃水果对大脑发育很有好处。水果洗净后生吃，避免了维生素因加热而大部分损失的现象，所以，经常食用水果的人，体内是不会缺乏维生素的。

小米、玉米

每100克小米和玉米中蛋白质、脂肪、钙、胡萝卜素、维生素B_1及维生素B_2的含量，均是大米、面粉所不及的，小米和玉米是健脑、补脑的有益主食。

鹌鹑

鹌鹑的药用价值很显著，食用这种食物，可以使人变得聪明。枸杞、肉与鹌鹑同时炖熟服用，具有健脑养神益智的功效。

芝麻

芝麻特别是黑芝麻，可通肠胃，疏血脉，润肌肉。具有"补气、强筋、健脑"的效果。芝麻的食用方式较多，炒熟后研末，加入盐和焙过的花椒粉后可夹馍、调面条，还可拌在凉菜里或蒸成花卷，制成芝麻酱。经常食用，具有补血、养发、润肠、生津、通乳等功效。

核桃

核桃的营养丰富，500克核桃仁相当于2500克鸡蛋或4750克奶粉的营养价值，特别对大脑神经细胞有益，可去皮后生吃；也可以研碎与红糖拌和蒸包子吃，也可以炒熟后压碎和其他调料一起蒸花卷吃；还可以煮粥，或做成桃酥吃，如果孕妇每天坚持吃几个核桃，对自己身体的保养和对胎儿的发育，均有很大的好处。

红枣

红枣中维生素C的含量高达540毫克/百克。除了煮粥食外，还可制成枣馅、枣糕、枣饼，或包在粽子里食用。

黑木耳

木耳还具有滋补、益气、养血、健胃、止血、润燥、清肺、强智等疗效，用于滋补大脑和强身，还可以和其他菜肴配合烹调。黑木耳炖红枣，具有止血、养血之功效，是孕、产妇的补养品，木耳和黄花菜共炒，可收到补上加补之效。

桂圆

桂圆中维生素C的含量仅次于红枣，可防治神经衰弱，兼有食疗的效果。

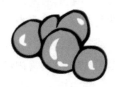

花生

花生素有"植物肉"的美称，和大豆一样，富含极易被人体吸收利用的优质蛋白。生食、炸、煮、腌、酱均可，营养成分基本不变。孕妇可经常食用花生仁（其红衣可治疗贫血，不可抛弃），与大枣、桂圆肉、糯米煮食。

荔枝

将荔枝干与大米适量煮食，可健肾补脾。荔枝干与大枣各10个，水煎服。可治孕、产妇贫血、体虚。

所谓子宫外受孕是指在子宫以外部位的妊娠。当然也有少部分在卵巢或是腹膜上妊娠，但大部分是在输卵管妊娠（所谓的输卵管妊娠）。输卵管极狭窄，随着胎儿的发育，在怀孕两三个月时会破裂，下腹部突然感到强烈的疼痛，腹腔内大量地出血，造成严重的失血性休克，导致母体生命的危险。此时，需要尽早地剖腹手术，将破裂的输卵管切除。

如果切除后另一侧输卵管没有什么异常的话，以后的妊娠大多可正常进行。再次子宫外孕发生率在15%~25%。输卵管妊娠之所以会发生，主要是由于某种原因使输卵管不畅通或是流通量狭小所致。一般来说，发生子宫外孕的情形是很少的，如果从前生过结核性的疾病（结核性胸膜炎、腹膜炎）或是性病（淋病），或病毒感染，发生过自然流产、人工堕胎或得过子宫内腔异位症等情形，都有可能产生子宫外孕。

有过异位妊娠即宫外孕的妇女要注意：

1. 一直都很顺利的月经，如果一旦停止，请及早地确定一下是否已经怀孕了。如若是怀孕，基础体温会增高，尿妊娠反应呈阳性。

2. 注意出血和疼痛——子宫外孕（输卵管妊娠）很容易被当做是流产，因为两者一样都会出血和下腹部疼痛。输卵管的出血，主要是腹内出血，阴道出血的量是很少的，因为它的出血是由于子宫内膜被孕激素的支持度不够。不完全剥离造成的出血。但是不全流产时没有内出血，却会向外大量出血，另外，疼痛的状态也不一样。流产的时候，子宫内的物质，大部分会向外流出，疼痛较轻。至于输卵管的妊娠，一旦输卵管破裂，下腹部会有剧烈的疼痛，甚至会因失血而昏厥。腹腔内发生的大量出血会造成急性的失血性休克，脸色突然转为苍白，呼吸困难。

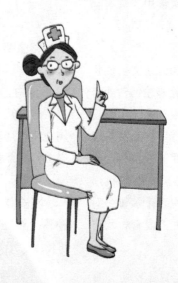

怀了葡萄胎之后，并不会同时患子宫癌等癌症，反而可能会转变成滋养叶细胞恶性肿瘤。

滋养叶细胞恶性肿瘤是在怀了葡萄胎以后，由于子宫内绒毛细胞反常的增生而发生的，并且，一直向子宫以外的地方移转、增殖，使细胞组织破坏而出血，成为一种恶性肿瘤。葡萄胎大部分的经过情形都还良好，只有5%的人可能患上恶性肿瘤。该病的根源是在子宫内，先在子宫的血管中，再向各处移转、增殖。至于移转的部位，在各处都可能发生。增殖移转最多的部位是肺、脑；其他像肾脏、心脏、胃、肠、皮肤、齿龈、外阴部等处亦有移转的可能。

滋养叶细胞恶性肿瘤的症状如以下所述：

首先，在子宫发生不规则的出血。开始的时候，出血量不多，呈巧克力的颜色，而且也没有什么痛痒。其后，滋养叶细胞肿瘤的细胞往子宫外移转并破坏该部分的组织，遂产生种种的症状。

然后，会破坏血管而出血。如果移转到肺部，会咳出类似肺结核的血痰，用X光可以拍摄到肿疡的情形。当细胞移转到脑部的时候，就会产生像脑出血那样的症状。

滋养叶细胞恶性肿瘤的治疗要在子宫内发生时，用专门治疗癌症的化学疗法，绝大多数可以把它治好。化学疗法用来治疗滋养叶细胞恶性肿瘤比治疗其他癌症要有效得多。

因此，滋养叶细胞恶性肿瘤早期发现，早期接受适当治疗的话，很快可以痊愈。曾怀有葡萄胎的孕妇，要注意下列3点：

1. 接受定期的检查——怀葡萄胎以后2年间，每个月至少要接受一次检查才行。

2. 注意月经的情况——如果葡萄胎的一部分还残留在子宫内或是恶化的话，就不会有正常的月经出现。如果一切情况都正常的话，大部分女性在3个月内就会有月经的出现。

专家坐诊

滋养叶细胞恶性肿瘤是在怀葡萄胎2年以内发生的，清宫术后2年内一定要定期接受检查。大约1年内，不要再妊娠，一定实行工具避孕，以免误诊。

怀孕了，第一件事要做什么？多数人都匆匆赶去购买补品。其实准妈妈的着装也忽视不得，刚刚怀孕的女性，不妨先清理一下自己的衣柜。

准妈妈着装舒适安全是第一。清理衣柜时，首先要将化纤面料的服装都清出来，尤其是内衣。因为怀孕期间，女性的皮肤会变得敏感且易出汗。如果经常接触人造纤维的面料，容易引起皮肤过敏，可能会影响到腹中宝宝的健康。

第二类应该暂时收起来的是颜色鲜艳的衣服。为了降低衣服的褪色程度，很多服装会使用偶氮作为固色剂，而偶氮可能通过皮肤接触进入血液循环，对胎儿产生不良影响。

准妈妈衣柜里剩下的，应该是纯棉布料及真丝质地的服装。这种材质的服装，透气性、吸湿性和保温性都比较强，很适合准妈妈。纯棉织物不论是作为贴身的内衣，还是作为外衣穿，都会感到凉爽舒适，到了炎热的夏天，其吸汗功能更是能够时刻保证身体的干爽；真丝衣服的保温性较好，且又轻又软，也是准妈妈不错的选择。

日本东京谷西光教授对150例缺奶或乳少的哺乳女性以按摩取其乳汁，用现代化的电子扫描显微镜进行分析，发现80%以上的受检母乳汁中有极细的羊毛或化学纤维。因此穿化纤内衣是现代城市女性乳汁分泌不足的原因之一。

所以准妈妈不要贴身穿羊毛、羽绒或腈纶等化纤类衣服。

款式宜选用穿在身上能够很美地体现胸部线条，使隆起的腹部显得不太突出的样式。如上小下大的"A"字形，或者上面再加些褶，下摆宽大，能够很好地显示立体感。裤子要偏肥些，尤其是腰部。如果太厚太重在孕晚期宜选用背带式裤子。

在购置新衣物时，基本的原则就是选择天然的面料。夏季选择棉、麻布料；春秋季以平纹织物、毛织物、混纺织物及针织品为主；冬季则是各种呢绒或带有蓬松性填料的服装。而且，一般来说，夏季准妈妈容易出汗，宜穿肥大不贴身的衣服；冬天要穿厚实、保暖、宽松的衣服，如羽绒服或棉织的衣服，既防寒又轻便，款式也美。现在市场上有很多孕妇服出售，怀孕的女性可选择适合自己的购买。

❤ **小贴士**

值得注意的是，准妈妈不要直接穿新衣服，因为衣服在加工过程中，会使用各种染料及其他化学剂，直接穿可能引起皮肤过敏，严重者还可导致皮肤炎症，给准妈妈带来不必要的麻烦。因此，对买来的新衣服，应洗涤一两次再穿。

在医学上，35岁以上才开始分娩的女性称为高龄初产妇。为什么给予35岁以上的女性这个特别的名称呢？这是由于统计上，高龄初产妇和35岁以下的初产妇比较起来，产生异常儿的百分率较高的缘故，和20多岁的初产妇比较起来，高龄初产妇在妊娠期间发生妊娠高血压疾病的百分率和使用剖宫产术、胎头吸引分娩、产钳分娩，以及造成新生婴儿窒息的百分率都很高，高龄初产妇的异常率之所以如此高，主要是因为产道的伸张力不够，胎儿通过它需要很多的时间，以致分娩前的宫缩力量减弱，分娩的时间需要再延长。

为了安全分娩，高龄初产妇不妨多注意下列几点：

1．怀孕期间接受定期检查——在怀孕期，即使身体没有什么异常现象，也要尽可能在怀孕初期接受妇产科医生的诊断，后期则每半个月检查1次。

2．对妊娠高血压疾病要提高警觉——高龄初产妇在妊娠几个月以后，比年轻的初产妇容易罹患妊娠高血压疾病，必须时时加以注意。妊娠高血压疾病会使胎儿的发育恶化，很容易成为早产儿，妊娠妇女容易出现抽搐、胎盘早剥、胎儿在宫内死亡、产妇死亡等危险。孕妇需及早接受血压和尿液的检查，罹患妊娠高血压疾病后需注意饮食，保持心境平和，定期接受1次医师的检查。

3．到医院分娩——高龄初产妇并不一定都会有异常分娩的情形发生，但是我们要预防万一。如果是到医院或诊所分娩，有异常情形发生的时候，便可立即接受医师的治疗。

遵守上述各点，避免妊娠期过度疲劳，吸收好的营养，并充分保养身体的话，即使是高龄初产妇也没有什么需要恐惧的。

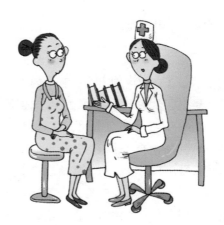

❤ 小贴士

　　高龄初产妇的异常率虽说都很高，但这并不表示35岁以上的初产妇分娩都很困难。分娩的状态因产妇的体格、骨盆大小、胎儿大小和位置、阴道伸张的状况而有所不同，只要孕妇作充分的保养，就可以安全分娩。所以，千万不要因"高龄初产妇，就会难产"这句话而时时恐惧不安。

怀孕第二个月

由于激素的作用，准妈妈可能在未确知怀孕前就已觉得身体有了一种异样的充实感，果然，准妈妈的身体确实开始发生变化了。在这段时期，体重会增加400~750克；外腹部仍无明显的改变；子宫略为增大，如鸡蛋般大小。

月经在这段时间已经不可能到来了，早孕反应出现，大部分人已经觉察出妊娠。而食欲则突然改变，从前一直爱吃的东西却不爱吃了，一直不想吃的东西倒想尝一尝。鼻子变得敏感，有时会对平素没有任何反应的某种食品或者做饭的气味，感到一阵阵的恶心、想吐，尤以晨起为重，可伴有食欲减退、消化不良。

准妈妈还会感觉到乳房格外发胀，稍一接触内衣，就感到针扎似的疼痛，常伴有乳晕色素沉着、发黑。同时小便频数，腰部有压迫感。这往往与子宫的充血增大有关。有些人可出现心绪不佳，感到什么事情都懒得做，常为一些鸡毛蒜皮的小事而苦恼或烦躁不安。

2 胎儿发育

妊娠两个月时，胎儿已发育成人的形状了，已能辨别出头、躯干的轮廓了，尾巴也小了一些，身长2~3厘米，重量约为4克。手、脚已分明，甚至5个手指、脚趾都有了，连指尖长指甲的部分也能看得出来了。眼睛、耳朵、嘴也大致出现了，已经像人的脸了。但是，眼睛还分别长在两个侧面。骨头还处于软骨状态，有弹性。骨、肠、心脏、肝脏等内脏已粗具规模，特别是肝脏在明显地发育。神经管鼓起，大脑急速发育。从外表上还分不出性别，但内外生殖器官的原基已经能被辨认。在羊膜腔里积有羊水，胎儿好像漂浮在里面。母体和胎儿的联系进一步加强。

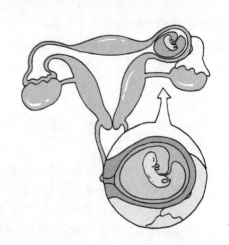

专家坐诊

在子宫内的底蜕膜内绒毛不断地繁殖，开始准备制造胎盘。而且，出现了形成脐带的组织。

3 胎儿五感发育与训练

五感是人类生存必备的最低限度的感觉。在腹中受到母亲保护的胎儿，能够清楚地听到外界的声音，也能感受明暗，甚至有味觉，会吸吮指头，也知道触摸。腹中的胎儿，在五感方面已经有所发达。不过，并不是所有的感觉都一样发达。胎儿的每一种感觉的发达程度不同，而且发展不见得完整。这些感觉自出生以后迅速发育，在腹中时只是做好准备。

胎儿医学的发展，不仅可以了解到胎儿五感的发育程度，国际上科学家在科学研究中还可借助仪器详细地观察胎儿脑部的发育情形，这样，从孕早期开始孕妇即可对腹中胎儿进行胎教。

4 大脑益智胎教法

人脑有两个发育时期，第一个时期从脑细胞分裂到胎儿出生止，这个时期叫脑细胞分裂期。人从出生的那一时起，就决定了其一生的脑细胞的数量，此后只减不增。第二个时期是由出生后到3岁，连接各脑细胞的神经纤维交错伸展。脑在受孕25天时就开始发育。外胚细胞就形成了神经管，这是脑发育的开始。第2个月，脑的外部结构和内部结构发生了变化。第4个月，脑的大脑皮层开始萌芽，这之后大脑皮层上产生的沟回就代表了人的智慧。第5个月，大脑皮层长成。第6个月。大脑皮层形成分层和划分出不同区域，但在此之前大脑皮层还是光滑的。第7个月，大脑皮层上出现了皱格。皱格的萌生代表了人的智慧的萌生。第8个月，大脑体积明显增大，大脑的结构进一步复杂化。9个月时，胎儿大脑进一步发育，沟和回多半已具备。

❤ 小贴士

如果把脑细胞比作电话机的话，那么神经纤维就像是把140亿个电话机用电话线相接的作业。

胎儿出生后，脑神经细胞虽然不再增加，但脑的重量却迅速地增加。出生时，脑部的重量约达400克，1年之后可增加1倍，达到800克。脑的重量与出生体重没有必然的关系，但却会相互影响。

在怀孕期间，完全不顾腹中胎儿的健康，而毫无顾忌地吃喝玩乐，待胎儿出生以后，才猛然想到要对孩子进行才能教育，这不过是亡羊补牢的措施而已。怀孕时正是胎儿脑部发育的重要时期。因此，孕妇一定要相当谨慎、注意。怀孕的第二个月，胎儿还很小，身长仅有2~3厘米，体重也不过1~3克。然而，由于脑和脊髓细胞就占了80%，神经管的前端逐渐发达，所以，头部几乎就是整个身体的重量。在这个时候，孕妇一定要调整好心态，增进胎儿脑的发育。

5 音乐胎教法

进行早期音乐熏陶。优美的音乐不仅能使孕妇分泌更多的乙酰胆碱等物质，改善子宫的血流量，从而促进胎儿的生长发育，而且还能使胎儿平稳。音乐的节律性振动对胎儿的脑发育是一种良好的刺激。

供胎儿听的乐曲一定要优美、温柔和舒缓，乐曲不宜太多，有三四个曲子反复听就足够了。每天早晚将播放头（俗称喇叭）靠近孕妇腹部皮肤，响度以70~80分贝为宜，每次大约15分钟。孕妇精神要集中，要和胎儿一起投入，注意听音乐，加深理解，丰富联想，这样做才能做到与胎儿共鸣。

6 优境胎教法

妊娠期间注意日常胎教非常有利于优生优育，把胎教意识贯穿于生活的每一个细节之中。它包括孕妇保持良好的身心健康，提高夫妇双方对音乐、语言、思想情操各方面的修养，避免外界环境不良因素的刺激以及保证合理的营养等几个方面。

孕妇要把自己在妊娠期间发生的与妊娠期胎教有关的重要事情记录下来。其主要内容有：末次月经的日期；妊娠反应的开始日期，反应程度，何时消失，是否进行过治疗；第一次胎动日期及胎动的次数；孕妇患病情况；孕期用药情况；产前检查情况；是否接触过X线和其他放射性物质；孕期并发症；阴道流血、流水；性生活；还必须把如孕妇的体重、工作情况、出外旅行、外伤、精神刺激等详细记录下来，并要尽可能详细、完整，最好由孕妇本人记录，这样可确保详细、准确。

创造舒适环境，让室内颜色调和，四周保持整洁，最好摆设有花卉、盆景，墙上挂着五官端正、活泼可爱的小儿照片，尽量使孕妇保持心情愉快。避免收看（或收听）情节紧张的电视（或广播）节目。因孕期情绪波动或惊吓均可使肾上腺素分泌增加，减少子宫的血液流量，从而使胎儿受损。长期的情绪抑郁或愤怒可使肾上腺皮质激素增多，不仅会使胎儿体内蛋白质合成减少，而且还会造成兔唇、腭裂，甚至引起胎盘早期剥离而导致大出血。

胎教不仅要在孕期进行生理、心理卫生营养和胎教训练。科学的胎教，是指正常孕妇，在保证充足的营养与休息的条件下，进行优境胎养。

7　促进胎儿智力的发育

怀孕的第二个月，胎儿还很小，由于脑和脊髓细胞占了整个胎儿的80%，神经管的前端逐渐发达，所以，头部几乎就是整个身体的重量。

此时无论孕妇愿不愿意要这个孩子，都要调整好心态，积极为胎儿出世做好准备，同时丈夫也应做好陪护工作，让胎儿在母腹中按正常顺序发育。

♥ 小贴士

很多孕妇在怀孕两个月的时候才发现自己怀孕，会害怕前两个月因为没有注意生活习惯会影响胎儿，其实不用担心，应及时咨询医生，过分担心对胎儿更不利。

8　消除妊娠反应不可采取的措施

眼下一种较为流行的消除妊娠反应的方法，是服用维生素B_6。这不仅是某些"过来人"的经验之谈，而且也是医院为孕妇开的药方。实际上。孕妇服用维生素B_6过量或时间过久，会使胎儿对维生素B_6产生依赖性，出现医学上称之为"维生素B_6依赖症"的病症，从而影响胎儿的体质和智力。这是因为，维生素B_6与氨基酸的吸收，蛋白质的合成以及神经、脂肪的新陈代谢有关，是细胞生长所必需的一种物质，因而也是胎儿发育所必需的一种物质。但是，对胎儿来说，每日有1~2毫克的维生素B_6就足够用了。

但如果孕妇服用维生素B$_6$超过了这个限量，则会造成胎儿对它们的依赖。等到胎儿出世后，维生素B$_6$的供给来源不如在母体时那样充分了。这时胎儿便会因缺乏维生素B$_6$的供给而容易兴奋，哭闹不安，易受惊吓，反复惊厥。有这种症状的宝宝，在1~6个月时会出现体重不增的情况。所以服用维生素B$_6$不能过少或用量过大。

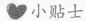

♥ 小贴士

消除妊娠反应是不宜过多服用维生素B$_6$的。相反，如用量过大，时间过久，则可能致使新生儿体重不增。

9　孕妈妈洗澡要注意什么

不同情况下的洗浴方法

1. 孕妈妈水肿的时候：使用浴液洗浴，促进新陈代谢，缓解水肿症状。泡脚也可缓解水肿。

2. 孕妈妈感觉冷的时候：交替使用温水和稍凉的水洗浴，促进新陈代谢，消除发冷的感觉。

3. 孕妈妈腰痛的时候：臀部及以下身体泡在水中，促进腹部、臀部的血液流通，改善腰痛症状。

沐浴用品要温和无刺激

沐浴用品的选择，应该遵循中性、无刺激性、无浓烈香味、具保湿性质的原则，以免伤害准妈妈敏感的肌肤。不要使用香味太过浓烈的沐浴用品，因为其不但刺激性较强，闻起来也会不舒服，容易造成头晕；另外，浴室内也不要放置芳香剂，因为对准妈妈及胎儿都有刺激性，只需将浴室打扫干净、没有异味即可。

洗澡水的温度不能太高

据临床测定，准妈妈体温较正常上升2℃时，就会使胎儿的脑细胞发育停滞；如果上升3℃，则有杀死脑细胞的可能。而且因此形成的脑细胞损害，多为不可逆的永久性的损害，胎儿出生后可出现智力障碍，甚至可造成胎儿畸形，如小眼球、唇裂、外耳畸形等，所以准妈妈洗澡时，水温一定不能太高，应掌握在38℃以下，并最好不要坐浴，避免热水浸没腹部。

时间不要太久

在浴室内沐浴，准妈妈容易出现头昏、眼花、胸闷等症状。这是由于浴室内的空气逐渐减少，温度又较高，氧气供应相对不足所致。加之热水的刺激，会引起全身体表的毛细血管扩张，使准妈妈脑部的供血不足，严重者还可使胎儿神经系统的发育受到不良影响。因此，准妈妈在进行热水浴时，每次的时间应控制在20分钟以内为佳。

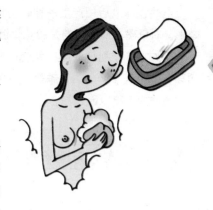

清洗肚脐要特别注意

准妈妈在平常洗澡时可先用棉花棒蘸些婴儿油或乳液清理肚脐的污垢，待污垢软化后再轻柔洗净，通常无法一次清除干净，这时不要太过勉强，以免因为用力过度而伤害肚脐周围的皮肤，造成破皮出血，反而容易引起感染，对准妈妈及胎儿造成严重伤害。

注意安全

浴室的安全防滑设备必须完善，可以在浴室地板铺上防滑垫，并定期清洗，以免隐藏太多污垢；墙壁四周要设置稳固的扶手；洗脸槽安装要稳固；浴室内尽量减少杂物，例如，椅子、盆等，以免绊倒；若需放置则靠边集中放好。

10 孕妇保持良好心境的方法

加强修养法：孕妇的情绪产生主要由怀胎的情况、自然环境、身体状况、生活中的重大事件等引起的。除此之外，还受个人思想修养的影响。胸怀狭窄、斤斤计较的人，易疑神疑鬼，患得患失，而思想修养好的人，即使在困难和不利的条件下，也能保持乐观、愉快、朝气蓬勃的心境。因此，孕妇要保持乐观的情绪、就要加强修养，放眼未来，目标远大，以理制情。

合理认识法：任何事物都有合理的、有利的一面，也有不合理的、不利的一面。明智达观的孕妇总是善于从不利中看到有利，从不合理中看到合理因素，思想自然就会十分开阔、乐观。

转移注意法：当孕妇的情绪烦闷或激动时，可以强迫自己把注意力转移到别的事上去，如看电视、听音乐、读书、织毛衣等有意义的活动。可排遣有害的情绪紧张，使情绪恢复正常的状态。

自我疏导法：就是利用自我暗示或自我采用一种特殊的方法，来控制孕妇的不良情绪。如利用数数、饶舌、深呼吸等方法，来缓解多种紧张情绪。

大笑放松振奋法：当孕妇感到心境很坏、情绪处于低潮时，可强迫自己真诚地笑，由微笑开始，越笑越强烈，最后变成大笑。利用这个技巧可以使孕妇振奋起来。

另外，还可以使全身放松。放松的技巧是：从手到头，再到脚趾，先使肌肉绷紧，然后，再一部分一部分地慢慢放松，这样就能减缓气愤和畏惧的程度。

11　孕妇不能睡电热毯的原因

电热毯通电后便产生一种磁场，这种磁场会影响胚胎细胞的正常分裂，导致胎儿畸形。对电磁场最敏感的是胎儿骨骼细胞，故胎儿出生后，其骨骼易发生畸形。

孕妇在怀孕初期受热，就会造成胎儿脑细胞死亡，影响其大脑的发育，使出生后的婴儿智力低下。电热毯越热，电磁场对胎儿的影响就越大。孕早期使用电热毯还是形成流产的危险原因之一。

12　孕妇衣服与鞋子的选择

穿鞋

首先要考虑安全性，选择鞋子时应注意以下几点：

1. 脚背部分能与鞋子紧密结合。
2. 有能牢牢支撑身体的宽大的后跟。
3. 鞋后跟的高度在2~3厘米左右。
4. 鞋底上带有防滑纹。
5. 能正确保持脚底的弓形部位。

按照上述条件，高跟鞋、容易脱落的凉鞋等都不适宜。后跟太低的鞋子也不好，震动会直接传到脚上。随着怀孕时间的增加，脚心受力加重，会形成扁平足状态，这是造成脚部疲劳、肌肉疼痛、抽筋等的原因。可用2~3厘米厚的棉花团垫在脚心部位作为支撑，这样就不容易疲劳。到了怀孕晚期，脚部水肿，要穿稍大一些的鞋子。

穿衣

孕妇服的设计应因人制宜，服装的立体轮廓最好呈上小下大的A字形。此外，容易穿、脱也是重要条件之一。为此，选择上下身分开的套服比较方便，即使不是孕妇服，短裤配上衣，披风配套裙等也都是容易穿的。由于样式被体形所限，所以要以简单朴素为原则。颜色以能使人精神振奋的、明快的为好。

夏天要选吸湿性强、手感好的纯棉；冬天从保暖性考虑，最好用毛织品。内衣纯棉制品为最佳，化纤制品应尽量不用。此外，因为要勤换勤洗，所以应选用好洗的衣料。刚买回来的新衣料，应该先下水洗一次再穿用。因为在加工处理阶段，使用各种各样的化学药品，不洗一下就穿用，容易引起皮肤炎症。前开式的衬裙在看病时、喂奶时都

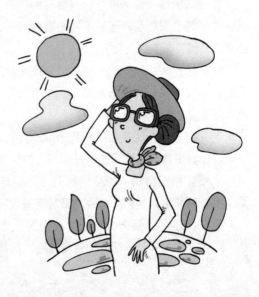

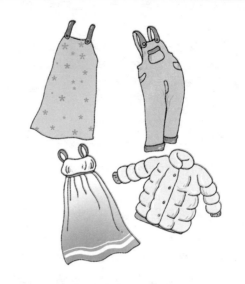

方便，可选用扣式的、拉链式的，或者左右掩襟式的。乳罩为了在健康检查时、喂奶时方便，也应选用前开式的。产后也应使用乳罩。在喂奶期，因为要放进防止漏奶的衬垫，或者垫上毛巾，所以尺寸要选大一些的。三角裤最好选用能把肚子完全遮住的、适于孕妇用的短裤，如有可能从早期就换上。要选用具有良好的透气性和吸湿性，并且经得住洗涤的材料做三角裤，冬天还要考虑保温，最好用纯棉。

专家坐诊

三角裤不要用松紧带紧勒肚子和大腿根，最好用带子，根据肚子的变化，随时调整松紧。

13 孕妇乳头下陷与扁平纠正方法

乳头与乳晕在同一平面上叫扁平乳头。如果乳头比乳晕低，就叫下陷乳头。扁平和下陷的乳头属乳头异常，它可使产后哺乳发生困难，对此应在哺乳前进行纠正。

引起乳头扁平或下陷的原因有两类：一是功能性的原因，即乳头平滑肌发育不全或乳头深部角化；二是器质性原因，即因炎症、脓肿治愈后形成瘢痕，或腺纤维瘤、乳腺瘤浸润、外伤及手术损伤等。未产妇乳头扁平或下陷多见于功能性原因引起。

纠正的方法可采用以下两种：

1. 手法矫正：用一只手握住乳房，使乳房耸起，另一只手的拇、示、中指牵拉乳晕部，从深部向外牵拉乳头，慢慢向纵横方向牵引。在洗澡、睡前、起床前，每次进行几分钟的矫正处理。

2. 负压吸引法：将一个5或10毫升的玻璃注射器的外管罩在乳头上，用一小段橡皮管连接在另一个注射器上，时间不要太长，以免使乳头发生肿胀和疼痛。

乳头发育明显障碍，乳头显著下陷，或因乳腺疾病引起的乳头内陷，手法牵引或负压吸引都不可能使乳头突出，对此应进行手术治疗。手法牵拉乳头，因不可避免会对大脑产生刺激，会促使垂体后叶分泌催产素，引起子宫收缩。妊娠5个月之后，在进行手法矫正时，就注意引起早产、流产可能。有早产和流产史的妇女在孕期不能进行乳头矫正，只能在怀孕前或分娩后进行。所以，建议在孕37周后已孕足月时开始手法矫正乳头异常。

14 孕妇安全度过三伏天

孕妇安度三伏天应注意的事项：

衣着要凉爽宽大

孕妇最好选择真丝或棉织的衣料做贴身的衬衣和内裤，轻软舒适，容易透湿吸汗，散发体温。衣着宜宽松，胸罩和腰带不宜束缚过紧，以免影响乳腺增生和胎儿的发育。

饮食要新鲜多样

为了保证母体和胎儿的营养，孕妇在夏天要注意保持食欲，多吃新鲜蔬菜，同时经常变换菜肴花样，既能增进食欲，又能满足孕妇需要的营养。

要温水擦洗淋浴

应该经常用温水擦洗或淋浴，以保持皮肤清洁，预防痱子或皮肤生疖子。如用冷水洗浴，皮肤污垢不易消除，且孕妇受凉容易感冒，如用热水泡浴，高温会伤害胎儿正在发育的中枢神经系统，造成胎儿畸形。

莫要过于贪凉

孕妇从高温中走入冷气较足的房间，不宜待得过久，防止腹部受凉；乘凉时最好不要坐于风口，睡觉不能露天，躺卧也不能睡在水泥地的草席上；使用风扇时，不要直吹，风速宜和缓或将电扇摇头。

要保证睡眠休息

天热，体力消耗较多，晚间又常因蚊子叮咬等因素睡眠不宁，孕妇就更易感到疲劳，所以要有一定时间的午睡，并注意工间休息。

心情要愉快舒畅

天热，心情烦躁焦虑，会更觉热不可耐，这种情绪也会干扰子宫内胎儿生长的环境。相反，孕妇在炎热的季节中注意情绪的安静愉快，则心胸宽畅，能缓和酷热的不良刺激，有利于胎儿生长环境的安定平稳，也有利于胎儿神经的正常发育。

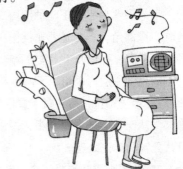

● **小贴士**

夏季孕妇过度劳累，容易中暑晕厥、胎动不安、流产或早产。孕妇不宜冷饮，以免寒伤肠胃。

15 孕妇生活要有规律

　　保持有规律的生活：要做到有规律地生活，把一天的生活安排好，不至于太紧张。如果日常生活太紧张，人的神经过于兴奋，就会疲劳，也会打乱身体内部功能的运转，给胎儿带来很大影响。因而每天生活的安排，要有些机动时间。

16 孕妇注意睡眠和休息

　　注意睡眠和休息：孕妇一天至少要睡8个小时，而且因排尿次数多，很可能影响睡眠，这时就应睡10小时左右，如能午睡则更好。若随着腹部的渐渐增大，入睡困难，可把脚垫高预防水肿，便于安睡。

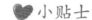 小贴士

　　日光浴可能吸收紫外线，从而补充维生素D，同时会使心情变得愉快。但不能长时间进行，每日有短时间日光浴即可。

17 孕妇可适当做些家务和运动

　　可适当做些家务事和运动。在没有异常时，孕妇于分娩前也可以做些家务，如煮饭、洗衣服、扫除等。但工作完以后要保证有充足的休息时间。

　　必须注意的是，孕妇不要发生一些不应该的动作。首先是不能让腹部长时间受到压迫，不能弯腰。其次是注意绝对不能摔倒，注意鞋子的质地应该不致容易摔跤为宜，在上下楼梯、洗澡时要特别注意，不应拿重物行走，以免摔跤。在不引起疲劳的前提下，每天散步20~30分钟是很好的。散步还不够时，可以做些轻松的空手体操，但不能太疲劳。活动后心率一般不超过90次/分为宜。

18 孕妇头发的护理

　　对孕妇来说，发型最好还是短发，梳洗方便简单。烫发不要在妊娠前期和后期，如非常希望烫发，6个月时烫一次，烫得卷些，坐月子时会感觉舒畅。但孕妇禁止染发和脱色。如果一定要染发和脱色时，必须要先进行皮肤试验，确认对皮肤没有影响，时间在第6~7个月为宜。妊娠期和产褥期都可以适当洗头，补充头油，保持头发的清洁。但是，由于烫发精和染发脱色制剂中都含有某些对胎儿影响的制剂，如氨等，可能对胎儿造成不良影响，所以不主张孕期烫发、染发和脱色。

19　孕妇的化妆

妊娠初期时，皮肤变油性。容易长粉刺或长疙瘩，这时随便使用化妆品反而会适得其反，日后留下痕迹。妊娠中期以后，有的孕妇皮肤会变得粗糙，这时改变化妆品不太好，应该在饮食方面注意。多吃含蛋白质和维生素丰富的食品，保证充足的营养和休息。气色不好时，为了不致让人感觉到自己憔悴，可以薄薄地施些胭脂、口红，但禁止浓妆。

20　孕妇牙齿的护理

妊娠后，孕妇的牙齿多会损坏。因为随着胎儿的发育，会与母体争钙而造成母亲缺钙，牙齿易损坏。因而妊娠前最好先治好牙病，若不能，妊娠中期治疗也行。

❤小贴士

　　孕妇容易出现牙肉肿胀、出血、蛀牙等情况，三餐后要彻底刷牙，要用柔软的磨毛牙刷。如果有牙齿损坏及早修补，看医生时，一定告诉他你已经怀孕了。

21　孕妇要有正确的姿势

妇女怀孕后，如果姿势不当，不但会造成自身伤害，对胎儿的健康也会产生不良影响。孕妇要减少繁重的体力劳动，如果要做家务活或上班，尽可能坐着进行，因为妇女正常姿势主要靠韧带支持，怀孕期间，腹部重量日增，单靠韧带支持不够，还要靠部分肌肉的帮助，坐下可缓和韧带与肌肉所受的压力，减少孕妇常患的腰背痛。孕妇坐时最好选择有靠背的椅子，坐下来身体挺直地靠在椅背上。这样一方面可以避免身体弯曲而增加腹部的压力，另一方面可把身体的重力转移于椅背，从而得到充分的休息。端坐时，不妨用小椅子来垫脚，两腿适当地分开，以免压迫腹部。站立时要保持身体直立，这样可尽力收缩前方的腹壁肌肉，使骨盆前缘上举，不致倾斜过甚而导致背痛。

22　孕妇要注意家庭监护

在他人的帮助下听胎心音。孕妇要仰卧，双腿伸直，他人用听诊器或木筒，贴在孕妇脐下的左或右下方的腹壁上，听胎心，正常的胎心跳动应该是每分钟120~160次，过缓，过快或不规律都书异常现象，应及早去医院就医。

要测量子宫的高度。正常从满4个月后开始，可间接了解胎儿在子宫内生长发育及羊水的情况，每周测量一次，一般增长速度为0.8~1厘米。孕妇排尿后，仰卧，双腿弯曲，用家用的卷尺，从耻骨联合上缘的中点开始，紧贴腹壁想上测量，可以触摸到子宫的最高度，这段距离叫宫高，增长过快、过慢都属不正常，也要及时就医。

23　孕妇不宜使用清凉油与阿司匹林

清凉油中含有樟脑，而樟脑经皮肤吸收对人体有一定的危害。若孕妇用了樟脑制剂，樟脑可通过胎盘屏障危及胎儿，甚至造成胎儿死亡。因此，孕妇特别是在怀孕头3个月内的孕妇不要使用清凉油，也要避免接触含樟脑成分的各种制剂。

长期服用阿司匹林的不良反应也是不容小看的：

1. 损伤胃肠道。超剂量或长期服用阿司匹林，可以导致原溃疡恶化或诱发胃溃疡。

2. 干扰凝血机制。服用一般剂量阿司匹林，能够抑制血小板聚集，延长出血时间，但是大剂量或长期服用，虽然能够抑制凝血酶原形成，延长凝血酶原形成时间，造成肝损害。患有低凝血酶原血症、维生素K缺乏和血液病症的人禁用。

3. 诱发或加重哮喘。阿司匹林对前列腺素合成有抑制作用，可以间接地诱发或加重哮喘。

4. 影响听觉。超剂量服用阿司匹林，能够引起可逆性耳聋、耳鸣、听力减退，并加重噪声对听力的损害。

5. 肾脏毒性。超剂量服用阿司匹林，可引起急性肾小管坏死，有严重肾衰竭的患者应禁用。

6. 损害肝脏功能。阿司匹林能广泛干扰肝脏代谢过程中的各个环节，因而临床有ASA肝炎之称。

阿司匹林危害最大的还是准妈妈和胎儿。准妈妈小剂量长期使用，会延长孕期及产程，并增加母体出血的危险。妊娠后期超剂量服用，会造成新生儿头部血肿、紫癜和短暂的便血。

一项实验研究的结果提醒人们，那些在怀孕期间经常服用阿司匹林的女性，生下的男孩日后性欲水平可能极其低下。但是研究再次说明准妈妈应当谨慎服药的重要性。因为这类药物都会降低前列腺素的水平，而前列腺素对于雄性的发育是至关重要的。

24　注意病毒对胎儿的影响

在众多的病原体中，对胎儿危害最大的要数病毒，这些病毒均可通过胎盘传染给胎儿，引起一些胎儿不同程度的缺陷、致残或畸形。对胎儿有危害的病毒常见有以下几种：

风疹病毒

风疹病毒是一种急性传染性疾病，感染风疹病毒后潜伏期是半个月左右，初起极似感冒。妊娠妇女是风疹病毒的易感人群，尤其是早期妊娠，妊娠期感染风疹病毒越早，胎儿畸形率越高，畸形程度也越严重。如先天性白内障、视网膜炎、耳聋、先天性心脏病，小头畸形及智力障碍等。

流感病毒

可引起胎儿唇裂、无脑、脊椎裂等异常。

巨细胞病毒

可致胎儿头畸形、视网膜炎、智力发育迟缓，脑积水、色盲、耳聋等。

疱疹病毒

人类疱疹病毒分两类：I型是口型，可引起口腔、唇、眼，腰以上皮肤，脑等感染；II型是生殖器型，主要引起生殖器和腰以下皮肤的疱疹。孕妇生殖道疱疹感染绝大部分为无症状的慢性感染，虽是慢性感染，但仍可严重影响胎儿生长发育，对新生儿也可造成一定伤害。早孕时感染流产率较无感染者高3倍，并可引起胎儿畸形，如小头、小眼、脉络膜视网膜炎，发育迟缓、智力低下等。妊娠后半期感染者早产明显增多，且能引起胎死宫内。

肝炎病毒

可引起胎儿某些缺陷、早产、死胎等。一般来说，胎龄越小，引起缺陷、致残胎或畸形发生率越高。

25　孕妇眩晕昏迷的防治

眩晕是一种运动性幻觉，孕妇感到自身或周围景物发生旋转。昏迷是急起而短暂的意识丧失，孕妇突然全身无力，不能随意活动而跌倒于地。二者常发生于妊娠早期，主要发生在变换体位和长久站立之后。应注意不要久站不动，也不要突然改变体位。

♥ 小贴士

　　孕妈妈如果出现眩晕或昏迷需立即休息。频繁出现眩晕或昏迷应及时入院检查。

26　孕妇静脉曲张与小腿抽筋的防治方法

静脉曲张

妊娠晚期，由于下肢的静脉受子宫压迫血液难以返回心脏，孕妇的腿、外阴、腹部甚至乳房等部位的静脉呈青色凸鼓出来，这叫静脉曲张。孕妇要注意不要碰撞静脉曲张部位，以免受伤出血。

小腿抽筋

妇女怀孕后，特别是在妊娠中期以后，有可能突然出现腓肠肌痉挛致小腿抽筋。发生小腿抽筋时，要按摩小腿肌肉，或慢慢将腿伸直，可使痉挛慢慢缓解，为了防止夜晚小腿抽筋，可在睡前用热水洗脚，平时行走不要过多，多吃一些钙含量丰富的食品，或口服一段时间的钙片，只要体内不缺钙了，小腿抽筋就会消失。

> ♥ 小贴士
>
> 　　不要长时间站立和盘腿打坐，睡觉时用垫子抬高脚位，不穿过紧内衣。这些都可缓解静脉曲张。

27　孕妇不宜多做B超检查

B超是孕妇常做的一项医疗检查。以前认为B超安全、无痛苦、无不良反应，然而，最新的医学研究已经对这种说法提出了质疑。最近有人通过实验证实，超声波作用超过一定的剂量时，即会引起若干生物效应，引起机体细胞受损伤。一般而言，损伤少量的人体细胞不会对人产生损害，但是，对在孕妇腹中处于发育敏感期的胚胎来说，情况就大不相同了，因为这时候即使有少数几个细胞受到损害，其后果也可能是严重的。

据国外的研究发现，在母体内接受过超声辐射的新生儿，其体重比未受辐射的正常婴儿低。我国的学者在研究中亦发现，超声波能影响绒毛细胞的某些代谢过程，并能降低蜕膜组织的某些免疫反应。

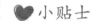

专家坐诊

　　非做B超不可的除外，妇女在怀孕期，尤其在头3个月内还是不去多做B超检查为好。即使确需检查，亦应尽量减少超声剂量，缩短检查时间，减少对胎儿不利的影响。

28　孕妇腰痛的防治

随着胎儿不断发育长大，孕妇到了妊娠中后期，为了使重心前移的身体保持平衡，不得不使头部和肩部向后倾斜、腰向前挺，使背部肌肉处于一种不自然的紧张状态，这样就增加了腰部的负担，如果孕妇平时缺少锻炼，腰肌张力差，就容易感到腰胀背痛。

经常洗热水澡，可改善腰部血液循环，减轻腰部疼痛。轻轻按摩腰部，对减轻腰部疼痛也有很好的作用。不要用很软的床垫，会加重腰部肌肉的负担。

专家坐诊

不要长时间处于一种姿态，行走站立都不宜过久，注意休息，这对减轻腰肌紧张和负担都是有益的。

29　孕妇非宫缩所致的腹痛

异常妊娠所致的腹痛

在妊娠12周以前（妊娠早期），只要孕妇有腹痛出现，就应该想到流产和异位妊娠。在妊娠中期以后出现腹痛，要考虑到早产及正常位的胎盘早剥。流产时的下腹痛，在先兆流产、完全流产、过期流产发生感染时，表现不尽相同。先兆流产首先有少量的阴道出血，有时伴有轻微的下腹痛、腰痛及下坠感。进一步发展为完全流产或不全流产时，阴道出血量增加或因宫腔内存在血液或血块，可刺激子宫收缩，导致下腹部阵发性剧痛，或痉挛痛，并有坠胀感。随着子宫体部的强烈收缩，子宫颈口逐渐开大，出现交替的反复性腹痛。异位妊娠时的下腹痛多发生在妊娠部位破裂时。常见的是输卵管妊娠，少见的还有腹腔妊娠及卵巢等其他部位妊娠。

输卵管妊娠

无论是输卵管流产还是输卵管破裂均能发生剧烈的腹痛。输卵管流产、破裂，首先感觉是患侧下腹部剧烈刺痛，在反复发生刺痛的同时或在其前后出现阴道出血。由于妊娠处破裂或输卵管流产可迅速发生腹腔内大量出血，因而引起全腹持续性疼痛、腹壁紧张，明显的腹膜刺激征和放射到会阴部、阴部及肩胛部的疼痛。

卵巢妊娠

其症状与输卵管妊娠相似，有轻微的下腹痛及阴道出血。

子宫颈妊娠

本病症状有下腹痛、腰背痛及阴道出血。一旦发生流产或破裂，出血很多。

腹腔妊娠

多于种植处穿破，发生腹腔内出血，引起腹膜刺激征及出血性休克。

宫内妊娠

妊娠中期以后因胎盘早期剥离（早产）所致的腹痛，其疼痛程度取决于胎盘剥离面积。轻度胎盘早期剥离，外出血量少，腹痛是由血液对子宫的刺激产生宫缩所致；中度胎盘早期剥离，外出血量超过400毫升，此时疼痛也不十分剧烈；严重胎盘早期剥离时，胎盘后有大量出血，若血液渗入子宫壁肌层，腹痛可呈刀割样剧痛。

妊娠期间并发腹痛的疾病

妊娠期间引起腹痛的妇科疾病，往往是妊娠前就存在的，有些是妊娠前已诊断，有些是妊娠过程中随着子宫的增大或某种妊娠生理变化，诱发出妇科疾病的症状或导致某些妇科病严重化而表现出来。

💛 **小贴士**

常见的有以下几种疾病：妊娠并发卵巢肿瘤。在妊娠早期，肿瘤嵌入盆腔易引起流产；在妊娠中期，肿瘤容易发生蒂扭转、出血及变性，引起剧烈腹痛；在妊娠晚期不仅可以压迫产道而发生梗阻性难产，而且容易被压破，发生剧烈的腹痛。

30 注意性病对胎儿的影响

性病是以不洁性行为为主要传播途径的二类疾病，又称为性传播疾病。性病具有很强的传染性，不仅给患者本人带来极大的痛苦，还会殃及家庭，贻害亲属，严重地危及下一代的健康。性病对于胎儿有着广泛的不良影响。

目前，经发现的"母婴传播"性传播疾病的病原体主要有：淋球菌、梅毒螺旋体、艾滋病病毒等等。妇女在怀孕期间感染性病后，这些病原体可经过宫内感染、分娩过程及产后3种途径传染给胎儿，引起胎儿的先天性感染及出生后的持续感染。宫内感染是指经过胎盘的血源性传播及上行性感染至羊水的传播。产后传播包括小儿出生后感染产妇的各种排泄物或分泌物，如乳汁、尿液、粪便及唾液等等。

这些性传播疾病严重地危害胎儿的身体健康。淋球菌能够造成胎儿宫内发育迟缓、流产、早产、及淋菌性脑膜炎、关节炎和眼炎（可致盲）等。

　　造成流产的原因错综复杂，其中孕卵异常是早期流产的主要原因之一。也就是说，夫妻某一方的精子或卵子有缺陷，与对方的生殖细胞结合后形成异常孕卵，这种异常孕卵在子宫内不能发育成熟，绝大多数在早期死亡而流产。此种流产无法保胎，而且也没有必要保胎。从而避免了异常胎儿的出生，保证胎儿的优生。这样说，流产并非是坏事，而是好事。因此，对妊娠早期发生流产的孕妇不要急于保胎，如果保胎，应先请医生做有关检查后再决定是否应该保胎。

　　如果流产不是孕卵异常所造成，而是由于孕妇存在着影响胎儿生长发育的不良因素，如生殖器官的疾病（子宫黏膜下肌瘤）和子宫严重畸形等。流产常常是不可避免的，即使保胎也保不住。所以，对此类流产进行保胎也是没有意义的。

　　此外，还有一部分人的流产是由于妊娠期患了急、慢性疾病所造成的，如流感、肝炎、肺炎、心脏病、严重贫血等。此种情况能否保胎也应根据孕妇病情的恢复情况而定。若孕妇病情较重，且在治疗过程中使用了大量对胎儿有影响的药物，也不应盲目保胎，以免顾此失彼，影响母子健康。

　　怀孕后如果有多次阴道流血，在排除其他原因后，要考虑可能是流产。因为怀孕后阴道流血意味着子宫内的绒毛蜕膜分离，血窦（血管）开放而有出血或是胚胎死亡，底蜕膜的海绵层出血。这种情况下是不应再保胎的。

> **♥ 小贴士**
>
> 　　流产是一种自然淘汰，非常重要的、自然的生殖选择功能。不必惋惜，关键是要注意准备再怀孕或怀孕后应及早就医，尽量避免因不良因素的影响而发生的流产。

32　准妈妈不宜做CT检查

　　孕妇怀孕头3个月内接触放射线可能引起胎儿脑积水、小头畸形或造血系统缺陷、颅骨缺损等严重恶果。

　　CT是利用计算机技术和横断层投照方式，将X线穿透人体每个轴层的组织，它具有很高的密度分辨力，要比普通X线强100倍。所以，做一次CT检查受到的X线照射量比X光检查大得多，对人体的危害也大得多。因此，孕妇做CT检查会产生严重的不良后果。所以，如果不是病情需要，孕妇最好不要做CT检查。

> **♥ 小贴士**
>
> 　　如果必须做CT检查，应在孕妇腹部放置防X射线的装置，以避免和减少胚胎畸形的发生。

33 出现贫血的防治

女性怀孕后，血液将出现稀释现象，这是因为，在增加的血容量中，血浆增加的比例较大，而细胞增加的比例较小。这种血液稀释有利于血液加速流动，使母子之间的营养交换更快更多。这种稀释的结果，使孕妇的血红蛋白和红细胞数在单位体积内的浓度下降了，造成一种"生理性贫血"现象。所以，怀孕后诊断贫血的标准比不怀孕时低，血红蛋白低于110克/升，红细胞数低于3.8×10^2升为贫血。

妊娠后，由于子宫、胎盘的长大，血容量增加，血红蛋白及红细胞数随之增加，需要补充足量的铁。此外，胎儿生长发育，分娩时出血，哺乳时的消耗，整个妊娠期要增加补铁1克以上。如果膳食中缺少铁，又不注意补充含铁的药物，孕妇就会贫血。血红蛋白含量为90~109克/升为轻度贫血，70~90克/升为中度贫血，低于70克/升为重度贫血。

专家坐诊

如果孕妇有痔疮、牙龈出血、钩虫病、慢性腹泻等，更容易贫血。特别是城市孕妇，平素喜挑食，导致营养不全，更易贫血，应引起注意。

34 准妈妈要远离电磁辐射

最新研究报告指出，怀孕早期的妇女如果每周在电脑前工作20个小时以上，其流产比正常增高80%，畸形胎儿的出生率也会提高。因此，孕前及怀孕早期的妇女还是尽可能远离手机与电脑。专家提议，应让孕前女性及孕妇暂时离开电脑、电视等岗位，至少在怀孕的头3个月，即胎儿器官形成期，暂离此类工作环境，仍在这一工作岗位的，必须穿着特殊防护服装。长期在电磁辐射环境下工作的孕妇即使顺利产下婴儿，但婴儿的智力和体质也可能已受到损伤，并将产生难以弥补的后果。

♥ 小贴士

家庭是电磁辐射较为集中的场所，孕前女性和孕妇在家中要远离微波炉、电视机和电脑等，必要时也可穿着专门用于屏蔽电磁辐射的特殊防护服。

35　孕妇不宜服用的中成药

许多有毒副作用的中成药常以配方形式出现在中成药中，孕妇应禁用或慎用这些药物。孕妇禁止服用的中成药有牛黄解毒丸、大活络丹、至宝丹、六神丸、小活络丹、跌打丸、舒筋活络丸、苏合香丸、牛黄清心丸、紫雪丹、黑锡丹、开胸顺气丸、复方当归注射液、风湿跌打酒、十滴水、小金丹、玉真散、失笑散等。

孕妇慎用的中成药有藿香正气丸、防风通圣丸、上清丸及蛇胆陈皮末等。

36　妊娠后勤洗阴道有哪些害处

妊娠后阴道上皮通透性增高，宫颈腺体分泌增多，所以白带增多。阴道上皮内糖原积聚，经阴道杆菌作用后变为乳酸，使阴道的酸度增高，不利于致病菌的生长，可防止细菌感染。有些人不知道这些原因，以为白带增多是由于阴道炎而引起的。因此在清洗外阴的同时清洗阴道，致使阴道固有的酸性环境被破坏，增加了阴道感染的机会。

专家坐诊

阴道感染后可上行感染至宫腔，造成宫腔感染，致使胎儿宫内感染或流产。正确的方法是每日用温水清洗外阴部即可，不必清洗阴道。

37　孕妇应注意晒太阳

要经常开窗通风，以保持室内空气新鲜，但应避免大风吹。孕妇还应经常晒太阳，以便身体对钙、磷等重要元素的吸收和利用。天气好时，可到室外去走动，接触阳光，天气不好时，也可在室内有阳光的地方接受日光照射。冬季每天至少应晒太阳半小时以上。

38　注意不要摔伤

我国北方冬季气温很低，地上常常结冰，孕妇身体笨重，行动不便，极易摔跤和扭伤。因此，结冰季节，孕妇尽量不要外出。外出时应特别小心谨慎，避开冰地，以防发生意外。

39　孕妇不宜从事某些化工行业

从事化工行业的女性经常会接触某些化学毒物，有些化学毒物会对母婴健康造成严重危害，并且极易造成婴儿先天畸形。

如经常接触含铅、镉、甲基汞等重金属的化工产品，会增加孕妇流产和死胎的危险性，其中甲基汞可导致胎儿中枢神经系统的先天疾患。

铅与婴儿智力低下有密切关系。女性怀孕后接触二硫化碳、二甲苯、苯、汽油等有机物，流产发生率明显增高，其中二硫化碳、汽油还会促进妊娠中毒病症的发生。

据报道，从事氯乙烯加工和生产的女性所生婴儿先天痴呆率很高。

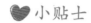

小贴士

从事某些化工生产的妇女怀孕后应调换工作，以利优生和健康。

40　孕早期可多做有氧运动

一般来说，怀孕期在16周之内，也就是四个月内的孕妈妈要多做有氧运动。孕早期的女性如果想运动，游泳是一个非常好的选择，许多孕妈妈会认为游泳太不安全，其实游泳是一种非常好的有氧运动。最重要的是，游泳让全身肌肉都参加了活动，促进血液流通，能让胎宝宝更好地发育。同时，孕期经常游泳还可以改善情绪，减轻妊娠反应，对胎宝宝的神经系统有很好的影响。

游泳要选择卫生条件好、人少的游泳池，下水前先做一下热身，下水时戴上泳镜，还要防止别人踢到胎宝宝。孕期游泳可以增强心肺功能，而且水里浮力大，可以减轻关节的负荷，消除瘀血、水肿和下肢静脉曲张等问题，不易受伤。

除了游泳之外，像快步走、慢跑、简单的韵律舞、爬爬楼梯等一些有节奏性的有氧运动，也可以由孕妈妈自己选择定期进行。但是，类似于跳跃、扭曲或快速旋转的运动应当尽量避免。日常的家务如擦桌子、扫地、洗衣服、买菜、做饭都可以，但如果反应严重，呕吐频繁，就要适当减少家务劳动。

专家坐诊

孕妇每天进行半小时的锻炼，就能使胎儿的智商上升。此前也有研究指出，孕期进行有氧运动，可以使腹部氧气增多，对促进胎儿的大脑发育很有好处。

41　心情要愉快舒畅

天热，心情烦躁焦虑，会更觉得热不可耐，这种情绪也会干扰子宫内胎儿生长的环境。相反，孕妇在炎热的季节中注意情绪的安静愉快，则心胸宽畅，能缓和酷热的不良刺激，有利于胎儿生长环境的安定平稳，也有利于胎儿神经的正常发育。

42　饮食要新鲜多样

为了保证母体和胎儿的营养，孕妇在夏天要注意保持食欲，多吃新鲜蔬菜水果，同时经常变换菜肴花样，既能增进食欲，又能满足孕妇需要的营养。

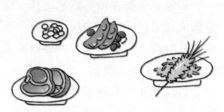

43　孕期不宜营养过剩

孕期因为要保证母体和胎儿的营养需求，因此适当增加营养是应当的，也是必需的。但如果片面认为怀孕期间饮食越好、营养越多越好，造成营养过剩，那也是不当的。因为孕妇营养过剩，容易造成胎儿过大，成为巨大儿（体重超过4000克），容易造成难产，使分娩时间延长，引起产后大出血。

44　孕妇不宜多吃冷饮

孕妇多吃冷饮能引起食欲缺乏、消化不良、腹泻，甚至引起胃部痉挛，出现剧烈腹痛现象。另外，胎儿对冷的刺激也很敏感，当孕妇喝冷饮时，胎儿可能会在子宫内躁动不安，胎动变得频繁。因此，孕妇吃冷饮一定要有所节制。

45　孕妇饮食不宜过咸、过酸

妇女过度咸食易导致血压升高引起妊娠高血压疾病，为了孕期保健，专家建议每天食盐摄入量应控制在6克以内。

妊娠早期母体摄入的酸性药物或其他酸性物质，容易大量聚积于胎儿组织中，影响胚胎细胞的正常分裂增殖与发育生长，并易诱发遗传物质突变，导致胎儿畸形发育。妊娠后期，受影响的危害性相应小些。因此，孕妇在妊娠初期大约2周时间内，不宜服用酸性药物、大量饮用酸性饮料和过多食用酸性食物。

46　孕妇不宜高脂肪、过度高蛋白饮食

美国医学家研究发现。在孕期高脂肪膳食的妇女，易增加其婴儿以后患生殖系统癌症的机会。

孕期过度高蛋白饮食，易影响孕妇的食欲，增加胃肠道吸收及肾脏排毒的负担，并影响其他营养物质摄入，使饮食营养失去平衡。

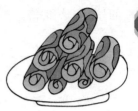

47　孕妇不宜长时间素食

怀孕后长期坚持素食，极不利于胎儿发育。据研究认为。孕期不注意营养，由于蛋白质供给不足，可使胎儿细胞减少，影响日后的智力；还可使胎儿畸形或营养发育不良。

❤**小贴士**

　　如果蛋白质及脂肪摄入不足，则易导致低体重儿出生，婴儿抵抗力低下，存活率较低。

48　孕妇不宜喝刺激性饮料

医学研究证实，孕妇饮酒或甜酒可使酒精通过胎盘进入胎儿体内，直接对胎儿产生毒害作用。孕妇饮浓茶，能影响孕妇和胎儿对蛋白质、铁、维生素的吸收利用，进而发生营养不良，且易使孕妇发生便秘。孕妇多饮咖啡，可能使出生后的婴儿易患糖尿病。孕妇多饮汽水可造成体内缺铁性贫血，不利于母亲和胎儿。此外，孕妇也不宜多喝冷饮、多吃冷食，以防胎动不安和孕妇发生腹痛、腹泻。

49　孕妇不宜滥服温热补品

如果孕妇经常服用温热性的补药、补品，势必导致阴虚阳亢。因气血失调，气盛阴耗，血热妄行，会加剧孕吐、水肿、高血压、便秘等症状，甚至会发生流产或死胎等。

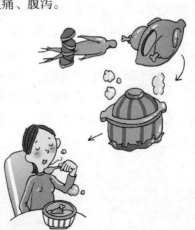

50 孕妇不宜高糖饮食

意大利的医学家发现，血糖偏高的孕妇生出体重过大的婴儿的可能性、胎儿先天畸形的发生率、出现妊娠高血压疾病的机会或需剖宫产的人数，分别是血糖偏低孕妇的3倍、1倍和2倍。

51 孕妇不宜食用霉变食品

孕妇摄入霉变食品后，可使染色体断裂或畸变，有的停止发育而发生死胎、流产，有的产生遗传性疾病或胎儿畸形。另一方面，在胎儿期，真菌毒素都会使胎儿产生较强的毒害作用，影响胎儿的正常发育。

52 孕妇不宜只吃精米精面

孕妇长期食用这种精米精面，必然会导致微量元素及维生素营养缺乏症，会由此引起一系列疾病。而粗米粗面，虽然看起来粗一些、黑一些，但它们却是富含人体所必需的各种营养素的"完整食品"。由此可见，孕妇不宜只吃精米精面，从长远来看，吃一些粗粮更有好处。

53 孕妇吃饭为什么要细嚼慢咽

妇女在怀孕后，胃肠、胆囊等消化器官所有肌肉的蠕动减慢，消化腺的分泌也有所改变，导致孕妇消化功能减退。特别是在怀孕初期，由于孕期反应较强，食欲缺乏，食量相对减少，这就更需要在吃东西时引起注意，尽可能地细嚼慢咽，使唾液与食物充分混合，同时也有效地刺激消化器官，促使其进一步活跃，从而把更多的营养素吸收到体内。这对孕妇的健康和胎儿的生长发育都是有利的。

近年来还有人认为孕妇的咀嚼与胎儿的牙齿发育有密切的关系。日本医学博士松平帮夫发表文章说："胎儿到了3周，牙齿就发育了，而且决定胎儿一生牙齿的质量，这时要教给胎儿进行咀嚼练习。胎儿牙齿的质量与母亲咀嚼节奏和咀嚼练习的关系很大。"并且断言："脑子的发达与咀嚼有很大关系。"这些说法是有一定道理的。因此，如果你吃饭时习惯于"速战速决"，那么，为了你和孩子的健康，最好从现在开始吃饭细嚼慢咽。

54 孕妇适当增加含铁食物

如果没有足够的铁的补充，孕妇生理性贫血加重，将会出现贫血症状，对胎儿的主要影响是供氧不足导致胎儿生长发育滞后，体重偏低，宫内缺氧严重可导致胎死宫内，新生儿易发生窒息。

为避免孕期贫血给母婴带来的危害，从孕早期起应及时给孕妇补充铁，主要是增加含铁食物的摄入，预防缺铁性贫血。

含铁量较高的谷类有糙米、小米、玉米、燕麦；豆类有绿豆、紫芸豆、黑芝麻；蔬菜有菠菜、芹菜叶、苦菜、土豆等；各种动物的肝脏，尤以猪肝、鸭肝含量为高；菌藻类有紫菜、海带、发菜、口蘑、杵蘑、黑木耳；海产品有海蜇皮、海蜇头、虾米、虾皮等。其次，饮用的各种茶叶中含铁丰富。如果孕妇饮食多样化、不挑食，每天会有足够的铁摄入。另外，用铁锅炒菜也可从中得到一些铁的摄入。

总之，铁的来源是多方面的，只要保证了合理的膳食结构，再加上饮食的足量摄入，就不会发生缺铁性贫血。

55 孕妇适当补充钙剂

钙对人体来说非常重要，它是骨骼的主要组成部分。

妊娠期胎儿骨骼的生长发育需要大量的钙。确定证明，妊娠末期，胎儿体内约含钙25克，因而孕妇需补充足够的钙，才能保证母体本身代谢及胎儿骨骼的正常发育，妊娠中期每天需要补充1000毫克钙，妊娠晚期要供给1500毫克钙。若钙摄取不足或吸收不良，则胎儿所需要的钙必须从母体骨质中获取，从而造成孕妇缺钙，引起孕妇骨质疏松及软化而发生骨质软化症。同时，缺钙对胎儿的生长发育，尤其是骨骼的发育也会产生障碍，使出生后的幼儿患有先天性佝偻病。

➕ 专家坐诊

补充钙剂主要是在饮食中摄入，日常的饮食含钙量已不能满足孕妇对钙剂的需求，应挑选富含钙的食物。另外，孕妇从妊娠中期开始就要补充一些含钙药物，单独服钙剂的同时，需加服维生素A、D，如鱼肝油丸，1日2次，每次1粒，或饮用含维生素A、D的奶粉也可以。

怀孕第三个月

1　孕妇母体的变化

妊娠三个月时，下腹部略为隆起，子宫也如拳头般大小了，因此，按子宫周围，会觉得下腹部有压迫感或脚后跟抽筋。出于同一原因，去厕所的次数比以前增多了。早孕反应仍在持续。8~9周是最难受的时期。但是，到了10~11周会逐渐减轻，不久就会消失。

乳房更加膨胀，在乳晕、乳头上开始有色素沉着，颜色发黑。从阴道流出的乳白色分泌物增多。还有，这段时期，孕妇还易发生腹泻和便秘。

这时，准妈妈的基础体温仍然保持升高状态。由于胎儿的不断成长，子宫逐渐增大，膀胱明显受压，母亲常出现小便频数和便秘、腰部沉重感乳头及外阴部位色素沉着加重。白带显著增多，用多普勒超声法已经可以听到胎心。

多数人在8~9周时，妊娠反应的各种不适达到了顶点，到10~11周则逐渐减轻，不久就会消失。到妊娠12周时，准妈妈体重增加2~3千克。偶尔有些准妈妈出现便秘或腹泻。这个时期最易发生流产，准妈妈做任何事情都必须量力而行，并要避免精神过度紧张，积极预防感冒及其他传染病。度过了妊娠最初的3个月后，你会感到舒心一些，胎动的出现又会带来了新的喜悦。

2　胎儿发育

此时胎儿的体重约20克，和4~7周时相比，猛然增长了三四倍以上。尾巴完全消失，躯干和腿都长大了，头还是明显的大。下颌和脸颊发达。更重要的是已长出鼻子、嘴唇四周、牙龈和声带等，和以前比，更像个人脸了。眼睛上已长出眼皮。因为皮肤还是透明的，所以可以从外部看到皮下血管和内脏等。心脏、肝脏、胃、肠等更加发达，肾脏也渐发达，已有了输尿管。为此，胎儿可进行微量排泄了。骨骼开始逐渐变硬（骨化），已长出指甲、眉毛、头发也长出来了。这时，从外表可清楚地区分性别了。内生殖器的分泌功能也活跃起来。脐带也渐长了，胎儿可在羊水中自由转动。

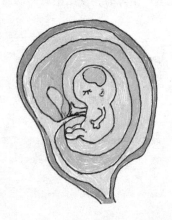

3　胎儿牙齿的发育与保健

胎儿乳牙牙胚的发育是从胎龄3个月开始的，胎龄5个月时，乳牙就开始钙化，与此同时，恒牙牙胚也开始发育。若在胚胎时期胎儿得不到足够的营养，或母亲服用四环素族药物等，都可直接影响胎儿牙齿的生长发育，出生后易患牙齿疾病和"四环素牙"。

❤ 小贴士

　　孕妈妈怀孕期间，绝对不可服四环素族药物，而应多摄取富含钙质的食品，如牛奶、鸡蛋等，还要多做户外活动，多晒太阳，以促进胚胎牙齿、骨骼的发育，防止孩子患先天性牙齿疾病。

4　胎儿感知发育与训练

胎儿感知能力比较强，与母亲能达到心心相印的程度，母亲的喜、怒、哀、乐均可被胎儿感知到。

据德国的一位心理学博士对2000名孕妇的追踪调查，发现那些盼望子女的母亲所生的孩子要比厌恶子女的母亲所生的孩子强壮得多。当孕妇处于口头上表示不愿意生孩子，但内心却又十分想生孩子的矛盾状态时，胎儿会因为接受不同的情感信息而引起精神上的混乱。这样的孩子出生后，体质虚弱、智力和情商低下，因此，这种矛盾心理必须摈弃。

5　促进第三个月胎儿智力发育

这个时期，虽然母亲尚未实际感觉到胎儿的存在，但胎儿却已经旺盛地进行成长活动了。

怀孕第三个月时，孕妇除可感到恶心外，还会感觉到身体的变化：由于子宫逐渐增大而变得尿频，腰围变粗穿不下原来的裙子，排泄物变得较多等。每一种现象都是因为胎儿在母腹中逐渐变大所引起的。

由于仍然有流产的危险，所以还是要避免提重物，以免增加腹部的压力，也不可以长时间开车。但是，不论多小心，仍然可能有避免不了的流产，这可能是胎儿方面的问题。此时，孕妇不必过于悲伤，应该在流产后安心地静养，因为原因说不定是胚胎根本就不健全。

腹中的胎儿所能依赖的也只有母亲而已。若以为只要吃可口的食物，提供养分，胎儿就会成长，那么，您就可能要犯错误了。因为，如果母亲常常感到焦虑或压力，或不断与丈夫因为小事而争执、吵架的话，这种心情除了会影响胎儿外，对母亲的胃液分泌也不好。纵使刻意吃下有营养的食物，由于肠道无法充分运动，导致营养吸收不良，营养再多也无法提供给胎儿。因此，在稳定的心情下生活，对胎儿而言才是最有营养的"粮食"。

6 音乐浴胎教法

目前胎教音乐可分为两种：一种是供孕妇欣赏的，它以宁静为原则，即使人感动，又能使人产生美好的联想，通过孕妇的神经体液将这种感受传导给胎儿；一种是给胎儿听的，它以轻松活泼的乐声来激发胎儿对声波的良好反应，这种有利的刺激能促进胎儿身心的健康发育。享受音乐浴要求环境安静，头脑力求安宁，感受到在音乐的节奏上，时间尽量不要超过10分钟，长时间反而引起疲劳。收录机以及其他音响以正对为好，使两耳平衡感受音乐。坐在带靠背的沙发、椅子或躺椅上，双腿放在前面比坐椅稍高的凳子上，手放在双腿两边，闭上眼睛，全身放松。收录机放置在一定距离的地方，音量开到适中，音乐以自己喜爱的为主，节奏较明快为好，太快太慢影响效果，若先舒缓，后

明快，再激进也可。音乐要连续播放10分钟左右。随着音乐的奏起，全身自然放松，头脑开始感受。首先感受到音乐如波浪般一次一次有节奏地冲来，冲走了疲乏，冲醒了头脑，血液在全身正随着音乐节奏流动（时间控制在3分钟或一首乐曲为限）。其次，想象音乐如温热的水流自头顶向下流动，血液也在从头到脚来回有节奏地流动（时间约5分钟或以一首乐曲为限）。最后睁开眼，随着音乐的节奏，头微微地摇动，手、脚、腰身也在有节奏地颤动（时间约2分钟或以一首乐曲为限）。当音乐停止以后，起身关掉收录机，走动走动。也可不关收录机，再随音乐轻轻摇动。享受完音乐浴，一般头脑的昏沉感和身体的疲乏感会一扫而光，变得头脑清醒，神采奕奕，好像换了一个人。

💙 小贴士

柴可夫斯基的B小调第一钢琴协奏曲，以新颖明晰的素材，表达了作曲家对光明的向往和对生活的热爱，曲调中充满了青春与温暖的气息。母亲在听乐曲的时候，一定要平心静气，努力去理解乐曲的旋律，最好是反复听几遍，这样的效果更好。至于作品的主题是否理解了，那不是胎教音乐所能达到的。

7 爱抚胎教法

在胎儿发脾气胎动激烈时，或在各种胎教方法之前可应用，以达到抚慰胎儿的作用。此法在妊娠3个月就可以开始进行。

孕妇可仰卧在床上，头不要垫得太高，全身放松，呼吸匀称，心平气和，面部微笑，双手轻放在胎儿位上，也可将上身垫高，采用半仰姿势。每次2~5分钟。

双手从上至下，从左至右，轻柔缓慢地抚摸胎儿，同时可想象你双手真的爱抚在可爱的小宝宝身上，有一种喜悦和幸福感，深情地默想或轻轻说：

"小宝宝，妈妈真爱你"

"小宝宝快快长，长成一个聪明可爱的小宝贝"……

以自身感觉舒适为宜。

8 胎儿触觉发育与训练

胎儿的触觉发育较视觉发育要早一些，在胎儿还不大的时候，如隔着母体触摸胎儿的头、臀部和身体的其他部位，胎儿就会做出相应的反应。医学家用内窥镜观察到，如果用一根小棍触动胎儿的手心，胎儿的手指会握紧，碰足底，脚趾就会动弹，胎儿的膝盖也可以曲动，有时连小嘴巴也能张开。

在怀孕早期，如果胎儿的手触及到嘴，胎儿的头就会歪向一侧，张开口。胎儿长大时就不同了，胎儿会把手伸到嘴里去吮吸，也会抓住脐带往嘴边送，这些动作使胎儿感到很快乐。

9 准妈妈要保持良好的情绪

怀孕后体形改变，身体不适，准妈妈们在心理上承受着极大的压力，情绪容易产生波动。若准妈妈长期处于不稳定的情绪中，不但会对自己的身体状况造成不良影响，还有可能影响腹中胎儿的身心发展。面对不佳的情绪，该怎么化解呢？最好的方法就是正视问题，而非逃避问题。把怀孕时产生的生理或心理问题一一列出，在门诊就诊时咨询专业医师或妈妈教室的护理人员，这样才能真正地解决问题。

学习生产法能够帮忙你在分娩时放松和控制肌肉，在疼痛时转移注意力，并且可以预先减轻你对分娩的陌生感与恐惧感，让你能勇敢地面对生产，充满信心地迎接分娩。准爸爸的陪同参与将使准妈妈更有安全感，让夫妻俩能共同拥有愉快的分娩经验。

不要让自己长期处于不良的情绪中，试着从事一些感兴趣的活动，如种花、看书、听音乐等，或者与亲朋好友聊聊天，将心中的不良情绪宣泄出来。如果忧虑感比较严重，可以寻找专业的医疗人员进行咨询、协商，以缓解不良情绪。

有些妇女怀孕后食欲特别好，消化能力特好，而现在生活水平又较高，所以是三天一只鸡，两天一只鸭，体重猛增，那么孕妇是不是越胖越好呢？

妇女怀孕后体重增加是自然现象。孕期体重增加一般无规律，但常与怀孕前体重有关，一个体重100千克的肥胖妇女比体重50千克的妇女妊娠期体重增加要多得多。一般来说，妇女妊娠过程中，体重增加10~12千克，妊娠晚期体重增加较妊娠早期明显。如果孕妇体重过度增加，容易诱发糖尿病、高血压以及高脂血症，同时营养过剩、脂肪堆积，胎儿往往也长得过大，容易造成难产。如果产妇体重过高，将不利于产后体形恢复。

还有另外一种情况，若在妊娠晚期体重急剧增加，则可能不是由于脂肪堆积，而是因为出现妊娠水肿。如果水肿同时伴有血压升高，则可能存在严重的病理情况——妊娠高血压疾病，应高度警惕，及时诊断和治疗。

♥ 小贴士

如果表面无明显水肿，但妊娠后期每周体重增加超过0.5千克以上，则很可能是出现了隐性水肿，必须及早进行诊疗，以免病情发展。

10 孕妇体操

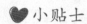

脚部运动

通过脚尖和踝关节的柔软活动，增强血液循环的畅通，而且对强健脚部肌肉也是行之有效的。

1. 深坐在椅子上，腿和地面成垂直状态，两脚并拢，脚心平放在地板上。

2. 脚尖使劲向上翘，待呼吸1次后，再恢复原状。

3. 把一条腿放在另一条腿上。上侧腿的脚尖慢慢地上下活动，然后换另一条腿，要领相同。

4. 此运动可以随时进行，只要坐在椅子上时就可以做这项运动。每次最好做3分钟左右。

扭动骨盆运动

这项运动能够加强骨盆关节和腰部肌肉的柔软作用。

1. 仰卧，两腿直立，双膝并拢。

2. 双膝并拢带动大小腿向左右摆动。似用膝盖画半圆形，要慢慢有节奏地动作。双肩要紧靠在床上。

3. 接上，左腿伸直，右膝直立，右脚心平放在床上。

4. 右腿的膝盖慢慢地向左侧倾倒。

5. 待膝盖从左侧恢复原位后，再向右侧倾倒，此后左右膝可交替进行。

6. 时间最好在早晨和晚上，各做5~10次。

11 孕妇不宜去公共浴室洗澡

冬季温度较低，公共浴室里往往门窗紧闭，温度较高，人员较多，空气混浊，室内含氧很少。而孕妇由于怀着孩子，不但行动不便，而且需氧量也比他人大，往往会因空气混浊、人员拥挤、氧气不足而晕倒；胎儿也往往会因缺氧而发生意外。特别是在临产前的几个月，更不宜去公共浴室洗澡，因为这时的胎儿月份已大，耗氧量更多，发生意外的可能性将更大。由此可见，为了孕妇和胎儿的安全，怀孕妇女在冬季最好不要去公共浴室洗澡。

12 孕妇可以游泳吗

游泳的运动量很大，消耗能量多，因此孕晚期及孕早期的孕妇不宜游泳。尤其在妊娠晚期更是如此。

另外，游泳池的水难以保证水质清洁卫生，游泳时也无法避免不受他人碰撞。所以怀孕后游泳常常会发生外阴、阴道感染，细菌上行还可以引起宫腔内感染，危害胎儿或引起羊膜绒毛膜炎，致胎膜早破。所以，孕妇游泳应选择安全、洁净、人少的泳池，而且不宜过快、过久的游泳。

13 孕妇不宜出差的情况

妊娠是一种正常生理状态，健康的孕妇在适当的时间内可以出差或旅游，但下列情况不宜外出：

1. 怀孕3个月以前，胎盘未完全建立，到孕12周才可以分泌足够的激素，以维持胎儿的正常生长发育。约3/4的流产发生在孕12周前。虽然引起流产的原因较多，但过多的活动、旅途疲劳、生活不规律也是诱发流产的重要因素，而且怀孕3个月以前是胎儿器官形成期，过多在公共场所、人群密集的地方逗留，容易被传染病毒、细菌疾病，导致流产或胎儿畸形。

2. 妊娠晚期，孕妇行动不便而且需要定期产前检查，以便及时发现异常情况并及时处理，所以不宜外出。

3. 孕期最后1个月，胎儿已趋成熟，随时可以临产，此时外出更为不当。

4. 高原地区的气压、氧分压均低，易导致人体缺氧，对母、胎有害。

5. 妊娠中期，即使是必要的、短期的出差，也应根据孕妇的具体情况来决定。

旅游中防止流产要注意以下几点：

1. 选择好旅游时机。孕妇旅游最好选择在怀孕第4~6个月之间，此期最为安全。因为：一是此时剧烈的妊娠反应已经过去，沉重的大腹便便与腿脚肿胀尚未出现，孕妇具有一定的对旅游辛劳的承受能力和愉悦的心境。二是胎儿此时已经初步"站稳脚跟"。

2. 充分做好准备工作。必须去看一次妇产科医生，将整个行程向医生交底，以取得医生的指导；需准备宽松、舒适的衣裤和鞋袜，带一只符合自己心愿的枕头或软垫供途中使用；必须有亲人陪同，确保途中的周全照顾与安全。

3. 乘坐平衡舒适的交通工具。乘坐颠簸、跳跃的交通工具极易引起流产。若有条件，可以选择乘坐飞机。因为飞机较平稳、舒适、快捷。但是，一般航空公司规定，孕妇怀孕7个月后不要乘坐飞机，以免早产或在机舱内分娩。另外，孕妇如患有心脏病、高血压则不宜乘坐飞机。如果乘坐火车或内陆轮船，必须是卧铺或一、二、三等舱，这样比较平稳，也能保证休息。长途旅行乘汽车是下策。重要的是不要长时间乘坐机车。此外，要尽可能坐在靠近通道的座位，经常活动下肢，防止下肢水肿，也便于上下车和去厕所。如在机车上，可请乘务员协助安排，最好选择直达车，以避免转车和等待。防寒保暖，讲究饮食卫生。感冒发热、腹泻脱水是引起流产的另一个重要原因，因此，孕妇在旅游途中要注意防寒保暖，根据气候变化，随时增减衣服。旅游途中还要特别讲究饮食卫生，饭前便后要洗手。不管沿途摊点的食物有多大的吸引力，都不能光顾。饮水最好自备，不要买小贩叫卖的饮料。

4. 劳逸结合。孕妇在旅游途中运动量不宜过大，要注意劳逸结合，保证充足的睡眠。途中行走要选择平路，避免陡坡。走路要慢，步态要稳，防止滑倒跌跤。对有噪声、烟尘、辐射等污染严重的场所，要及时避开，以免对身体造成危害。

5. 登山不宜高。孕妇登山不要超过海拔1000~2000米。因为孕妇对缺氧十分敏感，缺氧会影响胎儿的生长发育。此外，还应避免攀登悬崖峭壁，以免摔倒引起外伤、流产。

专家坐诊

孕妇如果身体健康，怀孕后又没有特殊的不良反应，在妊娠的适当时机是可以外出旅游的，不过，要特别注意防止流产。必需的长途旅行应乘飞机或坐火车卧铺。孕晚期应禁止外出旅行。

15　孕妇要做眼底检查

眼睛是心灵的窗口，同时也可以通过眼睛看出人体许多疾病来。例如高血压病，通过眼底检查可发现视网膜小动脉痉挛、硬化、出血、渗出，可用来推测全身特别是脑小动脉的情况；糖尿病、血液病也有相应的眼底改变。

有内科并发症的孕妇常需要做眼底检查来判断病情轻重，并估计并发症对妊娠及妊娠对并发症的相互影响来指导处理。

在妊娠晚期，容易并发妊娠高血压疾病，其基本病理变化是全身小动脉的痉挛，痉挛越厉害，管腔越细，表明病情越重，通过对眼底的检查便可了解到小动脉的病变，甚至观察到因痉挛厉害时出现的视网膜水肿、蛋白渗出和出血斑点，乃至视网膜剥离。

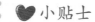 小贴士

通过眼底检查可估计病情是继续发展还是经治疗后得到了改善，在此基础上可以采取进一步的治疗措施。

16　注意性生活

在怀孕前3个月，胎盘还没有分泌出足够的维持妊娠的激素，胚胎组织附着在子宫壁上还不够牢固，若在此期间性生活可引起盆腔充血、机械性创伤或子宫收缩而诱发流产。妊娠4个月后，胎儿发育快，羊水量增多且张力加大，过多或粗暴的性生活可使胎膜破裂，羊水流出而流产。孕期最后3个月内，虽然这时宫颈管内有黏液堵塞，阴道分泌物呈酸性不利于细菌生长和侵入子宫，但越近预产期，产道血液供应越丰富，阴道内原本寄生着多种细菌，性生活时又能带进外来的细菌，可引起感染。近宫颈处的胎膜受炎症侵袭，弹性减弱，会承受不了羊水的压力而破裂。分娩后产妇因疲劳、失血、手术创伤，抵抗力降低，产前已存在于产道的细菌更容易增殖。有人统计，在分娩前3天内有性生活的产妇，20%可发生严重的产褥感染。所以孕中期的性生活应轻柔、适度及不宜持续很长时间。

小贴士

妊娠早期、晚期最好避免性生活，特别是妊娠最后1个月内绝对禁止性生活；妊娠中期虽允许进行性生活，但也不可过于频繁，动作也不宜粗暴；而那些宫颈口松弛或有过流产、早产经历的孕妇也不宜进行性生活。

起居应注意的问题

流产、早产常因为动作不慎，所以孕妇勿登高，勿用力，勿疾行，勿侧坐，勿曲腰，勿高处取物，勿去非常处大小便，勿久立久坐，勿久卧，勿犯寒热。这些都值得孕妇警惕。

妊娠时不要挤公交车，上下班要特别注意安全，在上下班要避开乘车高峰。此外，提东西的重量不应超过5千克，严禁扛、抬、挑、提重物。

孕妇在洗、晾衣服时亦要注意，要用温水，即使是淘米洗菜也要注意不用凉水。洗衣服用肥皂不用洗衣粉，因洗衣粉里含有对胎儿有害的物质；晾晒衣服切勿登高；在搓衣服时要防止腹部受压。还有，孕妇不要在油烟较多的地方停留过久，厨房一定要通风或装抽油烟机。

孕妇上班时最好不要单独一人工作，因为孕妇随时会发生意外，无人救助是非常危险的。

注意居室卫生

理想的居室应该具备这些条件：室温20℃~25℃、空气清新、通风性好、室外绿化好、空气无污染、无噪声。卧室坐北朝南，冬暖夏凉，有充足的阳光照射比较理想。阳光中的紫外线能促使身体内产生维生素D，增强肠道对食物中钙、磷等矿物质的吸收。钙、磷充足，能使孕妇不患骨软化病，胎儿不患先天性佝偻病。因窗玻璃能吸收紫外线，最好是打开窗户使阳光直接照到室内。室内空气流通，可以减少空气中病原微生物滋生，预防传染病的发生。即使在冬天，也要常常开窗换气。

冬天如用暖气取暖，要注意保持室内湿度，以50%为宜，如用煤炉要安装风斗，警惕一氧化碳中毒，随时清扫炉灰，保持室内清洁。室内不应吸烟，孕妇如果经常被动吸入烟雾中有害物质，对胎儿危害很大。

居室人员过多时更要注意通风，有呼吸道传染病流行时，应少接触来访客人。同时，要及时消灭室内的蚊蝇。

📁 专家坐诊

一切的预防要注意，但是孕妇也不要因为需要注意的事项太多，而心生厌烦，感觉自己怀孕很不值得，这会对胎儿的健康和心理产后不良的后果。还有，孕妇也需要适量的运动，不宜矫枉过正。

18 保持口腔清洁卫生

特别是加强进食后的口腔卫生，这对防止发生牙齿和牙周组织疾病尤为重要。要坚持做到早晚刷牙，饭后漱口，并经常使用口腔含漱清洁剂。

注意牙龈炎。妇女妊娠期牙龈炎发病率为50%，而且全口牙龈有炎症，妊娠期牙龈炎一般在怀孕后2~4个月出现，分娩后逐渐消失。有些妇女在妊娠前已有牙龈炎，妊娠期则可使症状加剧。妇女若患有妊娠期牙龈炎应及时到医院进行诊治。

19 流产的防治方法

先兆流产

妇女在妊娠28周前出现阴道流血或下腹痛，若子宫口未开，妊娠产物未排出，有希望继续妊娠。孕妇应卧床休息，禁止性生活，阴道检查要轻，根据病情酌情使用对胎儿危害小的镇静药物。要给孕妇精神安慰，解除思想顾虑，保证生活有规律，加强营养，再根据辅助检查结果针对病因治疗。

不可避免流产

是先兆流产的进一步发展，症状表现为腹部疼痛加剧，阴道出血量多，子宫颈开口2~3厘米，胎膜膨出或已破，有胎儿组织堵塞子宫口，流产已不可避免。诊断明确后应立即将胚胎及胎盘组织清除。

不全流产

指部分妊娠物已排出体外，尚有部分残留在子宫内，一般都是不可避免流产发展而来。此时由于子宫内有残留物，子宫不能收缩，以致流血不止，甚至出血过多而休克。诊断明确后应立即刮宫，必要时补液、输血、抗生素预防感染。

完全流产

是胎儿及胎盘等胚胎组织自子宫完全排出。阴道出血量明显减少，腹痛消失；经检查子宫已接近正常大小，宫口已关闭或逐渐关闭。一般不需特殊处理，排出物必须检查。

过期流产

指胚胎在子宫死亡已超过2个月但仍未自然排出者。多数患者曾有过先兆流产症状，其后阴道出血不多，妊娠反应消失；检查子宫小于停经月份；超声检查胎动及胎心音消失，胚胎小于孕月。诊断确立后需尽早排空子宫。过期流产，由于胎儿死亡，胎盘释放凝血活酶入血循环，易发生凝血功能障碍，导致弥散性血管内凝血。

习惯性流产

自然流产的次数达2次以上者称为习惯性流产。时间既可在同一妊娠月，也可不在同一妊娠月，流产临床特征与一般流产相同。这类流产要查找原因，针对病因治疗。常见病因有黄体功能不足、精神因素、垂体功能不足、染色体异常、精子缺陷等。

20 反复流产要检查

在经历反复流产后，夫妇双方应认真查找一下原因，并且有必要去医院做一下系统检查，并配合医生做好有关的家族史及环境因素调查，以找出流产原因并对症治疗。一般来说，应做下列检查：

1. 全身性疾病检查。甲状腺病、糖尿病、贫血、慢性肾炎、高血压、心力衰竭等疾病，均可导致孕妇流产。

2. 染色体检查。夫妇一方染色体异常是导致胚胎染色体异常和自发性流产的重要原因。

3. 妇科检查。子宫有无畸形，如双子宫、单子宫等，均可影响早期胚胎植入发生流产；有无子宫肌瘤，尤其是黏膜下肌瘤；卵巢功能测定，如阴道涂片测定激素水平，测定基础体温。

4. 男方精液常规检查。

5. 血型检查。查夫妇双方血型，排除ABO、Rh血型不合。

6. 周围环境因素调查。药物接触、环境污染及病毒感染，均可造成流产。

专家坐诊

有流产可能时，停止性生活，卧床休息，可适量补充维生素E，这样可提高胎儿存活率。

21 预防胎儿先天性心脏病

先天性心脏病是胎儿在母体生长过程中的缺陷所造成的心脏结构的异常。这是由心脏在胚胎时期发生发育障碍造成的。小儿心脏病大部分是先天性的。后天自然矫正的可能性是极其微小的(部分动脉导管未闭或小的间隔缺损，有极少数人可自然闭合)。没有什么药物可以促使心脏继续生长发育来弥补这个不足，只有靠心脏外科手术才能够矫正。患先天性心脏病的人，不论年龄大小，也不

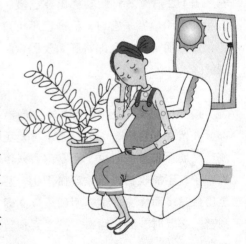

管症状的轻重，一旦确诊，就应当及时争取手术矫正的机会，以免随着年龄的增长使病情加重，甚至失去手术的机会，遗憾终生。

患先天性心脏病的病因非常复杂，遗传、社会环境因素、接触有害物质等等，都有可能致病。多见的是母亲怀孕时曾被病毒感染或发风疹所致，因此应从这几个方面进行预防，尤其在胎儿心脏发育的早期，即妊娠早期，尤其要注意预防病毒感染。不要去人多空气污浊的地方，以免受到病毒感染，不要吃生肉，不与猫狗接触，避免弓形虫的感染。

22 胎儿失聪的预防方法

胎儿耳朵发育从受孕后不久就开始了，所以，要预防胎儿失聪，关键在妊娠期必须注意下列问题：

合理用药

各种中毒性药物都可通过母体进入胎儿体内，影响内耳发育。即使在妊娠后期，内耳已经发育正常，胎儿也可能因受到某些药物的直接损害而造成耳聋。最常见的药物有抗生素，包括链霉素、卡那霉素、庆大霉素、妥布霉素等，其他如抗疟药奎宁、氯喹及乙胺嘧啶、解热镇痛药等，也应慎重使用。

避免感染

有许多病原微生物都会通过胎盘影响内耳发育。因此在妊娠期间，不宜接触传染病，如流行性感冒、流行性腮腺炎、脊髓灰质炎、病毒性肝炎、乙型脑炎和梅毒等。并注意加强营养和室外活动，以提高母体的抵抗力。

注意各种诊治

妊娠的3个月内，不要做X线透视与摄片，不使用放射性同位素诊断和治疗疾病，更不能在妊娠期间做大剂量的放射治疗。

忌烟酒刺激

烟、酒对胎儿的不良影响已越来越受到人们的重视，父、母吸烟的新生儿，脐带血及血清中硫氰酸盐的成分明显增多。香烟的烟雾中含有大量的一氧化碳，会阻碍胎儿的生长发育，包括听觉器官的发育。

长期嗜烟和过量饮酒的孕妇，对胎儿的危害极大，因酒精和烟内的不良成分都会通过胎盘作用于胎儿，而使胎儿发育异常或神经功能紊乱，婴儿出生后可有智力低下、听力不灵、走路不稳、头小和身材矮小等症状。

积极预防地方病

如呆小病是由于缺碘，使甲状腺素合成不足，以致造成胎儿发育生长障碍的一种疾病。患病后，可使中耳与内耳发育畸形，以及中枢神经系统发育障碍而造成耳聋。因此，孕妇要注意补充适量的碘。

23 注意子宫肌瘤对孕妇与胎儿的影响

子宫肌瘤为女性生殖器官最常见的良性肿瘤，多见于中年妇女，30岁以下者较少见，常可导致妇女不孕。

子宫肌瘤可生长于子宫的任何部位，对妊娠的影响也各有特点。黏膜下子宫肌瘤生长在子宫最内层，肌瘤伸入宫腔，表面不易触及，但由于肌瘤改变了宫腔的形状，可影响受精卵着床，从而导致不孕或流产；肌壁间肌瘤较多见，小肌瘤仅表现为子宫增大，较大肌瘤可有结节不平感，妊娠期子宫血运丰富，肌瘤在良好的营养状况下随子宫增长而迅速增大，易出现红色变性，病人表现为剧烈下腹痛、恶心呕吐，体温及白细胞升高；浆膜下子宫肌瘤在子宫最表层，表面易触及，对妊娠影响不大，但较大的浆膜下肌瘤及子宫颈部、峡部、阔韧带部肌瘤可阻碍先露下降，造成梗阻性难产。

24 反复流产要检查

要想生一个健康的宝宝，就要避免反复流产，否则当你打算生一个小宝宝时，却痛苦地发现自己已不能怀孕，患了输卵管阻塞或没有排卵，此时她们年龄已大，最佳生育期已接近尾声，后悔莫及。

自然流产是指在胎儿能够存活以前，流出母体之外。自然流产占所有妊娠的15%～30%。在妊娠前3个月流产，称为早期流产。在妊娠12～20周期间流产，称为中期流产。在妊娠20周以后流产，称为早产，胎儿有可能存活，但需有非常先进的护理条件。

很多准妈妈对自然流产的原因不甚了解，不管是什么原因引起的流产，都一概要求保胎，甚至盲目服用保胎药物。然而自然流产都是有原因的，早期流产尤其是自己没有觉察到的流产多是因为精子或卵子发育异常所致，也可以说是"种子"不好导致的，这是一种重要的自然筛选现象。此时不主张保胎，一般只做轻微对症处理。其实，这种情况下即使保胎后有少数胚胎能幸运地发育为成熟胎儿并正常分娩，畸形儿或低能儿的比率也会大大增加。

反复自然流产可不能掉以轻心，至少要进行下面一些检查：

早期妊娠流产多为精子或卵子异常、受精卵异常、或染色体异常所致，因此可做精子检查，因为卵子在体内检查困难，但多数上述异常难以检查出。

要检查准妈妈有无异常，如：有无感染，有无内分泌异常，如甲状腺功能亢进或甲状腺功能低下、糖尿病等，有无免疫方面异常，如母体内是否存在特殊的抗体。

准妈妈有无营养缺乏，如叶酸缺乏，母体有无过度吸烟或饮酒。

准妈妈所处的环境，是否接触铅、汞、镉等有毒物质，是否接触X线等放射物质。

检查准妈妈生殖器官是否有畸形，宫颈内口松弛与否等。

有无母婴血型不合的问题，查夫妇双方ABO及Rh血型及抗A、抗B抗体，抗Rh有关抗体等，以上检查目的在于找出流产的原因，并予以纠正、治疗，如有宫颈内口松弛通过缝合宫颈内口就有成功妊娠的可能。

❤ **小贴士**

流产后至少半年，最好是一年后再怀孕为好。其一，无论是机体还是生殖器官经过充分的休息、调养，对受孕怀胎、母子健康以及优孕、优生都大有益处。其二，若第一次流产是因孕卵异常或患病所致，那么，两次妊娠期相隔的时间越长，再次发生异常情况的机会也就越少。如果想要一个健康的宝宝，女性流产后应坚持科学的避孕，待一年半载后再怀孕。

25 怀孕后也可以做的家务

准妈妈在妊娠期间坚持适宜的家务劳动，对母子健康都有益。适度的家务劳动能增强准妈妈体质，提高免疫功能，有效地防止多种疾病的发生。

尽量不用手直接浸入冷水中，因为有可能受寒引起宫缩，而引发流产。早孕反应较重时，不要到厨房里去，因为油烟和其他气味可加重恶心、呕吐。厨房最好安装抽油烟机，因为油烟对准妈妈尤为不利，会危害腹中胎儿。

从事一般的擦抹家具，扫地、拖地等劳作是可以的，但不能登高，不能搬抬笨重家具，更不可以蹲着压迫肚子。

不要使用冷水，不宜用洗衣粉，更不可用搓板顶着腹部，以免胎儿受压。晾晒衣服时不要向上伸腰，晾衣绳可放置得低一些。

出去购物对准妈妈有许多好处，比如可以使准妈妈心胸开阔，也可以锻炼身体，因为购物走路，相当于散步。但也要注意，不宜行走过多，速度不宜快，不要穿高跟鞋，购物不宜过多，不能太重，一般不超过5千克为宜。避免在人流高峰时间去挤公共汽车，不宜到人群过于拥挤的市场去。另外在寒潮、大风等天气时不宜外出。特别是在流感和其他传染病流行时，更不要到人群密集的地方去。

总之，准妈妈不能什么也不做，而是要做适宜的家务，但需对危险因素加以避免，这样就能保证准妈妈的孕期生活健康而有意义。

26 血小板减少的防治方法

血小板对于血液的凝固有着至关重要的作用。女性在怀孕期间如果血小板减少，不仅分娩时可能会出血不止，影响健康危及生命，而且对于胎儿和新生儿也会产生程度不同的影响。

因此，女性怀孕后发现血小板减少时，就必须注意以下几点：

向医生讲明自己的病史。血小板减少的明显症状是出血。但某些疾病，如原发性血小板减少，出血症状可以暂时不发生，甚至血小板计数也不减少，但体内的抗血小板抗体却仍然可以产生，并进入胎儿体内。因此孕妇如果有这类情况，应如实向医生说明，以争取得到积极有效的治疗。如从产前2周开始口服泼尼松，这样不仅可以提高血小板数量，减少分娩时的出血量，而且可以阻断胎儿体内的出血倾向；避免使用对血小板有损害作用的药物和检查手段，如阿司匹林、磺胺类药物，以及X线检查等；外伤出血和感染等均能增加血小板的消耗，使血小板数量更为减少，应注意尽量避免；提前一周住院待产，可以得到医生的观察和治疗，为分娩做好准备。如产前血小板过低，可使用丙种球蛋白或输入鲜血、血小板，并使用抗生素预防感染的发生；分娩后应有一段住院观察的时间，注意原发病有无变化，有无产后感染，以便得到及时的治疗。对于新生儿，医生也会观察有无出血倾向，并检查孩子的血小板是否正常，注意发育状况；产后要避孕。一般不要再生第二胎，要根据自己的具体情况接受医生的避孕指导，但一般不宜使用宫内节育器，以防发生宫内感染和出血。

♥ 小贴士

由于原发性血小板减少性紫癜患者体内的抗血小板抗体可以经乳汁进入婴儿体内，治疗这些疾病的激素等药物也能经乳汁进入婴儿体内，影响孩子的正常发育，因此有这类疾病的产妇不应用自己的乳汁喂养婴儿。

27 鼻出血的防治方法

女性怀孕后，因体内雌激素的增加，使鼻黏膜扩张、血管充血，容易发生鼻出血。如果发生鼻出血，不必害怕。静坐下来，将头仰起，然后用手指将出血侧的鼻翼向鼻中部紧压；双侧出血时，则用拇指及示指分别将两侧鼻翼压向中部；如有干净棉球塞入鼻孔中再压更好，一般压迫几分钟后就可止血。在额部用毛巾冷敷，可以帮助局部血管收缩，减少出血，加速止血。将头部仰起时，鼻内渗出的血液可自鼻后孔流入咽喉，应吐出。如经压迫仍不能止血，或反复发生鼻出血，应到医院诊治。

28　孕妇长痔疮怎么办

常言说，"十男九痔"。其实这种把痔视为男人"专利"的说法不准确。据统计，孕妇痔疮发生率高达76%。

痔疮是直肠下端黏膜及肛门皮肤深部的血管扩张、弯曲、突起形成的血管团，分内痔、外痔两种。直肠黏膜与肛门皮肤交界处有一锯齿状的线，称为齿状线，齿状线以上为内痔，齿状线以下为外痔。内痔一般不痛，外痔常有疼痛。

妇女怀孕后，为了保证胎儿的营养供应。盆腔内血流量增多，随着胎儿的发育，增大的子宫又会压迫盆腔，使直肠黏膜下及肛门皮肤下血管血液回流受阻；另外，孕妇常伴有便秘，排便困难，使静脉血管血液淤积，形成痔疮或使原有痔疮加重。

孕妇有痔疮必须重视，特别是痔疮反复出血，可严重影响孕妇的健康和胎儿发育。孕期痔疮的预防及治疗主要有以下几个方面：

1. 保持大便通畅，防止和治疗便秘。适量吃些含纤维素较多的蔬菜，如韭菜、芹菜、白菜、菠菜等，以促进肠蠕动；每天早晨空腹饮适量凉开水，吃好早餐，有助于促进排便；平时避免久坐久站；有排便感时立即排便，不要硬憋不排；排便时不要久蹲不起或过分用力。

2. 改善肛门部位的血液循环，促进静脉回流。每日可用温热的1：5 000高锰酸钾（PP粉）溶液坐浴；还可做提肛动作以锻炼肛提肌；也可在临睡前按摩尾骨尖的长强穴。

3. 减少对直肠、肛门的不良刺激。少吃辣椒、芥末等刺激性食物；手纸宜柔软洁净；内痔脱出时应及时慢慢送回。

出现痔疮肿痛、出血较多等重症情况时，应及时到医院诊治。

29　孕妇不宜吃火锅

火锅的原料是羊肉、牛肉、猪肉甚至狗肉，这些生肉片中都可能含有弓形虫的幼虫以及家畜或家禽的寄生虫。这些虫体极小，容易寄生在畜禽细胞中，肉眼是很难见到的。

人们吃火锅时，习惯把鲜嫩的肉片放到煮开的汤料中一烫即进食，这短暂的加热不能杀死寄生虫幼虫，进食后幼虫在肠道中通过肠壁随血液扩散至全身。孕妇受寄生虫幼虫感染时，多无明显不适，或仅有类似感冒的症状，但幼虫可通过胎盘感染胎儿，严重的会发生流产、死胎，或影响胎儿脑的发育，发生小头、大头（脑积水）、无脑儿等畸形。因此，孕妇不宜吃火锅。

30　孕妇不宜多吃油条

在油条的制作时，须加入一定量明矾，而明矾正是一种含铝的无机物。炸油条时，每500克面粉就要用15克明矾，也就是说，如果孕妇每天吃两根油条，就等于吃了3克明矾，这样天天积蓄起来，其摄入的铝就相当惊人了。这些明矾所含铝通过胎盘，侵入胎儿的大脑，有可能使其形成大脑障碍，增加痴呆儿的概率。

31　过敏体质的孕妇不宜食用过敏食物

过敏体质的孕妇食用过敏食物不仅能导致流产、早产、胎儿畸形，还可致婴儿多种疾病。因此，有过敏体质的孕妇可从下面5个方面进行预防：

1. 以往吃某些食物发生过过敏现象，在怀孕期间应禁止食用。

2. 不要吃过去从未吃过的食物或霉变食物。

3. 在食用某些食物后如发生全身发痒，出荨麻疹或心慌、气喘，或腹痛、腹泻等现象，应注意这些食物。

4. 不吃易过敏的食物，如海产鱼、虾、蟹、贝壳类食物及辛辣刺激性食物。

5. 食用异性蛋白类食物，如动物肝、肾，蛋类，奶类，鱼类应烧熟煮透。

32　孕妇不宜多吃罐头食品

为延长水果或罐头内食物的保存期，罐头都加入了防腐剂。另外，为了色佳味美，加进了一定量的添加剂，如人工合成色素、香精、甜味剂等。这些物质在允许标准范围内对人体健康影响不大，但过多连续服用也会产生积蓄，带来不良反应，这对孕妇，尤其是对胎儿发育不利。因为胎儿处在形成时期，各器官对一些有毒化学物质的解毒功能还未健全。所以受到损害更大。同时，母体在摄入较多防腐剂后，体内各种代谢过程和酶的活性会受到影响，从而波及胎儿。

♥ 小贴士

从营养学角度看，罐头食品在生产过程经过高热蒸煮杀菌的工序，使这类食品，尤其是水果、蔬菜类的营养成分有很大损失。因此，在孕妇超出日常营养素需要量时期，还是以多吃新鲜食品来增加营养素摄入量为好。为了母体和胎儿的健康，妊娠期间不宜多吃罐头食品。

33　孕妇不要滥服鱼肝油

许多孕妈妈认为鱼肝油属滋补药，对怀孕有益，便服用过多的鱼肝油，殊不知过多服用鱼肝油，会导致胎儿畸形。国外遗传和生理学专家在研究和调查中发现：某些使用维生素A、D治疗皮肤病的孕妈妈，多生下畸形胎儿。其原因是由于身体中某些酶的缺乏造成维生素A、D的亲和力越强，畸形的可能性越大。在国外，鱼肝油并不作为滋补药，而是作为一种维生素缺乏症的治疗药物。在国内由于偏见和误解，滥用鱼肝油的现象较为普遍。

为使后代健康成长，孕妈妈在服用鱼肝油时要慎重，如病情需要，应遵医嘱服用。孕妈妈应避免过多食用含维生素A、维生素D丰富的食品，如动物肝脏等，因为这样等于食用过量的维生素A、维生素D。

34　孕期不宜饮可乐饮料

可乐饮料含有相当多的咖啡因。据分析，每瓶可乐含有50~80毫克的咖啡因。这对正常人来说，没有什么影响，但对于胎儿来说，则有可能带来不利影响。胎儿对咖啡因特别敏感。孕妇大量饮用可乐饮料，可能会将咖啡因经胎盘在胎儿体内产生作用，使胎儿发生中毒反应，轻者使胎儿畸形，严重者会发生流产、胎死宫内。

35　孕妇不宜喝茶饮咖啡

正常人，偶尔喝杯咖啡换换口味未尝不可，况且咖啡可以提神醒脑、减轻疲劳感。但是长期过量饮用，大多数人会患失眠症，并可增加胰腺癌的发病率。长期饮用咖啡，还可使心跳加快，血压升高，并易患心脏病。咖啡中的咖啡因，还有破坏维生素B_2的作用，维生素B_6缺乏易导致烦躁、容易疲劳、记忆力减退、食欲下降及便秘等。严重的可发生神经组织损伤（萎缩）及水肿。

> ❤ **小贴士**
>
> 对于孕妈妈来说，如果嗜好咖啡，为害更甚。每天喝8杯以上咖啡的孕妈妈，生产的婴儿没有正常婴儿活泼，肌肉发育也不够健壮。因此，孕妈妈尽量不要喝咖啡。

36　孕妇要少吃猪肝

中医有个传统说法，即"以脏补脏"，即吃猪肝能补肝养肝，肝开窍于目，吃肝能养目；吃猪胰则对胰脏有益处，能治糖尿病。为此，人们对吃动物内脏情有独钟。可英国的卫生部门前不久已经正式发出告诫：怀孕妇女应少吃，最好是不要吃猪肝等动物肝脏之类的食物，以减少胎儿发生先天性缺陷的危险性。

怎么吃猪肝也会使胎儿致畸呢？这其中有什么道理？

猪肝的营养价值高这已是人尽皆知的，它含有20％的蛋白质和多种维生素以及钙、磷、铁、锌等，均属人体所必需的营养物质。另外，吃猪肝还有补血、护肝、养颜和防治夜盲症的食疗保健作用，猪肝可谓是经济实惠的食中佳品。但是国内外最新的研究结果表明，孕妇还是少吃猪肝为佳。孕妇不宜吃动物肝脏，多年前就已提出来。那时临床上发现一些婴儿有先天性缺陷，但却原因不明。为此人们做了大量研究，初次了解到维生素A与胎儿畸形的关系。有人对2万多名怀孕期内曾摄入过量维生素A，出生的后代又患有唇裂、腭裂、耳、眼部及泌尿道缺陷，及少数患中枢神经系统或胸腺发育不全等的妇女进行严密跟踪调查。

♥ **小贴士**

通常孕妇每天需维生素A 3000~5000国际单位。同量的牛、羊、鸡、鸭等动物肝脏中含维生素A量均高于猪肝，其中鸡肝竟数倍于猪肝。这不说不知道，听了吓一跳。为保障下一代的健康和安全，英国才作出提醒孕妇少吃动物肝脏及其制品。

37　孕妇不要吃发芽的土豆

婴儿神经管畸形的高发区在北方地区。研究发现，这种先天性畸形与孕期食用发芽土豆有关。流行病学调查表明，北方地区胎儿出现缺陷，特别是神经管缺陷的发病率，以秋冬季明显升高。

科研人员曾对33所医院住院的产儿52 505例进行监测，发现出生缺陷儿628例，发生率为1.2％，其中中枢神经系统畸形337例，占总出生缺陷的53.66％。在中枢神经系统畸形中，神经管缺陷占首位，共283例，占总出生缺陷的45％。科研人员发现，神经管缺陷发病率高的相关原因是因为北方冬季副食品较单调，早孕妇女吃了较多的发芽土豆，而发芽土豆中含有毒性糖生物碱——龙葵素，可能导致胎儿神经发育缺陷。有鉴于此，孕妇应千万注意不要吃发芽土豆。

38 孕妇要多吃生菜和补充叶酸

美国波士顿大学医学院人类遗传学中心主任奥布里·朱伦斯基博士对2万多名孕妇进行了历时3年的研究。结果表明，在妊娠头6周服用叶酸可使婴儿患神经管缺陷的危险减少50％~70％。朱伦斯基博士指出，这项研究的结果是同类研究中最肯定的。

研究人员发现，在妊娠前期服用过叶酸的妇女，或只在妊娠前服用过叶酸的妇女，其婴儿神经管缺陷率只有0.9％。生菜中含有天然的叶酸，孕妇在妊娠前期多吃生菜，无疑有助于胎儿脊髓的正常发育。

39 厌油腻可食核桃和芝麻

脂肪是动、植物油类的统称。它含热量最高，每克供给能量37.6千焦。如果把水分从脑中除净只剩下固体，那么，脂质约占脑重量的1/20。如果孕妇缺乏脂肪，会影响免疫细胞的稳定性，导致免疫功能降低，会引起食欲缺乏、情绪不宁、体重不增、皮肤干燥脱屑、容易患流感等多种传染病，还会导致维生素A、维生素E、维生素D、维生素K缺乏症，使孕妇缺钙而造成骨质疏松等疾患。

女性在怀孕初期，体内必须有脂肪蓄积，以便为妊娠后期、分娩以及产褥期作必要的能量储备。虽说身体内的蛋白质和碳水化合物可以转化为脂肪，但是，仍有一部分脂肪体内不能合成，必须由食物供给。亚麻油、花生油、动物油脂是供给脂肪的最好来源，摄入脂肪时最好是动、植物油搭配。

妊娠期间肠道吸收脂肪的能力加强，使血脂增高。因此，孕妇的"高脂血症"并非病理现象，而是一种生理适应性措施。当分娩时需要过多地消耗能量时，脂肪就成为产妇利用的能源，促进产力。所以，孕妇需要储备脂肪。

但是，早孕反应的突出表现之一即是厌油腻。多数孕妇不愿意吃含脂肪多的肉类，吃菜也清淡，使妊娠早期摄取脂肪少，这样不利于孕妇的身体健康及胚胎的发育。

脂肪是怀孕前期孕妈妈体内不可缺少的营养物质，它促进脂溶性维生素E的吸收，起着安胎的作用。脂肪可以帮助固定内脏器官的位置，使子宫保持在盆腔中央，给胚胎发育提供一个安宁的环境。此外，脂肪还有保护皮肤、神经末梢、血管及脏器的作用。

如果妊娠反应严重的孕妈妈实在不想吃肉类，可以食用核桃和芝麻。核桃

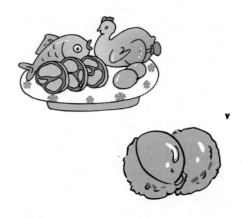

富含不饱和脂肪酸、磷脂、蛋白质等多种营养素。1千克核桃仁相当于5千克鸡蛋或者9千克鲜牛奶的营养。并有补气养血、温肺润肠的作用。其营养成分的结构对于胚胎的脑发育非常有利。因此，孕妇每天宜吃2~3个核桃。

芝麻富含脂肪、蛋白质、糖、芝麻素、卵磷脂、钙、铁、硒、亚油酸等，有营养大脑、抗衰美容之功效。将芝麻捣烂，对上适量白糖，每日上、下午用白开水各冲服一杯，既可增强孕妇的抵抗力及预防感冒，又可防止宝宝患皮肤病。

40 孕妇应适当吃鸡蛋

鸡蛋所含的营养成分全面而均衡。人体所需要的7大营养素除了纤维素之外，其余的鸡蛋中全有。它的营养几乎完全可以被身体利用，是孕妇最理想的食品。

鸡蛋的最可贵之处，在于它能够提供较多的优质蛋白，鸡蛋蛋白质含有各种必需氨基酸。每50克鸡蛋就可以供给5.4克优质蛋白，是常见食物中蛋白质较优的食物之一，因为它的生物价值较高。这不仅有益于胎儿的脑发育，而且母体储存的优质蛋白质有利于提高产后母乳的质量。一个中等大小的鸡蛋与200毫升牛奶的营养价值相当。每100克鸡蛋含胆固醇680毫克，主要在蛋黄里。胆固醇也很有作用，它是脑神经等重要组织的组成成分，还可以转化成维生素D。蛋黄中还含有维生素A和B族维生素、卵磷脂等，是最方便食用的天然食物。

鸡蛋虽然是营养全面均衡的理想食品，但并不是说多多益善，孕妇吃鸡蛋应适度，如果每天吃太多的鸡蛋，或基本依赖于鸡蛋提供营养，非但不会对身体有利，反而会有害。首先，鸡蛋吃得过多会增加孕妇胃、肠的负担，不利于消化吸收；其次，鸡蛋虽然营养丰富，但毕竟没有包括所有的营养素，不能取代其他食物，也不能满足孕妇在整个孕期对多种营养素的需求；第三，孕妇吃鸡蛋过多，则摄取了过多的蛋白质，造成生物利用率降低，没有被充分消化吸收，其实是一种浪费。因此，孕妇每天吃2~3个鸡蛋左右比较合适。

专家坐诊

鸡蛋的组成成分较为复杂，蛋黄和蛋白都含有多种氨基酸。其中蛋白中的一些蛋白质有抑制蛋白水解酶的作用，但是通过加热的方法可以将其破坏。所以食用未煮熟的鸡蛋不仅因为未被充分高温消毒而含有沙门菌，而且还会影响人对生物素的利用，导致某些生物素的缺乏。因而，孕妇必需食用经彻底煮熟的鸡蛋。

41 孕妇忌吃黄芪炖鸡

　　孕妇，尤其是要临产的孕妇，吃黄芪炖鸡后，不少人引起过期妊娠，胎儿过大而造成难产，不得不用会阴侧切、产钳助产，甚至剖宫产来帮助分娩，给孕妇带来痛苦，同时也有可能损伤胎儿。

　　孕妇食用黄芪炖母鸡造成难产，是由于黄芪有益气、升提、固涩作用，干扰了妊娠晚期胎儿正常下降的生理规律。黄芪有"助气壮筋骨、长肉补血"功用，加上母鸡本身是高蛋白食品，两者起滋补协同作用，使胎儿骨肉发育长势过猛，造成难产。所以，孕妇不宜吃黄芪炖鸡。

42 孕妇不宜多吃菠菜

　　人们一直都认为菠菜含有大量的铁，具有补血功能，把菠菜当做孕妇、儿童、病人理想的补血食品。其实，菠菜中铁的含量并不多，其主要成分是草酸，而草酸对锌、钙有着不可低估的破坏作用。

❤ 小贴士

　　锌和钙是人体不可缺少的微量元素，如果人体缺锌，人就会感到食欲缺乏、味觉下降；儿童一旦缺钙，有可能发生佝偻病，出现鸡胸、罗圈腿以及牙齿生长迟缓等现象。如果孕妇过多食用菠菜，无疑对胎儿发育不利。

43 孕妇喝酸牛奶要注意

　　酸牛奶是将消毒牛奶加入适当的乳酸菌，放置在恒温下经过发酵制成的。由于酸牛奶改变了牛奶的酸碱度，使牛奶中的蛋白质发生变性凝固，结构松散，容易被人体内的蛋白酶水解消化。另外，牛奶中的乳糖经发酵，已水解成能被小肠吸收的半乳糖与葡萄糖。因此可避免某些人喝牛奶后出现的腹胀、胀痛、稀便等乳糖不耐受症状。由于乳酸能产生一些抗菌作用，因而酸牛奶对伤寒、痢疾等病菌，以及肠道中的有害生物的生长繁殖有一定的抵制作用，在人肠道里能合成人体必需的多种维生素。因此酸牛奶更含有别具一格的丰富营养，对孕妇、产妇更为适宜。但是，切不可把保存不当受到污染而腐败变酸的坏牛奶当做酸牛奶喝。

44　孕妇应适量饮水

水是人体必备的营养物质，约占人体总量的60％。它能够参与人体多种物质的运载和代谢，调节体内组织间的功能，并有助于调节体温。因此，孕妇每天须喝足够的水，大约每天1000~1500毫升为宜。孕妇的饮水量还要根据自己的活动量的大小、体重、季节、气候的冷暖、地理环境的干燥与潮湿等多种因素来决定，酌情增减。有些孕妇怕水肿加重，不敢喝水。如果进水量过少，血液浓缩，血中代谢废物浓度也升高，排出废物就不太顺利，尿路感染的机会也会增加，对胎儿的新陈代谢不利，对孕妇的皮肤护理和保养也不利，因为水是最佳美容品，缺水则皮肤显得干燥。

相反，如果水分摄取过多，会加重肾脏负担，如肾功能不好，多余的水分就会潴留在体内，引起水肿。尤其是怀孕后期，更应注意控制饮水量，每天在1000毫升为宜，以免加重病情，特别是肾功能不好的孕妇。

45　孕妇对兔肉的选择

在医学上兔唇叫做唇(腭)裂。在我国，民间认为是由于母亲怀孕时吃兔肉造成的。其实引起唇裂的原因主要是遗传因素和环境因素。

从遗传因素上，父辈及祖辈是否患唇裂与该病的发病率有很大关系。唇裂患者的一级亲属(子女)的发病率为4％，二级亲属降至0.7％，三级亲属只有0.3％。子女唇裂的发生率还与双亲唇裂的严重程度有关。双亲唇裂的程度愈严重，其子女就越有可能发生唇裂。

从环境因素上，孕妇如在孕期受到生物、化学、物理等不良因素的影响，也可诱发胎儿唇裂。如孕期感染过风疹病毒、疱疹病毒、流感病毒、梅毒、钩端螺旋体等，或者在胎儿发育早期，孕妇受到大量的X射线照射，另外服过致畸药物，如抗癌药、皮质激素、镇痛剂、某些抗生素等，都可以引起胎儿唇裂的危险。孕妇患糖尿病或酗酒，也可能造成胎儿唇裂的发生。

但在种种的致病因素中，眼下还找不到与孕妇吃兔肉有关的证据，其实，兔肉含有丰富的蛋白质、卵磷脂，脂肪含量又低，恰恰是孕妇的上好补品。

46　孕妇忌吃糯米甜酒

在我国许多地方，都有给孕妇吃糯米甜酒的习惯，并错误地认为，糯米甜酒是"补母体，壮胎儿"之物。这种说法是错误的，有可能会造成胎儿畸形。糯米甜酒和一般酒一样，都含有一定的酒精。与普通酒不同的是，糯米甜酒含酒精的浓度不是很高。但即使是微量的酒精，也可以通过胎盘进入胎儿体内，使胎儿大脑细胞的分裂受到阻碍，导致其发育不全，并可造成中枢神经系统发育障碍，而形成智力低下和造成胎儿的某些器官畸形，如小头、小眼、下巴短，甚至可发生心脏和四肢畸形。所以，孕妇必须戒酒，更不能把糯米甜酒当补品来吃。

47 禁用温热壮阳之品

鹿茸、鹿角胶、胡桃肉、胎盘等属温补助阳之品，会滋生内热。耗伤阴津，孕妇也不要服用。如果确属病情需要，也应在医生指导下服用。孕妇可本着"产前宜凉"的原则，酌情选用清补、平补品。

48 孕妇要谨防铜缺乏

胎膜由羊膜和绒毛膜组成，羊膜中有胶原纤维和弹性物质，它们决定了羊膜的弹性脆性和厚薄。近年来随着对微量元素的重视和检测方法的改进，发现胎膜早破产妇的血清铜值均低于正常破膜的产妇。这说明胎膜早破可能与血清铜缺乏有关。铜在胶原纤维和弹性蛋白的成熟过程中起关键作用，而胶原和弹性蛋白又为胎膜提供了特殊的弹性与可塑性。如果铜含量低就极易导致胎膜变薄，脆性增加，弹性和韧性降低，从而发生胎膜早破。

胎膜早破对胎儿非常不利。首先，可引起早产；其次，胎膜早破可直接导致胎儿子宫内缺氧。这是因为胎膜破裂羊水流尽后，子宫收缩直接作用于胎儿，易引起胎儿缺氧，如果胎膜破裂时间较长，胎膜绒毛发生炎症，也极易导致胎儿宫内窘迫。胎膜早破还可增加新生儿感染的机会，破膜时间越长，胎儿越容易感染，出生后最常见的感染为肺炎，最后，胎膜早破可导致出生体重低，因为早产儿体重低于正常儿。由此可见，铜对孕妇来说是至关重要的。

🗂 专家坐诊

人体内的铜通常以食物摄入为主。含铜量高的食物有肝、豆类、海产类、贝壳类水产品、蔬菜、水果等。若孕妇不偏食，多吃上述食物是不会发生铜缺乏症的，也就可以减少发生胎膜早破的危险性。

怀孕第四个月

① 孕妇母体的变化

妊娠4月时，孕妇子宫大小与婴儿的头部相仿，下腹部的隆起已能被看出。从这时起，每次产前检查都要测量子宫底。测量从耻骨中央到下腹部的隆起处止(这里就是子宫底)的长度，根据这个长度可以判断子宫的大小。到15周末时，子宫的高度应是5~12厘米。

此外，基础体温逐渐呈现低温状态，并一直持续到分娩结束。分泌物、腰部沉重感、尿频等现象却没有改变。

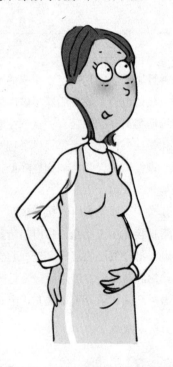

孕妇生理心理变化

妊娠中期时，妊娠反应有增无减，孕妇的心理也随之变化起伏，但总的来说，多半孕妇都能适应生理变化带来的不适感。孕妇于孕16周后感觉胎动，会产生惊喜的心情，但还存在着一些担心和疑虑，如胎儿的性别、长相问题，胎儿发育情况。有时心境不好，会出现情绪波动等。情绪变化与胎儿身心健康有密切关系。

孕中期胎儿的耳、眼等感觉器官发育日趋完善，对母亲大血管的血流声、心跳、呼吸、运动、肠蠕动等声音及外界音乐、噪声等均能听见，并有所反应。所以应重视胎教和孕妇生活、工作和营养等方面。生活要有规律，情绪要保证稳定乐观，饮食结构要合理，体育锻炼及工作不能过度。坚持每日20~30分钟的散步是必要的。

♥ 小贴士

饮食方面要多吃些动物蛋白、瘦肉、牛奶、鱼虾等，少吃油腻、煎炒的食品，不吃刺激性食物，多吃天然的新鲜食品。多听轻音乐，看优美的画册，保持良好的心情。

2　胎儿发育

胎儿发育到15周末，体重约120克，身高约16厘米。差不多有母亲的手掌那么大。胎儿泡在羊水里，就像宇航员在太空里一样轻飘。

这个时候胎儿的皮肤开始增厚，变得红润有光泽，并开始长头发了。皮肤颜色发红，光滑透明，可透过皮肤看到血管。在胎儿皮肤颜色加红的同时，皮肤也增厚了，有了一定的防御能力，有利于保护胎儿的内脏器官。

此时，胎儿心脏的搏动更加活跃，内脏已几乎全部成形。骨骼得到进一步发育，肌肉逐渐结实，加上羊水增多，因此，胎儿的手脚已经能在羊水中稍微活动了。

这时，胎盘也形成了，与母体的联系更加紧密，流产的可能性大大减小。随着胎盘功能的逐步完善，胎儿的发育加速，羊水量从这个时期开始快速增加。这时如果用手轻轻在腹部碰触，胎儿就会蠕动起来，但你可能还感觉不到它的动作。

胎儿的神经元迅速地增多，神经突触形成，胎儿的条件反射能力加强，手指开始能与手掌握紧，脚趾与脚底也可以弯曲，眼睑仍然紧紧地闭合。

胎儿的营养供给主要依赖于胎盘，胎儿的根基已经十分牢固了。营养物质的获得更加充分。由于肌肉组织和骨头的发育，胎儿的手足能稍微活动，但准妈妈尚不能感觉到胎动。

4个月的胎儿完成的胎盘透过脐带，将准妈妈与胎儿结为一体，形成支撑胎儿发育的系统。如此，母体生病对胎儿也有影响。

母体日常生活中的各种变化，经由血管而影响胎儿。相反的，胎儿在体内所产生的各种现象亦将反映至母体。从此以后，母子生命相连的关系而延续世世代代。

3　胎儿大脑智能发育时期

大脑新皮质分为前头叶、头顶叶、后头叶、侧头叶4个部分，换言之，大脑新皮质就是掌控知性心灵的脑。这部分的厚度只有2.5厘米。但若将这2.5厘米的皱褶展开来看，大约有一张报纸的面积。

大脑新皮质共由6层构成。第6层及第5层属于控制运动的领域，第4层是与感觉神经有关的领域，第3层、第2层及第1层是与思考有关的脑部高级功能领域。

大脑新皮质的发展过程，也是由原始阶段而逐渐发展为高级阶段。总之，与运动有关的内侧第6层与第5层，是在怀孕3个月时发育渐成；与五感有关的第4层是在怀孕3~5个月时形成，并由内侧开始发育；至于表层的第1层则在7岁左右完成。要注意酒精会阻碍表层的第1层至第3层。因此，怀孕中摄入酒精与婴儿智力发展较慢息息相关。

4　胎儿视觉发育与训练

胎儿从第4个月起就对光线特别敏感，他可以通过光线强弱感觉外部世界，有时会感到不安或不快。通过B超观察就可以发现，使用电光的闪灭照射孕妇的腹部，胎儿的心脏搏动就会出现剧烈变化。

人类的视觉是在出生之后，靠视觉神经的迅速发达，在7~8岁便可逐渐发展完成。胎儿生存在母亲的腹中时期，属于视觉神经发达的准备阶段。主司眼睛视野功能的网膜，在怀孕4周左右即告完成，怀孕7个月时胎儿已具有看东西的能力，但并不表示眼睛看得见。

胎儿几乎是在与外界的明暗完全隔绝的条件下生活的。不过，胎儿确实能感觉到明暗。因此母亲感到明暗的时候，胎儿也会间接受到影响。

❤ **小贴士**

当母亲感到暗的时候，脑中的松果体所分泌的"梅拉东尼"即"褪黑素"激素会激增；相反地，当母亲感到明亮的时候，"梅拉东尼"则会降低。感觉明暗的这种原理，在腹中的胎儿也是一样的。感觉明亮时则会降低，感觉黑暗则会增加的"梅拉东尼"激素，经过胎盘传到胎儿的脑中，因此胎儿是用脑来区分明暗的。

5　胎儿感觉发育与训练

胎儿在母腹中开始吸吮手指的动作是从怀孕12周(第4个月)左右开始的，这称之为吸吮运动。只要嘴巴接触到任何东西，都会进行吸吮的运动。婴儿如果不会吸奶就无法存活，这种重要的吸吮运动，胎儿早就开始进行自我练习了。

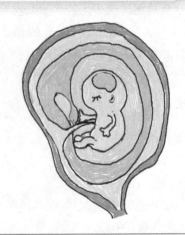

6　胎儿心灵发育与训练

胎儿的心与母亲的心有着必然的联系。如果母亲平常以积极乐观的心去面对生活，那么胎儿的心灵便会随之优异，相反则差。

胎儿心灵在母腹中大概是何时形成的呢？胎儿能感受舒适或不快，大约是怀孕14周，约4个月的时候，也是母亲好不容易开始习惯怀孕的时候。胎儿在不知不觉形成人形的时期，心灵已经开始形成。怀孕14周左右，胎儿脑中的大脑边缘系统开始形成。大脑边缘系统掌控支配人类的动物性感觉(视觉、听觉、嗅觉、味觉、触觉五感)，具有极重要的功能。

胎儿的心灵世界是简单且易满足的。保护生命的本能欲求若能获得满足，就会形成记忆快感；若无法获得满足时，就会记忆不畅。当不快的感觉逐渐升高时，胎儿就会踢母亲的肚子，以行动拼命向母亲诉求不满。当胎儿踢的时候，千万不可以一味地认为是孩子非常健康的运动，视而不见。会运动与会踢是不一样的。当您感到踢的时候，不妨问一问："宝贝，怎么啦!什么事让你不高兴呢？"刚开始或许他还不了解你的意思，但是，只要你不断重复地说，

渐渐地，他就能从你说话的语气中了解你安抚的意思了。如果父母因某事而争论不休时，胎儿会发出"快停下来吧!好吵!好痛苦!"的信息。

心理学家认为，音乐能渗入人的心灵，激发人无意识的超境界的幻觉，并可以唤起平时被抑制的记忆。而生物学家认为有节奏的音乐可以刺激生物体内细胞分子发生一种共振，使原来处于静止和休眠状态的分子和谐地运动起来，以促进新陈代谢。

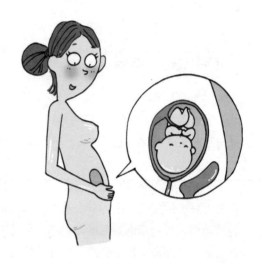

7　促进第四个月胎儿智力发育

怀孕第4个月时，胎盘已经完成，胎儿与母亲的关系也愈来愈牢固了。多数母亲在这个时期已经习惯了怀孕的身体。但是，由于胎儿的心灵在这个时期逐渐形成，胎盘也慢慢完成，所以，要特别留意来自胎儿的信息。

因为妊娠反应而厌食的孕妇，在怀孕第4个月时，已经能够进食任何食物，继而进入胎儿通过胎盘需要大量养分的阶段了。

怀孕中的胎儿为了成长所需，必然毫不客气地从母亲身上获取养分。否则，胎儿便无法发育。如果营养不足的话，胎儿的身体虚弱，便无法继承亲代的生命了，这是

极自然的道理。很多母亲在怀孕时都以为摄取营养时要把胎儿的那一份一起吃下肚，导致每次都吃得很饱、很撑。不仅吃得很饱，还因怕动到胎气，所以尽量保持不动的姿势。加上现代家庭家用电器齐全，做家事可以消耗的热量越来越少，于是不知不觉地胖起来。

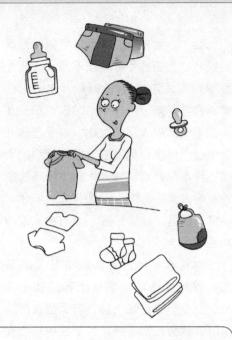

因此，这个时期务必找一些可以稍微活动身体的事情来做。如每天擦拭清洁厨房，常常更换床单，天气好时，每天散一次步等等，可刺激胎儿的皮肤感觉，帮助胎儿脑部发育。

8　妊娠中期胎教方法

给胎儿听音乐

实施此项操作时，最好将耳机贴近母亲的腹壁，不要贴得太紧，也不要离得太远，每次贴放的时间不要过长，一般以5~10分钟为宜。

帮助胎儿运动

孕妇半仰卧或侧卧在床上，平静均匀地呼吸，双眼平静地正视前方，全身肌肉作最大程度的放松，孕妇双手从不同方向抚摸胎儿，或用双手手心紧贴腹壁，轻轻做旋转动作。这种帮助胎儿运动的做法坚持一段时间之后，胎儿也就习惯了，会形成条件反射，只要母亲用手刺激，胎儿很快就会进入运动状态。如果此时有适当的音乐伴奏，则胎儿的运动效果更佳。

帮助胎儿运动的时间也应该固定，一般以晚上8点左右为适宜。每次运动的时间也不宜过长，每次以5~10分钟为宜，这对胎儿极其重要。

对胎儿讲话

母亲半仰卧或端坐在椅子上，父亲把头俯在母亲的腹部，嘴巴离腹壁不能太近也不能太远，一般以3~5厘米为宜。父亲同胎儿讲话的内容一般由父亲编写，应该以希望、祝福、关心、要求等为内容，语句应该简练，语调应该温和，内容应该健康，切合实际。父亲同胎儿讲话的时间也应该有规律，一般选在晚上睡觉前的9点至9点半为好，每次讲话的时间不宜过长，一般以5~10分钟为宜。

9 计算孕龄的方法

妊娠时间为40周，280天，孕周数就是孕龄周数。常用的孕龄计算仍以孕周为主要依据。

由于女性月经周期有长有短，排卵和受孕的准确日期难以确定，而妊娠期限的个人差异也很大，所以一般孕37~42周都算足月。计算孕龄还可借助其他方法判断。

1. 早孕反应多开始于停经6~7周。自觉胎动多开始于18~20周。

2. 尿妊娠试验乳胶法约在停经40多天呈阳性，酶免疫法在停经30多天即可呈阳性。

3. 孕6周时阴道检查宫颈蓝、软，子宫稍增大且软。

4. 孕18~20周用听诊器可听到胎心，用超声多普勒在孕10周可听到胎心。

5. 宫底高度在孕3个月为耻骨联合上2~3横指，孕4月在脐耻之间，孕5月在脐下1横指，孕6月脐上1横指，孕7月在脐与剑突之间。

6. 借助B超检查。孕5周可见胎囊，孕6周可见胎儿原始心管搏动，孕9周可见明显胎动，孕12周前根据胎囊大小可推测孕龄，孕13周后测量胎头双顶径、胸腹围、股骨长度，可预测孕龄。

10 胎动时间与规律

孕妇在怀孕第18~20周期间可感觉到胎动。若是第一次妊娠，胎动出现的时间将会偏晚。如果胎盘的位置位于子宫后壁时，胎动容易被感觉到，有时可以早在16周就感到胎动了。由于胎儿漂浮在大于他(她)身体体积的液体羊水中，最初的胎动又很轻，孕妇并不总是能感觉到腹中的胎儿在动，只是当胎儿连续几次碰到子宫壁时，才会感到。随着怀孕月份的增加，胎儿的肢体、躯干活动及胎儿头部活动就越来越强烈，这时孕妇往往感到胎儿的手或足顶撞腹壁，那样的胎动有时是很激烈的。

孕妇从感到第一次胎动起，就希望每天都有胎动，但胎动在初期不规律，有时两三天才能感到1次。到24周后，每天都会有胎动出现，这时胎动趋向于每天晚饭后或睡眠时发生，使孕妇在夜间难以入睡。

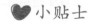

♥ 小贴士

到了怀孕后期如果连续2小时未出现胎动，应及时到医院检查，以免发生意外。

11 孕妇生理心理变化

妊娠中期时，妊娠反应有增无减，孕妇的心理也随之变化起伏，但总的来说，多半孕妇都能适应生理变化带来的不适感。孕妇于孕16周后感觉胎动，会产生惊喜的心情，但还存在着一些担心和疑虑，如胎儿的性别、长相问题，胎儿发育情况。有时心境不好，会出现情绪波动等。情绪变化与胎儿身心健康有密切关系。

孕中期胎儿的耳、眼等感觉器官发育日趋完善，对母亲大血管的血流声、心跳、呼吸、运动、肠蠕动等声音及外界音乐、噪声等均能听见，并有所反应。

所以应重视胎教和孕妇生活、工作和营养等方面。生活要有规律，情绪要保证稳定乐观，饮食结构要合理，体育锻炼及工作不能过度。

♥ 小贴士

坚持每日20~30分钟的散步是必要的。饮食方面要多吃些动物蛋白、瘦肉、牛奶、鱼虾、猪肝等，少吃油腻、煎炒的食品，不要吃刺激性食物，要多吃天然的新鲜食品。多听轻音乐，看优美的画册，保持良好的心境。

12 准妈妈要保持充足营养

到孕期第四个月时，胎儿所有器官都已形成，以后将会继续增加体重，因此对能量和蛋白质的需求大大增加。

胎儿需从妈妈身上汲取丰富营养，他们的健康与聪明，特别是对大脑发育，都要靠充足营养作为后盾。如果准妈妈营养不良，就会使胎儿的脑细胞增殖减慢甚至停止或分化，形成的脑细胞数量仅是正常的80%。得到充足营养的胎儿，出生后体格健壮、智商高，不然会发生身体和智力上的欠缺，而这种欠缺在小宝贝出生后是难以纠正或无法弥补的。

因此，准妈妈一定要科学地摄取各种营养素，特别是有过严重早孕反应的准妈妈。每天应该摄入谷类主食350~500克，如粳米、面、玉米、小米等；动物性食物100~150克，如牛、羊、猪、鸡、鱼、肉、蛋等；动物内脏50克，每周至少1~2次；水果100~200克；蔬菜500~750克；奶及其制品250~500克；豆及其制品50克，如豆腐、豆浆、豆制品、红小豆、绿豆、黄豆等；油脂类25克，如烹调油等。

饮食要多样化，不偏食、不挑嘴，食物宜偏清淡，以防引起水肿或妊娠高血压综合征。

13 孕妇四个月的保健措施

妊娠4个月时，早孕反应已消失，孕妇心绪转好，这段时期，是胎儿生长发育较快的阶段，需要较多的营养，因此孕妇要多摄取蛋白质、植物性脂肪、钙、维生素等营养物质。特别是有过严重早孕反应的人，身体的营养状况不好，为夺回损失，必须吃充实的饭菜。但是，要控制食用过咸、过甜及辛辣食品以及冷食。因为这些会成为泻肚、流产及早产的原因。

到了这个时期，适度运动一下是很有好处的。适度的运动会对分娩及产后有利，因此应致力于适当的运动，以增强体力。这段时期，也要留意一下牙齿疾病，如有坏牙，应及早去治疗。

14 谨慎使用化妆品与洗涤剂

谨慎使用的化妆品：已怀孕的妇女在使用化妆品时应特别注意，以下几种化妆品应禁止使用。

染发剂：染发剂不仅有可能导致皮肤癌，而且也可能引起乳腺癌和胎儿畸形。因此，怀孕以后和月经不调的妇女，不宜使用染发剂。

冷烫精：怀孕妇女和分娩后半年以内的妇女，不但头发非常脆弱，而且极易脱落。如再用化学冷烫精烫发，更会加剧其头发脱落。另外，用化学冷烫精烫头发，还会影响孕妇体内胎儿的正常生长和发育。

15 注意营养不良损害胎儿大脑

胎儿大脑正常与否同孕妇营养不良关系密切。

孕妇营养不良可影响胎儿脑的发育，轻者出现脑功能障碍，重者使脑组织结构改变，甚至使胎儿出生后智力严重低下。其中，蛋白质对胎儿及婴儿的营养尤为重要，若在这两个时期内增加孕妇或婴儿的蛋白质摄入量，可使脑细胞多进行一次增殖。尤其是在妊娠12~18周和妊娠最后3个月至婴儿出生后半年内，增加蛋白质的摄入量对婴儿脑组织的发育影响更大。

💗 小贴士

　　胎儿期或婴儿期缺乏营养，可使脑的形态及组织结构均受到不同程度的损伤，而脑组织结构的损害必然影响到智力发育。营养缺乏时间越长，脑的损害越大，智力就越低下。

16 中医中药安胎

中医中药安胎有其自己独特的一面，其优点是安全且不良反应小，既可安胎，又可纠正孕妇母体的不足，从目前资料来看，尚未见到有关中药安胎所生孩子有畸形、低能、弱智的报道。同时，中药安胎不干扰内分泌，若安胎失败者亦不增加清宫时的麻烦。中医安胎是以辨证论治为原则的，即根据流产中的不同征候表现给予不同的治疗原则与处方。中医安胎针对性较强。因此，若想用中医中药安胎的孕妇，应在医师的指导下用药，一定不要采用街头小巷所谓的"灵方""偏方"，以免徒增烦恼。

✚ 专家坐诊

常用的中药安胎方剂有下列几种：

八珍汤方由人参、白术、茯苓、当归、川芎、白芍、熟地黄、甘草、生姜、大枣组成，具有平补气血功效，用于治疗气血两虚所致的胎漏、胎动不安。

胶苗胎元饮由人参、当归、杜仲、白芍、熟地黄、白术、陈皮、炙甘草组成，再加黄芪、阿胶，具有补气益血、固肾安胎之功效，治妇女气血虚弱所致胎动不安、胎漏等。

17 骨盆的测量

骨盆像一个无底的盆子，有入口、中腔、出口三个平面，产科医生主要通过阴道触摸来测量骨盆三个平面的径线。

骨盆入口

一般骨盆入口前后径较横径为短，以右手的食指及中指伸入阴道，从耻骨联合下缘伸向骶骨，一般以大于11.5厘米为正常。

骨盆中腔

从阴道内侧坐骨棘间径(中腔横径)，以坐骨棘间径为10厘米、坐骨棘不突出为正常。中腔前后径可从耻骨联合下缘中点向后摸，其与骶骨间距离正常为11.5厘米。

骨盆出口

骨盆出口横径（两坐骨结节间径）约8厘米或以上，出口后矢状径加出口横径大于15厘米为正常，耻骨弓角度在80度，或以上为正常。

骶骨

钩形均为不正常。影响分娩的因素不止骨盆一项，产力及胎儿也会对分娩产生影响，因此，不单要测量骨盆，还要根据胎儿大小、位置及宫缩力作为分娩顺利与否的最后决定。

18 测量宫高和腹围

从宫高和腹围的测量值可了解到胎儿宫内发育情况。宫高和腹围不是一个固定值，它随着妊娠月份的增加而不断增长。

据国内统计，孕16~36周，宫高平均每周增加0.8~0.9厘米，36周后减慢，为每周增加0.4~0.5厘米。腹围因孕妇胖瘦不一，变化较大，宫高及腹围对照可靠性加大。

宫内胎儿发育迟缓、畸形、羊水过少、横位、子宫畸形、死胎等，均可使宫底低于正常值或增长速度减慢、停滞。多胎、羊水过多、巨大儿、畸胎、臀位等，可使宫高高于正常值或增长速度加快。如综合宫高、腹围分析，宫高增长慢而腹围增长快可能为横位、悬垂腹；宫高增长快而腹围增长慢可见于臀位；而羊水过多、双胎、巨大儿均可超出正常范围；两者增长均慢者，90%生出低体重儿。结合B超测量胎儿，对鉴别胎儿正常和异常发育更有帮助。

19 妊娠黄疸对胎儿的影响

妊娠期并发黄疸较少见，如出现黄疸应想到：

病毒性肝炎

此妊娠期黄疸最多见的原因。其病原有：肝炎病毒A（即俗称的甲型肝炎，简称甲肝）：潜伏期短，大约1个月左右；肝炎病毒B（即俗称的乙型肝炎，简称乙肝，活动期转氨酶上升）：与澳大利亚抗原（简称乙肝表面抗原或澳抗）有关，潜伏期较长，约3个月左右。这两种肝炎的病程与非妊娠期相同，均可发展为慢性肝炎。其流产及早产较多，但对胎儿不影响。

特发性胆汁淤积综合征（ICP）

易发生在妊娠晚期，表现为黄疸及瘙痒（初产孕妇出现黄疸轻，而有瘙痒症状，肝脏无损害，分娩后症状消失）。每次妊娠可以复发，症状逐渐加重。全部病例均有瘙痒症，原因是由于胆盐留于皮肤深层产生刺激而引起。重者黄疸严重，可致胎死宫内。

急性黄色肝萎缩

虽较少见但常可致命。多发生于妊娠晚期，母婴愈后均较差，病因不详，但多见于静脉过量注射四环素后而突然发病。

妊娠剧吐、先兆子痫

子痫、妊高征患者肝功能往往受损，严重时可以肝脏出血，但黄疸不常出现。

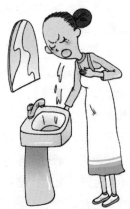

20　甲型肝炎对胎儿的影响

甲型肝炎能否引起胎儿畸形虽然没有一个科学结论，但由于甲型肝炎孕妇的肝脏功能受到损害，引起消化道症状，致胎儿吸收、代谢异常，可影响胎儿在子宫内的发育，造成胎儿宫内发育迟缓，出生体重低。

由于肝细胞排胆汁功能障碍，使血内胆盐增高，可引起子宫收缩而早产、流产。

全身毒血症可引起胎儿宫内缺氧或死亡，也可引起新生儿窒息。

甲型肝炎是通过粪—口途径传播，所以孕妇与胎儿间不是通过血液垂直传播的，如果产后母亲仍在排毒，通过接触或护理过程可传播给新生儿。如母亲粪便中已不排毒，也就不会传染给新生儿。

21　乙型肝炎对胎儿的影响

乙肝病毒存在于患者的各种体液中。母亲与胎儿的血液不直接交流，虽然有胎盘屏障相隔，乙型肝炎病毒通过胎盘在母子间传播这一途径是可以的。其主要传播途径是分娩过程中，胎儿接触（如吞咽或吸入）母亲的血液、黏液、羊水而被传染，此途径称母子间垂直传播。其次，产后护理新生儿过程中密切接触及通过乳汁也可传播。据报道，e抗原阳性母亲的婴儿中，表面抗原阳性率几乎达100％，表面抗原阳性母子间垂直传播率为10％~60％不等。因此，母子间垂直传播是乙肝传播的重要途径。被传播的孩子有发展为慢性肝炎、肝硬化、肝癌的可能性。

因此，预防乙型肝炎传播胎儿的主要手段就是切断这些传播途径，加强新生儿的接种免疫。

22　羊膜腔穿刺术是怎么回事

羊膜腔穿刺术和胎儿镜检查，均属于孕妇产前诊断胎儿的特殊检查方法，又称为出生前诊断、宫内诊断、胎儿健康预测等，是近年来发展起来的优生新技术。这些检查方法，能选择性地对胎儿的先天性及遗传性疾病作出特异性诊断。属于孕产妇的特殊检查，但不像B超那样，可作为常规检查。

须做羊膜腔穿刺术的孕妇，在做了常规化验白细胞、血型、血色素后，在B型超声波图像指导下，医生用一根精细的带芯长针，轻轻从孕妇腹部穿入，进入子宫腔内，由于羊水多，胎儿又是浮动的，所以一般不会刺伤胎儿。然后医生抽取羊水20毫升，以供化验用。通过对羊水中的细胞进行生化、细胞学、细胞遗传学等分析，可诊断出胎儿性别、血型，是否有遗传或代谢性疾病等。一般此种方法建议在妊娠16~20周左右进行为宜。

23 预防胎儿患上佝偻病

佝偻病是宝宝的常见病，但佝偻病并不都是宝宝在生长发育过程中缺乏维生素D而发生的，有一部分宝宝的佝偻病始于胎儿期。

胎儿佝偻病的发生原因很多。一是不少孕妇患有慢性肠道疾病、慢性胆囊炎、慢性肝炎、慢性肾炎等病，这些病的存在会影响维生素D的吸收；二是孕妇不注意营养平衡，食欲减退，进食减少，偏食挑食，致使维生素D的摄入不足；三是由于冬夏天气的过冷过热，孕妇晒太阳过少，使皮内的脱氢胆固醇不能转化为维生素D。以上几种原因导致孕妇体内维生素D缺乏，影响钙的代谢，使母体内钙平衡失调。孕妇缺钙，不仅影响孕妇的正常生理功能，对于胎儿来讲，可使其骨骼发育、体重增长受到影响，发生先天性佝偻病。

可见，预防孕妇维生素D缺乏才能不使胎儿患佝偻病。孕妇平时要多晒太阳，患病后要及时治疗，注意增加营养，蛋黄、动物肝脏、鱼虾、瘦肉及豆类，都有丰富的维生素D，孕妇可多吃一些含钙丰富的食品如鲜牛奶、蔬菜等，骨头汤等也应多吃。

24 胎儿窘迫的预防方法

胎儿窘迫是胎儿在子宫内因为各种原因而出现的缺氧状态。

预防胎儿窘迫首先要做好孕期保健，积极防治妊娠期并发症，如心脏病、贫血、妊娠高血压疾病、肺结核等。其次要及时处理过期妊娠。妊娠晚期，如果经医生检查后确定为臀位、横位等，孕妇不要自行采用纠正胎位的方式，而应在医生的指导下采用膝胸卧位的方法来纠正胎位，避免发生脐带缠绕、脐带打结的危险。此时，孕妇应遵照医嘱注意休息，防止胎膜早破、脐带脱垂。分娩时，孕妇应避免紧张、恐惧，防止因机体过度疲劳，引起产程延长、胎头受压过度而出现胎儿缺氧。除此之外，在怀孕期间孕妇要特别注意做好自我监护，胎动计数是一种简便的自我监护方法。如果胎儿缺氧时，早期会有躁动、胎动频繁等表现，这是胎儿因缺氧在挣扎。如果缺氧继续时，胎动将逐步减弱，次数逐渐减少。

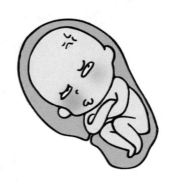

影响胚胎发育、造成唇腭裂畸形的因素，主要包括遗传因素及环境因素。

有20％左右的唇腭裂患儿显示存在遗传因素，在他们的直系或旁系血亲中，有类似的畸形存在，而这种遗传性可以因生活条件的改变或新陈代谢的变异而发生变化，不是一成不变地遗传给后代。

在妊娠最初3个月内患流感的孕妇，生出的婴儿有可能患有唇腭裂。除流感病毒外，孕妇被其他病毒感染也可能导致婴儿先天畸形。妊娠期间胎儿受到创伤；孕妇在怀孕早期长期缺氧；孕妇服用某些影响代谢的药物、某些化学物质中毒也可导致胎儿先天畸形。另外，还有精神因素，尤其是强烈的精神刺激，都可能导致胎儿畸形。

预防胎儿唇腭裂应做到以下几点：

1. 加强孕期保健。在怀孕头3个月内尤为重要。孕妇除做好卫生保健及定期检查外，要保证摄取充足的营养，尤应注意补充维生素A、维生素B_1、维生素B_2、维生素B_6、维生素C、维生素D、维生素E及钙、磷、铁等矿物质。但补充应适当，过量也会造成损害。如孕妇妊娠早期呕吐严重，可注射维生素B_1、维生素C等，以缓解症状及补充维生素。

2. 已婚女子及妊娠早期的孕妇，应注意身体的保健及孕期卫生保健，增强机体的抗病能力，以避免病毒性感染及疾病的发生。

3. 妊娠期妇女应避免强烈的精神刺激(尤其是妊娠早期)。

4. 有慢性疾病的妇女，如患有贫血、糖尿病、营养不良、甲状腺功能减退及妇科疾病等，应及时治疗，以免怀孕后影响胎儿的正常发育。

5. 妊娠早期应避免接触放射线及有害物质；应避免到高原地区或缺氧环境中生活，以免因机体缺氧而致胎儿畸形；避免服用影响代谢及对胎儿发育有影响的药物。

6. 直系或旁系血亲中有唇腭裂畸形的已婚女子，妊娠早期要服用适量的维生素A、维生素B_2、维生素B_6、维生素C、维生素D及补充钙、磷、铁等，有助于减少胎儿畸形的发生。

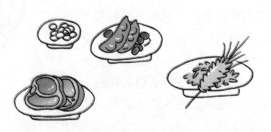

26　泌尿感染的防治

孕妇泌尿系统感染主要指的是肾盂肾炎，主要致病菌是大肠杆菌，主要是由下列因素造成的：

1. 妊娠期孕激素分泌增加，使输尿管肌肉张力降低，蠕动减弱，增大的子宫压迫输尿管造成输尿管、肾盂、肾盏的扩张，尿液淤滞，使细菌易于繁殖。

2. 尿道口与阴道、肛门邻近，阴道分泌物、粪便及皮肤的细菌容易污染尿道口，细菌向上蔓延引起感染。

3. 经调查，有5％~10％的孕妇尿中含有细菌，但其感染症状可不明显，如不治疗，不但孕期会持续有细菌尿，产后亦大都不会消除，其中一些孕妇妊娠后期和产褥期可发生有症状的泌尿系统感染，大部为急性肾盂肾炎。高热及细菌毒素可引起早产、胎儿宫内窘迫。对此，注意外阴部清洁；采取左侧卧位，以减轻子宫的压迫；多饮水，以便有足够的尿液冲洗膀胱，降低细菌含量。一旦发生有症状的泌尿系统感染必须积极治疗。

27　小便不通的防治

妇女妊娠期间，小便不通，甚至小腹胀急疼痛，心烦不得卧，中医称为"妊娠小便不通"。本病的发生，主要是胎气下坠，压迫膀胱，以致膀胱不利，尿道不通，尿不得出。有气虚、肾虚之分。

气虚小便不通

症见：妊娠期间，小便不通，或频数量少，小腹胀急疼痛，坐卧不安，面色亮白，精神疲倦，头重眩晕，短气懒言，大便不爽，舌质淡，苔薄白，脉虚缓滑，宜用补气升陷、举胎之药膳治疗。

桃花熘黄菜：鲜桃花5朵，大海米、熟火腿各10克，鸡蛋4个，鲜姜、调料适量。鲜桃花摘蕊，取花瓣洗净控水，切成丝；大海米淘洗净，加料酒，上笼蒸透，切成碎末；熟火腿、鲜姜切末；鸡蛋打散，加鸡汤、味精、料酒、白胡椒面、盐、水淀粉搅拌均匀；炒勺置火上烧热，放入猪油、鲜姜末煸炒出味，捞出姜渣，放入鸡蛋炒熟，盛盘，撒上鲜桃花丝、海米、火腿即成。

清炖鲫鱼：笋肉25克，水发香菇5只，洗净，切片；鲫鱼(约250克)去鳞、鳃、肠杂及颌下硬皮，用黄酒、盐、胡椒粉浸20分钟，取出，置碗内，鱼身中间摆放香菇片，两头并列笋片；加黄酒少许，再加葱段、姜片、味精，上屉蒸1. 5~2小时，至鱼熟烂，拣去葱姜即可食用。

肾虚小便不通

症见：妊娠小便频数不畅，继则闭而不通，小腹胀满而痛，坐卧不宁，畏寒无力。宜用温肾扶阳、化气行水之药膳治疗。

香滑鲈鱼球：鱼肉切方块，入锅炒到六成熟，沥油；把锅放回火位，放入汤、姜、酒、盐、糖、香油、胡椒粉、鱼块，加盖煮至熟时，放入葱段，并调入水淀粉、味精、香油便成。

28 妊娠期的皮肤变化

由于妊娠期间内分泌激素的影响，皮肤中的毛细血管扩张，血流量增加，皮肤的温度升高，颜色加深。同时皮下组织的液体增多，使皮肤看上去很滋润。但激素也刺激了黑色素细胞，使其产生了更多的黑色，致使出现色素沉着、乳晕、外阴、腋窝、腹中线等处皮肤颜色变黑。

有的孕妇在怀孕第5个月时，在下腹部可出现妊娠纹。这是由于下腹部的皮肤过于伸展，其表面出现了粉红色或紫红色的裂纹。分娩后这种裂纹会逐渐模糊不清，但一生不会完全消失。其实，这种皮肤并非只见于孕妇，有些过于肥胖者的腹部也会出现这种皮肤的裂纹。

29 怀孕期间拒绝任何药物对吗

20世纪50年代后期，原联邦德国市场上供应一种叫"反应停"的新药，有镇静和止吐作用。在小鼠动物实验中证实"反应停"对胎儿无致畸作用，因此曾广泛用来治疗早孕反应。但此后却出生了大批形似海豹的无肢、短肢畸形儿，历史上称为"海豹胎悲剧"。这一悲剧引起人们对孕妇用药的极大关注，大多数人已认识到孕期服药对胎儿可造成不良的影响。

但近几年来又出现另一种倾向：似乎所有的药物在孕期应用对胎儿都有影响，使人们无所适从。不少孕妇干脆拒用一切药物。贫血者不敢服补血药丸，高血压者不敢服降压药片，医生开了处方不去配药，或配了药悄悄往垃圾箱一扔了事。曾有一位孕妇患有癫痫，过去一直用抗癫痫药物治疗，妊娠后自行停药。不幸于怀孕7个月时发生癫痫持续性发作，经抢救无效死亡。还有的孕妇在怀孕晚期患有严重的妊娠高血压疾病，但仍然讳医忌药，不从医嘱，因而导致子痫，造成胎死宫内的严重后果。

其实，药物对胎儿的影响，并不像人们想象的那么广泛。除了已经公认的几大类药物有影响外，其他药物对胎儿的影响，虽说法很多，但大都未得到公认。有的仅来自动物实验，须知不同实验动物之间有差异，实验动物与人之间更有差异。如"反应停"对人类胎儿有致畸作用，但对小白鼠必须数倍于人类剂量时才能使其胎仔致畸；而水杨酸类药即使小剂量也可使田鼠的胎仔致畸，但对人类却不致畸。

因此，孕妇需用药时，要在医生的指导下慎重应用。如确属对胎儿有影响的药物，就不宜服用；而毫无根据地拒用一切药物，会耽误了疾病的治疗，对孕妇和胎儿都将得不偿失。

❤ **小贴士**

至于有些孕妇因曾服用某些药物，因而害怕这些药物对胎儿有影响，就草率地进行人工流产，就更不可取了。有的妇女因害怕药物对胎儿有不良影响，做过一次人工流产后即终身不孕，这样的事例应引以为戒。

30 要注意保护乳房

从这个月起，就要经常擦洗乳头，擦洗时要用温水和肥皂，将上面的干痂擦掉，抹上油脂，防止乳头皲裂。

此外，一定要做妇产科门诊检查，注意乳头长短和有无凹陷，以免影响产后哺乳，如乳头扁平、内陷，就应在医生指导下及时进行乳房按摩。

31 要注意手足抽搐

母体补充的钙、维生素B_1这两种物质无法满足胎儿急速生长的需要，胎儿就要夺取母体本身维持代谢所需的钙质和维生素B_1，如果母体缺乏到一定程度，就会出现手足抽搐。因此，孕妇怀孕期间要多吃含钙较多的食物。鱼、虾、蛋类和各种动物类食物含钙较多，米、粗面、豆类、动物肝和瘦肉含维生素B_1较丰富，还可服鱼肝油、钙片等。

32 孕妇为什么要勤洗澡，应注意什么

妊娠后由于汗腺和皮脂腺分泌旺盛，头部的油性分泌物增多，阴道的分泌物也增多，因此妊娠期间应当经常洗头、洗澡和更换衣服。因为全身清洁既可以促进血液循环和皮肤的排泄作用，又可消除疲劳。会阴部则应每天清洗，保持清洁，以免发生感染。

洗澡的方式最好采用淋浴，预防滑倒，要选用质地较好的香皂。妊娠晚期的孕妇不便弯腰，最好请别人擦澡。洗澡水不宜太热，洗澡时间不宜过长，以免全身血管扩张，引起脑贫血而发生昏厥。不要用盆浴，以免将细菌带入阴道，引发感染。

33 高龄初产孕妇有必要做产前检查吗

高龄初产孕妇指35岁以上初次怀孕的妇女。由于生育年龄太晚，常常对胎儿发育及孕妇的健康带来不利影响，如早产、流产、难产、畸形儿的发生率都会增加。因此，整个孕期应比一般孕妇更谨慎小心，必须进行产前检查，以监测胎儿的发育。

35岁以上的妇女怀孕后，最好去医院做一次产前宫内诊断。因为高龄孕妇所生婴儿的先天愚型及畸形发生率比一般孕妇高得多。此外，许多其他染色体异常疾病的患儿出生率也随着孕妇年龄增大而增加。如果产前宫内诊断的结果提示有出生先天愚型及畸形儿的可能，应立即终止妊娠，以免给家庭带来痛苦。高龄初产妇必须坚持进行产前检查。确定怀孕后，每半个月应检查1次。要特别注意血压和尿的检查，及时发现妊娠高血压疾病。从8个月起，每周检查1次，发现胎位不正等应及时采取措施。

♥ 小贴士

由于高龄初产妇的骨骼、肌肉、韧带的弹性下降，常不利于自然分娩。因此分娩前一定要认真检查产道是否正常，胎儿是否可以顺利通过产道。若胎儿大小适宜，可以从产道自然分娩，若胎位不正，胎儿过大或产道不正常，则应采取剖宫产为宜，以防因难产、滞产等对产妇和胎儿造成严重危害。

34 孕妇需要避免过多吸入汽车尾气吗

在20世纪40年代的美国洛杉矶上空出现了一种不同寻常的浅蓝色烟雾，这种烟雾不仅使人们看不清远处的景物，同时出现眼睛流泪、喉头疼痛、呼吸困难等症状，有的人甚至会呕吐，植物的叶子因之变黄、枯萎，这类烟雾通常发生在相对湿度比较低的夏季晴天，每当正午过后的一段时间内最为严重，到了夜间就逐渐减弱或者消失了。这种状况引起了科学家们的注意。在经过大量的现场调查和科学研究后，他们发现这种烟雾原来是排入大气的污染气体。如氮氧化合物和碳氢化合物等在紫外线的照射下，发生一系列的光化学反应后形成的，这种烟雾叫做光化学烟雾。起初他们以为空气中的氮氧化合物和碳氢化合物主要来自于化学工业排放的废气。后来，经过多年研究，终于揭开了洛杉矶型烟雾形成的真正奥秘。原来这些化学烟雾主要是由汽车排放出来的尾气造成的。一般来说，一辆汽车平均每天要排放出3千克一氧化碳，0.2~0.4千克碳氢化合物和0.05~0.15千克氮氧化合物。当时，洛杉矶拥有250万辆汽车，每天约消耗汽油11 000吨，就会排出碳氢化合物1000多吨，氮氧化合物300~400吨，一氧化碳7000多吨。这些尾气在强光的作用下，就形成了光化学烟雾。

由汽车直接排放出来的一次污染物和由它们形成的二次污染物——光化学烟雾对孕妇的健康有什么危害呢？当光化学氧化剂的浓度过高而达到一定浓度时，可使孕妇和其他健康人患眼痛病，还可导致红眼病和咽喉痛。污染严重时可使孕妇患气管炎，引起咳嗽。长期不断的阵咳容易使习惯性流产的孕妇流产。有害物质吸入过多。对胎儿的生长发育不利，易造成胎儿宫内发育迟缓，出生婴儿体重低。另外，由于汽车排出

的黑烟中含有较多的多环芳烃致癌物，能够引起癌症。随着城市的现代化，交通工具不断更新，汽车、摩托车已越来越多，特别是目前我国汽车工业在燃料质量和燃烧效率等方面存在许多亟待解决的问题，因此排放尾气的总量和污染物含量均超过了发达国家。因此，应该引起孕妇的重视，尽可能远离这些污染环境。少去交通拥挤的市中心，尽量不要尾随汽车后行走，尽量避免呼吸烟雾。冬季外出时可以戴上口罩。有条件的，应该去郊外多呼吸些新鲜空气，这对孕妇及胎儿的健康非常有益。

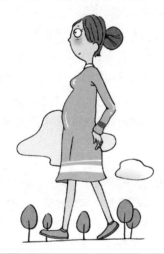

35　发怒会给孕妇带来哪些害处

发怒不仅有害于妊娠妇女的身心健康，而且还会殃及胎儿的正常发育。据最新研究表明，当孕妇发怒时血液中的激素和有害化学物质浓度剧增。并通过胎盘屏障进入羊膜，胎儿身上便会"复制"出母亲的心理状态，并承袭下来。发怒，还能使孕妇体内血液中的白细胞减少，从而降低机体的免疫功能，使后代的抗病能力减弱；如孕早期妇女发怒也有可能是胎儿形成腭裂和兔唇的一个不可忽视的原因，因为这正是胎儿口腔顶和上颌骨的形成阶段。

临床上还发现，性情暴躁易怒、愤世嫉俗、处处敏感多疑、心胸狭窄的孕妇，流产率要高于正常孕妇的3~5倍。总之，孕妇易怒，有百害而无一利。

36　孕妇宜吃秋梨

吃秋梨可以清热降压。秋梨被誉为"百果之宗"，是我国最古老的果木之一。它质脆多汁，清甜爽口，醇香宜人。其性寒味甘酸，有清热利尿、润喉降压、清心润肺、镇咳祛痰、止渴生津的作用，可治疗妊娠水肿及妊娠高血压。它还具有镇静安神、养心保肝、消炎镇痛等功效，有防治肺部感染及肝炎的作用。常吃炖熟的梨，能增加口中津液，防止口干唇燥，不仅可保护嗓子，也是肺炎、支气管炎及肝炎的食疗品。将生梨去核后塞入冰糖10克，贝母5克，水适量，文火炖熟，服汤吃梨，可防治外感风寒、咳嗽多痰等疾患。

37　孕妇不要把水果当正餐

水果香甜清爽，营养丰富，食用方便。但是，大部分水果的铁、钙含量都较少，如果长期拿水果当正餐吃，易患贫血。在怀孕期间，切记需要全面丰富的营养，如果为减肥吃个苹果或橙子就算正餐，对自己和未来的宝宝都是十分有害的。

一般水果含丰富的碳水化合物、水分、纤维素以及少量的蛋白质、脂肪、维生素A、B族维生素和矿物质，但是，粗纤维含量及其特殊营养成分不如根茎绿叶类蔬菜，并缺少维生素B_{12}，所含的氨基酸也不全面，长期依赖水果作唯一的营养来源会产生不少弊病，如贫血等，对妇女来说尤须注意。

> ❤ **小贴士**
>
> 营养专家们建议，要吃各种不同种类的食物，以摄取不同的营养素，才能达到营养均衡。孕妇更不能把水果作为主食，应遵循时令而多样化地选择鲜品。水果每餐1~3个，蔬菜日摄入量400克，其中绿叶蔬菜应占1/2。

38　孕妇宜吃茭白

茭白，学名菰，又称茭笋，是人们普遍爱吃的蔬菜。它富含蛋白质、碳水化合物、维生素B_1、维生素B_2、维生素C及钙、磷、铁、锌及粗纤维素等营养成分，有清热利尿、活血通乳等功效。用茭白煎水代茶饮，可防治妊娠水肿。用茭白炒芹菜食用，可防治妊娠高血压及大便秘结。

39 孕妇宜吃萝卜

萝卜是一种极普通的根茎类蔬菜，它的营养及药用价值却很高。它富含木质素，能够大大增强身体内巨噬细胞的活力，从而吞噬癌细胞。同时，萝卜中的钙、磷、铁、淀粉酶及维生素A、维生素B_1、维生素B_2、叶酸等，都是有益于妊娠的营养。青萝卜含维生素C比苹果高6倍。胡萝卜富含维生素A，可以防治夜盲症及胆结石。淀粉酶能够分解食物中的淀粉及脂肪，有利于人体充分吸收。但是，萝卜不宜与水果同食。两者的营养物质相遇，可加强硫氰酸抑制甲状腺的作用。孕妇常吃萝卜可以获得防病健身的佳效。

40 孕妇宜吃菜花

菜花富含维生素K、蛋白质、脂肪、糖类、维生素A、维生素C、维生素B族维生素及钙、磷、铁等营养素。孕妇产前经常吃些菜花，可预防产后出血及增加母乳中维生素K的含量。

菜花除了营养价值高之外，最大的优点是常吃可防治疾病。它能增强肝脏的解毒能力及提高机体的免疫力，预防感冒，防治坏血病等疾患。用菜花叶榨汁煮沸后加入蜂蜜制成糖浆，有止血止咳、消炎祛痰、润嗓开音之功效，更是预防新生儿颅内出血、皮下出血、上呼吸道感染的药膳。孕妇常吃菜花有益。

41 孕妇宜吃黄花菜

黄花菜其中含有蛋白质及矿物质磷、铁、维生素A、维生素C，营养丰富，味道鲜美，尤其适合做汤用。中医书籍记载，它有消肿、利尿、解热、止痛、补血、健脑的作用，产褥期容易发生腹部疼痛，小便不利，面色苍白，睡眠不安，多吃黄花菜可消除以上症状。

42 孕妇宜吃莴笋

莴笋是春季主要蔬菜之一。莴笋中含有多种营养成分，尤其含矿物质钙、磷、铁较多，能助长骨骼、坚固牙齿。中医认为，莴笋有清热利尿、活血、通乳的作用，尤其适合产后少尿及无乳的人食用。

43　孕妇宜吃野菜

野菜是孕妇的又一营养佳品。野菜不仅以其污染少或无污染而优于田园蔬菜，而且具有营养及食疗双重作用。我国营养学家对我国近100种可食用的野菜进行分析，发现野菜中富含植物蛋白、维生素、纤维素及多种矿物质，其营养价值颇高，味道别具一格。更为可贵的是，野菜的防病保健作用显著。例如：小根蒜有健胃、祛痰之功效；地米菜可补脑明目；马齿苋有清洁胃肠道的作用，可以防治急、慢性肠炎或痢疾；蕨菜可清热利湿、消肿止痛，还有活血安神之功效。

人们每天吃的米、面、杂粮、肉、鱼、禽、蛋等，在身体内多呈酸性反应，只有菜经过消化分解后在身体内呈碱性反应。孕妇间隔地吃这些野菜可以中和体内的酸性，以维持身体弱碱性的内环境。这对于孕妇优生、养胎十分重要。吃野菜还可以扩充营养素的来源，调剂口味，而且促进胃肠道清洁，减少粪便中毒素的吸收，有益于妊娠。

44　孕妇宜吃莲藕

莲藕中含有大量的淀粉、维生素和矿物质，营养丰富，消痰爽口，是祛淤生新的佳蔬良药。能够健脾益胃，润燥养阴，清热生乳。产妇多吃莲藕，能及早清除腹内积存的淤血，增进食欲，帮助消化，促使乳汁分泌，有助于对新生儿的喂养。

45　孕妇宜适度吃姜蒜

孕妇在整个妊娠期间不宜过多吃刺激性食品，对姜、蒜等调味品的吃法也有一定的讲究。

常言道："冬吃萝卜夏吃姜，不劳医生开处方。"生姜有益于防暑度夏。鲜生姜中的姜辣素刺激胃肠张黏膜，令人开胃，使消化液分泌增多，有利于食物的消化和吸收。

姜辣素对心脏和血管都有刺激作用，能够使心跳及血液循环加快，汗毛也张开，有利于体内的废物随汗排泄，带走体内余热。孕妇吃生姜应该注意以下4点：

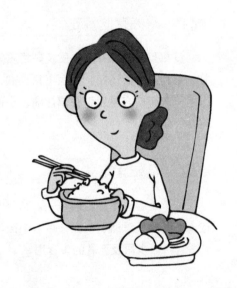

1. 食量适度。炎夏容易口干烦渴，生姜则辛温，属于热性药物。根据中医"热者寒之"的原则，孕妇要少吃生姜。

2. 孕妇如生痱子、疖疮、肾炎、咽炎或者上呼吸道有感染时，不宜常食或暂时禁食生姜，以防病情加重。

3. 生姜红糖水只适用于风寒感冒或淋雨后的畏寒发热，不能用于暑热感冒或风热感冒。只用于风寒引起的呕吐，其他类型的呕吐包括妊娠呕吐者，不宜食用。

4. 腐烂的生姜会产生一种毒性很强的有机物——黄樟素，能损害肝细胞、致癌。所以，千万不能用烂姜调味。民间有"烂姜不烂味"的说法或者做法，实属误解误用，应予以纠正。

大蒜可以防治感冒。根据发病的原因，感冒分为两类：

一类是由流感病毒引起的，称为流行性感冒，简称流感。它是孕妇之大忌。因为流感病毒可随血液侵入胎盘。如果妊娠早期患流感可导致畸胎；发生在妊娠中、晚期，可导致流产或早产等。

另一类是由伤风受凉引起的，称为普通感冒，是由细菌或病毒感染所致，主要表现为鼻咽部炎症。孕妇因为免疫功能降低，更容易发病，应该积极预防。

♥ 小贴士

取大蒜20克，捣烂为泥，糖水冲服，能散寒健胃，可预防感冒、流脑，治疗头痛、肺炎、痢疾、恶寒发热等，亦可助消化及增食欲。早饭前吃糖醋大蒜10克，连吃15天为一疗程，可防治妊娠高血压及慢性支气管炎。取大蒜30克捣烂煎水调冲，温浴外阴或足部，可以治疗滴虫性阴道炎与脚癣。

46 孕妇宜吃无花果

无花果的果实无论鲜品还是干品均味美可口。它富含多种氨基酸、有机酸、镁、锰、铜、锌、硼及维生素等营养成分。它不仅是营养价值高的水果，而且是一味良药。它味甘酸性平，有清热解毒、止泻通乳之功效，尤其对于痔疮便血、脾虚腹泻、咽喉疼痛、乳汁干枯等疗效显著。

孕妇最容易患痔疮。预防痔疮必须保持大便通畅，注意饮水，养成定时排便的习惯，同时，孕妇宜常吃适量的无花果。

47　孕妇宜吃柿子

柿子，汁多味甘，是一种物美价廉的水果。每100克柿子含糖20克，蛋白质0.7克，脂肪0.1克，碘49.7毫克，还富含多种维生素及钾、铁、钙、镁、磷等，其矿物质的含量超过苹果、梨、桃等水果。柿子性寒，有清热、润肺、生津、止渴、镇咳、祛痰等功效，适用于治疗高血压、慢性支气管炎、动脉硬化、痔疮便血、大便秘结等症。其营养及药用价值均适宜孕妇适量食用。尤其是妊娠高血压综合征的孕妇可以"一吃两得"。柿子的蒂和叶都是中药。柿蒂可以降逆气、止恶心，治疗呃逆、嗳气等。柿叶有抗菌消炎、止血降压等作用，是民间常用的草药。

48　孕妇要多吃绿豆

赖氨酸是人体必不可少的氨基酸。它是合成蛋白质的重要原料，可以提高蛋白质的利用率，从而增进食欲和消化功能。可促进发育，提高智力，长身高，增体重，故被称为营养氨基酸。

绿豆中赖氨酸的含量居同类作物之首。此外，绿豆还富含淀粉、脂肪、蛋白质、多种维生素及锌、钙等矿物质。中医认为，绿豆性味甘寒，有清热解毒、消暑止渴、利水消肿之功效。是孕妇补锌及防治妊娠水肿的食疗佳品。

49　怀孕中期要多吃瘦肉、鱼虾

在怀孕中期，孕妇必须食用比平时多1/4的含蛋白质食物，才能满足母胎的需要。所有动物类食物都含有丰富的优质蛋白质。这些食物含有的铁也利于人类吸收，人对谷物中的铁吸收率只有百分之几，而对动物类食品中的铁吸收率高达20%。别外，动物肌肉中存在着能促进非动物铁吸收的物质，对食物中的非动物铁有促进吸收作用。例如，单独吃玉米，铁的吸收率只有2%，在玉米与牛肉同吃时，铁吸收率提高到8%。孕期妇女需要补充大量的铁，多吃瘦肉、鱼虾等，不但可补充蛋白质，还可提高孕妇的血红蛋白水平，改善和纠正贫血。

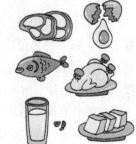

鱼虾中含有丰富的无机元素，可预防孕妇由于体内缺镁而引起的先兆子痫，磷可供胎儿脑及神经的发育。

因此，孕妇每日应食用的瘦肉、鱼虾不能低于100克。

50 孕妇宜吃樱桃

樱桃味道酸甜，能促进食欲。其营养价值非常高，含有丰富的铁元素，有利生血，并含有磷、镁、钾，其维生素A含量比苹果高出4~5倍，是孕妇、哺乳中妇女的理想水果。

买樱桃时应选择连有果蒂、色泽光艳、表皮饱满的种类，适合保存在摄氏零下1度的冷藏条件。樱桃属浆果类，容易损坏，所以一定要轻拿轻放，注意存放。

51 孕妇宜吃柑橘

柑橘品种繁多，有甜橙、南橘、无核蜜橘、柚子等。它们都具有营养丰富、通身是宝的共同优点。其汁富含柠檬酸、氨基酸、碳水化合物、脂肪、多种维生素、钙、磷、铁等营养成分，是孕妇喜欢吃的食品。500克橘子中含有维生素C约250毫克，维生素A约2.7毫克，维生素B_1的含量居水果之冠。柑橘的皮、核都是有名的中药，常吃柑橘可以预防坏血病及夜盲症。但是，柑橘好吃，不可多食。因为柑橘性温味甘，补阳益气，过量反于身体无补，容易引起燥热而使人上火，发生口腔炎、牙周炎、咽喉炎等。一次或者多次食用大量的柑橘后，体内的胡萝卜素会明显增多，肝脏来不及把胡萝卜素转化为维生素A，使皮肤内的胡萝卜素沉积导致皮肤呈黄疸样改变，尤以手及脚掌最明显。常伴有恶心、呕吐症状。孕妇每天吃柑橘不应该超过3个，总重量在250克以内。

52 孕期需要吃奶制品吗

食物指南上，你将看到牛奶、酸奶和奶酪。这些乳制品是你一天饮食中较有营养价值的食品，并为你宝贝的生长提供了重要的营养成分，如钙、维生素D和磷——它们是你腹中宝贝的骨骼、牙齿、肌肉、心脏和神经发育所必不可少的。

钙对妊娠妇女特别重要，研究表明，在怀孕期间，大约需要1小时13毫克，一天250~300毫克的钙，通过胎盘到胎儿体内。那就意味着，在出生时，婴儿体内将累积大约25 000毫克的钙。需要如此大量的钙，如果胎儿从你吃的食物中不能得到足够的钙，就只能从你的骨骼中"抢劫"。这样在怀孕后期将对你的健康产生较严重的损害作用。

因此，孕妇每天大约需要1000毫克的钙。如果你一天喝1杯低脂酸奶、1杯加钙橘汁和1玻璃杯脱脂奶，你就很容易得到所需的钙量。

53 孕妇多吃什么将来孩子聪明

胎儿的神经系统是发育最早的器官，神经管在妊娠的第4周末闭合，怀孕5个月内脑成形，结构完善。从怀孕第3周开始，胎儿大脑神经细胞以每分钟25万个的速度增生，到出生时，一个婴儿约有1000亿个神经细胞。一个人出生时神经细胞数量有多少，就是多少，以后不再增加。那么，如何促进胎儿神经系统的发育，也就是如何使孩子更聪明呢？从整个孕期营养补充看，孕妇多吃什么能促进胎儿的神经系统发育呢？

胎儿神经系统的构成主要是蛋白质、脂类等物质，因此孕妇多吃含这两种物质丰富的食物，对将来孩子的智力发育大有好处。蛋白质主要存在于各种瘦肉、鱼、鸡蛋、牛奶等食物中，孕妇每天都要保证吃上至少250克。脂类主要存在于各种硬果食品中。如核桃、花生、瓜子等，孕妇每天吃50克就可以了。当然，其他营养素也并非不重要，维生素、微量元素也不能缺乏。

54 孕妇补充维生素A要适量

维生素A是人体必需又无法自行合成的脂溶性维生素，它有重要的生理功能，如保护视力，加强机体免疫功能，延缓细胞衰老，防癌抗癌等作用。

孕妇缺乏维生素A会影响胎儿生长发育，引起胎儿生理缺陷，如中枢神经、眼、耳、心血管、泌尿生殖系统等异常。可是维生素A在体内有蓄积作用，补充太多除引起孕妇自身出现中毒症状外，也会危及胎儿，出现大脑、心、肾等器官先天缺陷。

孕妇对维生素A既不能缺乏，又怕补充或摄入过多，怎么办呢？医学专家建议，孕妇除应遵照医嘱补充维生素A外，较安全的是从植物性食物中摄取β–胡萝卜素，或类胡萝卜素（维生素A原）。以及胡萝卜、玉米、甘薯、黄豆、南瓜、香瓜、菠菜、油菜、杏、番茄等。

♥ 小贴士

美国曾对22 000名妇女进行调查，发现维生素A补充越多，危害越大，如每日补充2万国际单位的妇女比每日补充5000国际单位的妇女对身体的毒性要高出5倍；正常补充者胎儿畸形率为0.5%，而补充过多的妇女，其婴儿畸形发生率是16.2%。

55 孕妇要补充维生素B_1

缺乏维生素B_1的孕妇会使新生儿患先天性脚气病，出生时全身水肿，体温低，吸吮无力，经常呕吐，肢体无力，终日昏睡或者哭声微弱，夜啼。应及时诊断治疗，否则心力衰竭，死亡率高。

维生素B_1不能在体内合成，储备也少，全靠食物供应。在南方以食米为主，加工越精细的米维生素B_1含量越低，要鼓励孕妇多吃粗粮。在北方应提倡用酵母发面，不要加碱，以减少维生素B_1的损失。

需要量为孕妇每日1.8毫克、乳母每日2.1毫克、婴儿每日0.5毫克。

56 孕妇需要补充多少维生素B_2

维生素B_2的需要量随热能需要而增高，每消耗4186千焦（1000千卡）热能时应递增0.5~0.6毫克。当蛋白质消耗时利用不佳，会从尿中排出，故应增加供应量。动物的肝、肾和鸡蛋含量最高，绿叶菜及深色蔬菜也有。进食鸡蛋和猪肝因为同时提供蛋白质，有利于维生素B_2的吸收和利用。每周进食1~2次猪肝、鸡蛋等食物可避免维生素B_2缺乏。孕妇每日应供应1.8毫克，乳母每日应供应2.1毫克。

57 孕妇不宜多服维生素B_6

维生素B_6有减轻胃肠道反应的作用，故妇女妊娠呕吐症状，也常用它来解除。但服用过量则有害孕妇和胎儿的健康。

有关研究证明，孕妇过多服用维生素B_6会导致胎儿对维生素B_6产生依赖性，当胎儿出生后，得到的维生素B_6不像在母体内那样充分，这样就会出现一系列异常现象，最常见的有容易兴奋、吵闹不安、易受惊、眼球震颤，有的在出生后几小时就出现惊厥，这种惊厥的发生是因小儿离开母体后缺乏维生素B_6而引起中枢神经系统的抑制性物质含量骤减所致。

💗小贴士

维生素B_6过量，还可出现头痛、疲劳、抑郁、胀气、眼睑水肿、易激动等症状，但停药后，中毒症状便可得到改善。上述情况应引起人们尤其是孕妇的高度重视。

58　维生素B$_{12}$帮孕妇造血

对多数健康孕妇来讲，热量、蛋白质已基本上可以达到满足的要求，但是孕妇不仅要供给自身的需要，还要供给胎儿生长发育，另外，子宫、胎盘、乳腺都要增长，如子宫由孕前的5毫升增至足月时的5000毫升，孕期体重要增加10~12.5千克，孕期中，除甘油三酯、维生素E外，其他营养素皆下降。因此仍需额外补充维生素、矿物质及微量元素。维生素B$_{12}$是人体三大造血原料之一，它是唯一含有金属元素钴的维生素，故又称为钴胺素。维生素B$_{12}$与四氢叶酸(另一种造血原料)的作用是相互联系的。如果孕妇身体内缺乏维生素B$_{12}$，就会降低四氢叶酸的利用率，从而导致"妊娠巨幼红细胞性贫血"，会引起胎儿严重的缺陷。

维生素B$_{12}$除了对血细胞的生成及中枢神经系统的完整起很大的作用之外，还有消除疲劳、恐惧、气馁等不良情绪的作用，更可以防治口腔炎等疾患。维生素B$_{12}$只存在于动物的食品、奶、肉类、鸡蛋等。180克软干奶酪或1/2升牛奶中所含的维生素B$_{12}$就可以满足人体每日所需。只要不偏食，孕妇一般不会缺乏维生素B$_{12}$。

59　孕妇忌缺乏维生素C

维生素C俗名抗坏血酸。维生素C为连接骨骼、结缔组织所必需。它维护牙齿、骨骼、血管、肌肉的正常功能；增强对疾病抵抗力；促进外伤愈合。缺乏时引起坏血病，毛细血管脆弱，皮下出血，牙齿肿胀、流血、溃烂等症状。

妊娠期间胎儿必须从母体取得大量维生素C来维持骨骼、牙齿正常发育以及造血系统正常功能等，以致母体血浆中维生素C含量逐渐降低，至分娩时仅为孕初期的一半。

多吃各种新鲜蔬菜和水果补充维生素C对孕妇、胎儿健康有益。含维生素C丰富的食物有：柿椒(红、青)、菜花、雪里蕻、白菜、番茄、黄瓜、四季豆、荠菜、油菜、菠菜、苋菜、白萝卜、酸枣、山楂、橙、柠檬、草莓、鸭梨、苹果等。但是在制作食物时，切不可烧、煮过度，以免损失维生素C。

60　孕妇忌缺乏维生素D

维生素D是胆固醇的衍生物，具有抗佝偻病作用，被称之为抗佝偻病维生素。维生素D可增进钙和磷在肠内的吸收，是调节钙和磷的正常代谢所必需的，对骨、齿的形成极为重要。

人体每日维生素D需要量为10微克，实际上成年人每日经日光中紫外线照射即可合成足量的维生素D。孕妇由于晒太阳机会少些，加上胎儿对维生素D的需求，因此孕妇食物维生素D供给量应增加。维生素D缺乏时，孕妇可出现骨质软化。最先而且最显著发病部位是骨盆和下肢，以后逐渐波及脊柱、胸骨及其他部位。严重者可出现骨盆畸形，由此影响自然分娩。

维生素D缺乏可使胎儿骨骼钙化以及牙齿萌出受影响，严重者可致先天性佝偻病。

为了预防小儿佝偻病，母亲在孕期应采取以下几种措施：吃含有维生素D的食物，如动物肝脏、蛋黄，常到室外晒太阳，适当参加劳动。

61 孕妇忌缺乏维生素E

维生素E广泛存在于绿色植物中，动物体内仅含微量。维生素E能促进人体新陈代谢，增强机体耐力，维持正常循环功能；还是高效抗氧化剂，保护生物膜免遭氧化物的损害；还能维持骨骼、心肌、平滑肌和心血管系统的正常功能。此外，维生素E与维持正常生育功能有关。

研究认为维生素E缺乏与早产婴儿溶血性贫血有关。早产儿发生溶血性贫血时用。维生素E缺乏产生的水肿、过敏和溶血性贫血等症状即行消失。为了使胎儿贮存一定量的维生素E，孕妇应每日多加2毫克摄入量。

维生素E广泛分布于植物组织中，尤其是麦胚油、棉籽油、玉米油、菜子油、花生油及芝麻油等含维生素E较多。莴苣叶及柑橘皮含维生素E。几乎所有绿叶植物都含有此种维生素。此外，猪油、猪肝、牛肉以及杏仁、土豆中也含有维生素E。只要孕妇在饮食上做到多样化，维生素E就不会缺乏。

62 孕妇补充维生素K要适量

孕妇在妊娠后期服用维生素K，因为有相当部分可以在肠道自己合成。如果是长期患胃肠道疾病，长期服用磺胺制剂或抗生素者剂量可略增。孕妇如患肝病会影响凝血酶原的产生，使维生素K不能充分发挥凝血作用，在分娩之前应做凝血因子的检查，并与医生商讨对策。维生素K_1为天然维生素K的氧化物，毒性低，可用5~10毫克肌注而不产生高胆红素血症。较常用的维生素K_3为合成品，合成的维生素K_3如果一次量超过10毫克可致溶血性贫血、高胆红素血症，早产儿会并发核黄疸、抽风而影响智力，所以，孕妇补充维生素K一定要适量。

怀孕第五个月

1 孕妇母体的变化

妊娠5个月时，孕妇的下腹部隆起已很明显，子宫也已增大了许多，大小与幼儿的头部相仿，子宫底的高度是15~21厘米。早孕反应结束，身心都进入安定期。由于食欲旺盛，体重增加，乳房也变得更加膨大起来。但因为心脏被子宫挤到上边去了，饭后有时感到胃里的东西不易消化。这个时期是胎儿最容易吸收母体营养的时期，因此，也是母体最容易患贫血的时期。

胎动已能被孕妇感觉到了。如果使用多普勒(测波动)法，可以听到有力的搏动。

2 胎儿发育

5个月时，胎儿发育迅速，体重已至300克左右，身长也已达到25厘米左右。全身长出细毛（胎毛），头发、眉毛、指甲等已齐备。脑袋的大小像个鸡蛋。头重脚轻的身体分成3部分，并且匀称了许多。皮肤渐渐呈现出美丽的红色，皮下脂肪开始沉积，逐渐变成不透明的了。由于皮下脂肪少，所以不至于长得很胖。随着骨骼和肌肉的健壮，胳膊、腿的活动活跃起来，这时会感到明显的胎动。心脏的搏动也渐强劲起来，可明显听到胎心的活动。

3 预防放射线与电脑X射线对胎儿的影响

放射线

胚胎在受精后6天之内对放射线最为敏感，一般认为孕妇最初15周内受X线照射都有危险性。胚胎细胞染色体的断裂、基因突变等，可引起流产、死胎、新生儿先天畸形，以及发育迟缓、智力障碍等，有报道对接受腹部X线检查的孕妇分娩的婴儿做远期的追随访查，其比正常儿童白血病的发病率有所增加。自从B超得到广泛使用后，过去通过X线进行的各种产科检查大多用B超替代，因此X线的应用已越来越少。

为了保证胎儿免受放射线的不良影响，需要做到下面几项：

1. 月经周期14天内照射过下腹或盆腔的育龄妇女，为了避免放射线对卵巢的影响，最好避孕1~2个月。

2. 有受孕可能的妇女要避免X线检查。

3. 除了诊断和治疗需要，孕妇要避免接触X线、放射性同位素，孕15周前要禁止接受X线检查，孕妇常规胸部透视应取消。必须行胸部放射线检查时，拍胸片较胸透要安全。

4．孕妇必须接受放射检查或治疗时，如发生肿瘤等，则应把胎儿受照射影响放在次要地位来考虑。

5．如孕妇不得已接受了大剂量放射治疗，则最好终止妊娠。

电脑X射线

X射线对人体是有害的，也是胎儿致畸的原因之一。在电脑(以及电视机)中的显像管，都由于高电压的电子轰击荧光屏而产生X射线。

当然，从射线的防护原则来说，在条件许可情况下，应尽可能减少除天然以外的额外的人为照射，因此，作为一种职业，下面的建议对于电脑操作者也许是有益的。

1．有条件时，可在电脑荧光屏上附加一安全防护网或防护屏，以进一步吸收可能泄漏的X线，据介绍，这可以增加画面的清晰度，保持眼睛的舒适，并且能消除100％的静电和绝大部分的辐射。

2．机房要有良好的通风，以保持空气的新鲜，这一点对于和复印机共用的机房更为重要，因为在这种工作条件下会产生一些臭氧等有害气体和粉尘。操作人员长年累月在此环境中工作，也可能会影响健康。

3．对于像电脑操作这样常年枯坐的工作人员，加强户外活动，注意体育锻炼，提高身体素质，这乃是保持身体健康的根本。

4．已经怀孕的操作者，要消除不必要的忧虑和担心，保持乐观的情绪，同时，应该定时做优生遗传检查，有问题可及时进行对症治疗。

5．对于一些电脑"发烧友"，应该适当收敛自己对电脑的热情，减少在电脑前工作或娱乐的时间。

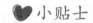

小贴士

在我们生活的空间中到处充满着放射线，每年照射剂量平均为90~200毫拉德，如放射线剂量过多可致胎儿消化系统畸形和增加白血病的发病。

4　胎儿习惯发育与训练

据瑞士儿科专家舒蒂尔曼博士的研究报告分析：婴儿的睡眠类型是在怀胎数月内形成，并由母亲决定。他将孕妇分为早起和晚睡两类，分别对新生儿进行调查，结果孩子的习惯完全与母亲相同，说明母子之间早已存在感应。

然而，新生儿与母亲保持协调一致是相当困难的，这种一致只维持在最初阶段。因为母亲产后会本能地调节情绪，而孩子却暂时做不到。

这项研究结果表明，出生后母子间的感应，是在出生前就早已开始的那个感应过程的延续。早在胎儿出生前的几个月里，母亲和胎儿就已经把这一节律和情绪紧密地联系在一起了。

胎儿生长到第五个月时，手指可以单独地动作，会吸吮手指，动起来仿佛在跳舞似的。慢慢地会用脚踢子宫壁，向母亲传达"我很健康"的信息。

胎儿的胃中已产生可制造黏液的细胞，并会喝下少许羊水。大脑虽然尚未产生皱褶，但基本的构造已经形成。神经系统逐渐发达，延髓部分的呼吸中枢开始发挥作用，而且，前头叶也非常明显。内耳区负责传递声音的"蜗牛壳"也完成了，可以感觉声音，因此，在这个时期可以记忆母亲的声音。这时母亲不妨多对胎儿讲讲话。

此外，胎儿对母体的压力反应也相当敏感，应特别注意。母亲可以感觉到胎动，发现胎儿成长的事实。此后，可以慢慢做分娩前的准备工作。做家事等这些工作以适度地劳动身体为宜，如此对腹中的胎儿也很有益处，但是请注意不可太劳累。

以前，怀孕期间的运动，尤其是游泳运动，根本不曾被人们想到。现代有很多母亲似乎很喜欢。到怀孕5~6个月的安定期时，经过医师的诊断，如果允许的话，不妨好好地享受游泳的乐趣。

孕妇游泳有很多好处：

1. 预防过胖，解除运动不足的烦恼。

2. 初次怀孕的不安与烦恼、焦虑等情绪，借着身体运动来解除。

3. 缓和腰痛、静脉瘤等症状。

4. 增进孕妇之间的感情，借着聊天的方式，让你感觉怀孕是一件愉快的事。

5. 利用游泳调整呼吸，使分娩的过程比较轻松、顺利。

6. 加强腰部及脚部力量以促进分娩。

要注意的是，下水前要做一会暖身操，出水后要避免让身体太冷。有氧运动在妇产科医院也非常盛行。目的在于培养分娩时的体力，不过，是否有兴趣非常重要。如果感到不适，腹部紧绷的话，应立刻停止。

孕妇做瑜伽可以在怀孕时审视自己的身体和心态，有乐趣的话不妨一试。

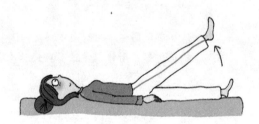

专家坐诊

平常就习惯运动的人，只要不是剧烈的运动，持续进行亦无妨。若为了安产而想做特别的运动，以游泳运动为最佳选择。

6　孕妇床上运动

孕妇做操，适当进行锻炼，不仅有利于保持孕妇健康的身体，使自己舒服和愉快，并有利于分娩，更重要的是使胎儿身心得到良好的发育。

这是一套简单的体操，它不花费太多的时间，可以锻炼四肢和腰部。清晨和晚上都可进行。床上运动胎教法比较适宜妊娠初期采用。

1. 自然地坐在床上，两腿前伸成V字形，双手放在膝盖上，上身右转。保持两腿伸直，足趾向上，腰部要直，目视右脚，慢慢数至10个数。然后再转左边，同样数至10个数，恢复原来的正面姿势。

2. 仰卧床上，膝部放松，双足平放床面，两手放在身旁。将右膝抱起，使之向胸部靠拢，然后左腿做同样运动。

3. 仰卧，双膝屈起，手臂放在身旁，肩不离床，滚向左侧，用左臀着床，头向右看，恢复原来的姿势。然后滚向右侧以右臀着床，头向左看，动作可以反复做几次，以活动颈部和腰部。

4. 跪床，双手双膝平均承担体重。背直，头与脊柱成一直线，慢慢将右膝抬起靠近胸部，抬头，并伸直右腿。然后改用左腿做这一动作。

体操锻炼的项目是多种多样的，孕妇可根据自己的环境条件与身体状况，自行选择体操项目进行锻炼。

7　拍打胎教法

生命在于运动。一个幼小生命的孕育，更是微妙的运动，这种运动，有助于幼小生命的形成与发育。拍打胎教运动，在胎儿发育中发挥着神奇的作用。怀孕是母亲崇高而又自然的事，作为母亲应该使自己适应怀孕这一过程。

适用于妊娠5个月的孕妇，每天早晚共进行两次，姿势：同爱抚法。每次3~5分钟。当胎儿踢肚子时，母亲可轻轻拍打被踢部位，然后再等待第二次踢肚。一般在1~2分钟后，胎儿会再踢，这时再拍几下，接着停下来。如果拍的地方改变了，胎儿会向改变的地方再踢，注意改拍的位置离原来踢的位置不要太远，这样可锻炼胎儿的运动能力。对于孕妇来说适量的活动与注意休息一样重要。

♥ 小贴士

有些孕妇常常没有食欲、便秘或者肥胖、腰背痛，这些很可能是由于缺乏运动引起的。运动不足，即使没有明显的症状，随着妊娠月份的增加，孕妇也会越来越感到不便。

8 手按胎教法

增加胎儿活动量，让胎儿感到妈妈温暖的双手，并传递妈妈融融的感情。

此法在母亲有胎动感觉时，即可开始应用，每次时间在3~5分钟为宜。以自身感觉舒适为宜。孕妇可仰卧在床上，头不要垫得太高，全身放松，呼吸匀称，心平气和、面部微笑，双手轻放在胎儿位上，也可将上身垫高，采用半仰姿势。每次2~5分钟。做完爱抚法后，孕妇用示指或中指轻轻触摸胎儿，然后放松即可。开始时，胎儿一般不会做出明显反应，待母亲手法娴熟并与胎儿配合默契后，胎儿就会有明显反应。如遇到胎儿的强烈反应时，孕妇应停止动作。

专家坐诊

8个月时，胎儿的头和背已经分清，此时如胎儿发脾气活动强烈，母亲可用爱抚法抚摸胎儿头部，安抚胎儿，一会儿胎儿就会安静下来，用轻轻蠕动来回答。此法应定时做，一般在每天睡觉前（晚上9~10点钟）胎儿活动频繁时做为宜。

9 父亲间接胎教法

妻子怀孕，身体增加了巨大负担，受种种痛苦折磨，还冒着一定生命危险。孕期患病率及死亡率比平时明显增高。孕期及分娩对于人是一件生死攸关的大事，稍有不慎都会带来终生遗憾。因而，此时的丈夫，只有主动承担责任，尽义务，加倍关心妻子才是称职的。由于家庭不同，关心方式方法各有不同，只要是发自内心的一言一行，都会给妻子带来力量和快乐。这对妻子，对于胎儿，都是至关重要的。

胎儿在母腹中与母亲之间的关系是血肉相连、心心相印，照理说，孩子出生后应该同母亲的感情最深，同父亲的关系天生注定就要疏远一些。但奇怪的是，许多婴儿对父亲的欢迎程度远远超过母亲，胎儿特别喜欢爸爸的讲话声，在爸爸的歌声和抚摸下，能用似乎"陶醉"了的轻轻摇晃动作来表示他的满意心情。

婴儿出生后哭闹时，母亲往往不能使其安静下来，而父亲却可以通过唱婴儿熟悉的歌曲和抚摸动作使其尽快安静下来或入睡。这大概与胎儿不喜欢高、尖、细的声音（这种声音常常会造成胎动增加），而喜欢低沉、宽厚的声音有很大的关系吧。请爸爸对胎儿讲话，是创造那种与出生后的婴儿建立亲切、深厚的感情的先决条件。

10 孕妇第五个月的保健

从这时起，做授乳的准备，开始乳头的保养。为了做到有备无患，这时可制定出必需的育儿用品和产妇用品的计划，并开始一点点地做准备。这时期的胎动情况彼此差别很大。早的从怀孕17周即可感觉到，晚的到20周才感觉到。因此要记录首次胎动的日期，在做产前检查时，应告诉医生。如果每天持续的胎动突然消失，并持续一两天，这就有可能是胎儿有了异常情况，应立即去医院检查。

不要贴身穿腈纶衣、人造羊毛衫、毛绒衣、羽绒衣等。乳罩买来后要洗涤一遍再穿，平时也要勤洗勤换。洗涤乳罩时也不宜用洗衣机同其他衣物共同进行，避免脱落的细小纤维黏附于乳罩上而使乳腺管堵塞。

妊娠5个月时便可以系腹带，系腹带应以感到舒适为准，不能太紧，选择腹带最好选择不易皱成一团且易吸汗的漂白布，长为5米左右。系腹带时先在腹部对折，再一圈圈地缠绕。腹带的两端刚好在骨盆部位，腹带下侧贴住腹部，上侧稍有松动，刚好撑住腹部，这样绕一圈，然后在腹部正面折回，最后将腹带末端塞进腹带中间。妊娠后期，腹部增大，在腹部正面有时会难以折回，在侧腰处折回去也可，腹带至少要备2条，以便经常换洗。

专家坐诊

帮肚不如腹带系在腹部上时显眼，对于职业女性很适合。在选用布料方面，因为有容易结成一团难洗的特点，所以应注意选购。如果就保护腹部和保温这一点来说，帮肚就足够了。

11 孕妇克服偏激急躁的方法

克服偏见

孕妇易用主观构造的理想模式去套客观现实，因而脱离实际地苛求他人，求全责备。因此，要克服偏激，首先要克服认识的偏见，学会全面、客观地分析处理问题。其次要善于站在对方的立场上，体谅他人的处境和困难。另外，看问题不能一叶障目不见森林，或者把自己当做局外人指手画脚地品头论足，而是要用辩证的观点去全面、客观地分析，既要看到问题，还要看到成绩；既要看到正面，又要看到反面。

冷静行事

孕妇易出现行为偏差，把好事办坏。如果知道自己有思想偏激、容易急躁的毛病，就要学会控制自己的情绪，遇事要提醒自己冷静、沉着、三思而行，切忌不要感情冲动，急于作出反应。如果对社会或单位及家庭存在的弊端有看法，发议论，一定要注意场合、对象和分寸。否则，就会与自己原有的积极动机相悖，带来消极的影响，还会带来是非，影响人们之间的关系。

学会等待

孕妇偏激急躁，往往盲目而行，急于求成，结果往往把事情搞糟。这就要求要学会等待，因为解决某个问题，完成一个任务，总是要等一定的主客观条件都成熟时再行事。强者既有意志，又能等待时机。

善于自我调节

孕妇克服偏激急躁的毛病，还要善于自我调节不良的情绪。不良情绪会酿成大错。调节情绪，保持良好的心境的方法是：要培养乐观向上的精神，不要为眼前的成绩得意忘形，更不要因小事而伤肝动怒。

要通过自我暗示法提醒自己，让家人和朋友在自己偏激急躁时，及时提醒开导，也是一种有效的方法。

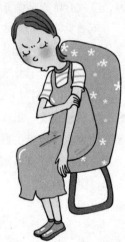

12　孕妇克服嫉妒心理的方法

嫉妒不仅害人，而且害己，大部分容易嫉妒的人，都会出现一些身体的疾病，如胃痛、背痛等。嫉妒如任其发展，会使人变得虚伪、狡诈、颓废、仇恨，甚至堕落犯罪，孕妇如有嫉妒心理，危害更大。下面教孕妇一些克服嫉妒心理的方法。

自省法克嫉

就是要彻底认识嫉妒是以害人的目的开始，以害己的结果告终，并腐蚀社会风气，危害事业的发展和社会进步，特别是孕期危害胎儿，从而产生厌恶情绪，并在心理和行动上自发克制嫉妒感的产生。

竞争法超越

从心理上看，嫉妒是一个人内在软弱自卑的表现。嫉妒者因心灵巨大创伤和某种无法补偿的缺陷，无力与强者竞争，又怕别人超过自己，这种心理上的不平衡只得用贬低别人来求得补偿。认识到嫉妒的实质后，就要做一个敢于向强者挑战的强者，把嫉妒心变为赶超力，努力超过对方，取得对手以上的地位。

转移法消嫉

孕妇就是有意识地转移自己的思维内容，多想一想胎儿漂亮的模样和美好的生活前景。另外，也可有意识地把注意力调节到自身的优势和对方的劣势上。

拓宽法驱嫉

嫉妒感严重的孕妇往往目光短浅，气量狭小，自我膨胀。凡事只想到自己，不甘人下，不把别人的成绩看成是对社会的贡献，而首先看成是对自己的威胁。因此，要驱嫉，就要铲除私念，拓宽心胸。一要容人。即要容得下异己之心，又要乐纳强己之人，真正做到：己欲立先立人，己欲达先达人。二要自知。繁花似锦，总有凋谢之时；华盖如亭，难于经世不衰。一个人不可能样样比别人好，事事比别人强，因此，在学习和生活中，既要不服输，又要服输，这可在很大程度上驱除嫉妒心理。

13　要预防化学物质对胎儿的影响

现代工业的极大发展，使许多人都有机会接触到化学物质，而化学物质中有许多都是对人体有害的。曾有一份统计，接触汞及苯等有机溶剂和服用激素的女工，1819人所生的392名婴儿中，先天畸形114名，畸形率为33.61%，而对照组女工婴儿畸形率为16.29%，两者有显著差异。妇女妊娠后耗氧量剧增，代偿性地使呼吸、心率加快，能吸入、吸收更多有毒物质。肝肾是解毒的主要器官，接触有毒物质也使肝肾易受损害，这些都会影响到胎儿健康。有害物质还能抑制胎盘血流量及损伤胎盘转运功能。有害化学物质对胎儿发育各阶段都有不利影响，受孕前可影响精子生成及卵子发育，或引起染色体异常；孕卵着床后可影响胚胎发育，或导致流产，或引起胎儿畸形，特别在器官形成期对有毒物质更为敏感；孕3个月后，能引起胎儿发育迟缓，或出生后功能异常。

胚胎及胎儿对化学毒物敏感性比孕妇要高，往往在母体尚未引起危害的浓度下，胎儿已出现毒性作用。有资料表明，铅、汞、砷、磷、锑、二硫化碳、氯仿、乙醚、氯丁二烯等，能引起流产、早产。铅、汞、砷、铜、亚硝酸盐、硒、二硫化碳等，可引起胎儿发育缺陷。因此，在化工厂工作的女性或有机会接触到化学物质的女性在妊娠前后都要远离这些物质，避免给妊娠带来麻烦。

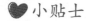 **小贴士**

　　孕妇长期吸入混有一氧化碳的有毒气体会引起慢性一氧化碳中毒，这样也可使胎儿脑损伤及四肢畸形。

14 要预防空气污染对胎儿的影响

孕早期是一个非常重要的时期，胚胎正是在这个时期进行细胞分裂、增殖、组织器官形成、分化；脑组织也是在这一时期形成的。这时的胎儿非常"脆弱"，极易受周围环境的影响。当孕妇吸入含有二氧化硫、一氧化碳、浮尘、焦油等有毒有害物质的气体时，这些有毒物质通过血液循环进入胎儿体内，会影响干扰胎儿的正常发育，甚至会引起胎儿畸形或自发流产，即使胎儿顺利娩出，所娩出的胎儿也极有可能是畸形儿。因此，不能忽视环境质量对优生的影响。要想避免环境污染的致畸危害，就要做到孕期远离有毒害物质的工作环境，避免工业毒物，孕早期少去公共场所，尽量少到油烟弥漫的厨房，孕妇的房间不宜生煤炉，必须用煤炉时要保证通风良好。孕妇要多呼吸新鲜空气。

15 被动吸烟对胎儿的影响

有些孕妇本身不吸烟，丈夫或家中其他人却吸烟，致孕妇被动吸进烟雾，其实，这样也对孕妇和胎儿有害。

卷烟烟雾中所含的致癌、致病有害物质有上千种，其中危害性最大的是焦油、尼古丁、一氧化碳、氰化物等。有人检查发现，吸烟孕妇的羊水、胎盘及胎儿血浆内的尼古丁浓度竟超过孕妇本人体内的浓度。一氧化碳可使血红蛋白丧失带氧能力，引起组织缺氧，尼古丁和一氧化碳联合作用不仅减少胎盘血流量，也减少血液含氧量。吸烟者在房间里吸一支烟，可使"被动吸烟"的孕妇、胎儿血液中的碳氧血红蛋白分别升至3.1%和2.8%(正常值是0.4%)，这种浓度已与吸烟者的相差无几。

专家坐诊

有报道吸烟孕妇较不吸烟孕妇的新生儿体重低200克，丈夫每天吸1包烟，被动吸烟的孕妇，其新生儿体重低120克，出生后体质和智力也低于正常婴儿水平，而且畸胎、流产、早产、围产儿死亡率也比不吸烟或不接触烟雾的孕妇高。

16 注意孕妇做胸部透视对胎儿的影响

据科学研究证实，放射线对胎儿有害，但胎儿能够承受5拉德的放射线剂量，另外胎儿接受X线剂理与孕妇照射部位有关。

过去在第一次产前检查时，孕妇要常规做胸部透视，以便发现肺部有无结核或其他病变，用来决定能否继续妊娠和安排治疗。近年来，孕妇营养充足，工作环境有很大改善，妊娠合并肺结核很少见，因而通过胸部透视来发现肺结核也少了。那么，胸部透视或X线胸片对胎儿是否有害呢？据报道，一次胸部透视中胎儿接受的X线剂量为0.070拉德，一次X线胸片为0.008拉德，剂量很小，对胎儿是安全无害的，但从围生期保健及优生开展以来，大多数产科门诊都不用胸部透视来筛选心、肺疾病。

17　注意宫颈糜烂对孕妇的影响

宫颈糜烂是由子宫颈炎发展而来的，宫颈局部呈颗粒状红色区。炎症初期，宫颈表面尚平坦，称为单纯性糜烂，病程较长者糜烂面凹凸不平，呈颗粒状或乳头状。按糜烂面占整个宫颈面积大小，又将糜烂分为轻、中、重3度。

重度宫颈糜烂由于破坏了阴道的正常环境，可影响受孕机会，已妊娠的妇女宫颈糜烂对胎儿无不利影响，在孕期有可能发生少量阴道出血或白带内有血丝，尤其在性生活后易发生。在临产过程中随子宫口开大，宫颈糜烂面可能有出血，表现为血露较多。产后如无其他原因而有少量持续阴道出血时，应检查是否来自宫颈糜烂局部。

18　小心胎动异常

胎动的次数并非恒定不变，妊娠28～38周是胎动活跃的时期，以后稍减弱，直至分娩。胎动正常，表示子宫和胎盘功能良好，胎儿在子宫内健康地成长发育。

孕16～20周

孕16～20周是刚刚开始能够感觉胎动的时期。这个时候的胎儿运动量不是很大，动作也不激烈，跟胀气、肠胃蠕动或饿肚子的感觉有点像，没有经验的准妈妈常常会分不清。此时胎动的位置比较靠近肚脐眼。

孕20～35周

这个时候的胎儿正处于活泼的时期，而且因为长得还不是很大，子宫内可供活动的空间比较大，所以这是胎儿胎动最激烈的一段时间。准妈妈可以感觉到胎儿拳打脚踢、翻滚等各种大动作，甚至还可以看到肚皮上突出的小手小脚。

临近分娩

因为临近分娩，胎儿慢慢长大，几乎撑满整个子宫，所以宫内可供活动的空间越来越少，施展不开，而且胎头下降，胎动就会减少一些，没有以前那么频繁。胎动的位置也会随着胎儿的升降而改变。

妊娠后随着血容量增加，心排出量也增加，这是由于心搏量和心率增高的结果。心率随妊娠期的进展而逐渐增快，足月时比未孕时每分钟增快15次。每次搏出量比未孕时增加30%~40%，28~32周达高峰，孕33~36周达39%并维持到足月，这无疑增加了心脏的负担。

孕妇代谢率增高，耗氧量较正常增加15%~25%。此外，孕妇体重增加，体内水钠潴留，胎盘血循环形成，子宫增大，膈肌上升，心脏发生移位，这些也加重了心脏负担，到了妊娠晚期，这些负担很容易导致心脏功能的进一步衰竭。

有器质性心脏病的孕妇，早孕时即应到医院检查，最好能明确心脏病的病因、病变程度、病程、心脏代偿功能，以决定是否可以妊娠。不宜妊娠者应于孕12周前施行人工流产术。心脏病孕妇的主要死亡原因是心力衰竭与感染，未经产前检查的心脏病孕妇，心力衰竭的发生率要高出经产前检查的许多倍。

检查应从早孕开始，检查次数及间隔时间可根据具体情况而定。除了产科检查外，对心脏病应通过各种客观检查做全面估价。

预防心力衰竭，安排好工作、生活，每日至少睡眠10个小时，避免过劳，防止情绪过度激动。而且，要严格限制盐的摄入，1天食盐不超过6克。积极防治并及早纠正贫血、维生素缺乏、蛋白质缺乏及感染。

提高对心衰的认识，早期心力衰竭表现为轻微活动即有胸闷、气急、心悸。如果休息时心率大于110次/分，呼吸大于20次/分，夜间常胸闷，需起床到窗口呼吸新鲜空气者，应提高警惕。

产程开始给予抗生素预防感染，适当使用镇静剂，手术助娩缩短第二产程，胎儿娩出后腹部置沙袋，以防腹压突然下降回心血量突然增加而发生心衰。尽量谨慎使用宫缩剂，输液输血注意滴速。可酌情选用剖宫产，麻醉剂中不要加肾上腺素。

专家坐诊

产后72小时内，尤其24小时内，由于回心血量骤然增加，仍然易发生心衰，因此应密切观察心率、心律、呼吸及血压变化。继续用抗生素预防感染。心功能Ⅲ级以上不宜妊娠和哺乳，凡属不宜妊娠者应严格避孕或进行绝育术。

20　妊娠期卵巢肿瘤的防治

孕期卵巢肿瘤比非孕期卵巢肿瘤易发生扭转和破裂，应提高警惕。妊娠发现卵巢肿瘤，首先应鉴别是生理性的还是病理性肿瘤，以及病理性肿瘤属良性还是属恶性。发现卵巢肿瘤不必急于手术，尤其妊娠期间的黄体囊肿可能性较大，妊娠中期及分娩后，黄体囊肿可消失。一般卵巢肿瘤小于5厘米，无不适症状，可定期复查。若肿瘤虽大于5厘米，但无扭转或急腹症，可待妊娠4个月时行手术治疗。因4个月时胎盘已形成，不易流产，且子宫不十分大，不影响手术视野。畸胎瘤发生的扭转，保守治疗不缓解，以及恶性肿瘤，均可危及孕妇生命，因此需即刻进行手术治疗。

21　孕妇为什么容易发生便秘

妊娠以后，由于体内有大量的孕激素，致使胃肠平滑肌张力降低而松弛、蠕动减弱，加上腹壁肌肉紧张性不足，以及增大的子宫压迫直肠，和孕妇活动减少，常易发生腹胀和便秘。

便秘发生以后，不仅腹胀，食欲缺乏，而且还可引起痔疮和出血，因此要积极防治。便秘的防治，首先是在妊娠期间，特别是在妊娠后期，孕妇应保持适当的活动，以利于消化和排便；其次要多喝开水，多吃含有充足水分的饮食，多吃些含纤维素较多的蔬菜，如芹菜、萝卜、韭菜、洋白菜及粗粮，条件好的还可常吃点蜂蜜和水果；第三是平时养成定时排便的习惯，最好是每天清晨大便1次。如果已发生便秘，除上述调理外，可用润肠剂或轻泻药治疗，如蜂蜜每次50克，每天服2次，或每次食用炒芝麻50~100克，1天1次。麻仁润肠丸，每次1丸，每天2次。此外，甘油栓剂及开塞露挤入肛门内，也有暂时通便的作用。但千万不要服用强泻药，如硫酸镁、大黄、芒硝之类，防止因肠蠕动加剧，引起子宫收缩而导致流产或早产。

22　孕妇外阴静脉曲张的防治

孕期外阴静脉曲张在妊娠后期较为常见，治疗上以局部护理为主，如采取局部冷敷，或施以冷水坐浴，可使外阴部曲张的静脉血管收缩，进而使症状减轻或消失；亦可局部涂搽氧化锌软膏（再撒上一些爽身粉），这样也会加强局部静脉血管的收缩。

患有外阴静脉曲张的孕妇，平时要保持外阴清洁，穿柔软、宽松的棉质内裤，防止局部摩擦，避免皮肤溃破。如有小溃疡，要及早治疗，防止继发感染。

23　引起高危妊娠的原因

妇女的怀孕过程是一个生理性变化的过程，一般这个过程都能安全度过。但是，妊娠期有一些情况对母、儿有一定的危险，并使分娩过程遇到困难，母、儿的健康甚至生命受到威胁，这些情况称为妊娠期的高危因素，这种妊娠状态称为高危妊娠。

引起高危妊娠的因素有很多种：

1. 社会原因：如不到18岁的未成年初产妇，超过35岁的高龄初产妇，生活条件较差，卫生常识较少，卫生习惯较差者。

2. 过去有过多次流产、早产或有难产史，胎儿死亡者。

3. 本次妊娠有并发症者，如妊娠期间有并发高血压、小便不正常、胎位不正、产前出血、胎儿过小等。

4. 原来有严重的内外科疾病者，如心脏病、肾脏病、肝脏病、血液疾病等。

凡有上述各种高危情况的孕妇，具体明确危险的程度，然后由医生在专科门诊进行重点治疗和随访、重点监护。通过各种治疗方法来纠正各种高危因素，减少在妊娠期和分娩期的危险性，使母子均能顺利地度过妊娠期和分娩期。如果遇到孕妇骨盆狭窄或其他一些不能改变的因素，仍需要重点监护，一旦胎儿成熟，即给以引产分娩，使胎儿及时脱离危险环境，并可解除胎儿对母亲的负担，达到母子平安的目的。

24　监护高危妊娠的方法

高危妊娠监护就是要对胎儿宫内窘迫情况及早掌握清楚，并对胎儿的成熟度做出预测。

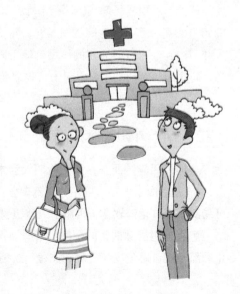

1. 通过详细了解病史，进行全面临床检查，以确定胎龄，了解胎儿发育情况和了解胎儿在宫内是否安适。

2. 通过超声波、胎儿心电图、羊膜镜，以及胎儿心率与子宫收缩的电子监护等仪器检查，以了解胎儿的生长发育、胎盘成熟度、胎心的活动和胎盘的功能等情况，从而可以掌握高危孕妇在当前所处的高危程度。

3. 通过胎盘功能测定、羊膜腔穿刺、血液化验及阴道细胞学等实验室检查，以了解胎盘功能，胎儿是否畸形、成熟度等情况。

25　高危妊娠的处理原则

补充营养

孕妇营养缺乏时极易导致胎儿宫内生长迟缓、妊娠高血压疾病、胎盘早剥、早产和贫血等。对蛋白质的补充尤为重要，因为蛋白质不足可使胎儿脑细胞数减少。

卧床休息

可改善子宫胎盘流血、增加雌激素的合成和排出量。卧床时，以侧卧比仰卧位好，尤其在妊娠后期要改变体位(左侧卧位)，能减轻脐带受压。

间歇吸氧

每日3次，每次半小时，对缓解胎儿的低氧症有利。注射葡萄糖、维生素C，这应在医院内由医生根据不同情况来决定其供给量。

病因治疗

此项处理原则是针对病因而进行的。如遗传性疾病，妊娠高血压疾病，妊娠合并糖尿病，慢性肾炎、心脏病，妊娠期感染，母儿血型不合等，都是引起高危妊娠的常见病因。在孕期对这些疾病的治疗，可以降低畸形、早产及围生儿的死亡率。

26　孕妇坐立和行走时应注意什么

孕妇坐椅子时要先稍靠椅子前边，然后移动臀部至椅背，深坐椅中，后背笔直靠在椅背上，大腿成水平状与小腿成直角，这样坐不易发生腰背痛。站立和行走时将两腿平行，两脚稍微分开，重心落在两脚之间，不易疲劳。若站立时间较长，可将两脚一前一后站立，并隔几分钟换一下位置，使体重落在伸出的前腿，以减少疲劳。行走时要背直、抬头、紧收臀部，保持全身平衡，稳步行走。

27　孕妇为什么要戒烟、戒酒

孕妇不论是自己吸烟，还是处于吸烟的环境中（称为"被动吸烟"），对孕妇和胎儿都是不利的。因为在烟草燃烧产生的烟雾中，含有尼古丁、氰化物、一氧化碳及焦油等有害化合物。尼古丁可引起末梢血管痉挛，血流减慢，使胎儿供血不足，影响胎儿发育，严重的还可使胎盘早剥，胎死宫内；氰化物阻碍组织器官的氧化过程，使其供氧不足；一氧化碳会与血红蛋白结合，妨碍氧气的运输，使胎儿处于低氧状态，影响胎儿发育，出生后不仅体重轻，智力也会低下。吸烟还可使新生儿患先天性心脏病、肺炎及支气管炎的发病率升高。经常受烟毒危害的孕妇，也容易发生流产、早产或出现胎膜早破、妊娠高血压综合征等。

因此孕妇有吸烟嗜好的应戒烟，而且应避免被动吸烟。如果夫妇经常喝酒或酗酒，可使精子或卵子活力减少，或发育异常，影响受精卵及胚胎的发育，并易引起流产。

> ❤ **小贴士**
>
> 酒精也是一种致畸因素，孕妇如过多饮酒，可造成胎儿的慢性中毒，医学上称为"胎儿酒精综合征"。这类新生儿常有头颅和颜面部发育的多种畸形、四肢和内脏畸形、智力低下的痴呆儿以及染色体畸变。孕期曾饮用少量啤酒，一般对胎儿影响不大。

28 孕妇可以打哪些预防针

如有外伤史，分娩对于母亲和新生儿都是一个容易感染的机会，一旦受到破伤风杆菌感染，就可能发病。为防止新生儿破伤风，应给孕妇注射破伤风疫苗。孕妇一旦被疯狗咬伤，很可能发生狂犬病，此时必须立即注射狂犬病疫苗，否则死亡率极高。可于咬伤当天及第3、7、14、30天各注射狂犬疫苗1针，如多处咬伤应注射狂犬免疫球蛋白或注射狂犬病病毒血清，然后按以上时间注射狂犬疫苗。当孕妇在有白喉、鼠疫暴发流行地区工作或居住时，孕妇应紧急接种白喉疫苗，因为一旦受染，会威胁孕妇的生命。但是孕妇禁用水痘、风疹、麻疹、腮腺炎等病毒性减毒活疫苗、脊髓灰质炎疫苗、百日咳疫苗。

另外，孕妇及家庭成员有澳抗阳性者，应在分娩后给孩子注射乙肝疫苗。然后隔1个月、6个月各注射1次。甲型肝炎感染的孕妇可注射胎盘丙种球蛋白。如遇到这方面的情况，应去卫生防疫部门咨询、注射。

29 孕妇自觉头晕、眼花是怎么回事

妊娠早期，由于早孕反应，进食不多，加上卧床休息，则易出现头晕，但妊娠反应过后，食欲增加，再进行适当活动，一般头晕就可以缓解。妊娠中、晚期若出现头晕、眼花，应考虑贫血，饮食中铁、维生素及叶酸不足，引起缺铁性贫血或巨细胞性贫血，常伴有乏力、面色苍白等；妊娠高血压疾病，由于头部及眼底小动脉痉挛性收缩，引起局部缺血、缺氧而致，常伴有头痛、水肿等，严重者可发展为先兆子痫，或子痫，威胁母婴健康。因此妊娠中期以后一旦出现头晕、眼花，应及时就诊。

30　孕妇要随时称体重

孕妇体重变化对胎儿的影响很大，有资料表明，孕妇体重增加10.9~12.3千克者，围生儿死亡率很低；体重增加超过12.3千克者，围生儿难产率增加。所以，孕妇要合理地控制和调整体重。

在妊娠期间，孕妇要多摄取高热量、动物高蛋白营养物质。妊娠末期，因母体组织间液体存贮量增多，表现为体表可凹性水肿（显性水肿）；或仅表现体重增加(隐性水肿)。怀孕晚期孕妇体重一般每周增长不应超过0.5千克，体重增长过多过快，大多因体内液体潴留过多所致。严重水肿常常是妊娠高血压疾病低蛋白血症的初期表现，所以，孕妇要随时注意自己体重变化情况。

31　孕妇不宜穿化纤类内衣

化纤类内衣对人体有刺激作用，但结果却因人而异。有的人穿上后，会在胸部、腋窝、后背、臀部、会阴等处的皮肤上出现散在的小颗粒状丘疹，周围还有大小不等的片状红斑，并伴有瘙痒和不适的感觉。

为控制瘙痒和防止抓破感染。医生常吩咐患者服一些镇静药物和脱敏、消炎药。但是妊娠妇女服用这些药物，对胎儿的发育极为不利，甚至会造成胎儿畸形。哺乳期妇女穿用化纤内衣，不仅会因服用上述药物影响乳汁质量，进而影响婴儿健康成长，而且会使化学纤维堵塞乳腺管，导致乳汁分泌不足。

32　孕妇不宜戴乳罩

妇女平时戴乳罩，既是对乳房的一种有效保护，也是一种讲文明的表现。但在妊娠期间，孕妇戴乳罩则有害无利。这是因为妇女怀孕后，躯体会发生很大变化，特别是乳房的变化很大。乳腺会迅速发育膨胀，乳头会逐渐突出，为产后哺乳作准备。如果孕期戴乳罩，往往会因棉纺织物或化学纤维生丝堵塞乳腺管，而导致将来乳汁分泌和排泄困难；专家们研究还发现，孕妇戴乳罩，易导致产后缺乳、少乳和无乳的现象。

♥小贴士

孕妇不但不宜戴乳罩，而且应在怀孕期间应加强对乳房的爱护和保养，经常用消过毒的纱布蘸着干净的温热水擦洗乳房和乳头，以促进乳房的血液循环，保持乳腺管的通畅，这对将来哺育婴儿极有好处。

33 孕妇忌多闻汽油味

生活在城市中，每个人都需要乘坐各种交通工具。现代的交通工具有很多都使用汽油作为动力，汽车、摩托车、飞机等，因此，汽油作为动力燃料每个人都是离不开的。这些航空汽油、车用汽油和溶剂汽油对人体的危害都较大，因为这些动力汽油为了防震防爆，都加入了一定量的四乙基铅，故又称为乙基汽油。乙基汽油燃烧时，四乙基铅即分解，放出铅，随废气排入大气中，人通过呼吸进入体内的铅会在血液中积累，进而对人体包括孕妇腹中的胎儿产生危害，可引起铅中毒和胎儿先天性发育畸形。尤其胎儿由于抵抗力低下，受害更大，因此，孕妇要忌多闻汽油。假如由于用嘴虹吸分装汽油或手上粘有汽油误入口中，则会通过消化道吸收而引起中毒。因此，孕妇不宜从事生产、配制或保管四乙基铅、乙基溶液和乙基汽油的工作。

34 孕妇不宜长时间看电视

孕妇看电视时间不宜太长且距离不能太近（距屏幕3米以上为宜），注意室内通风换气。因为电视机，尤其彩电在工作时产生高压静电，荧光屏中释放大量阳离子，造成室内阴离子缺乏（阴离子具有促进机体代谢、改善人体清除代谢废物、增进免疫功能等作用）。看电视时间长（3小时以上）会使孕妇头晕、疲劳、食欲减退、心情烦躁，并会影响胎儿正常发育。

35 孕妇请远离舞厅

首先，舞伴的频繁变换会增加孕妇感染病毒的机会。有些病毒感染会导致胎儿各种先天性畸形，还会造成流产、早产、死胎等。

其次，舞厅空气中的一氧化碳、二氧化碳和尼古丁等含量很高，孕妇若常在这样空气污染严重的环境中逗留，一定会受到危害，易造成胎儿的天生性缺损。

另外，舞厅里大多安装的是大功率立体声扩音装置，其噪声都在100分贝左右。孕妇若常常处在强噪声环境中，会使听力下降、血压升高、激素分泌紊乱，直接影响胎儿的生长发育。

医学研究表明：孕妇经常在强噪声环境中，胎儿的内耳就会受到损伤，出生后的听觉发育也会受影响，甚至还会伤害脑细胞，使出生后的孩子大脑不能正常发育，造成智商水平低下。所以，听音乐，随音乐轻轻活动可以，但不要去舞厅，可以在家里或环境安静、整洁、优雅的环境中进行活动，这样既能使孕妇安全娱乐，又能使胎儿得到音乐胎教。

36 宠物可让孕妇流产

猫狗身上潜藏着病毒、弓形虫、细菌等感染孕妇后，可经血液循环到达胎盘，破坏胎盘的绒毛膜结构，造成母体与胎儿之间的物质交换障碍，使氧气及营养物质供应缺乏，胎儿的代谢产物不能及时经胎盘排泄，致胚胎死亡而发生流产。同时弓形虫等病原体可通过胎盘感染胎儿，导致畸形或流产。

37 远离噪声避免胎儿脑受伤

噪声可影响孕妇的中枢神经系统的功能活动。孕妇受噪声影响还可使胎心加快，胎动增加，对胎儿极为不利。高分贝噪音可损害胎儿的听觉器官，并使孕妇内分泌功能紊乱，诱发子宫收缩而引起早产、流产，新生儿体重减轻及先天性畸形。流产是妇女不愿面对的事情，却又往往是不得不面对的现实，几乎每个妇女都会在育龄期有过至少1次流产经历。既然不得不做，你就应该更好地保护自己，因为它毕竟是对你身体的伤害。

38 孕妇房间慎放花草

家庭居室内摆上几盆花草，即能美化环境，令人心情舒畅，还可以调节和改善室内空气质量，促进家庭成员的健康。但是有些花草对人体特别是孕妇及婴儿具有一定的刺激和影响，会妨碍孕妇或母婴的吃、睡及健康。

一般常见的花草中，如夜来香，夜间排出大量有害气体，对人体健康不利，可引起头昏、咳嗽，甚至气短、失眠等；水仙的茎、叶和花汁会使皮肤红肿，对眼睛尤其有害。有毒的花草还有：五色梅、万年青、杜鹃、马蹄莲、一品红、含羞草、夹竹桃等，它们至少会使人的皮肤过敏或引起黏膜炎症。有的花草会发出浓烈的香气，如：茉莉、丁香、水仙、米兰、夜来香等，它们的香味会使孕妇食欲减退，影响母婴的饮食、休息和健康。

❤小贴士

普通的花草也会在夜间吸进新鲜氧气呼出二氧化碳，降低空气中氧的含量，对母婴的健康不利。但仙人掌类肉茎植物却与之相反，会在夜间吸走二氧化碳并呼出氧气。

39　孕妇可以用空调、电扇吗

孕妇在空调房生活，一定要注意避免过凉导致感冒，将空调的温度定在22℃~24℃，室内感觉微凉就可以了，切忌温度太低，和室外温差太大。孕妇皮肤的毛孔比较疏松，容易受风，在空调房里，孕妇要避免自己的位子直吹到空调的冷风。此外，孕妇还要经常走动，空调房也要经常打开门窗，换新鲜空气进来，毕竟自然风最有利于人体健康。

电扇发出的风吹到人的皮肤上，促使汗液蒸发，使皮肤的温度骤然下降，导致表皮毛细血管收缩，血管的外周阻力增加，使血压升高，心脏的负担加重。但是，没有吹到风的部位皮肤温度仍相对偏高，表皮的毛细血管处于舒张状态，血流量增多。头部的皮肤毛细血管丰富，充血明显，对冷的刺激比较敏感。电扇吹到头部容易引起头部的昏晕、疼痛。由于电扇风吹到身体的某些部位，使全身的体温处于不均衡状态。因此，神经系统和各个器官组织必须加紧工作，以调节全身体温的均衡。所以，使用电风扇吹风时间太长，反而使人头晕头痛、疲惫无力、饮食不降。孕妇吹电扇的时间一定不要过长，而且，吹风时最好选用微风间断地吹。

专家坐诊

孕妇本身就比普通人体热，又爱出汗，如果孕妇确实觉得热，也是可以吹空调的，只要保持在22℃~24℃就是最佳温度了！

40　孕妇忌睡席梦思床

席梦思床目前已经是家庭常用的卧具，一般人睡席梦思床，有柔软、舒适之感，但孕妇则不宜睡席梦思床。这是因为：

1. 易致脊柱的位置失常。孕妇的脊柱较正常腰部前曲更大，睡席梦思床及其他高级沙发床后，会对腰椎产生严重影响。仰卧时，其脊柱呈弧形，使已经前曲的腰椎小关节摩擦增加；侧卧时，脊柱也向侧面弯曲。长此下去，使脊柱的位置失常，压迫神经，增加腰肌的负担，既不能消除疲劳，又不利生理功能的发挥，并可引起腰痛。

2. 不利翻身。正常人的睡姿在入睡后是经常变动的，一夜辗转反侧可达20~26次。学者认为，辗转翻身有助于大脑皮质抑制的扩散，提高睡眠效果。然而，席梦思床太软，孕妇深陷其中，不容易翻身。同时，孕妇仰卧时，增大的子宫压迫着腹主动脉及下腔静脉，导致子宫供血减少，对胎儿不利，甚至出现下肢、外阴及直肠静脉曲张，有些人因此而患痔疮。右侧卧位时，上述压迫症状消失，但胎儿可压迫孕妇的输尿管，易患肾盂肾炎。左侧卧位时上述弊端虽可避免，但可造成心脏受压，胃内容物排入肠道受阻，同样不利于孕妇健康。

因此，孕妇不宜睡席梦思床。孕妇以睡棕绷床或硬床上铺约9厘米厚的棉垫为宜，并注意枕头松软，高低适宜。

41 妊娠高血压疾病对孕妇与胎儿的危害

对孕妇的危害

妊娠高血压疾病对孕妇的影响，取决于疾病的程度及持续时间的长短。血压越高，发生越早，持续时间越长，对孕妇威胁越大。

妊娠高血压疾病中一般常见的即过去所说的妊高征，现在称为先兆子痫前期，其主要病理变化为全身小血管痉挛，血液浓缩，使脏器血液供给减少，造成脏器、组织缺血缺氧的变化，特别是脑、心、肾、肝和胎盘的缺血，可产生脏器的病理变化。如脑部缺血，孕妇出现头痛、恶心、呕吐和抽搐等症状，重者可出现脑血管栓塞或脑出血，使病人昏迷；肾脏缺血、缺氧，可致肾功能受损，出现少尿，重者可发生肾衰竭；心肌缺血缺氧可导致左心衰竭；肝脏缺血缺氧可致肝实质坏死，严重者肝脏出现血肿，甚至破裂而致腹腔大出血死亡；眼底因小动脉痉挛，出现视力模糊、眼花，重者可引起视网膜剥离或暂时性失明；胎盘可因缺血出现胎盘组织坏死、梗死，胎盘血管破裂可致胎盘早剥；胎盘广泛梗死，可释放出某些组织凝血活酶，使血液处于高凝状态，引起

纤维蛋白溶解功能亢进，使血液不凝而发生大出血，危及孕妇的生命。

对胎儿的危害

妊娠高血压综合征时，全身小动脉痉挛，胎盘也相应供血不足，这将影响胎儿的生长发育，致胎儿体重减轻，生长迟缓。

重度子痫前期时，胎盘在功能减退的基础上再发生血管内栓塞或胎盘早剥，则使胎儿宫内窘迫，甚至死胎、死产、新生儿死亡。母亲病情严重时，为了控制病情需提前终止妊娠，因而早产儿发生率较高，早产儿生存能力差，发育不好，加之胎儿宫内环境差，体质较弱，故死亡率也较高。

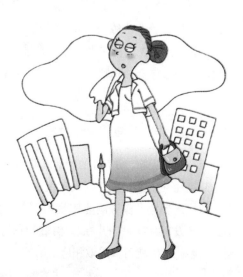

怀孕第六个月

1 孕妇母体的变化

妊娠6个月时，孕妇下腹部的隆起已非常明显了，体重也较先前增加了许多，子宫底高22~25厘米，此时期孕妇下半身容易疲劳，有时背肌、腰部疼痛。由于长大了的子宫压迫各个部位，使下半身的血液循环不畅，因而格外容易疲劳，而且疲劳很难解除。乳房也更大了，乳腺也发达了，有的人洗澡时或洗澡以后，会流出淡淡的初乳。

专家坐诊

由于钙质等成分被胎儿大量摄取，孕妇有时会患牙病或患口腔炎。虽然初产的人对胎动的感觉不那么灵敏，但在这个时期几乎每一个孕妇都会感觉到胎动。

2 胎儿发育

妊娠6个月时，胎儿身长已至30厘米左右，体重也已达700克上下，身体看上去已有匀称感了，但皮下脂肪还很少，故还较瘦弱，由于皮下脂肪的缘故，皮肤呈黄色。从这时起，在皮肤的表面开始布满胎脂。胎脂是从皮脂腺分泌出的皮脂和脱落的皮肤上皮的混合物。它的用途是，一直到分娩给胎儿皮肤提供营养、保护皮肤；同时在分娩时起润滑的作用，使胎儿能顺利地通过产道。

这时期，胎儿浓浓的头发、眉毛、睫毛等都已能看清。骨骼已相当结实了，如照X光照片，能清楚地看到头盖骨、脊椎、肋骨、四肢的骨骼等，关节也在这个时期开始发达。如果这个时期胎儿娩出，新生儿有浅浅的呼吸，可存活数小时。

3 胎儿听觉发育与训练

研究成果表明，6个月的胎儿就开始凝神倾听，在各种声音里，母体的心脏节奏是胎儿最关注的声音，这能使他对所处环境无忧无虑。对外部世界的声音刺激，胎儿也会立即作出反应，像音响能使胎儿心律变快，汽车喇叭声会使胎动频繁等。此外，科学家们还发现，如果胎儿在母体内患有先天性耳聋，通过听力训练可以做出初步的诊断，当胎儿出生就可以采取相应的措施。

4　胎儿嗅觉发育与训练

胎儿的嗅觉与视觉一样，在出生之后才开始迅速发育。胎儿鼻子里的嗅毛可以感觉味道。当嗅毛接触到味道分子时，即转变为电讯号传达至胎儿脑部，并且辨别味道的好坏。这个味道分子是空气中相当微小的粒子，由于只有嗅毛才能产生作用，所以，羊水中的胎儿很难发挥嗅觉功能。但是，主司嗅毛生长或接收来自嗅毛发出之信号的大脑神经，大约在怀孕6个月左右完成。所以，怀孕时期仍然可说是嗅觉的准备阶段。

胎儿出生后数天之内，母亲的味道清楚地通过嗅毛传达至脑中并记忆下来。虽然和婴儿的嗅觉不同，然而，母亲也会有相同的反应。

♥ **小贴士**

在美国有一个推广母乳哺乳运动的团体，他们指出，职业妇女在职场挤母乳的时候，如果事先闻一闻有婴儿味道的内衣，母乳的分泌量会比平时更加充足。而且，一定要拿自己宝宝的才行，否则不发挥作用。由此可见，新生儿与母亲仍然是一个整体，息息相关。

5　胎儿思维发育与训练

随着大脑的发育，6个月之后的胎儿就会产生意识萌芽，还有可能影响神经系统。在这段时间里，胎儿意识很少受到应激反应的影响，因为胎儿大脑尚未成熟，必须首先感知母亲的情感之后再做出反应。这就是说，要把情感转换为情绪得有一个感知过程，还要求大脑皮层具备复杂的心算能力。这时的胎儿开始具有明确的自我，并能将感觉转换为情绪而形成"思维路线"。

当胎儿识别能力逐步提高，理解能力也会不断增强。随着记忆与体验的加深，胎儿的精神也从无意识存在发展为有意识的存在。

6　胎儿大脑发育的影响

胎儿的脑细胞在逐渐形成的时候，如果出现有害物质进入胎儿的体内，必然阻碍脑部的发育。我们可以将这些有害物质称之为刺激。刺激又可分为有形的刺激与无形的刺激。

无形的刺激指的是孕妇的心理状态。孕妇的心理状态会造成母体激素的变化，经过胎盘传达到胎儿的脑部。有形的刺激，意指是能够毫无阻碍地进入脑神经细胞的有害物质，例如：酒精、水银、一氧化碳、枯叶剂、香烟、毒品及药品等等。有形刺激会直接阻碍脑部及身体器官的发育。

那么这里所谓的有害物质烟和酒及其他，究竟会对胎儿的脑部发育带来哪些影响呢？

烟

吸烟的孕妇所产下的婴儿不仅体形较小，且容易产生先天性畸形的现象，死产、流产、早产的概率也会提高。而且前置胎盘、胎盘早期剥离、提前破水等问题，发生的比率也比较高。

酒精

酒的主要成分是酒精，而酒精是胎儿的大敌，甚至直接刺激胎儿的大脑皮质。大脑皮质是从怀孕初期到中期之间发育的，如果酒精在这个时期进入胎儿脑中，将会导致大脑皮质的发育顺序混乱，形成阻碍。

其他物质

汞对胎儿造成的影响就是使胎儿患上水银病。许多母亲，因为食用含有有机汞的鱼类(排放海中的工厂废水中含有大量的有机汞，囤积在鱼的体内)，所产下的婴儿在腹中时，脑细胞已遭到破坏。

另外，速食品、冷冻食品、罐头食品中，使用了许多化学添加剂。单一的食品添加剂可能比较安全，然而，当多种添加剂累积在一起的时候，其所造成的影响就很大了。因此，当孕妇感觉到腹内小生命存在的时候，就应尽可能注意自己的饮食习惯。

7　促进第六个月胎儿智力发育

第六个月的胎儿全身的骨骼架构已经完成，无论从哪个方面看，都与婴儿相差无几。这期间，胎儿大脑的成长相当惊人，在此之前没有皱褶平滑的状态，在这个时期开始产生皱褶，非常接近成人的脑部构造。

这一时期没有养成每天散步习惯的母亲，应从此开始培养散步习惯。怀孕之后，散步是一件乐事。在散步过程中，胎儿也会配合母亲舒展筋骨，如果你对他说："乖乖，马上就到了。"他便会安静下来。散步的时间以上午10点到下午2点或3点为最佳。这个时间段最不容易引起子宫收缩。但如果在盛夏的这个时候散步，可能会因中暑而昏倒。不如利用早晨或傍晚的时间进行，比如利用傍晚去购物的时候，顺便动动脚、散散步，这个方法比较不错。

那么，这一时期，可不可以旅行呢？如果已经是怀孕的稳定期，原则上是可以的。但是，怀孕毕竟不同于一般的事，千万不可太大意，因此有一些事项需要注意：旅行的地点尽量选择充满绿色的大自然。计划旅行时间时要尽量宽松，不要到处赶场，最好是定点旅游。搭车的时间以每小时休息1次为宜。随身携带保健卡及孕妇手册。旅行的目的是为了加深母亲与胎儿及丈夫之间的感情联系，并非单纯的旅游而已。旅行地点的温差问题也要注意。大自然的规律是早晚比较清冷，而且，旅馆和车上也会放冷气，急剧的温差可能导致子宫突然收缩。羊水可以保护胎儿，羊水的温度不会有太大的变化，所以，不会立即出现异状。但是，子宫剧烈地收缩可能导致早产，因此要引起高度警惕。

💛 **小贴士**

> 车子的振动对胎儿也有不好的影响。若非舒适规律的节奏，必然会引起胎儿的不适。振动影响到母亲的腹部，造成压迫感，刺激胎儿的皮肤，不快的感觉从皮肤传到脑部，将会阻碍脑部的发育。

8　唱歌胎教法

唱歌胎教法是由胎儿的母亲或父亲，给胎儿唱歌，这会收到更为令人满意的胎教效果。一方面，母亲在唱歌时，陶冶了性情，获得了良好的胎教心境；另一方面母亲在唱歌时产生的物理振动，和谐而又愉快，使胎儿从中得到感情上和感觉上的双重满足。此法还可使胎儿熟悉父母的歌声，加强感情交流，一直保持到出生以后，在音乐的气氛中，父母与子女间更会和谐、融洽。

此法一般在妊娠5个月以后就可以进行，姿势随意。每天可进行几次，每次不超过10分钟。

1. 孕妇可以哼唱、清唱、跟录音机唱……唱时心情要舒畅，富于感情，如同面对着可爱的小宝宝，倾诉一腔柔肠和母爱，这时母亲可想象胎儿正在静听歌声，从而达到母子心音的谐振。

2. 教胎儿唱歌，胎儿有听觉，但胎儿毕竟不能唱，母亲应充分发挥自己的想象力，让你腹中的宝宝跟随你音律和谐地"唱"起来。母亲可先练音符发音或简单的乐谱，每次唱都留出复唱时间与想象中胎儿在跟唱一样。

3. 父母给胎儿唱歌，是任何形式的音乐所无法取代的。有的孕妇认为自己没有音乐细胞，不能给胎儿唱歌。其实，只要带着对胎儿深深的母爱去唱，对于胎儿来说，一定是十分悦耳动听的。家长唱歌比放录音机、唱片的效果更佳。例如：家长经常给胎儿唱的歌，在胎儿出生后，对此歌的记忆可保持得更持久。因此，有可能的话，家长尤其是孕妇应自己唱歌给腹中的宝宝听。

9 抚摸胎教法

母亲与胎儿是相互依恋的，新生儿呱呱坠地后，立即表现出许多令人惊奇的本领，这都是因为母亲温柔的碰触，是孕妇同胎儿接触多的原因。平时经常对胎儿进行抚摸，有利于母子的感情沟通。

抚摸胎儿的具体做法：孕妇躺在床上，全身尽量放松，在腹部松弛的情况下来回抚摸胎儿，具体做法是用一个手指轻轻按一下再抬起。开始时，有的胎儿能立即作出反应，有的则要过一阵，甚至隔天再做时才有反应。如果此时胎儿不高兴，他会用挣脱或蹬腿反对，碰到这种情况，就应马上停止。过几天后，胎儿对母亲的手法习惯了，母亲手一按压、抚摸、胎儿就会主动迎上去。到了6~7个月，母亲已能分辨出胎儿的头和背时，就可以轻轻推着胎儿在子宫中"散步"了，这时，应配合着轻快的乐曲，使胎儿"做操"。

10 推动胎教法

有条理地正规进行推动胎教运动，可以使孕妇在怀孕期间获得最大的舒适，并在这期间使身体处于最佳状态。但是，如今有些孕妇担心活动会伤胎，而不敢推动运动，这是不对的。相反，适当的推动运动能使全身肌肉活动，促进血液循环，增加母亲的血液和胎儿血液的交换；能增进食欲，使胎儿得到更多的营养；能促进胃肠蠕动，减少便秘；还可以增强腹肌、腰背肌和骨盆底肌的能力，有利于改善盆腔充血和使分娩时的肌肉放松，减轻产道阻力，顺利分娩。适用于妊娠6个月的孕妇，一般先做爱抚法或拍打法后，接着做此法。

姿势：同抚摸法。做完爱抚法或拍打法后，用双手轻轻推动胎儿，帮助胎儿在宫内"散步"。训练时，手法要轻柔，要循序渐进，不可急于求成，即使在怀孕7~8个月的训练高峰期，每次也不能超过5分钟，否则只能是揠苗助长，适得其反。思想一定要集中，心里应有幸福喜悦的感受。有些孕妇对此法怀有戒心，生活中常常看到一些孕妇用手捂住肚子等待胎儿反应，好像害怕锻炼会损害胎儿似的。其实，这种担心是多余的。但切记手法要轻柔。

专家坐诊

胎儿在这个月时，胎盘已经很牢固，胎儿在羊水中活动，不会受到直接冲击，因而也不会受到任何伤害。相反，经常采用运动法会收到很好的效果。

11 对话胎教法

父母与腹中的胎儿对话，是一种积极有益的胎教手段。虽然胎儿听不懂话的内容，但胎儿能够通过听觉听到父母的声音和语调，感受到来自父母的呼唤。用语言刺激胎儿听觉神经系统及其大脑，对胎儿大脑发育无疑是有益的。对话胎教法一般在妊娠26周即6个半月开始进行。当孕妇觉出有胎动或胎动较活跃时，可以向胎儿讲话。时间不宜长，每次10余分钟，讲时应保持室内安静。

孕妇姿势可取坐式或卧式。对话内容：不能复杂，应简单明了。

1. 对胎儿讲日常性简单用语。

2. 对胎儿进行系统性语言诱导。和胎儿讲话时，吐字要清楚，并注意一定要声音缓和。

12 "踢肚游戏"胎教法

经150多位孕妇应用，出生的孩子与未用此方法训练的同龄孩子相比，学站、学走、手足的灵活性以及语言能力都明显优越。

"踢肚游戏"胎教法适宜在妊娠6个月之后进行。有一种情形除外，那就是有习惯性流产史和早期宫缩的孕妇，不宜用这种胎教方法，以免引起意外。

具体的做法是：感觉胎儿踢肚子时，孕妇轻轻拍打被踢的部位，然后等待第2次踢肚，一般一两分钟后，胎儿会再踢，这时再轻拍几下，接着停下来，如果这次拍的部位与上次不同，胎儿会向你改变的地方再踢。

✚ 专家坐诊

注意后拍的位置离原胎动的位置不要过远。每天进行2次，每次数分钟。这样能锻炼胎儿的反应能力，促进神经系统传导通路的建立，并增进胎儿的体质。但有习惯性流产、先兆流产和宫颈机能不全的孕妇禁用此法。

13 该怎样认识孕期变丑

妇女妊娠后，由于内分泌及代谢的影响，孕妇的身体，特别是皮肤上常发生各种变化。在这些变化中，有些可能使孕妇的形态"变丑"。

许多年轻的孕妇或正准备怀孕的妇女为此担心，很想知道这些变化的"来龙去脉"和如何防治。其实，以下变化都是正常现象：

色素沉着

大约有90％的孕妇会发生不同程度的皮肤色素增加，最明显的部位是乳晕、外阴部和腹部白线区，其次是皮肤上原有的雀斑、色素痣和新鲜的瘢痕组织，可在妊娠期变黑。还有"蝴蝶斑"，主要发生在面部，表现为黄褐色素沉着。70％的孕妇都会有不同程度的发生。

萎缩纹

绝大部分的孕妇在怀孕6~7个月时，在腹部出现淡红色或紫红色线状萎缩纹，有时也可发生在胸部或腹股沟部。

蜘蛛痣

有些孕妇在孕2~5个月时，在眼皮及其他部位发生形状像蜘蛛样的"蜘蛛痣"，有些孕妇也可出现掌红斑。另外，40％的孕妇可发生下肢静脉曲张。

皮肤颜色多变

许多孕妇妊娠后。皮肤对各种刺激，特别是冷热刺激，变得十分敏感，时而苍白，时而潮红，以面部为甚，严重时会出现暂时性斑样改变，不如妊娠前有光泽。

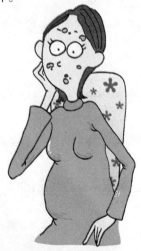

肥胖

约有半数孕妇，自妊娠4~5个月之后，会逐渐变胖，皮下脂肪增多明显，失去以往曲线美。

水肿

大部分孕妇在妊娠中、后期会出现程度不同的水肿，以下肢和踝部较明显，晚上重，早晨轻。少数孕妇面部和上肢（手部较明显）也可能出现轻度水肿，影响面部美观。

上述变化来自妊娠期体内内分泌的改变，主要是黄体酮和雌激素分泌增加，以及子宫膨大压迫下腔静脉引起。分娩后，内分泌恢复正常，子宫也逐步复原。因此上述改变一般都会恢复至正常，即妊娠前状态。如色素沉着、多毛血管症、肥胖、皮肤颜色多变和水肿，将完全消退或恢复常态。而黄褐斑和萎缩纹在分娩后消退的时间则稍长些。少数孕妇的黄褐斑可能在分娩后保留很长一段时间，甚至不消退而影响面容。究其原因主要是妊娠期阳光照射较久，饮食不当，精神状态不佳和遗传因素等。

孕妇在孕期应加强自我保健，注意防止在阳光下照射面部过久。夏秋要戴凉帽或打伞。讲究饮食营养，不吃辛辣等刺激性强的食物，少吃动物脂肪。每天早、中、晚至少洗3次脸，不抹低劣变质的护肤油(霜)。不用质量差的香皂。讲究精神卫生。保持轻松、愉快、平静的情绪，睡眠充足，生活规律性，适当地参加文体活动。这些如都能认真做到，可以收到明显效果，帮助你在产后迅速恢复"青春"。

14　孕妇出现妊娠斑的处理方法

妊娠斑是一种色素沉着现象，一般来说不会引起病痛，却有碍美观。这种色素沉着与妊娠后的内分泌变化有关，产后由于胎盘娩出，胎盘的内分泌作用逐渐减退并消失，妊娠斑亦会渐渐消退，或色素沉着变少。所以有妊娠斑的孕妇不必担心今后的容颜。如果色素太深，面积太大，可以外敷维生素B_6软膏、防晒霜等面部皮肤保护剂，同时应避免太阳暴晒，以免色素加深。

临床上中医常根据产妇的具体情况而推荐其服用六味地黄丸加益母草膏之类的方药。孕妇要谨记不可使用面膏药物，否则常会引起过敏性皮炎并加深色素斑。

15　孕妇克服羞怯的方法

增强自信

收羞怯心理是可以改变的，关键是不要自惭形秽，心里总想着自己的弱点，要有自信心，大胆地去说、去干。愈注意自己的缺点，就愈无法改善。

加强锻炼

不怕议论。怕当众露短、出丑，被别人嘲笑，是一些人怯于在大庭广众中讲话，害怕与人打交道的主要原因，因此，就采取自我封闭的方法来藏愚守拙。这样，越怕越退缩回避，越得不到锻炼的机会，能力就越得不到提高，就越被别人瞧不起，形成了恶性循环。其实，任何人的演说、社交能力等都是经常锻炼才逐渐提高的，关键在于能摆脱"怕"的束缚，去大胆主动地争取机会，抓住机会锻炼自己，超越升华自己，使自己由被议论的对象成为被尊敬、欣赏、崇拜的对象。否则，将永远是一个怯弱、无能，被他人议论、瞧不起的人。

16　妊娠并发慢性高血压的危害

妊娠并发高血压，随着血压的升高，可影响胎盘灌流量，使胎儿宫内缺血缺氧，导致胎儿宫内生长迟缓及胎死宫内或流产。基础血压在24/14.6千帕（180/110毫米汞柱）以上，胎儿死亡率达23％。如并发妊娠高血压疾病无疑会加重病情，可出现尿蛋白、严重水肿、低蛋白血症、腹水，重者可发生子痫、脑血管意外、心衰、肝肾功能损害、弥散性血管内凝血等，甚至可使孕产妇死亡。

妊娠并发慢性高血压者，胎盘早剥发病率也较高，可导致内出血、休克、子宫胎盘卒中、弥散性血管内凝血，威胁母、儿生命。

从上不难看出妊娠并发高血压的危害性，因此患有此病的孕妇一定要提高警惕，积极配合医生进行治疗。

肥胖孕妇较正常体重孕妇易并发许多病，常见的有：

1. 妊娠高血压疾病发生率高。据统计为42.3%，可发生子痫、胎儿宫内发育迟缓，增加了围产死亡率。

2. 高血糖、糖尿病、巨大儿发生率高。

3. 分娩过程中，产程延长发生率高，这会增加孕妇的剖宫产率和感染率，胎儿宫内窒息率也随之升高。

4. 难产率高，特别是胎儿大，易发生梗阻性难产。

5. 由于肥胖加大了麻醉和手术技术上的困难，剖宫产儿缺氧发生率高。

6. 产褥热高。最常见的原因是生殖道、泌尿道及切口感染。

7. 易形成血栓及栓子，引起血管栓塞性疾病。

8. 腹壁脂肪厚，剖宫产腹壁切口可因脂肪液化而愈合不良。

18 孕妇高血压可以继续妊娠的情况

1. 血压低于21.2/13.3千帕(160/100毫米汞柱)，胎儿很少因胎盘灌流不足而胎死宫内或流产。

2. 没有并发妊娠高血压疾病，即尿中无蛋白。因大量蛋白质丢失可造成低蛋白血症，出现腹水，胎儿宫内发育迟缓，甚至胎死宫内。

3. 无眼底病变——渗出、出血，甚至视网膜剥离。

4. 胎儿胎盘功能监测正常。通过妊娠图、B超测量双顶径及股骨长度，了解宫内胎儿发育正常者。

5. 胎动计数每小时大于3次，12小时大于20次。

6. 血、尿雌三醇测定值正常(52.05~107.57微摩尔/24小时)。

7. 血清生乳素浓度持续高于2微摩尔/升，该激素是胎盘滋养细胞产生的多肽类激素，具有促进孕妇乳腺发育及胎儿生长的功能。

8. B超测量羊水平段、胎盘分级，反映胎盘功能正常。

9. 胎心电子监护正常，从胎心率、基线率、非应力试验、应力试验来辨别正常。

10. 无其他并发症，如胎盘早剥、肝肾功能损害。

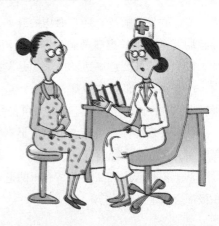

19 孕妇不宜听摇滚音乐

摇滚乐属于过分激烈的音乐，长期听这种音乐，会使孕妇的神经系统受到强烈的刺激，并破坏心脏和血管系统的正常功能，使人体中去甲肾上腺素的分泌增多，从而使孕妇子宫的平滑肌收缩，造成胎儿血液循环受阻，形成胎盘供血不足，引起胎盘发育不良。同时，这也是造成流产或早产的诱因之一。

听轻音乐时胎儿活动平缓，心率正常，出生后再听轻音乐时表现安详，甚至面露微笑；而那些在胎内常听强烈迪斯科音乐的胎儿，心率较快，活动频繁，出生后再听这种音乐时会显得烦躁不安，四肢不停地扭动，即使停放了这种音乐，也要经过一段时间才能恢复不安，因此，听摇滚音乐对孕妇及胎儿无益。

20 重度子痫前期与子痫的防治方法

重度子痫前期、子痫属重度的妊娠高血压疾病。它具备重度妊娠高血压疾病子痫前期的症状和体征，还有一些自觉症状，如头痛、眩晕、呕吐、上腹部不适、眼花及视力障碍等。血压可突然升高，约为21.3/14.6千帕（160/110毫米汞柱）或尿蛋白++、+++，水肿也明显加重。在此情况下，如不及时处理，重度子痫前期可在短时间内发展为子痫。

子痫是最严重的妊娠高血压疾病，即在重度子痫前期症状基础之同时出现抽搐和昏迷症状。抽搐呈发作性的，发作1~2分钟后暂停，抽搐后患者处于昏迷状态。抽搐次数与昏迷时间受病情严重程度所限，一般来说，与病情严重程度成正比。

重度子痫前期、子痫都是十分严重的疾病，它可有严重的并发症，如心力衰竭、肾衰竭、脑出血、胎盘功能不全，甚则早产和死胎。因此，对每一个孕妇都应预防妊娠高血压疾病，对已患有妊娠高血压者，应积极预防重度子痫前期、子痫。首先是早期诊断。这就要求孕妇积极、主动地进行产前检查，在妊娠早期应测血压1次，以了解其基础血压，怀孕3个月后应按期做产前检查，密切注意血压、水肿及体重和尿蛋白的变化。若发现有妊娠高血压疾病征象者，即使未确诊，亦应早期治疗，以降低子痫的发病率。

专家坐诊

对于已发现的妊娠高血压疾病者尤其是重度子痫前期，除积极治疗外，要做好监护工作，最好住院治疗监护，密切注意有无高血压、水肿，有无头痛、头晕诸症状的变化。患者要卧床，避免强光、高尖声的刺激。适当减少盐的摄入量，保持精神安定，防止情绪波动。

21　发生先兆流产时怎样保胎

流产根据发生的时间，可分为早期流产和晚期流产。早期流产是流产发生在妊娠12周以前者，如流产发生在妊娠12周以后的称为晚期流产。根据流产过程的不同阶段，又可分为先兆流产、难免流产、不全流产、完全流产、过期流产、感染性流产和习惯性流产。为了保住胎儿，当发生先兆流产时，就要采取保胎措施。

所谓先兆流产，是指妊娠早期出现轻度腹痛与腰酸，阴道流出少量鲜红色、浅粉色或棕褐色血液，可持续数小时、数天或更长时间，而检查时，子宫体大小与妊娠月份相符，子宫颈口未开，尿妊娠试验阳性者。先兆流产的一般保胎措施，首先是卧床休息，禁止性生活，尽量减少不必要的阴道检查，适当服用一些镇静止痛药物。而药物治疗首先是黄体酮，这是因为黄体酮能够使子宫肌肉松弛，活动力降低，对外界的反应能力低落，降低妊娠子宫对催产素的敏感性，有利于孕卵在子宫内生长发育。不过黄体酮只适用于妊娠3个月内，胎盘未完全成形之前，由各种原因使子宫兴奋性增强所致的先兆流产。另外，维生素E也有利于孕卵的发育。每次可口服10~20毫克，每天3次。但流产的原因复杂，是否保胎，一定请医生详细检查，因为有些情况，如孕卵异常，妊娠早期很容易夭折，保胎将无济于事。

✚ 专家坐诊

有些孕妇身患重病，或子宫严重畸形等，保胎有损无益，而且在妊娠早期应用人工合成黄体酮保胎时，还有可能引起女婴男性化、男婴尿道下裂畸形等。因此，当先兆流产发生后，千万不要盲目保胎。

22　孕妇可以去拥挤的场合吗

平时人们免不了经常去人多拥挤的场合，但孕妇则不宜去，否则有以下危险：

1. 人多拥挤的地方挤来挤去，孕妇一旦受挤，便有流产的可能，如挤着上公共汽车就很危险。

2. 人多拥挤的场合，容易发生意外，如在广场看节目，就有可能挤倒人，孕妇由于身体不便，最容易出现问题。

3. 人多拥挤的地方，空气污浊，会给孕妇带来胸闷、憋气的感觉，胎儿的供氧也会受到影响，比如在拥挤的室内看节目，就十分不利。

4. 人多拥挤的场合，必然人声嘈杂，形成噪声，这种噪声对胎儿发育十分不利，比如在足球场看球赛就会不时出现噪声。

5. 易传染上疾病，在很多拥挤场合都有这种危险。公共场合中各种致病微生物的密度远高于其他地区。尤其在传染病流行的期间和地区，孕妇很容易染上病毒和细菌性疾病。这些病毒和细菌对于一般健康人来说可能影响不大，但对孕妇和胎儿来说却是比较危险的。

23 孕妇活动太少合适吗

有些妇女怀孕后十分害怕早产或流产，因而活动大大减少，不参加文体活动，甚至从怀孕起就停止做一切工作和家务，体力劳动更不敢参加。其实，这样做是没有必要的，对母婴健康不利，甚至有害。

当然，孕妇参加过重的体力劳动、过多的活动和剧烈的体育运动也是不利的，但是如果活动太少，会使孕妇的胃肠蠕动减少，从而引起食欲下降、消化不良、便秘等，对孕妇的健康也不利，甚至会使胎儿发育受阻。因此，妇女在怀孕期间应注意做到适量活动、运动和劳动，注意劳逸结合，掌握在与平常差不多的活动量就可以了。孕妇更不可一味卧床休息，整天躺在床上，什么活儿也不做。同时，生活要有规律，每天工余、饭后要到室外活动一下，散散步或做一些力所能及的家务活儿。还要经常做些体操，对增进肌肉的力量、促进机体新陈代谢大有益处。妊娠期间一般不要更换工作。但应注意避免体位特殊、劳动强度高以及震动性大的劳动工种。到了7~8个月后，最好做些比较轻便的工作，避免上夜班，以免影响休息和出现意外事故。临产前2~4周最好能在家休息。

24 怀孕后要不要练气功

孕妇练气功，大致会遇到两种情况：一种是原先就练气功，现在准备怀孕了，到底还要不要坚持练；另一种情况是，在练气功的过程中不知不觉地怀孕了，此时是不是要坚持练气功？之所以产生这些想法，是因为有些人怕怀孕后再练气功会惊动胎气，影响优生，甚至有人怀疑练气功会引起流产或畸胎，因而顾虑重重。

从医学角度来讲，孕妇练气功非但不会惊动胎气，引起流产或畸胎，相反，却有利于母体健康及胎儿的生长发育和优生。这是因为妊娠的关键时期是妊娠的早、晚两期。早期，是指妊娠的前3个月；晚期，是指怀孕第7个月到临盆。妊娠早期要预防流产。晚期要预防早产和难产。在妊娠早期练气功，能消除孕妇的紧张情绪（尤其是曾经流过产的妇女），使精神处于放松的状态，心情不紧张不害怕，从而达到安神利胎的作用。妊娠晚期练气功非但不会引起早产，相反，还会克服临产时焦虑、紧张等情绪，使大脑功能正常发挥，同时还能避免精神过度紧张而导致的产程延长或难产，从而使分娩能顺利进行。

孕妇练气功虽有许多益处，但要注意：应该练静功，不要练动功。练气功的过程中要"意守丹田"，绝对不应加有任何意念活动。同时，应采取自然呼吸使全身放松入静。此外，孕妇练气功必须在气功师的指导下进行，以免发生气功偏差，事与愿违。

25 孕妇可以打麻将吗

许多孕妇闲来无事，看见朋友，尤其是丈夫打麻将，便也参与其中，一来消磨时光，二来求得乐趣。殊不知，如此打发光阴，不仅对孕妇自身不利，而且有害于胎儿的身心健康，既不利于优生，也不是积极的胎教。

孕妇的情绪状态对胎儿的发育具有重要作用。孕妇情绪稳定、心情舒畅，有利于胎儿出生后良好性情的形成。而孕妇在麻将桌前往往精神紧张，大喜大悲，情绪不定，使母体内的激素分泌异常，造成对胎儿大脑发育的危害。经常在麻将桌前虚度时光的孕妇所怀胎儿在孕期经常躁动不安，出生后性情执拗、心神不宁、好哭闹、食欲缺乏，有些甚至出现癫痫和精神障碍。

孕妇所处的环境，能够直接影响胎儿的生长发育和其后的性格。孕妇应生活于卫生的物质环境之中，避免噪声、烟雾、病毒的污染和感染。在"方城之战"中，往往是烟雾缭绕、酒气扑鼻、空气不畅、喊叫争论不迭。一副麻将，多人触摸，细菌病毒积于其上。这都可能使胎儿供氧不足、母婴感染病毒，造成胎儿出生时有缺陷或发育迟缓，行为异常。

孕妇应该身居恬静优美的环境之中，接受真善美的熏陶，以陶冶自身和胎儿的容颜与心灵。显然，"筑长城"与此格格不入，不利于婴儿高尚情操的养成。

孕妇需要适量的活动，不宜长时间保持同一个姿态。打麻将时，孕妇的持续坐姿不利胃肠蠕动，腹部的压迫又使盆腔静脉血液回流受阻。这些使孕妇便秘、厌食，出现静脉曲张、下肢水肿，发生痔疮。同时，座位的压迫有碍于血液对子宫的循环和供养，直接影响胎儿大脑的发育。

生活起居有规律对孕妇尤为重要。麻将桌上往往身不由己。孕妇饮食无定，睡眠无序，母体和胎儿都得不到充足的休息和足够的营养，造成自主神经功能紊乱，给母婴带来的危害将难以弥补。

由此可见，孕妇沉溺于麻将之中，对母婴都有诸多不利，所以，孕妇应该修身养性，戒除麻将这种活动。

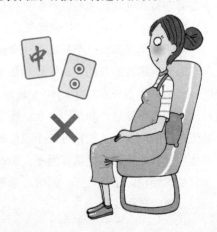

26　怀孕第六月的保健措施

　　妊娠6个月时，由于孕妇下腹部的隆起已比较大了，致身体有前倾趋势，特别在上下楼梯、登高凳子时，要特别注意仆倒。从这时起是非常容易疲劳的时期，要注意充分休息，不要睡眠不足。条件允许的话，中午应睡上一两个小时的午觉。不要忘记牙齿的保养。如果口腔不清洁，易患龋齿和口腔炎。如果有病牙，在这个时期治疗最合适，因为这时身体、心情都比怀孕初期大大好转。但不能仅仅因为这一点，而过分加重工作。有工作的孕妇特别容易有这个倾向，所以应提请注意。4周1次的产前检查要坚持去。

27　下腹部突出型孕妇的饮食与营养

　　这类型的孕妈妈因为体内热量过高或体力不足，连带胃肠作用也弱，所以要将少量营养价值高的食物，制成易消化状来摄取，对身体有冷却作用和酸味的食物应尽量避免。

　　饭前饭后要躺下来休息10~30分钟。最好采取少食多餐的方式，一天分4~5次进餐，同时餐前按摩脸颊，可达到收敛效果。

　　拍脸按摩法要挺胸抬头，把双手从肩处举高，将右手放在右颊、左手放在左颊的眼睛的边缘为止，利用手臂，从下方对着上方左右轮流强力地拍打，如此，能消除眼皮的水肿，脸颊收敛，也能消除手和颌的松弛，并能提高上述的作用。尽量避免拿太重的东西或长时间地站立。饭后要充分休息，喝水1次约100毫升左右，不要摄取过多，尽快使身体调理到适合怀孕的状态。

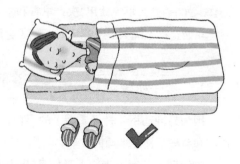

28　腰部突出型孕妇的饮食与营养

　　要摄取可使身体冷却的食品，使新陈代谢旺盛，这是很重要的。另外，要调整排便的机能，将多余的废物排出。食物必定要细嚼慢咽，不要因肚子过饿而狼吞虎咽。

　　有效的食物有生蔬菜、萝卜泥、土豆、豆腐、水果、青菜、食用蔬菜汁、生鱼片。酸的食物有醋拌菜、酸梅、沙拉酱、柠檬带皮、橘子类等。其他食物有荞麦、海藻类、白菜制的泡菜、大芥菜、南瓜、牛蒡、木耳、竹笋。

应少吃的食物有油腻的食物：油炸类、炒菜、肥肉、奶油等。

尽量避免吃的食物有砂糖、点心类；烤吐司、锅巴、烤鱼、烤肉；山芋菜、姜、辣椒、胡椒、咖喱；葱、红萝卜、火腿肉、香肠。

配食的比例。早餐（肉类）3、午餐（鱼头）2、晚餐（蔬菜水果），禁止消夜。

➕ 专家坐诊

可食用以铝箔蒸的食物，人造油如奶油、香油、植物油可食少量，不论是煮菜、汤类，都应以淡味为宜。

29 普通型孕妇的饮食与营养

原则上食物没有限制，但为了使身体更健康，并能过健康的妊娠生活要注意以下几点，这对防止身体功能失去平衡也很有效：用餐时要注意情绪，不要边吃边想工作，应保持愉快的气氛。例如，在桌上放喜爱的花作装饰，或吃最想吃的食物等。事前已知将会有忙碌的事，或有过分疲劳的倾向，就应避免吃辛辣等刺激性食物。可以以汤为主，如此不但恢复快，也能预防疲劳；将盛产期的水果连皮制成果汁，每次服用100~200毫升，早晚饮用2次；早餐和午餐应尽量多吃，晚餐则少吃一点。睡前3小时不吃东西，那么隔天早上起床时，脑子会清醒；吃饭时，应恪守细嚼慢咽的原则。

30 易冲动型孕妇的饮食与营养

因为易冲动型（神经质型）的人精神状态不稳定，所以不要吃有刺激性、有兴奋作用和会破坏神经平衡的食物。

吃饭前，一定要先躺下来休息10~30分钟，然后对耳朵做指压，并让眼睛得到充分的休息。另外不要让肚子太饿，也不要暴饮暴食。同时要避免冷热食混合着吃。在孕前把身体调理好。

有效的食物如贝类、海藻类、莲藕（烹调时避免调味过度）。尽量避免过于营养的食物、辣的食物，如山芋叶、芥菜、胡椒、姜、辣椒、咖喱。有兴奋作用的食物有肝脏、咖啡。烤的食物有煎饼、烤饼、烤吐司、烤鱼、烤焦的肉。甜卤味食物有用糖、酱油来煮的菜。其他有葱、胡萝卜、火腿肉、香肠。

怀孕第七个月

1 孕妇母体的变化

妊娠7个月时，孕妇不但下腹部的隆起已非常明显，而且上腹部也膨大起来，子宫底的高低已位于肚脐上了，高度是22~29厘米。子宫越来越大，压迫下半身的静脉，因此会出现静脉曲张。而且由于子宫压迫骨盆底部，便秘和长痔疮的人也多起来了。挺着大肚子走路，为取得重量的平衡，就要昂首挺胸，这就更容易引起后背和腰部的疲劳、疼痛。

2 胎儿发育

胎儿经过7个月的发育，体重已达1千克左右了，身长也有35厘米了，脸部轮廓也已能分清了，头发已长出5毫米左右，全身有毛覆盖着。眼睑的分界清楚地出现，眼睛能睁开了。外生殖器也逐渐清晰，男孩子的睾丸还没有降下来，但女孩子的小阴唇、阴核已清楚地突起。吸乳的力量还不充分，气管和肺部还不发达。为此，如在这个时期早产，尽管有浅浅的呼吸和哭泣，但存活的可能性比较小。但是，现在随着未成熟儿医学的发达，存活的可能性越来越大。这时脑的发育也有进展。

3 胎儿对话发育与训练

实际上胎儿在母腹中就已经具备了语言学习的能力。根据胎儿这种潜在的能力，只要母亲不失时机地对胎儿进行认真、耐心的语言训练，那么等到胎儿出生后，在听力、记忆力、观察力、思维能力和语言表达能力将会大大超过未经语言训练的孩子。

根据胎儿具有辨别各种声音并能做出相应反应的能力，父母就应该抓住这一时机经常对胎儿进行呼唤训练，也可以说是"对话"。

专家坐诊

在对话过程中，胎儿能够通过听觉和触觉感觉到来自父母亲切的呼唤，增进彼此生理上的沟通和感情上的联系，这对胎儿的身体和情商发育是很有益的。

4　胎儿味觉发育与训练

胎儿在7个月左右已经具有感觉味道的能力。因为，如果给7个月的早产儿甜味的东西，他马上就有反应。感觉味道的味蕾，在怀孕3个月时逐渐形成，直到出生之前慢慢完成，不过，在怀孕7个月左右时已基本完成。尤其对甜味与苦味的感觉，发育比较迅速。

♥ 小贴士

胎儿在感觉到甜味时除了会心跳外，还会吸吮，尝到苦味时还会做出吐舌头表示讨厌的动作。由于基本的味觉已经发育完成，所以，婴儿出生后马上可以分辨母乳及其他味道的差异。

5　胎儿在宫内的呼吸

早在妊娠11周，仅有4~5厘米长身躯的胎儿胸廓便出现了上下起伏的运动；妊娠13~14周（孕3个多月），胎儿的这种呼吸运动变得明显，足以引起羊水在呼吸道内呈潮式移动。妊娠晚期（孕36周），胎儿的呼吸运动变规则，呈间断性。通常，在正常情况下，其呼吸浅而快，有规律性，每分钟30~70次。随着呼吸运动，进入气管和肺泡中的羊水能被吸收。因此，正常的羊水不致引起胎儿肺部炎症或其他病变，科学实验研究发现，胎儿的呼吸道不仅能吸收液体，而且，本身还分泌液体，其渗出速度为每千克体重每小时0.026~0.13毫升。

6　胎儿在宫内的姿势

妊娠7个半月以前，胎儿周围的羊水量相对较多，胎体较小，胎儿犹如水中漂动的"皮球"，故胎位可经常变动。因此，这时检查胎位并无意义，即便是胎头不朝下，也不必管他。至妊娠7个半月以后，长大的胎儿在子宫里活动逐渐受限。此时若发现胎位异常——臀位或横位，即民间所说的"横生倒养"，则应遵照医嘱采取相应措施，以减少母婴在分娩中可能发生的危险，提高围生儿的生存率。

7　胎儿发育迟缓的原因与危害

胎儿宫内发育受限是指足月胎儿出生体重小于2500克，或体重较同龄新生儿平均体重轻10%以上。宫内发育迟缓因发生的时间不同，可有不同的表现。早期发育迟缓的胎儿，发育匀称，增长呈均匀一致性，而其胎盘功能多正常，这往往因病毒感染，或先天基因异常所致。晚期发育迟缓的胎儿，发育不匀称，但身长影响不大，皮下组织及体重明显低，常伴有胎盘功能不全，这种胎儿围生期窒息发生率高。

宫内发育受限的围生儿患病率高，新生儿窒息是宫内发育受限儿的主要并发症。由于胎儿宫内缺氧、酸中毒，脑细胞受抑制而导致新生儿窒息，围生儿窒息可发生缺氧性脑病、缺氧性充血性心力衰竭等多种器官功能失调。由于发育迟缓，胎儿肝糖原及其贮存均少，容易发生低血糖；由于血黏稠度高，易发生红细胞增多症。

胎儿出生后智力及神经系统能否正常发育，要根据胎儿宫内发育基础，是否并发新生儿窒息、缺氧、低血糖等，因其可导致低氧氧血性脑病。至于出生后生长发育，要根据营养、环境及胎儿宫内发育受限发生的时间等因素来定。因此，对胎儿宫内发育受限应引起人们的注意。

8　促进第七个月胎儿智力发育

事实上，孕妇应于怀孕初始便常常与腹中胎儿交流、谈话，不过，因为胎儿在第7个月时才能更清楚地分辨喜欢或讨厌的声音，所以，现在开始也不迟。

胎儿喜欢的声音莫过于母亲的声音。胎儿在出生之前就是听着声音长大的：子宫里血液流动的声音，母亲与父亲温和的谈话声、母亲偶尔因为吵架而变得尖锐的声音、电话铃声、门铃声、电视的声音、唱片的声音……所有生活中的声音，这些都是无法避免的，所以，母亲应尽可能整合这些声音，以给胎儿提供舒适的声音环境。

坐在沙发上，双手贴着下腹，因为胎儿的头应该在这个位置，然后温柔地与胎儿说话。对于说话感到为难的孕妇，不妨为胎儿读读故事书。但是，不要一直存着希望胎儿聪明的想法。爸爸也要对胎儿说说话，不妨在晚餐后进行。

胎儿对这种说话的方式，会在腹中做出反应。此时，母亲不仅感觉到胎儿在肚子里活动，而且能感觉到胎儿可能在诉说着什么事情。刚开始或许还不知道，慢慢地就可以理解了。俗话说："睡觉的孩子容易长大。"这个观点也可以用在胎儿身上。腹中的胎儿也会睡觉。如果孕妇的睡眠姿势与胎儿的姿势不相合，恐怕孕妇的睡眠的质量就会受到影响。解决的办法是在腰部垫个枕头，或是侧躺时在双脚或腹侧夹个小坐垫，寻找容易入睡的姿势，左边向下，腿稍微弯曲，不仅容易入眠，而且胎儿也不会动得太厉害。

怀孕时期，母亲如果能睡得很熟，睡眠时脑部的脑下垂体会分泌出成长激素，这不是为了帮助母亲成长，而是为了胎儿成长所分泌的，甚至是胎儿成长不可或缺的物质。另外，这个激素具有帮助母亲迅速消除身心疲劳的效果。许多母亲怀孕前常抱怨无法好好睡眠，但是，怀孕后反而变得比较好睡，容易入眠，这是因为为了释放出胎儿所需的激素，母亲身体自然发生变化的缘故。

9　情感胎教法

　　胎儿在宫腔内被羊水包围，是生活在一个水环境中，而水的对声音具有选择的过滤作用。它能除去一部分低音而对高音则有较多的保留，故而胎儿对高音具有更强的敏感性。究竟哪种解释更为合理，或二者兼而有之，这里并不想下结论。重要的是胎儿对母体及母亲的声音具有依赖性与敏感性，这是与胎教直接有关，直接影响到胎儿的声音系统的形成。坚信胎儿能听能看，胎儿并非是默默无闻的，作为父母，相信生活在母亲腹中的胎儿是个能听、能看、能"听懂"话、能理解父母的、有生命、有思想、有感情的谈话对象，父母对胎儿说话绝不是"对牛弹琴"。凝聚着父母深情的呼唤和谈话，一定会使胎儿聚精会神地倾听，作为父母应不失时机地开展与胎儿之间的语言沟通与交流，对他施以良性刺激，以丰富胎儿的精神世界，这对开发胎儿的智力有极大的好处。在与胎儿讲话、给胎儿讲画册故事、教胎儿学文字的基础上，再深一步进行"教胎儿学算术和图形"的胎教法。

　　通过视觉印象将图形的形状、颜色和母亲的声音一起传递给胎儿。教数字和图形成功的诀窍是以立体形象传递，而不要以平面形象进行。将具体的、有立体感的形象，导入语言刺激中。

10　意念胎教法

　　在怀孕期间，孕妇就应设想未来宝宝的形象。是男、是女，像爸爸还是像妈妈？在孕期设想的孩子形象在某些程度上相似于将要出生的婴儿。

　　孕妇的心情舒畅，进而使胎儿受到良好刺激是有一定作用的。这样可以保持愉快的心情，通过体内的化学变化来影响胎儿。许多孕妇家中的墙壁上都悬挂一些自己喜欢的漂亮的婴幼儿照片，天天看上几回，说是这样出生后的婴儿漂亮，还可以和丈夫一起描绘所希望的婴儿模样。

　　孕妇还可预先设计制作一些胎儿出生后的用品，买些玩具等。在一针一线的缝制中，培养孕妇同腹中宝宝的感情。孕妇及丈夫在为未来的宝宝准备日常用品的同时，精神上得以充实，时间也会过得快起来。这就是精神和意愿的催化作用，将促使宝宝按自己的意愿发育。

✚ 专家坐诊

　　孕妇一般可以把自己的想象通过语言、动作等方式传达给腹中的宝宝，并且要持之以恒。

11　数学胎教法

胎儿需要母亲的爱，不但需要语言上的安慰、优美的乐曲，而且还需要有肢体的接触。摸一摸胎儿，腹内的小胎儿可以感觉到。经常抚摸胎儿，可以激发胎儿运动的积极性。也许不会明显感到胎儿反馈的信号，这种信号缓慢而有节奏，只有实践，才可能有清晰的感觉。

到6~7个月，母亲已能分辨出胎儿的头和脊，就可以轻轻推着胎儿在子宫中"散步"了。如果和着轻快的音乐与胎儿交谈和"玩耍"效果会更好。母子"玩耍"式的触摸训练从妊娠5个月开始，到预产期前2~3周之间进行，怀孕晚期尤为必要。每次时间不要太长，5~10分钟即可。此外，还可以给5个月以后的胎儿光刺激，用手电贴紧肚皮一亮一灭地照射，透过肚皮和子宫壁的微弱光亮。可使胎儿视觉获得一点信息，促使他眼球转动，并促进视觉神经发育。

专家坐诊

亲密抚摸，也包括丈夫在内。做丈夫的可以用手轻抚妻子的腹部同胎儿细语，并告诉胎儿这是父亲在抚摸，并同妻子交换感受，这样能使父亲更早地与未见面的小胎儿建立关系，增进全家人的感情。

12　怀孕七个月孕妇应注意些什么

高危妊娠是指对孕妇、胎儿可能会发生危害的妊娠。凡可能造成高危妊娠的孕妇，应该到医院与医生配合检查，筛检出高危妊娠症状，预先治疗疾病，保护孕妇和胎儿的健康。

怀孕28周以前，胎儿较小，胎儿在子宫内的活动范围较大，胎位不固定；而怀孕28周以后，胎儿长大，羊水逐渐减少，胎儿的活动范围相对减少。所以此期要仔细观察胎位的变化，及早进行矫正。子宫慢慢变大，会压迫直肠、骨盆腔静脉，影响到孕妇的排泄，容易发生便秘、痔疮等。预防便秘、痔疮的发生，就要多吃水果、蔬菜，并多吃富含纤维素的食物以及多喝水，孕妇还要养成定时排便的习惯。

从怀孕开始到第28周，孕妇每月要做一次产前检查。第29周起，每2周检查一次。

每个人的血压不同，而且年龄愈大血压相对愈高。

低血压的定义就是，比各年龄段的平均血压为低的情形。要低到何种程度才叫低血压呢？学者们的意见众说纷纭，WHO（世界卫生组织）规定围收缩压低于12千帕，舒张压低于8千帕（1千帕＝3/4×10毫米汞柱），每日测量三次均在此数值下为低血压。在健康人中约有2.5%~3.5%的人有不明原因的低血压，多见于20~40岁的妇女。

造成低血压的原因有很多，譬如说体质的关系，或是心脏、肺、内分泌器官的疾病（脑下垂体、甲状腺）等，有的则是因为手术或中毒所引起的。当然气候、营养、运动、药物和生活习惯等因素，也和造成低血压的原因有关。

有些人患了低血压之后，依然浑不知觉。低血压的人往往是身材瘦削或体质差的类型，他们的体温也比常人低。据说内脏下垂、胃酸少的人，也有患低血压的可能。患有低血压的时候，常常出现惧寒或头晕眼花的症状。

若是在怀孕之前就有低血压的症状时，应该先到内科检查低血压的原因，然后针对原因加以治疗。体质虚弱的人应该在分娩之前，经由各种柔软体操的辅助来增强自己的体力，使身体逐步恢复健康。

假如患有贫血，就必须注意前项所述的要点；若是没有贫血，只是因为身体虚弱才患有低血压，只要在怀孕的时候多注意身体的健康即可，绝对不可使用特别的药物来治疗低血压。

怀孕之后，特别是在怀孕后半期，孕妇的血压会比怀孕前半期稍高，而且高血压也有可能引起妊娠高血压疾病，因此孕妇对于自己血压的高低必须特别注意。

专家坐诊

具有遗传体质性的高、低血压孕妇，有可能将这种体质遗传给下一代，贫血则不会遗传。

在妊娠期间，可以做阑尾炎（俗称盲肠炎）的手术。

在妊娠期间，由于生了某种疾病而动开腹手术的情形屡见不鲜，其中最多的就是急性阑尾炎。大部分在妊娠前便有慢性阑尾炎的孕妇，都会由于妊娠的关系由慢性转化成急性。但是在妊娠以后才罹患阑尾炎的病例却是少之又少。

所谓的阑尾，一般是在腹部的右下方。在妊娠约4~5个月时，子宫会变大，将阑尾慢慢地往右上方推挤，随着妊娠月数的增加，阑尾便向上或向右升高。到第8~9个月的时候，已升高到相当的程度了，一直到分娩后第10~20天，才又会回到原来的位置。

如果妊娠中罹患急性阑尾炎的话，怎么办呢？首先，腹部会突然感到强烈的阵痛，如果是流产或早产的话，则子宫整个都会疼痛，在这种情形下，阑尾所在的位置（也就是右下腹部）会痛，随着妊娠月数的增加，疼痛也会逐渐地往上扩散，若阑尾炎为急性时该部位还会发热。妊娠中罹患阑尾炎之所以可怕，是由于它穿孔后会转变成腹膜炎。子宫因继续妊娠而张大，盲肠受到子宫的压迫致破裂，流出脓汁时很容易并发成腹膜炎。腹膜炎会发高热，使子宫收缩，容易造成胎死腹中，也很容易发生流产、早产等现象。在临盆时，阵痛可能会减弱，使分娩的时间延长。

由此可知，妊娠中若生腹膜炎的话，就会有生命的危险，所以发生急性阑尾炎时要立即接受手术，把阑尾切除。由于它的恶化比起没有妊娠的时候还要激烈，所以应尽可能地提早把它切除。

15 妊娠时，脸上褐色斑点就会增加吗

怀孕后即使内脏没有什么疾病，也会产生褐色斑点。随着妊娠月数的增加，皮肤的颜色将会转深，乳晕、外阴、肛门和肚子的中心线等的颜色也会渐渐地浓厚。到了妊娠末期就变成了黑褐色。另外，黑色、茶色小斑点的数目也会增加。上述现象亦有程度上的差别。就一般孕妇来看，肤色浅黑的妇女要比白色的妇女数目来得多。

为什么妊娠中皮肤的颜色会变深呢？详细的原因尚未查明，因此无须预防。由于表皮色素增加，皮肤的颜色变黑，据说这是由于妊娠期血液中促成黑色素增加的激素增加的关系。这种皮肤色素在分娩后会消失。但不会完全恢复原状，会有淡淡的颜色残留。

另外，一旦妊娠，眉毛和眉毛之间，鼻头、眉毛上方，眼睛的下面和脸颊等处就会出现一种我们称之为肝斑的斑点。特别是肤色黑的人最容易产生肝斑。发生的时间多半在妊娠5~6个月以后。分娩后有的人完全消失，亦有经过数月或数年仍残留着的。

通常，有肝斑者占全部孕妇的6%~7%。据报告，进口避孕药的服用者较容易发生这种肝斑。妊娠中的色素沉着是不能够预防的，但可以从食物和日常若干细节注意。例如夏天日光照射强烈的时候，可以使用遮阳伞和遮阳帽来避免日光的直射。

专家坐诊

防止色素沉着的食物：含有很多蛋白质的食品——牛奶、乳制品、肉、蛋、鱼、豆腐和黄豆等。

如果已确定是怀孕，为了要知道是否患了其他的疾病，应接受下列的诊断和检查：

1. 胸部X光照射：特别是曾患过结核病的人。

2. 血型（A、B、O、Rh型）和血液的梅毒反应：此仅限于初诊的人。

3. 有无贫血的检查：在初诊、妊娠期、末期、分娩后1个月时，接受检查。

4. 尿蛋白、尿糖的检查：在接受诊断时检查。

5. 检查血压：为了早期发现妊娠高血压疾病，必须在诊断时加以测定。

6. 测定身高、体重：在初诊时量身高。每次诊断时均要测量体重。

7. 有无水肿现象：水肿现象为妊娠高血压疾病的预兆，但正常孕妇也会出现水肿。

8. 骨盆大小的测定：初诊时测定骨盆大小。

9. 其他：牙齿的检查和大便的检查（有无寄生虫）。曾经患过心脏病或肾脏病的人，必须接受此项检查。另外，曾经患过糖尿病和妊娠高血压疾病的人，需要接受更精密的检查才行。

关于在妊娠期间需要受诊的次数如下所述：妊娠开始到第7个月，每月1次；妊娠第8~9个月，每月2次；妊娠10个月时，7~10天1次。出外工作的人要严守这些次数的规定。如果有某种异常的预兆（流产或妊娠高血压疾病等），须增加受诊的次数。其次，要事先决定在何处生产。如果是信誉较好的医院，要提前订下床位，以免客满。如果想回家乡分娩，要预先通知怀孕中接受诊查的医院。特别是初产的人，要选择有专门妇产科的医院，将怀孕中的经过和各项检查的记录随身携带回乡给医生参考。上一次怀孕分娩经过难产或剖宫产的人，第二次分娩的时候，一定要选择设备完善的医院；若初产时很顺利的人，最好是选择住所附近的医院，因为第二次分娩所需的时间通常仅为第一次的一半而已。如果什么特殊的情况都没有的孕妇，就选择你在怀孕中接受诊查的医院就可以了。

17 出现前置胎盘的处理

宫下段或覆盖在子宫颈内口上。根据胎盘遮盖宫颈内口面积的多寡，可分为完全性、部分性前置及边缘性前置胎盘。

主要表现：妊娠晚期或分娩开始时无诱因、无痛性的阴道出血。完全性前置胎盘出血时间早（约妊娠28周），出血量多且反复发生；部分前置及低置胎盘者的出血时间比前者晚些、少些。由于胎盘位置在子宫下段，易发生胎位不正或胎头高浮，增加了难产率。

原因：到目前为止，还没有弄清导致前置胎盘的原因，可能是受精卵发育迟缓所致，也可能与多产、多次刮宫、剖宫产或子宫内的其他损伤病变有关，受精卵植入时，为摄取足够的营养而扩大胎盘面积，胎盘面积过大可伸至子宫下段，这样可造成前置胎盘。近年来，因B超运用于产前检查，前置胎盘的诊断率一般可达90%以上。

对胎儿的影响：前置胎盘对胎儿的影响可谓多方面的，孕妇反复出血所致的贫血可使胎儿处于惯性缺氧状态，从而影响其生长发育。胎盘纤维化使胎盘功能不足也可影响胎儿发育。前置胎盘对胎儿的生长发育在33周以后尤为明显。其对胎儿体重、身长、头围、胸围均有影响，但以影响胎儿体重增长最为显著。在标志着胎儿骨骼发育的身长、头围、胸围的发育中，前置胎盘对胸围发育的影响较明显，尤其是最后3周。前置胎盘胎儿自36周之后体重、身长、头围、胸围基本不再发育，甚至体重有所下降。所以在对前置胎盘孕妇进行期待治疗时，应掌握好最佳分娩时机。

处理措施：前置胎盘发生后，如果为部分性或边缘性前置胎盘，只要出血止住了，胎儿还可以平安地从阴道分娩。遇到这种情况一定要安静地配合医生，做好治疗。如果出血过多，就要考虑尽快终止妊娠。采用剖宫产平安分娩。

期待疗法：前置胎盘期待疗法就是一方面既要保胎，一方面也要保证孕妇的安全。保胎是为延长胎龄，促使胎儿成熟，以提高围生儿的生存率。前置的胎盘影响胎儿生长发育，在33周后更明显。前置胎盘胎儿自36孕周后，身长、头围、胸围发育极其缓慢，体重也有所下降，故对前置胎盘孕妇进行期待疗法时，应掌握好终止妊娠的最佳时期。

专家坐诊

胎儿已成熟，继续期待疗法既对胎儿发育有害无利，且有发生孕妇阴道大量出血的危险。因此，期待疗法只适用于阴道出血量不多且胎儿存活者。

18 胎漏或胎动不安的防治

妇女妊娠期阴道少量出血，时下时止而无腰酸腹痛中医称胎漏；妊娠期患有腰酸腹痛或下腹坠胀，或伴有少量阴道出血中医叫胎动不安，二者常是堕胎、小产的先兆。

肾虚胎漏，胎动不安。禀赋体弱，先天不足，肾气虚弱；或孕后房事不慎，损伤肾气，肾虚冲任不固，胎失所系。以致胎元不固，而成胎漏，胎动不安。妊娠期阴道少量出血，色淡暗，腰酸腹坠痛，或伴头晕耳鸣，小便频数，夜尿多甚至失禁，或曾屡次堕胎，舌淡苔白，脉沉滑而弱，宜用固肾安胎佐以益气之药膳治疗。

墨鱼鸡肉饭

原料：母鸡1只，墨鱼干（带骨）1条，糙糯米150克，盐少许。

制作：将母鸡宰杀洗净后，连内脏与带骨墨鱼一同放入沙锅，炖烂熟，取浓汤备用。鸡肉、墨鱼捞出佐餐；以浓鸡墨鱼汤煮糙糯米成饭，加盐少许调味；以鸡肉、墨鱼为菜，吃鱼汤糯米饭，1日2餐均可食之。

气血虚弱胎漏，胎动不安。平素体弱血虚，或孕后脾胃受损，化源不足。或因故损伤气血，气虚不摄，血虚失养，胎气不固，以致胎漏，胎动不安。妊娠期，阴道少量流血，色淡红，质稀薄，或腰腹胀痛或坠胀，伴神疲肢倦，面色苍白，心悸气短，舌淡苔白，脉细滑，宜用补气养血、固肾安胎之药膳治疗。

雌乌鸡粥

原料：雌乌鸡1只，糯米100克，葱白3茎，花椒及盐少许。

制作：将鸡去毛及内脏，切细煮烂，再入米及葱、椒、盐煮粥，空腹食。

天门冬红糖水

原料：天门冬（连皮）50克（鲜品150克），红糖适量。

制作：天门冬洗净，加水约1000毫升，煎取500毫升，加入红糖，烧沸，每日温服1次，连服数日。

鲈鱼煲苎麻根

原料：鲈鱼250克，苎麻根30克。

制作：将鲈鱼去鳞及内脏，洗净，切成鱼片，与洗净的苎麻根一起放入陶瓷罐内加水1000毫升，煲至鲈鱼熟透，吃鱼饮汤，每日1次，5~7次有效。

血热胎漏，胎动不安。素体阳盛，或七情郁结化热，或外感热邪，或阴虚生热，热扰冲任，损伤胎气所致胎漏、胎动不安。妊娠期阴道出血，色鲜红，或腰腹坠胀作痛，伴心烦不安，五心烦热，口干咽燥，或有潮热，小便短黄，大便秘结，舌质红，苔黄而干，脉滑数或弦滑。宜用滋阴清热、养血安胎之药膳治疗。

地黄酒

原料：生地黄1200克，酒若干。

制作：将地黄洗净切细，捣取自然汁，每服用七分盏、酒三分盏同煎稍沸，稍热便服，每日2~3次。

跌仆伤胎胎漏，胎动不安。跌仆闪挫或劳力过度，损伤冲任，气血失和，致伤动胎气，脉滑无力。宜用补气和血、安胎之药膳治疗。

19　羊水过少的防治

羊水量少于300毫升就称为羊水过少，最少的只有几十毫升或数毫升。羊水过少常跟胎儿泌尿系统畸形同时存在，如先天肾缺陷、肾发育不全等。孕晚期常与过期妊娠、胎盘功能不全并存。羊水过少对孕妇影响较小，对胎儿威胁较大，围产儿的死亡率比正常妊娠高5倍。羊水过少的产妇临床多有子宫收缩疼痛剧烈，收缩不协调，宫口扩张缓慢，产程延长。

定期产前检查和B超检查可发现羊水量的情况。孕妇应密切注意胎动变化，并检查子宫增长情况及B超检查羊水、胎盘功能的测定及了解胎儿有无缺氧情况。一旦发现有异常情况就要考虑剖宫产，尽快娩出胎儿。若有胎儿畸形，就要立即终止妊娠。

20 再生障碍性贫血的预防

再生障碍性贫血系因骨髓造血抑制，引起全血细胞减少为主要表现的综合征，属进行性贫血。

如孕期患再生障碍性贫血，则会使贫血的程度进一步加重，因为红细胞减少引起贫血；血小板减少和质地异常也引起出血；特别是白细胞减少以及淋巴组织的衰竭，使病人防御功能低下，造成致命的感染，是妊娠合并再障的主要死亡原因。那么受孕后是否一定要做流产或引产，则要根据不同情况决定。如孕前已确诊再障，在妊娠3个月以内血红蛋白大于60克/升者，可继续妊娠；而血红蛋白低于40克/升及妊娠初期发病者，可做好输血准备，予以人工流产，流产后需给予有效抗生素治疗。

妊娠并发再障并不多见，但为严重的并发症，孕妇应定期产前检查，严密监测有关化验指标。一旦发现问题，应积极采取支持疗法，并给予抗生素治疗。要注意激素治疗不良反应多，不宜长期使用。严重再障可输血治疗，如贫血重者输入红细胞，血小板少者输入血小板，也可输入白细胞以增加身体的抵抗力。

临产中应加强观察，做好输血准备，使血红蛋白达到80克/升，尽可能阴道分娩。应适当缩短第二产程；产后及时使用催产素加强子宫收缩，以防产后出血；如有产科指征需行剖宫产者，最好将子宫一并切除，以免产后出血、感染。不论是否手术，临产前后均应给予强有效的抗生素，以预防感染。

重症患者在妊娠35周左右必须加强胎儿监护，一旦出现胎儿宫内窘迫，则以剖宫产为宜，并输新鲜血、血小板。产后要加强新生儿监护。产褥期产妇继续采用支持疗法，应用宫缩剂加强子宫收缩，应用广谱抗生素预防感染。

血小板减少性紫癜有两种形式，一种是原发性；一种是继发性。原发性血小板减少性紫癜是一种自身免疫性疾病，妊娠发病多属此种。临床表现以黏膜和皮下出血为主。继发性血小板减少性紫癜是由感染药物过敏和血液病引起的。

妊娠本身不加重其病情，但对母、子有一定危险性，孕母可出现出血倾向，发生流产、胎盘早剥、胎死宫内、产道出血及血肿、产后出血、腹部伤口出血及血肿，严重者可有内脏出血而危及生命。胎儿可由于母血循环中的抗血小板抗体通过胎盘进入胎儿血循环，使胎儿血小板迅速被破坏，出现新生儿血小板减少症，而发生颅内出血，围生儿死亡率达10%~30%。如孕妇患血小板减少性紫癜多年，在早孕期病情平稳，血小板大于50×10^9/升。且出血倾向轻，仅表现血小板值偏低或略有波动者，妊娠后也不会发生明显变化，常不需特殊治疗，妊娠下去是不会有太大问题的。

在中、晚期临床症状重，有出血倾向，可用激素治疗；若激素治疗无效且症状明显，甚至危及生命时，可在妊娠6个月前施行脾切除术。若此两种方法皆无效者，最好停止妊娠。患者妊娠期间，需要注意下列一些问题：

1. 妊娠期要细心监护，即经常检查，定期化验血小板计数。当病情缓解，血小板大于50×10^9/升，一般不需治疗。

2. 对于妊娠期首次发病，妊娠期复发、妊娠期血小板减少性紫癜未得到控制者，应用肾上腺皮质激素。

3. 病情严重者，可输新鲜血或浓缩血小板悬液。

4. 妊娠期不宜施行脾脏切除术，死亡率10%。脾切除术只用于激素失效不可控制的大出血危及生命时，最好在孕6个月前施行，因妊娠晚期手术也有暴露困难，不宜采用。

5. 胎儿娩出时软产道撕裂应注意缝合止血，细查伤口有无血肿，并注意防治产褥感染。

6. 很多药物如噻嗪类、阿司匹林、青霉素、链霉素等，皆可作为抗原诱致血小板减少性紫癜，故孕妇用药要慎重，一旦发生应及时停药。

7. 应常规查新生儿血小板计数，如血小板低于50×10^9/升，应给予激素。应人工哺育新生儿，这样可避免新生儿因吸进乳汁而使血小板减少。

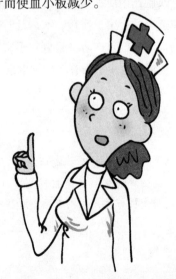

在妊娠晚期孕妇突然出现头痛，往往是子痫的先兆，尤其是有血压升高或严重水肿症状的孕妇更不可忽视，此时可能已是妊娠高血压疾病，如不及时诊断治疗，还会诱发抽搐、昏迷，甚至危及母子生命，故应及时就医，适时诊治处理。

在妊娠中末期，由于外伤、负重或同房后突然出现剧烈腹痛，多为胎盘早期剥离，要去医院检查。另外，妊娠晚期如有规律的腹痛，这常是分娩前的征兆，要做好临产准备。

孕妇尚未到临产期，而从阴道突然流出无色、无味的水样液体，为胎膜早破。早期破膜可刺激子宫，引发早产，并可能会发生宫内感染和脐带脱垂，影响母子健康，甚至还可发生意外，要找医生处理。

妊娠晚期阴道出血，量少时可能为临产先兆，无诱因无痛性出血多为前置胎盘；于临产后持续性下肢疼痛后阴道少量出血甚至出血略多时，有可能是胎盘早剥等，应立即到医院就诊检查。

妊娠晚期因为子宫增大，心脏负担加重，可以出现心跳加快。如此时患上心脏病，则会造成严重心悸心慌，气促不能平卧，使心脏之病情加重。孕妇原有或妊娠晚期患有心脏病，对母子的生命威胁很大，应及早就医，以防止心力衰竭的发生，减少母子的死亡。

妊娠期超过42周，即妊娠期超过预产期半月仍不分娩者称过期妊娠。过期不生对母子均有害，主要为容易发生胎儿宫内窒息，引起胎儿突然死亡，要去医院检查。

妊娠晚期由于孕妇的免疫力低下，常可患上某种疾病，尤其是病毒感染，如肝炎等。无论何种疾病，对孕妇和胎儿都有一定影响。如出现了长期乏力、食欲缺乏及呕吐等症状，应去医院进行全面检查，以便能及早发现是否染病及对症处理，以确保母子平安健康。

本病一般表现为不同程度的发热，出血是常见的症状，可发生在任何部位，以皮肤、黏膜多见，其次为胃肠道、泌尿道、呼吸道和子宫。血小板常明显低于正常。由于出血病人常有贫血，血中成熟的白细胞减少，容易感染，目前为止尚缺乏有效的治疗方法。

按病程白血病有急、慢性两种，妊娠并发急性白血病，易致流产、早产、死胎或胎儿发育迟缓等，很少能达到足月分娩。因此，急性白血病患者不宜妊娠，以免加重病情和影响治疗。慢性白血病因病程长，病情进展缓慢，故在医生严密监测下大多数可维持至足月。

怀孕胎教

怀孕第八个月

子宫底高于耻骨联合上25～27厘米，在脐与胸骨剑突之间。乳晕、外阴的肤色进一步加深。准妈妈的身体十分沉重，行动更加困难。

子宫的上升使胃部受压，有时可出现饭后消化不良的感觉。这时，心脏的负担明显加重，常出现心慌、气短等。除腹部的妊娠纹已相当明显外，有的人还可出现皮肤褐斑或雀斑，多在颜面部位，如耳朵、口周、额头等处的皮肤。又称妊娠斑。子宫底已经高达脐与胸骨剑突之间了，准妈妈常常感到身体沉重，行走不便。

此期下肢水肿者增多，有的准妈妈这时出现妊娠高血压综合征、贫血、眼花、静脉曲张、痔疮、便秘、抽筋等，如出现这些症状准妈妈要及时就医诊治，坚持每2周到医院检查1次。

妊娠8个月，孕妇的腹部已突出的十分厉害，身体也越发沉重，行动显得十分费力，多数孕妇还易感疲劳和笨重。有的人出现水肿。如果只是在傍晚或夜里腿部有些水肿的话，不用担心。但如果是从早晨起脸就水肿不消的话，那就有可能是一种异常情况。这一时期，有的人已在腹壁慢慢地长出妊娠线，呈浅红色，看上去就像是挠伤。

专家坐诊

因激素的关系，有的人长出褐斑或雀斑，或在嘴、耳朵、额头周围出现斑点。乳头周围、下腹部、外阴部颜色也越来越深。

胎儿经过8个月的发育，体重已达1700克左右，身长已至40～44厘米。从这时起，羊水量不再像以前那样增加了。迅速成长的胎儿身体，紧靠着子宫。一直自由转动的胎儿，到了这个时期，位置也固定了，一般由于头重，自然头部朝下。此时期，胎儿对外界的强烈音响会有所反应。假如在这个时期早产，如周密保育，是有希望存活的。肺等内脏器官和脑、神经系统都发达到了一定的程度。怀孕第8个月，孕妇应每两周进行一次产检，主要是为了早期发现妊娠中毒症等对胎儿可能产生严重影响的疾病。此时是胎儿听觉、皮肤感觉（触摸）及视觉等感觉形成的时期。不过，视觉在出生后才快速发展而成的，此时只是先奠定基础。这个时期的胎教应着重于积极发挥这些感觉的作用。

这个时期的日常生活易变得散漫，因此，请制订每天的计划，并切实执行。上午：散步、准备婴儿用品、做孕期体操。下午：午睡、收听胎教音乐。傍晚：购物、散步。晚上：与胎儿及先生进行三人对话、做睡前体操。无论父母多忙，请一定要制定适合自己的计划。母亲在这一时期腹部突出，动作迟缓，应因身体的要求，想睡就睡，可说是"懒散"的时期。但早晨一定要先起床和丈夫一起吃过早餐，送丈夫出门后再回去休息，或做一些不会造成腹部负担的扫除或轻松体操，轻微活动身体，必然有助于生产。

产前体操有所谓的"猫姿"体操，趴着伸展背脊。这个动作可以一边擦地一边进行。另外，做张开双腿使骨盆容易打开的运动，这也可以在坐着打开腿擦地板时练习。我们知道，夫妻吵架对腹中的胎儿有不良的影响。由于怀孕8个月的时，胎儿区别声音强弱的神经已经完成，即使不知道言语中的意思，也能敏感感受到母亲的音调。当孕妇感到不安或处于不快的激动状态时，体内会释放出肾上腺素。肾上腺素会导致心脏快速跳动，如果肾上腺素经由脐带传递给胎儿，可能会到达胎儿的脑部。结果，胎儿也会处于受压力冲击的状态。因此，孕妇应随时调整心态，保持愉快、轻松的心情，以传达给胎儿良好的信息，促进胎儿身心和智力的发育。

3　对话胎教法

父母与腹中的胎儿对话，是一种积极有益的胎教手段。虽然胎儿听不懂话的内容，但胎儿能够通过听觉听到父母的声音和语调，感受到来自父母的呼唤。用语言刺激胎儿听觉神经系统及其大脑，对胎儿大脑发育无疑是有益的。

对话胎教法一般在妊娠26周即6个半月开始进行。当孕妇觉出有胎动或胎动较活跃时，可以向胎儿讲话，时间不宜长，每次10余分钟，讲时应保持室内安静。

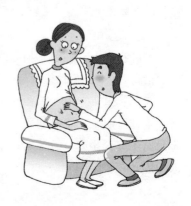

孕妇姿势可取坐式或卧式。对话内容不能复杂，应简单明了。

1. 对胎儿讲日常性简单用语。

2. 对胎儿进行系统性语言诱导。和胎儿讲话时，吐字要清楚，并注意一定要声音缓和。

这套体操是根据孕妇的特殊生理条件而编排的，有利于在各种情况下运用并达到良好的胎教效果。综合运动胎教法比较适宜妊娠后期运用。

伸展运动

1. 站立后，缓慢地蹲下，动作不宜过快，蹲的幅度视所能及的程度而定。

2. 双腿盘坐，上肢交替上举下落。

3. 上肢及腰部向左右侧伸展。

4. 双腿平伸，左腿向左侧方伸直，用左手触摸左腿，尽量能伸得更深远一些。然后，右腿向右侧伸直，用右手触摸右腿。

5. 直坐，小腿向腹内同时收拢，双手分别扶在左右膝盖上，然后小腿同时向外伸直。

四肢运动

1. 站立、双臂向两侧平伸，肢体与肩平，上肢前后摇晃划圈，大小幅度交替进行。

2. 站立，用一条腿支撑全身，另一条腿尽量抬高（注意：手最好能扶一些支撑物，以免跌倒）。然后用另一条腿做，可反复几次。

骨盆运动

平卧在床上，屈膝、抬起臀部，要尽量抬高一些，然后徐徐下落。

腹肌运动

半仰卧起坐，平卧屈膝，从平仰到半坐，不完全坐起，这节运动最好视本人的体力情况而定。

盆底肌练习

收缩肛门、阴道、再放松。

上述各种运动重复进行，每次以5~10分钟为宜。运动量、频度、幅度自行掌握。适当的运动对每一位孕妇都不难做到。只要能做到每天半小时的散步和每天10分钟的体操，便可达到增加活动的作用。也可以边听音乐边做操、散步。散步是妊娠期间最理想的运动。每天在一个恬静、清洁、美丽的地方，一边呼吸新鲜空气，欣赏四周的风景，一边缓缓地悠闲地走着，这是多么轻松、愉快的享受呀!散步能使你的烦闷消除，精神振作，还可以产生适度的疲劳，帮助你进入甜美的梦乡。不仅如此，散步还可以帮助消化、促进血液循环。它不会发生危险，只要避免走得太急和身子过度地振动就可以了。骑马、登山等体育运动是否适于孕妇，还要做具体分析。但你最好不要骑马、开摩托车了，如果摔下来，危险性会很大。技术不太熟练的话，也不要滑冰、骑自行车了。

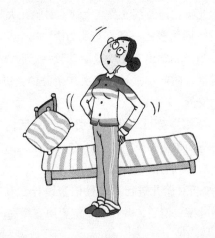

5 怀孕八个月孕妇应注意些什么

凡在妊娠满28~37足周之间分娩的，叫早产。早产儿占分娩总数的5%~15%，此时生出的早产儿，发育尚未完全成熟，体重在2500克以下。

早产儿发育不成熟，存活力低。据文献报道，约有15%早产儿在婴儿期死亡；另外有8%的早产儿，患有智力障碍或神经系统后遗症。因此，预防早产，是降低早产儿死亡率和提高婴儿存活率的重要事项。

妊娠晚期做产前检查，对于孕妇和胎儿来说更为重要。孕妇一定要按照产检时间定期进行产前检查，特别是高危妊娠的孕妇，一定要听从医生的建议，增加产前检查的次数。

怀孕8个月开始，容易发生妊娠异常，其中妊娠高血压疾病较为常见。其主要症状是：下肢水肿、高血压、蛋白尿，严重的还会出现头痛、视力模糊、呕吐，对孕妇和胎儿危害很大。第29周起，每两周做1次产前检查。

6 孕妇卧床易滞产吗

近年来，医院产房里经常出现这样的情况：孕妇身体健康，胎儿生长发育情况良好，胎位正常、产道畅通，自然分娩应该顺理成章。但是，在临产时产妇却宫缩无力，产程进展缓慢，造成滞产，只能以胎头吸引器助产，甚至发生胎儿宫内窘迫，只好进行剖宫产。

调查发现，滞产发生的一个主要原因是孕妇在妊娠期，尤其是妊娠中晚期卧床静养较多。很多妇女一旦怀孕后，便受到家中的特殊"待遇"，除了增加营养之外，还停止了一切家务劳动；甚至长期请假不工作，更不用说适当地活动了。孕妇长期缺乏活动和锻炼。使机体的肌肉，尤其那些与分娩有关的腰、腹及盆腔肌肉变得松弛无力。如果再加上妊娠营养充足或过剩，使胎儿在腹内生长过大，分娩困难也就难免了。

分娩是一种自然的生理现象，它是在产力、产道和胎儿均正常的状态下。由三者共同完成的。其中，产力包括腹肌收缩力、子宫收缩力和肛提肌的收缩力。这些肌肉收缩力的强弱与日常活动和锻炼有关。平时经常活动和锻炼有助于提高这些肌肉的收缩力，利于正常分娩。反之，平日身懒不动，经常卧床，分娩自然有较大痛苦。

所以，孕妇在孕期尤其是中后期必须注意适当活动，以求分娩顺利，胎儿平安。

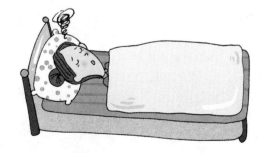

7　孕妇大笑好吗

人们俗语说："笑一笑，十年少。"对于常人讲无疑是件开心的事情，但是对于孕妇来讲，切不可取，否则会乐极生悲。怀孕期间的女性，大笑时会使腹部猛烈抽搐，结果是不好的。妊娠初期会导致流产，妊娠晚期会诱使早产。通过调查发现，尤其是在妊娠初期有的年轻女性还不清楚自己是否怀孕时，当她们放声大笑，高兴得忘乎所以时，流产便发生了。

8　在高层住宅的孕妇应注意哪些事项

首先，要注意的是预防流产、早产。所谓流产、早产，简单地说，是"妊娠开始到7个月之间的生产，叫做流产"，流产的胎儿多半都会死亡。其后"妊娠28~37周之间的生产，叫做早产"。早产婴儿出生后，如果照顾好的话就不致死亡。

在不良的居住环境之下，流产、早产率要来得高。因为高层楼又没有电梯可以乘坐的人需要走较多的路程，要提醒注意下列几点：

1. 尽可能减少每天上、下楼梯的次数。买菜尽量1周1次。日常生活要有计划，以减少出门走楼梯的机会。

2. 上下楼梯不要着急，也不要提很重的物品上上下下。因为若增加腹部压力的话，就容易发生流产、早产，也会成为妊娠末期早产、早期破水的原因。在假日时，一切琐事还是由丈夫代劳吧！

3. 对住所以外的楼梯也要注意。比方说过街天桥、地下道、百货公司等地方，上、下楼梯不要太着急。尤其是在下雨天行走过街天桥时，要注意千万别滑倒！没有电梯的高层住宅比起有电梯的高层住宅除了流产、早产率比较高之外——孕吐也比较强，异常分娩、分娩费时多、出血多、早期破水等也都较多。

> ♥ **小贴士**
>
> 上述异常的原因除了上、下楼梯以外。与孕妇身体的疲劳也有关系，所以必须睡眠充足。孕妇下肢如果出现水肿的现象应马上接受医师的诊断，接受尿液和血压的检查，因为这是妊娠中的异常。尤其妊娠中毒症最初的症状之一，便是下肢水肿。

9   孕妇躺卧的姿势

孕妇要掌握正确的躺卧姿势，在妊娠早期，可以同怀孕以前一样躺卧，但在中、晚期应采取侧卧位，最好是左侧卧，避免仰卧位，其道理在于：

1. 妊娠时子宫增大，胎盘血循环形成，使血容量增加。盆腔静脉血通过下腔静脉回到心脏的血量也相应增加。仰卧时，特别是在妊娠晚期，子宫很大，压迫下腔静脉，使血液回流不畅，回心血量减少，胎盘血流量也随之减少，必然影响胎儿对氧和营养物质的需要。如果子宫压迫腹主动脉，使子宫动脉压力下降，也会影响胎盘血流量。

2. 仰卧时，下半身血液回流不通畅，造成下肢、直肠和外阴的静脉压力增高，容易发生下肢、外阴静脉曲张、痔疮和下肢水肿。

3. 仰卧时，子宫在骨盆入口处压迫输尿管，使肾盂被动扩张，尿液潴留，尿量减少的同时引起钠潴留，使水肿加重。有人测定仰卧时尿量仅为侧卧的40%。

4. 侧卧位可降低舒张压，除了夜间侧卧，白天左侧卧位4小时，有可能预防、治疗妊娠高血压疾病。

5. 妊娠子宫大部分向右旋转，子宫血管也随之扭曲。左侧位可纠正子宫右旋，使血管复位，血流通畅。

10   注意仰卧综合征

孕妇在妊娠晚期常愿意仰卧，但长时间仰卧，很容易出现心慌、气短、出汗、头晕等症状，如将仰卧位改为左侧卧或半卧位，这些现象将会消失，这就是仰卧综合征，也称低血压综合征。这是由于孕妇在仰卧时，增大的子宫压迫下腔静脉及腹主动脉，下腔静脉可完全被压扁长达6~8厘米，血液只能从较小的椎旁静脉、无名静脉回流。回流不畅，回心血量减少，心排出量也就随之减少，于是血压下降并出现上述一系列症状。

仰卧综合征的发生不仅影响孕妇生理功能，对胎儿也有危害。心排血量减少，腹主动脉受压引起的子宫动脉压力减小，都直接关系着胎盘血液供应，对胎儿供氧不足，很快就会出现胎心或快或慢或不规律，胎心监测可显示胎心率异常的图形，以及羊水污染、胎儿血有酸中毒变化等宫内窘迫的表现，甚至带来不幸后果。

专家坐诊

迅速改变体位是最简单有效的治疗方法，应教育孕妇避免平卧，采取左侧卧位，需要平卧位做检查时，也要警惕仰卧综合征的发生。

11　胎位的种类与测知

　　胎儿在子宫内的位置称为胎位。胎位是以母体骨盆与胎儿的先露部（先露出母体的部分）的关系为指示点而命名的，如胎儿头后部的枕骨位于母体骨盆的左前方，其胎位叫做枕左前位；胎儿枕骨位于母体骨盆的右前方，胎位即是枕右前位，以此类推。在母体骨盆前方的枕左前位和枕右前位为正常胎位，这种胎位进骨盆后所占的体积最少，容易顺利分娩。枕横位在临产早期尚属正常；如为持续性枕横位，则为胎位异常。其他胎位均属异常。测知胎位的方法，妊娠26周前，因羊水相对较多，故胎位不固定，26周或以后用手法来测知，共分4步：

　　1. 检查子宫底部的胎位，检查者站在孕妇的右侧，双手在子宫底部交替活动，以了解胎位。胎头的特点为圆、硬、浮球感；臀位的特点较软、无浮球感、不很圆；有时有伸腿的动作。

　　2. 检查子宫左、右两侧的胎位。以一手向对侧推孕妇的腹部，用另一手触摸胎儿部分，胎儿脊背为平坦面；再推向对侧腹部，换另一手触摸胎儿四肢及手、脚等不平坦部分。

　　3. 查明耻骨联合上的胎儿部分是头或是臀。

　　4. 查明胎儿的先露部是否已入骨盆，检查者面向孕妇的足部，以两手交替摸清先露部。

12　胎头朝上臀位的危害与纠正

　　胎头朝上、胎臀朝下的胎位叫做臀位。它属病理性胎位。臀位儿的下肢可呈各种姿势：两下肢盘屈在臀部前方者，称其"全臀"或"完全臀位"；两下肢直伸向头端者，称为"伸腿臀"或"单臀"；胎儿一足或双足伸向母体阴道方向者，叫"足位"。经产妇的腹壁松弛或羊水过多，胎儿在宫腔内可自由活动，易发生臀位；初产妇腹壁过紧，羊水少，子宫畸形，双子宫，均可影响胎儿的自然回转也可形成臀位；脑积水、无脑儿、前置胎盘、骨盆狭窄及骨盆肿瘤等影响胎头入盆者，也易形成臀位。

　　危害：正常胎儿大小顺序依次为头、腹，臀部最小。臀位分娩时，先娩出下肢及臀，胎体中最大、最重要的头部最后娩出，不像头位分娩时胎头经产道挤压可变长（变形），颅骨重叠缩小胎头体积，以利通过产道。在臀位分娩时则无此适应性变化。因此，同一骨盆，体重相同的头位儿可顺娩，若为臀位，经常最大的胎头娩出时极有可能发生困难，尤其骨盆狭窄者，即便是胎臀与肩部娩出后，胎儿头部，尤其下颌部也易卡在骨盆腔内，严重者活活将胎儿憋死。

臀位儿自然分娩的概率小，大多需助产人员将其牵出，助产过程中有发生胎儿肢体骨折、头颅骨折、颈椎脱位、脊髓损伤、窒息、颅内出血及吸入性肺炎的可能。

纠正：妊娠期间应定期做产前检查，妊娠30周（7个半月）发现臀位，应及时纠正。一般采取胸膝卧位的方法纠正。胸膝卧位时，孕妇应将前胸贴近床面，尽量抬高臀部，膝关节成90度角与床相接，晨起与睡前空腹时，各做15~20分钟。经胸膝卧位姿势治疗1~2周后，胎位仍未转正时，可用针刺至阴穴（小脚趾甲缘外二分处）的方法转胎。如仍无效，也可在医生指导下，行手法转胎术——"外倒转术"，经腹壁将胎头推向骨盆。待胎位矫正后，用腹带，将腹部包扎起来，以防胎儿再转位。外倒转术后，孕妇应认真自数胎动，若发现胎动极其活跃或胎动减少、变弱，均应立即就医。因在胎儿转位时，有可能将脐带绕在胎体某部，甚至勒住颈部，导致胎儿缺氧，出现胎动异常。故目前妇产科医生已大多不主张应用此方法。臀位经阴道牵引助产娩出者，发病率、死亡率都很高，如有下列指征者，应考虑剖宫产术：骨盆狭窄，胎儿较大者；高年初产，胎儿珍贵者；软产道及子宫畸形者；早破水或产程进展缓慢者；产程中发现胎心变快、变慢、变弱或不规律，或脐带脱垂胎儿仍存活者；臀位胎儿之胎头极度仰伸——"望星式"，如强行阴道分娩，可引起胎儿严重的脊髓损伤，故也以剖宫产为宜。

专家坐诊

臀位孕妇临产后，要保证充足的休息，不要随意下床活动，特别是在破膜后更要注意，以避免脐带脱垂。

13 判断与纠正胎位不正的方法

判断胎位不正的方法

1. 可以通过测量子宫底的高度（即从子宫底至耻骨联合之间的距离）来判断胎儿身长的发育情况。一般情况下，当妊娠16周时，宫底约在耻骨及肚脐的中央部位；当20~22孕周时，宫底基本上达到脐部；32孕周时，宫底则达到剑突下2~4厘米处。过分超过或明显落后于相应指标时，则显示胎儿发育不正常，应在医生的指导下查找原因。

2. 可以通过超声波的检测明确了解胎头的位置。

3. 也可以通过医生的四步触诊法了解胎头的位置。

纠正胎位不正的方法

多数胎儿在子宫内的位置都是正常的，但也有少数属胎位不正，约占5%，常见的不正常胎位有枕横位、枕后位、臀位；也有因胎头俯屈程度不同的异常，如额先露、面先露，以及横位、复合位先露等不正胎位，但比较罕见。

有些胎位不正是可以纠正的，如枕横位、枕后位、臀位、横位等。一般横位应随时发现及时纠正；臀位在妊娠7个月后纠正；枕横位则需在临产后宫口开大到一定程度或接近开全而产程受阻时再纠正。

妊娠30周前，大部分胎儿为臀位，30周后多数可自动转为头位。故即使是臀位，也没必要在30周前纠正；30周后仍为臀位或横位者，是需要纠正的，其方法主要有以下两种：

1. 膝胸卧位纠正法。此法借胎儿重心的改变及孕妇横向阻力，增加胎儿转为头位的机会，7天为一疗程，如没有成功可再做7天，有效率60%~70%，少数孕妇在做膝胸卧位时出现头晕、恶心、心慌，不能坚持，则需改用其他方法纠正胎位。分娩后子宫韧带松弛，仰卧过久，子宫因重力关系容易向后倒，如不纠正，日后可引起腰痛、痛经、月经流向腹腔。从产后10天开始做膝胸卧位，每日2次，对于预防子宫后倾位有一定意义。

2. 臀位自行矫正法。这是一种简便有效的纠正胎位的方法，其有效率可达92%，它的做法是这样的：孕妇平卧床上，腰部垫高20厘米（1~2个枕头），双小腿自然下垂在床沿。每日早晚各做1次，每次10~15分钟，3天为一疗程。在做臀位自行矫正法时要注意：矫正方法安排在妊娠30~34周内效果最好；矫正宜在饭前进行，矫正时要平静呼吸，肌肉放松；垫子应柔软、舒适，高度适中；如出现阴道流水、流血或胎儿心音突然改变（有条件者可监听），应停止此法。

纠正胎位除可用以上两种方法外，还可用艾卷灸至阴穴和三阴交穴、激光穴位治疗、手法倒转、侧卧位等方法，但均为产前应用。若临产后胎位仍无变化，可在消毒情况下采取阴道内手转胎头或内倒转术。目前大多数医生已基本淘汰内侧转与外侧转法，因为可致脐带缠绕。

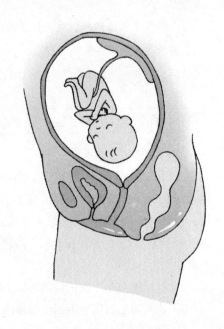

14 要注意孕期并发甲亢

甲亢（即甲状腺功能亢进症）患者常有多食、消瘦、怕热、多汗、手震颤、眼球突出、甲状腺肿大、心跳快等表现，由于此病对女性排卵起抑制作用，所以受孕的机会比较低，但随着医疗水平的改进，受孕率逐渐上升，所以并发甲状腺功能亢进的孕妇也不少见。这样的孕妇容易合并高血压、流产、早产、死胎、胎儿发育小、产后出血等异常，"甲亢"的病情也可因妊娠、分娩而加重，严重时可出现险情。这样的孕妇要注意自我保健。

孕前就诊者，应避孕，积极治疗，待病情稳定后1~3年再怀孕较好。怀孕后病情轻者可给少量镇静剂，并适当休息。病情较重者要用抗甲状腺药物，但用法及服药持续时间一定要有医生指导，切勿过量而造成新生儿甲状腺功能低下。

大多数孕妇能平安度过妊娠及分娩期，如"甲亢"症状已控制，又无其他并发症，那么可以自然分娩。如果病情重，用药剂量很大仍不能控制病情，或者并发心力衰竭者，要积极终止妊娠，以挽救母亲生命。

15 注意孕腹小于孕月对胎儿的影响

孕妇的腹部是随着妊娠月份的增加而增大的，且与孕月成正比，但是孕腹增长的幅度却不一样，因人而异。孕腹的大小主要决定于宫内胎儿的大小与体重。此外，羊水量的多少，腹壁脂肪的厚薄也影响腹部的大小。

孕腹小于孕月，比如妊娠足月，孕妇腹部的增长却似怀孕七八个月大。最常见的原因是胎儿宫内生长迟缓. 医学上称之为FGR。体重低于2500克的足月新生儿，医学上叫做"宫内生长受限"，这种瘦小的新生儿叫做"小于胎龄儿"。羊水过少、腹壁脂肪过薄、畸形小胎儿及胎死宫内等均可致子宫增长缓慢，甚至停止生长，即导致孕腹小于孕月。

我国民间长期流传着一种偏见，诸如"孕妇的肚子越小越好生""有骨头不愁肉"等等，这些观念有一种倾向：无论新生儿多小多瘦，均一样能长大成人。实际上，小体重儿抵抗力低，耐受分娩负荷的能力差，在分娩过程中，容易发生胎儿宫内窘迫、新生儿窒息、低血糖、胎儿或新生儿死亡等意外，围产期死亡率也明显高于正常体重的新生儿。

妊娠期间通过测量腹围、宫高及B型超声波对胎头双顶径、腹周径等的测量，可间接地了解胎儿在子宫内的生长情况。若发现胎儿宫内生长迟缓，应查找原因，针对病因进行处理。染色体基因先天异常是引起胎儿宫内生长迟缓的最常见原因，可致胎儿畸形或发育受阻；孕期宫腔内感染，孕妇患肝炎、结核等慢性传染性或消耗性疾病，贫血、营养不良，慢性肾炎等均可导致胎儿宫内生长迟缓、孕妇并发妊娠高血压疾病，或慢性高血压并发子痫前期；或胎盘发育不良，胎盘有效面积小，或胎盘变性，胎盘钙化或梗死，致使胎盘血流量减少，胎盘功能不良，供应胎儿生长的营养物质及氧气不足，均可诱发胎儿宫内生长迟缓。一旦得知胎儿出现宫内生长迟缓。应采取下列措施补救。

首先，应明确病因。通过B型超声波检查和羊水穿刺化验，确定胎儿有无先天畸形。若胎儿有畸形，应尽早终止妊娠；对无畸形的胎儿宫内生长迟缓。孕妇应进行积极治疗。最简便、有效的治疗方法是体位与营养疗法。孕妇采取持续性左侧卧位，对胎儿宫内生长迟缓的治疗有重要价值。仰卧位时，孕妇增大的子宫压迫腹主动脉，使供应子宫、胎盘的血液减少；左侧卧位，可缓解妊娠子宫的右旋，增加子宫、胎盘血液灌注量、改善胎儿的营养和氧气供应状况。

孕妇以进食富于蛋白质、糖和维生素的饮食为宜。适当增加瘦肉、鸡蛋、牛奶、糖果及各种水果、蔬菜的摄入量。每日口服多维葡萄糖水（含500克多维葡萄糖的糖水在一周内分次饮入），经口摄入葡萄糖和维生素的方法，在某种程度上可代替静脉输注葡萄糖和维生素。也可选用蜂乳、肝血宁（多种氨基酸制剂），叶酸、肌苷、三磷腺苷，维生素B_1等滋补药物内服。

专家坐诊

孕妇纠正偏食、戒酒、戒烟等习惯对胎儿宫内生长受限的治疗有辅助作用。还应每日做一些吸氧活动，每天两次，每次半小时，吸氧活动有助于胎盘供氧量的提高。

16 胎儿横位的危险

胎体纵轴与母体纵轴成直角者，医学上称之为横位。横位也属于一种病理性胎位。横位而是由于骨盆狭窄，前置胎盘阻碍胎头入盆，或经产妇腹壁松弛，或马鞍形子宫、双胎等所致。

横位比臀位分娩的危险性还大，只有妊娠不足月的小活胎或已经浸软、折叠的死胎才有经阴道娩出的可能。否则，是无法经阴道生出来的。这好比拿着棍子过门口，门口虽宽，棍子虽细，只有顺着才能拿过去，如果横着拿，则棍子必卡在门框上，若强行通过时，则不是弄折棍子，就是撞破门框，"两败俱伤"。横位经阴道分娩的结局与此雷同，多发生母体子宫破裂与胎儿死亡。因此，横位为足月无畸形的活胎者，以剖宫产最为安全。

若横位临产后，孕妇和家属坚持不同意剖宫产者可在乙醚深度全麻下，行"内倒转术"——术者伸手入宫腔，牵出胎足，将胎儿转成臀位后助娩。若产妇来院就诊时，胎儿已死，可行"断头术"，先拉出胎身，然后再取出锯断的胎头。

专家坐诊

横位者，尤其孕期未发现的"忽略性横位"，产妇发生子宫破裂、大出血、感染及胎儿肢体娩出阴道外、脐带脱垂及死亡者发生率相当高，定期进行孕期检查，可避免上述意外。

17 胎儿发育正常的判断方法

从怀孕第一天起有些妇女就整天提心吊胆，担心腹内的孩子是否发育正常。其实掌握了一些胎儿发育的状况依据就不必过分忧虑。

胎儿的生长发育是有规律的，一般在妊娠早期生长发育最为迅速，妊娠中期增长相对稳定，妊娠晚期则增长缓慢。因此，可以通过孕妇的生理指标来推测胎儿的生长情况。

首先可以通过测量子宫底的高度（即从子宫底至耻骨联合之间的距离）来判断胎儿身长的发育情况。一般情况下，当妊娠16周时，宫底约在耻骨及肚脐的中央部位；当20~22孕周时，宫底基本上达到脐部；32孕周时，宫底则达到剑突下2~4厘米处。过分超过或明显落后于相应指标时，则显示胎儿发育不正常，应在医生的指导下查找原因。其次，可以通过检查孕妇体重的增长情况来监测胎儿体重的增加是否正常。怀孕期间，孕妇体重增长的平均值应为10~12.5千克。其中胎儿约为3千克，胎盘约0.6克，羊水约0.8千克，一共约4.5千克。其他如子宫、乳房、血液、水分等约增加5.5千克，共计10千克左右。在34~38孕周时，孕妇的体重每周平均增加0.5千克。妊娠后期平均每周增加0.3~0.35千克，如体重增加过快，则有可能出现水肿。同时，我们还可以通过监测胎动情况来判断胎儿发育是否正常。一般正常胎儿1小时胎动不少于3~5次。12小时共约30~40次。可以早、中、晚各测1小时，之后将这3个小时的总数乘以4，即得12小时的胎动数。若小于10次，则显示胎儿出了问题，应立即去医院就诊。

怀孕第九个月

1 孕妇母体的变化

这期间准妈妈的腹部高度隆起，宫底从胸下2横指处，上升到心窝下面一点，宫底高度为29.8～34.5厘米。因此，挤压了心脏、肺和胃，准妈妈感到明显的心跳、气喘、胃部胀满、食欲降低。同时身体沉重、行走不便。排尿次数也更加频繁。有的人可有轻微的子宫收缩感，可不必紧张。同时，白带增多，外阴部位容易污染，因此宜经常清洗，勤换内裤。产前检查要坚持每2周1次。一旦出现下肢明显水肿，恶心、剧烈头痛等症状，应及早就医。此外，禁止过性生活。

这时准妈妈身体较笨重，行动不灵活，易疲倦，要注意休息，饮食应少量多次，停止性生活以免早产和感染。坚持每两周做孕期检查1次，从36周始每周检查1次，有异常时更应及时检查。

2 胎儿发育

9个月的子宫内生活，胎儿已发育成一个体重可达2500克、身长可达48厘米的小人了。皮下脂肪较多，身体变成圆形的，皱纹也少了，皮肤呈有光泽的肤色。长满全身的细毛开始逐渐消退，脸上和肚子上的细毛已经消失。指甲长得很快，直达指尖，但是不会超过指尖。男孩子的睾丸下降至阴囊中；女孩子大阴唇隆起，左右紧贴在一起。换一句话说，生殖器几乎已完备。

此时，肺和胃肠也都很发达。已具备呼吸能力，婴儿喝进羊水，能分泌少量的消化液。尿也排泄在羊水中。

如果胎儿在此时期娩出，放在暖箱中存活概率很大。

3 促进第九个月胎儿智力发育

第九个月的胎儿已较为成熟，对外来的刺激能够反应，大脑的脑干功能也相当发达，已经具备离开母体自行生活的基本能力。

现在离孩子出生还不到两个月的时间，孕妇的肚子越来越大，动作也变得迟钝。子宫底接近肚脐下方，压迫到胃和心脏，总觉得呼吸不太顺畅。如果一次无法吃得太多，不妨少量多餐。绝不可以熬夜，对于生活无规律的母亲，至少在这一时期要改变生活方式。如前所述，人体有所谓的生物时钟，白天按计划运行，到了夜晚则安静地睡觉。但是受到文明发达的影响，违反自然规律的"夜猫子"型的人愈来愈多。

4 怀孕九个月孕妇应注意些什么

进入足月妊娠阶段后，随时有分娩的可能，因此在本月就要做好住院的一切准备，以免临时措手不及。

确定到哪一家医院分娩，记下医院的联络电话，准备好临时要用的车子，一定不要忘记携带保健手册。

产前检查若发现异常，则须进行高危险因素的筛检，做有效的预防和治疗。

要熟练分娩时的呼吸练习，熟悉深浅呼吸、按摩、用力方法等动作要领使分娩能够顺利进行。

这个月要每隔2周做产检一次。

5 孕妇腹部增大有何规律

宇宙间，凡以"胎生"方式繁衍后代的动物，其妊娠期限，怀胎仔数，宫内胎儿发育及子宫增大皆有自身的规律。决定各种动物遗传特征的物质是"基因"。各种动物的基因不同，故其以胎生繁殖后代的方式也各异。

马类的初生马仔重约数千克，一落地就可奔跑。鲸鱼的仔鱼一出母腹就会游泳。而人类的新生儿平均体重约为3 000克，一出娘胎的初生儿，除了本能地会吸吮乳汁外，既不会坐起，更不会行走，吃、喝、拉、撒、睡……均需成人呵护。

人类怀胎的基本规律是："十月怀胎，一朝分娩"。足月怀胎280天，即10个"妊娠月"（1个妊娠月为28天）。若按阳历计数，即为9个月零10天。

人类胎儿的生长发育有其规律，胎儿的"免费居室"——子宫，随着胎儿的长大而增大。

妊娠1个月时，子宫犹如鸡卵大小。

妊娠2个月时，子宫犹如鹅卵大小。

妊娠3个月时，子宫犹如拳头大小。

妊娠4个月时，子宫如新生儿头大小。

妊娠5个月时，子宫底在肚脐下二横指处。

妊娠6个月时，子宫底平肚脐高度。

妊娠7个月时，子宫底在肚脐上三横指处。

妊娠8个月时，子宫底在胸骨剑突与肚脐之间。

妊娠9个月时，子宫底位于胸骨剑突下二横指处。

妊娠10个月时，胎头未入骨盆腔者，子宫底可达胸骨剑突下1~2横指处；胎头进入骨盆腔者，子宫底高度又恢复到妊娠8个月的高度。

人类妇女妊娠后，子宫增长的大小决定于种族类别、遗传基因、胎儿大小、胎儿数目（单胎或多胎）、羊水数量、腹壁厚薄等因素。若妊娠妇女腹部增长超过或落后于正常增长的标准，应请妇产科医生仔细检查原因，必要时给予适当处理。

发生胎盘早期剥离时，如果面积大，持续出血，则形成胎盘后血肿，当血液冲开胎盘边缘，沿胎膜与子宫壁之间向子宫颈口外流时，为显性出血（外出血）；当胎盘后血肿的周边仍附着于子宫肌壁上。或胎儿头部紧紧填塞在骨盆腔中，都会使胎盘后血液不能流出，积聚于胎盘与子宫壁之间，形成隐性出血（内出血）。此时由于血液不能外流。胎盘后积血逐渐增多，子宫底随之升高，子宫大于相应孕月，子宫腔压力增大，积血可侵入子宫肌壁，引起肌纤维分离、断裂、变性。血液浸润深达子宫浆膜层时，子宫表面出现紫色淤斑，尤其在胎盘附着处特别显著，称为"子宫胎盘卒中"，会影响子宫收缩，引起产后大出血，甚至血液可经输卵管流入腹腔。

内出血过多时，血液可冲开胎盘边缘，穿破羊膜溢入羊水中，使羊水变成血性。

轻度的胎盘早剥，一般剥离面不超过胎盘的1/3，多以外出血为主。主要表现是阴道流血，量较多，色暗红，可伴有轻度腹痛或无明显腹痛，仅有剥离部位轻度局限性压痛。产后检查胎盘，可发现胎盘面上有凝血块及压迹。

重度胎盘早剥，剥离面积超过1/3，以隐性出血为主。主要症状为突然发生的持续性腹痛和腰痛，积血越多疼痛越剧烈。子宫硬如板状。胎位不清，胎儿多因重度宫内窘迫而死亡。出血量多

者，患者出现恶心、呕吐、冷汗、面色苍白、脉弱、血压下降等休克症状，且往往并发凝血功能障碍。这主要是由于从剥离处的胎盘绒毛和蜕膜中释放大量组织凝血活酶，进入母体血液循环中，激活凝血系统而发生弥散性血管内凝血所致。肺、肾等重要器官的毛细血管内有微血栓（小凝血块）形成，导致脏器功能受损。

重度胎盘早剥根据临床检查即可确诊。有条件可做B型超声波助诊。但后壁胎盘往往症状不明显，易漏诊。

胎盘早剥患者及其胎儿的预后，与诊断迟早、处理是否及时有密切关系。在胎儿未娩出前，由于子宫不能充分收缩，胎盘继续剥离. 难以控制出血。距分娩时间越久，并发凝血功能障碍等并发症的机会也越多。因此，一经确诊，应及时终止妊娠。

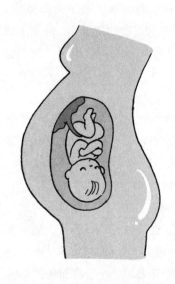

轻度胎盘早剥，产妇一般状况好，宫口已开大，估计短时间内可经阴道分娩。可先破膜，使羊水徐徐流出，缩减子宫容积。压迫胎盘使之不再继续剥离，并可促进子宫收缩，诱发或加速分娩。破膜后用腹带包裹腹部，密切观察患者的血压、脉搏、宫底高度、宫体压痛，阴道出血及胎心变化等。必要时利用胎头吸引器或产钳助产，缩短产程。

重度胎盘早剥，尤其是初产妇，不能在短时间内结束分娩者或轻度胎盘早剥，胎儿宫内窘迫，需抢救胎儿；或破膜后产程进展缓慢，产妇情况恶化，不论胎儿存亡否，均应及时行剖宫取子术。若术中发现子宫卒中，经温热盐水纱布外敷，按摩，注射宫缩剂等治疗，仍不能恢复正常的宫缩时，或出血多，血液不凝，出血不能控制，则在输入新鲜血及补充纤维蛋白原等凝血因子的同时行子宫切除术。

专家坐诊

患者产后或术后，仍需严密观察。一般情况如血压、脉搏、阴道出血量、液体入量及尿量，并给予抗生素预防感染，纠正贫血等治疗。

7 围产期心肌病的预防

围产期心肌病俗称产后心脏病。患病产妇一般无心脏病史。但在怀孕最后3个月到产后5个月期间，特别是在产后2~6周内，产妇感觉心慌、胸闷、气急、咳嗽、水肿、咯血、发绀。医生检查时发现患者有心脏扩大、心率快、心律失常等左心和右心衰竭的表现。

目前，致病因素还没有一个固定的科学说法，可能与病毒感染有关，也有可能是营养不良、缺乏蛋白质和维生素所致。有人统计过围产期心肌病孕产妇并发有妊娠高血压疾病者，比正常孕妇高5倍。因妊娠高血压疾病、子痫前期使全身小动脉痉挛，心脏本身的血液供应减少，心功能受到损害而发病。由此判断本病是由不同因素所形成的。

第一次心力衰竭发作时对药物治疗反应较好，但反复发作可以使病情恶化，尤其再次怀孕时复发、死亡率较高。如果产妇过去没有心脏病，在妊娠后期或产后出现心慌、气短、咳嗽等症状时，要立刻到医院诊治。另外要加强营养，特别是蛋白质、维生素要充足；定期产前检查，预防孕产期感染等对本病的预防很重要，因此产妇最好不要二度妊娠。

8　早产的征象

早产的主要征象有：胎膜早破、羊水外流、阵阵腹痛、阴道少量流血等。痛觉敏感的孕妇在妊娠晚期时，往往会将子宫正常的收缩误认为临产宫缩，约有1/3的所谓先兆早产病例，并非为真正临产，而系为假临产。这是因为两者的区别有时非常困难之故。如果宫缩每5~10分钟内就有一次，每次持续30秒钟以上，同时伴有阴道血性分泌物排出，并在观察过程中子宫颈口有进行性的扩张，且宫口已开大于2厘米者，应属于临产；如果子宫有规律性地收缩，子宫颈口扩张至4厘米以上，或胎膜已破裂者，则早产之势已成。

9　造成早产的原因

造成早产的原因至今尚不清楚，但下列情况往往易致早产。

1. 一般情况：孕妇年龄过小（小于18岁），过大（大于40岁），体重过轻（小于45千克），身材过矮（小于150厘米）；有吸烟、酗酒习惯者。

2. 过去有流产、早产史者。

3. 子宫畸形：如双角子宫、双子宫、子宫纵隔等。

4. 孕妇现有急性感染或慢性疾病：如肾盂肾炎、阑尾炎、慢性肾炎、贫血、心脏病、原发性高血压、甲状腺功能亢进等。

5. 胎儿、胎盘因素：如双胎、羊水过多、胎位不正、胎膜早破、前置胎盘、胎盘早剥等。

6. 医源性因素：孕妇有内科、外科并发症或产科并发症，必须提前终止妊娠者。

7. 产前3个月有房事活动者，亦容易发生早产。

10　高危胎儿的症状和标准

高危胎儿有下列症状与标准。

1. 胎龄不足37周或超过42周。

2. 出生体重在2500克以下。

3. 小于胎龄儿或大于胎龄儿。

4. 家中亲戚有严重新生儿病史，或新生儿期死亡者，或有2个以上胎儿死亡史者。

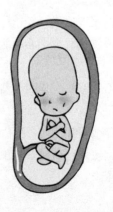

5. 有宫内窘迫，胎心异于正常的胎儿。

6. 产时感染。

7. 高危妊娠孕妇的胎儿。

11 孕妇患并发股疝要注意的问题

在大腿根部有一狭窄的漏斗形间隙，医学上称为股管，它的上方为股环。女性此环较宽，腹压升高时，腹腔内脏器可通过股环进入股管，再通过薄弱部分到皮下形成股疝。表现为大腿前内侧有球形肿块，一般肿块不很大，平卧位时可自行还纳。

孕妇因子宫膨大，致腹腔内压上升，同时腹直肌有不同程度的分离、变薄，加之孕期常有便秘症状，分娩过程中更需使用腹压。因此易出现股疝，并易发生嵌顿。因此孕妇如有腹痛、恶心、呕吐等肠梗阻症状时，必须检查有无腹疝嵌顿，一旦发现，应及时轻轻还纳，否则会引起肠坏死。患股疝的孕妇不一定行剖宫产术，应根据疝囊大小、有无嵌顿史再决定。如疝囊较大，为避免嵌顿也可考虑剖宫产术。

专家坐诊

做完手术后，还要注意消除像咳嗽、大便干燥，增大腹压的因素。

12 孕妇患红斑狼疮要注意的问题

红斑狼疮属于结缔组织病或自身免疫性疾病。育龄女性容易患此病，特点是多个器官病变、血中有高滴度的自身抗体。

一般来说，结缔组织病本身不会影响患者的生育力，妊娠后结缔组织病大多可缓解，但产后可能恶化。轻型红斑狼疮对妊娠及分娩不会有很大的危害，可在严密监测下继续妊娠；或疾病经控制长期稳定，处于缓解期，又无其他并发症者，也可继续妊娠。

重型患者，特别有免疫复合物性肾改变者，胎儿死亡率增高，还有可能孕妇病情恶化，故不宜妊娠。

1. 如孕前服用泼尼松有效者，孕期可服用10~20毫克作维持量，产时改为氢化可的松肌注或静滴。产后仍可口服泼尼松，以防病情加重。

2. 重型患者，在孕早期应做人工流产，避免病情恶化。

3. 轻型患者受孕后，应早期行产前检查，严密观察病情的发展，防治妊娠高血压疾病，定期检查血小板计数。

4. 由于红斑狼疮的某些IgG抗体可通过胎盘，使胎儿患一过性红斑狼疮，故胎儿出生后应给予适量肾上腺皮质激素治疗。出生后静注地塞米松2毫克，以后口服泼尼松2.5毫克/日，3天后改为1.25毫克/日，4天后停药。

5. 产后要注意防治出血并预防感染。

13 孕妇患阴部湿疹要注意的问题

阴部湿疹属女性多见病之一，它可因多种病因引起阴道炎和外阴炎，其中最常见的、孕妇最易感染的是滴虫和真菌引起的炎症。因为孕妇的阴道上皮细胞糖原升高，阴道酸性增强，利于真菌的迅速繁殖而引起炎症。另外，肾糖阈在孕期比平时降低，尿糖含量增高，也使真菌加速繁殖。孕期阴道酸度增强，滴虫繁殖亦快，所以说，这两种病原体引起的阴道炎症最常见，并因此引起阴道湿疹。另一种外阴湿疹属于过敏性炎症性皮肤病，过敏原来自外界或机体内部，如化学药物、化妆品等某种毒素，或蛋、鱼、虾、牛奶等异性蛋白等；体内病灶、肠寄生虫、消化道功能失调等。当过敏性体质的人在机体处于过度疲劳、精神紧张等情况下，其皮肤对各种刺激因子易感性增高，因而诱发湿疹。

阴部湿疹可使局部有灼热痒痛之感，阴部弥漫性潮红，无明确界限，并可发展为丘疹状、水泡，甚至糜烂有渗出液。皮肤因搔抓致破损或感染，日久皮肤粗糙肥厚，有鳞屑。患者亦可因阴道炎症分泌物增多而有排尿痛和性生活痛。外阴瘙痒患者应到医院检查，确定病因，对症治疗。

治疗阴部湿疹查明病因很关键。常见的滴虫性阴道炎或真菌性阴道炎根据白带的性状及显微镜检查比较容易诊断，治疗应以局部用药为主，尤其在妊娠20周以前不宜全身用药，如长期大量口服甲硝唑，可使胎儿致畸。

治疗真菌性阴道炎，阴道局部用药可选择制真菌素栓剂、米可定泡腾片、克霉唑、甲硝唑治疗滴虫性阴道炎。另外还应保持外阴清洁、干燥，注意在公共场所的个人卫生，同时检查男方有无尿滴虫及真菌，以防性生活传染。

14 消化系统溃疡的预防

1. 怀孕后要保持乐观情绪，不要过度劳累，避免精神过度刺激，以防诱发溃疡面出血。

2. 饮食搭配要合理，少吃多餐，少吃高脂肪、高蛋白及过甜、过咸、过硬、酸辣等食品。

3. 在医生指导下，用一些对胎儿无害的药物治疗溃疡病。

4. 如果发现孕妇贫血，必须及时治疗。同时要适当进行户外散步，做些轻松简单的保健体操。

5. 定期产前检查，如发现血红蛋白进行性下降，大便潜血不断增加，预示着溃疡病变在进一步恶化，需立即去医院就诊。

15　孕妇晚期阴道出血的主要原因

妊娠晚期阴道出血，即指妊娠28周后的阴道出血，最常见的原因为前置胎盘和胎盘早期剥离。

妊娠晚期，无原因、无腹痛、反复发生的阴道出血是前置胎盘的主要特征。

此外，引起妊娠晚期阴道出血的原因还有宫颈病变，如宫颈息肉、糜烂，子宫颈癌等。

发生妊娠晚期阴道出血后，要及时到医院请医生进行诊断、治疗，必要时手术抢救，以免造成严重后果。

16　难产易出现哪些症状

难产时，产妇可出现下列症状：

产程延长：产程进展缓慢，或进展到一定阶段不再继续进展。正常时，初产妇与经产妇产程长短不同。经产妇生过孩子，产道经过胎儿扩张较松弛，对再次娩出胎儿的阻力较小，所以，分娩进展较快，产程较短；而初产妇较经产妇产道紧，对胎儿娩出的阻力相对大些，故分娩进展较慢，产程长些。不过，也不全如此。

产程延长可表现为潜伏期延长、活跃期延长、活跃期停滞、第二产程延长或停滞，及总产程延长等形式。

潜伏期延长：从规律宫缩开始，至宫口开大2~3厘米为潜伏期。正常初产妇约需8小时，超过16小时则为潜伏期延长；正常经产妇潜伏期为6小时，超过9小时为异常。潜伏期延长常预示存在某些难产因素，如宫缩无力，胎儿巨大，骨盆狭窄，胎位异常等。

活跃期延长：从宫口扩张3厘米开始，至宫口开全为活跃期。正常初产妇约需4小时。如超过8小时，宫口尚未开全，则为活跃期延长。

活跃期停滞：指产程进入活跃期后，持续2小时宫口未再扩张，为活跃期停滞，或宫口扩张停滞。多由头盆不称或胎位异常所致。

第二产程延长或停滞：第二产程初产妇超过2小时；经产妇超过1小时，尚未分娩者，称为第二产程延长。第二产程达1小时无进展，称为第二产程停滞。应警惕中骨盆狭窄。

上述4种产程延长可单独存在或合并存在。总产程超过24小时为滞产。

胎头下降梗阻：通常，当宫口开大4厘米时，胎头已降至骨盆坐骨棘水平（棘平）或棘下。若宫口开大4~5厘米，胎头仍居棘上，或停在骨盆某处，不再下降时，为胎头下降梗阻。多由骨盆狭窄、盆头不称、胎头位置不正或产力不佳引起。

发生难产时，由于漫长的产痛折磨，产妇多已疲惫不堪，眼窝深陷，唇干舌燥，脉搏增快，腹部胀气，膀胱胀满，不能排尿——尿潴留。并发产前感染者，可有体温升高，阴道流脓症状。随着产妇的衰竭，胎儿可出现宫内窘迫症状。

难产对产妇及胎儿均不利，应及时处理。

17 处理难产有哪些措施

随着科学的进步，人们逐渐掌握了处理难产的各种方法，明显地提高了产妇与胎儿的生存率，极大限度地降低了死亡率。

处理难产，应针对病因，采取相应措施。由于过度紧张、疲劳，影响子宫收缩力，引起难产者，应充分休息。必要时给予镇静剂，如哌替啶100毫克，肌内注射。产妇经过一段时间熟睡后，子宫收缩有可能转佳。

进食不佳，由于缺乏营养，致分娩时能源不足，宫缩不好引起的难产，则给产妇静脉点滴葡萄糖，维生素C等必需的营养。有酸中毒者，补充碳酸氢钠溶液，并发电解质紊乱者，补充生理盐水及各种电解质。低血钾者，可口服氯化钾，或静脉滴入稀释的氯化钾，滴入的速度不可过快。因高浓度快速输入氯化钾可引起心搏骤停。

经过处理，产妇一般状态纠正后，宫缩仍未转佳者，可采取刺激宫缩的方法。如用温肥皂水灌肠，可清除肠道内积粪与积气，促进肠蠕动，刺激子宫收缩。胀满的膀胱能影响子宫收缩，排空膀胱可增宽产道，促进宫缩。自然排尿困难者，先予以针刺或诱导法，无效者应予导尿。

针刺疗法(体针或耳针)及穴位注射药物(合谷、三阴交穴各注入维生素$B_1$25~50毫克)，可诱导宫缩。头盆相称、胎位正常、协调性子宫收缩乏力者，可采取静脉注射稀释的催产素以加强子宫收缩，促进分娩。

♥小贴士

据文献记载，国内外均有用宽布兜臀部把难产妇吊起来摇晃，促进胎儿下降的笨法。也有几个人一起将产妇抬起来"蹾"的催生法。更有甚者，把产妇头发束起来，吊在高处，抽打其面颊，试图解决难产的拙劣做法……也许是由于偶然的巧合，有个别产妇经过如此盲目的处置后，竟然把孩子生了下来。但绝大多数的产妇结局是悲惨的。母残子亡或母子双亡是常有的事。无怪乎有人把女人生孩子喻做"和阎王爷隔着一层窗户纸"，可见死亡率是何等之高。

怀孕第十个月

1 孕妇母体的变化

怀孕10月时，由于体内胎儿的原因，腹部有下坠之感，孕妇宫高为30~35厘米。因为下降的子宫压迫膀胱，会越来越出现尿频，而且阴道分泌物也增多起来。由于肚皮胀得鼓鼓的，肚脐眼也消失了，成了平平的一片。胎儿压迫胃的程度渐小，胃舒服了，食欲也增加了。而且常感到肚子发胀，子宫出现收缩的情况。这种情况如果每日反复出现数次就是临产的前兆。子宫收缩时，把手放在肚子上，会感到肚子发硬。

2 胎儿发育

胎儿历经10个月的生长发育，现已变成一个重达3000余克、身长达50余厘米胖乎乎的"小儿"了。头盖骨变硬，指甲也长到超出手指尖，头发约有2~3厘米长。细毛几乎看不见了，胎脂在后背、屁股、关节等处已达稍许可以看到的程度。乳房稍稍隆起，用手指一按，有时还会流出"液乳"。以心脏、肝脏为首的呼吸、消化、泌尿等器官已全部形成，作为一个人已经可以在体外独立生活了。胎儿的头部，已进入了母体的骨盆之中，身体的位置稍有下降，胎动次数也明显增多了。

3 临产准备胎教法

分娩准备工作很重要，如做得好，做得充分，孕妇将免除后顾之忧。而且，这些准备工作伴随着即将做妈妈和爸爸的喜悦心情，向胎儿预示着喜迎小宝宝的诞生，小宝宝当然也会非常高兴地来到这个世界上。

临产前的准备工作一定要有条不紊，要想得非常周到、细致，甚至连许多细节都要考虑到。一般来说，分娩前应做好下列这些工作：

首先，应做好充分的精神准备。对分娩要有正确的认识，以愉快的心情迎接婴儿的降临；重视并积极接受产前教育和分娩知识，学习、掌握分娩时的呼吸动作要领；正确认识先兆临产和临产表现，并熟悉处理办法。这样可以避免分娩时的紧张和惊慌，有利于胎儿顺利娩出。

其次，物品要准备齐全、充足。在妊娠的最后几个月里，应把入院分娩所需要的物品整理好并放置于一处，以备用时迅速拿取。这些物品有：洗漱用品、水杯、小勺等日用必需品；少量的鸡蛋、点心、红糖（蒸过）等营养品；卫生纸、卫生棉、卫生巾（消毒）、胸罩等卫生用品；根据分娩所处季节准备婴儿衣服、帽袜、被褥、尿布和产妇出院时穿戴的衣物。

此外，产妇、婴儿的住室应打扫干净，保持清洁。如在寒冷季节，应准备好取暖设备，以免母婴受凉。如决定在家中分娩时，应准备好接生时的洗刷、消毒用品和消毒器械用的蒸锅，以及筷子、火炉、卫生纸（消毒）、塑料布和足供使用的温开水等。除了做好分娩的一切准备工作外，更重要的是随时准备分娩，喜迎小宝宝的降临。

4 分娩心理胎教法

的胎儿跃跃欲试，就要与急不可待的父母会面了。这是一件多么令人喜悦、使人振奋的事情啊！

然而，所有产前的父母请别急躁，务必有始有终地扮演好自己的胎教角色。这是因为胎教舞台上的最后一幕还没有出场，这一幕的时间虽然很短，然而却至关重要。虽然在以前的280天中曾做过令人满意的努力，使您的胎儿听声音、品味道、看东西、触摸以及思维记忆能力的学习有了一定的积累，但是在这最后的时刻，稍有不慎，您精心孕育9个月的胎教成果就会毁于一旦，后果不堪设想。

这就是胎教的最后一幕——分娩。随着产期的临近，您的内心越发忐忑不安，想象分娩时的疼痛，担心分娩不顺利，忧虑胎儿是否正常，以及胎儿的性别和长相是否理想等等，存在着许多这样那样的顾虑。甚至有一些孕妇，对自己的身体过分敏感，以至将一些诸如胎儿的蠕动、不规律的宫缩引起的轻微腹痛等正常现象误认为分娩的心理。由于目前每个家庭大多只生一个孩子，孕妇多受到过分的保护，所以这种心理状态在孕妇中就显得十分普遍。

显然，孕妇的这种心态对于即将出世的胎儿是十分不利的。一方面，孕妇的焦虑不安将导致母体内部激素的改变，对胎儿产生不良的刺激；另一方面，伴随着焦虑和恐惧而引起的神经紧张往往会产生许多不适的感觉，使你肌肉紧张、疲惫不堪，并且会导致分娩时子宫收缩无力、产程延长以及滞产等现象，以至造成难产，往往使胎儿发生宫内窒息，使胎儿对缺氧敏感的大脑细胞受到伤害；同时会影响胎儿的智力和情商，甚至危及胎儿生命。显然；这个结局是不希望看到的。

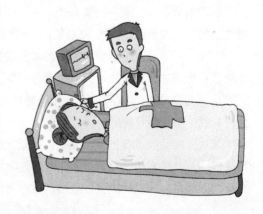

分娩前的心理准备最主要是要克服紧张、恐惧、难熬的心理，一定要精神放松，全身心高高兴兴地喜迎小宝宝。阅读一些有关分娩的书刊，了解分娩的过程，做到心中有数。要想到您的情况并不特殊，全国每天大约有55 000名婴儿出世，而其中的1名则是您的小宝宝，这是多么幸福和快乐的事情!这种幸福和快乐的感觉将使您的身体和精神处于最佳状态。因此您不必紧张也不必忧虑，要相信自己是完全能够胜任的。这样，当阵痛开始时，您就会意识到，这正是腹内的那个小生命冲破阻力、投奔光明世界时向您发出的求援信号："妈妈，我要出来!"于是，您会说："来吧，好孩子，别害怕，妈妈帮助你!"

❤ **小贴士**

> 年轻的妈妈、爸爸们，你们伴随着不同的孕期，进行着丰富多彩的胎教，你们可爱的宝宝就要降生了。祝贺你们!

5　自然分娩法

自然生产是生天才宝宝的关键。胎儿在母腹中孕育了10个月，已经迫不及待想与母亲见面。此时胎儿的身长已长至50厘米，体重2500~3200克。皮肤颜色接近肉色，身体变得浑圆，完全像个婴儿样。指甲生长完整，骨骼、内脏和脑部也相当发达，尤其是呼吸功能十分发达，随时出生都没有关系。

胎儿的头落到骨盆的出口，由于进入骨盆，所以动作比较缓和。不过，有些人的情况是在分娩前动得很厉害，或在分娩时动得很厉害。由于胎儿降到子宫下方，导致胃部的压迫感和胸口的郁闷减少，不会觉得呼吸不顺或胸口郁闷。但是，腰部会变得酸痛，大腿变得笨重，而且尿频。阴道壁变柔软，分泌物增加，这是为了让胎儿容易通过产道，母亲的身体所做的分娩准备。

当孕妇发生出血、破水、强烈腹痛或子宫发硬的时候，请立即与医院联络。由于不知何时会在哪儿出生，所以务必避免出远门。依循自然就是安全分娩的关键，胎儿通过母亲的产道，自然来到人世间，会更聪明，更健康。分娩方式是不能由产妇或家属任意选择决定的。是阴道分娩还是剖宫产，应该由医生酌情决定。

妇女妊娠和分娩都是生理现象，怀孕40周左右，临近要分娩时，母亲的生殖器官和体内的各个系统都发生很大变化，这些变化是属于生理性的。

妊娠足月后，子宫肌肉有规律地收缩，子宫颈口渐渐扩张，胎儿从子宫里出来，通过产道，来到人间。产后母亲的生殖器官和全身其他器官相继恢复原来的状态，这也是一种自然规律。

如果违背自然规律，不采用自然分娩，在手术适应证不足的情况下施行手术是不好的。采用麻醉药物、术后需要长时间的恢复、术后各系统器官可能发生的并发症、术后发生的肠粘连等对母亲的精神和肉体无疑都是一个创伤。所以，从长远来看，应该顺应自然规律，选择自然分娩的方式，对母婴都更有利。

当然，在待产过程中，如自然分娩困难，为了挽救母婴，是需要施行手术结束分娩的。孕妇到了医院，产程还没开始，就要求剖宫产，这是很不足取的。当接收到胎儿的信号时，子宫即开始收缩(产生阵痛)，接着，胎儿便从子宫中慢慢地逐渐推出来。

分娩是需要时间酝酿的。初产约需10~15个小时，经产则约需6~8小时。或许因为阵痛被人们视为疼痛，因此，近代医学都将重点放在如何缩短阵痛的时间，缓和产妇的痛苦上。所以，必须要耐心地等待宝宝的降临。

❤ **小贴士**

分娩是夫妻性爱的延伸。如果生产伴随着无法忍耐的痛苦，必定是分娩的方法发生了误差。花时间分娩看似痛苦，所以医师努力要使产妇的疼痛减轻。耗费长时间的分娩过程，是胎儿按照自然规律适应从母腹内到腹外的过程，而这个过程正是胎儿智力升华的过程。

6　顺利分娩法

要想顺利产出胎儿，首先要做到以下几点：

1. 坚持正确地做孕期保健，合理调配饮食营养，注意体重正常值，掌握好工作和休息的时间安排。接受分娩教育，对于分娩有充分的心理准备。练习呼吸运动（腹式呼吸、胸式呼吸、短促呼吸），以备产时运用。

2. 足月临产前（妊娠37~38周），医生要对孕妇的整个妊娠情况进行一次鉴定，根据产道、产力、胎儿三方面，初步预测分娩是否顺利。如果产道、胎儿正常，临产后宫缩也协调有力，大多可顺利分娩。

3.. 产程中的宫缩痛会影响产妇的情绪、饮食、大小便，甚至影响产程的进展。但是，有心理准备的产妇可做腹式呼吸以缓解疼痛，并配合医生、助产士、护士，一般能够顺利度过产程。

4. 宫口开全期不但宫缩的强度和频率达到高峰，而且由于胎头压迫直肠，产妇又要频频向下屏气、用力，这是一个强体力劳动的过程，确实不易。只要运用好胸式呼吸、正确用力，就会事半功倍，使胎儿顺利娩出。

5. 胎儿娩出后5~30分钟，胎盘会自动剥离、娩出。分娩后产妇要留在产房观察、休息1~2小时，此时可以喝些红糖水，少量进食，轻揉子宫，以助子宫收缩、减少出血，至此，分娩过程顺利结束。

7 怀孕十个月孕妇应注意些什么

分娩虽是生理过程，但却也是一次心理和体能的重大考验，孕妇应放松情绪，把体能调整到最佳状态，接受分娩过程的考验。

头次怀胎的孕妇，没有分娩经验，要注意临产先兆的出现，如见红、阵痛、破水等，随时准备前往医院住院分娩。如果是高危妊娠，那么孕妇一定要提前到医院住院，在医护人员的照顾下，等待分娩。

记得每周做一次产前检查，如果超过了预产期，必须到医院再做一次检查，听取医生的意见，讨论分娩计划，千万不要盲目地等待分娩先兆出现，以免危及胎儿与母亲的健康。

8 需要注意孕期过长吗

妇女正常的怀孕期为37~42周，如果妊娠超过42周则属于过期妊娠。怀孕时间过长会导致胎儿异常。有的人对怀孕时间抱无所谓的态度，甚至误认为怀孕时间越长胎儿就越健壮，这是不科学的观念。

胎儿在母体内是靠胎盘供给营养得以生长发育的。过期妊娠会导致胎盘发生退行性变化，血管发生梗死、胎盘血流量减少，直接影响胎儿营养的供给，不仅胎儿无法保持正常生长，而且会消耗自身的营养而日渐消瘦，皮肤出现皱褶，分娩后像个"小老头"。此外，由于子宫内缺氧，可使羊水发生污染，使胎儿出现宫内窒息、吸入性肺炎而死亡；或因脑细胞受损，造成智力低下等不良后果。另外，妊娠期延长，使得胎儿头颅骨大而坚硬，分娩时出现难产或产伤，对母体健康和胎儿都有一定损害。

专家坐诊

孕期过长对母子毫无益处。如果已到分娩日期而仍不分娩，就要去医院请医生采取措施，让胎儿早日娩出，以保证母子的安全与健康。

怀孕初期食谱

1 果蔬食谱

黄焖鸭肝

材料

鸭肝200克，料酒25克，冬笋（或玉兰片）、葱、姜、冬菇（干）、甜面酱、白糖各5克，猪油30克，酱油35克，清汤90克，花椒、味精各适量。

制作

1. 用开水先泡好冬菇之后，去蒂，洗净，切成两半，冬笋切成薄片，葱、姜都切成细丝，取面粉少许炒成糖色，葱及花椒制成葱椒泥。

2. 将鸭肝洗净，切成约1.7厘米宽的长条，并在每条鸭肝上划上一小口，使它易吸收佐料。

3. 热油锅，待油温热时，倒进糖、酱油、料酒、一半花椒、高汤、姜、葱、冬笋、冬菇，炒匀，倒在碗内。

4. 再热猪油，等油快热时，倒入甜面酱，稍炒，即倒入鸭肝及以上炒好的佐料，放在微火上煨半小时，捞出鸭肝，放在盘内。将剩下的汤汁放在大火中再煨，等到汤煨去一半，放上味精、料酒及剩下的葱椒，调成浓汁，倒在鸭肝上即成。

肉丝炒芹菜千张丝

材料

瘦猪肉、千张各50克，芹菜100克，酱油、植物油各10克，盐、葱、姜各2.5克。

制作

1. 将瘦猪肉自横断面切成丝，用淀粉、酱油、料酒调汁拌好，把千张也切成丝，把芹菜理好，洗净去叶，切成3.3厘米长的菜丝，在热水中焯过。

2. 油热后下肉丝，用旺火快炒后起出待用，再用油炒芹菜加盐，并将千张丝放入同炒，最后放入炒过的肉丝，加剩余的酱油、料酒，再用旺火快炒几下，即可出锅。

养血安胎汤

材料

芝麻鸡1只，姜2片，石莲子、川续断各12克，菟丝子、阿胶各18克，盐适量。

制作

1.鸡洗净，放入滚水中煮3分钟，取出放入炖盅待用。石莲子、川续断、菟丝子放入汤袋后放瓦煲内，加清水5杯煎30分钟。

2.将煎汁加入炖盅内，再放姜、阿胶，加盖隔水炖3小时，下盐调味即可趁热食用。

拌番茄黄瓜

材料

番茄2个，黄瓜50克，酱油15克，盐5克（或3克），香油2.5克。

制作

1.将番茄洗净，去皮去子，切成薄片。将黄瓜用开水烫一下取出，也切成片。

2.将番茄片、黄瓜片装入盆或碗中，把酱油、糖、香油合在一起浇上即成，食时拌匀。

拌肚丝白菜

材料

猪肚200克，白菜150克，芝麻酱、盐、香菜末各3克，酱油、醋各6克，葱、姜、料酒各1.5克。

制作

1.将猪肚用盐、醋洗好，冲净，再用盐、醋加水煮开捞出（不要煮得太老），将附在肚上的皮去掉，再加料酒、水煮熟，捞出切成4厘米长的细丝。

2.将白菜用0.3%漂白粉水溶液泡一下（或用目前市场上用于消毒清洗蔬菜的清洁液亦可），消毒后再用冷开水冲洗，也切成细丝，装在盘中。

3.把肚丝放在白菜丝上面，加芝麻酱、醋、酱油、香菜末等即成，食时拌匀。

雪菜烧豆腐

材料

肉末、雪里蕻各50克，豆腐150克，酱油10克，植物油15克，盐、葱段、姜片、糖各5克。

制作

1. 将肉剁成碎末，将雪里蕻洗净切碎，将豆腐切成4厘米长的方块，用油煎至两面起黄色。

2. 油锅热后，先煸肉末、葱、姜，然后将豆腐放入，加葱姜末、雪里蕻及少量水，烧至八九成熟，再加入糖炒匀烧透即成。

金钩嫩豇豆

材料

嫩豇豆500克，小海米20克，香油、料酒各10克，盐4克，味精2克，葱末5克，植物油500克（约耗60克），鸡汤适量。

制作

1. 豇豆择洗干净，切成5厘米长的段。小海米洗净，加水泡软，捞出沥水，剁成碎末。

2. 炒锅上火，放入植物油，烧至六成热，下豇豆炸至面皱，捞出沥油。

3. 原锅留油少许，置旺火上，下葱末、海米略煸，倒入豆炒，加料酒、盐、味精、鸡汤，大火将卤汁收干，翻炒几下，淋入香油即成。

榄香四季豆

材料

四季豆300克，猪肉150克，乌榄5粒，姜粒少许，生抽1汤匙，糖1茶匙，生粉1/2茶匙，胡椒粉、麻油各少许，清水1/4杯。

制作

1. 乌榄洗去核，切小粒；猪肉、生抽、糖、生粉、胡椒粉、麻油同拌匀。

2. 四季豆撕去筋，洗净，斜切细段，放入开水中煮3分钟，捞出浸冷，沥干水。

3. 用1汤匙油爆香姜粒，将四季豆回锅炒透，加入盐调味煮至水分收干，盛碟上。

4. 烧热炒锅，下油2汤匙，放入猪肉炒透至熟，加入乌榄炒匀，铺在四季豆上面；或将四季豆放入肉中炒匀，盛出供食。

清蒸大虾

材料

带皮大虾500克，香油10克，料酒、酱油各15克，味精1.5克，醋25克，汤50克，葱、姜、花椒各适量。

制作

1.大虾洗净，剁去脚、须，摘除沙袋、沙线和虾脑，切成4段，葱切条，姜一半切片，一半切末。

2.将大虾段摆入盘内，加入料酒、味精、葱条、姜片、花椒和汤，上笼蒸10分钟左右取出，拣去葱、姜、花椒装盘。

3.用醋、酱油、姜末和香油对成汁，供蘸食。

凉拌鸡丝

材料

鸡肉100克，小黄瓜400克，胡萝卜100克，金针菇100克，蒜头2粒，麻油、酱油、盐、醋各适量。

制作

1.鸡肉洗净煮熟撕成丝，小黄瓜、胡萝卜洗净均切丝，金针菇洗净，蒜头剁碎备用。

2.黄瓜、胡萝卜用盐略腌去水，金针菇用开水烫熟。

3.将鸡肉丝、黄瓜丝、胡萝卜丝、金针菇放在一大碗内，加入剁碎的蒜头，用麻油、酱油和少许醋调味拌匀即成。

炸酱排骨

材料

小排骨1000克，油2汤匙，甜面酱2汤匙，蒜末1汤匙，番茄2个，糖少许。

制作

1.番茄洗净切片，摆放在碟边。

2.小排骨用水煮约20分钟，熟软取出。

3.油2汤匙起油锅，油热后加入甜面酱及蒜末，爆香后倒入煮软的排骨同炒一会，再倒入刚才煮排骨的高汤半碗，放入糖少许调味，调小火，汤汁将干即可上碟。

蛋卷肉

材料

鸡蛋4个，半肥瘦绞肉250克，葱、油、酒、白酱油、盐、淀粉各少许。

制作

1. 蛋打散，加入淀粉、水少许，用小火、少油摊成薄蛋皮2张。

2. 绞肉放在大碗中，加入白酱油及酒、盐、碎葱，用筷子向同一方向搅拌至肉有黏性为止。

3. 把蛋皮铺在菜板上，涂上少许淀粉，将搅好的肉抹平在蛋皮上约半厘米厚，再将蛋皮连肉卷成圆形，在蛋皮尽头涂上淀粉，使它不会散开。

4. 蛋卷隔水蒸约15分钟，蛋卷蒸熟取出斜切约1厘米厚，排好在碟中即成。

酱汁牛仔骨

材料

牛仔骨500克，洋葱1/2个。

腌料：酱油1/2汤匙，糖1/4茶匙，汁1/2汤匙，松肉粉1/4茶匙（适量），生粉1汤匙，油1/2汤匙。

芡汁料：茄汁1/2汤匙，黑胡椒粉1/4茶匙，清水4汤匙。

制作

1. 牛仔骨洗净，斩大块，加入腌料拌匀，腌20分钟；洋葱洗净，切丝。

2. 烧炒锅至热，下油3汤匙，将牛仔骨放入煎至熟，需时约5分钟，盛出。

3. 用1汤匙油爆香洋葱，加芡汁煮滚。

4. 将牛仔骨回锅，煮至汁液收干，便可盛出供食。

姜汁炖鸡

材料

雪蛤膏50克，鸡肉400克，姜汁2汤匙，葱1条，清鸡汤2杯。

制作

1. 雪蛤膏用清水浸透约2～3小时，去除薄膜，洗净。

2. 鸡子洗净。

3. 将雪蛤膏、鸡同放入热水中煮3分钟，捞出，与姜汁和葱段、酒1汤匙同放入炖盅内。

4. 将清鸡汤及清水2杯同煮开，倒入炖盅内，加盖，隔水炖1.5小时，放入少许细盐，即可供食用。

怀孕中期食谱

1 粥饭食谱

鲈鱼粥

材料

鲈鱼肉250克，粳米100克，葱花、姜末、盐、味精、胡椒粉各少许，猪油少量，清水适量。

制作

1. 将鲈鱼刮鳞去鳃，除内脏，冲洗干净，抹干水分，卸下两面鱼肉，剔去鱼皮，批成片，放入碗内，加少许盐、味精、姜末，拌匀稍腌。粳米淘洗干净。

2. 锅内放入清水和粳米，熬煮至米粥开花时，加入鱼片，候几滚，再加入盐、味精、猪油拌匀，撒上胡椒粉即成。

阳春面

材料

鸡蛋面条100克，鸡蛋1个，青蒜苗3棵，香油5克，植物油、盐、味精、高汤各适量。

制作

1. 鸡蛋磕入碗内搅匀；炒锅上火烧热，用洁布抹一层花生油，倒入蛋液摊成蛋皮，取出切成细丝；蒜苗洗净，切成2.5厘米长的段。

2. 锅置火上，加水烧开，下鸡蛋面条煮熟，捞出盛碗内，撒上蛋皮丝、青蒜段。将高汤倒入炒勺中烧开，撇去浮沫，加盐、味精调味，再淋点香油，浇在面条上即成。

鸡蛋家常饼

材料

面粉500克，鸡蛋5个，植物油、葱花各100克，盐10克。

制作

1. 鸡蛋磕入盆内，加入葱花、盐搅匀。

2. 面粉放入盆内，加温水和成面团，稍饧，上案搓成条，揪成5个剂子，用擀面杖擀开，刷上油，撒少许盐，卷成长条卷，盘成圆形，擀成圆饼。平底锅置火上烧热，把饼放入锅内，定皮后抹油，再烙黄至熟取出。

3. 将鸡蛋液分成5份，分别倒在平底锅上摊开，将饼无油的一面贴放在蛋上，烙熟即成，食时切成小块。

香椿蛋炒饭

材料

米饭250克，鸡蛋2个，瘦猪肉丝75克，嫩香椿芽125克，植物油50克，盐3克，水淀粉适量。

制作

1.肉丝放入锅内，加盐、水淀粉、半个蛋清，抓匀上浆；将另一个鸡蛋磕入碗内，加剩余的蛋液和盐少许搅匀；香椿芽洗净切丁。

2.炒锅上火，放油烧至四成热，下肉丝滑散捞出。

3.炒锅置火上，放油少许，下肉丝、蛋液和香椿，大火翻炒均匀，倒入热米饭拌匀，盛入盘内即成。

玉米面发糕

材料

玉米面500克，红糖100克，红小枣150克，面肥25克，碱面5克。

制作

1.小枣洗净，放入碗内，加水适量，上屉蒸熟，取出晾凉。

2.面肥放入盆内，加水溶开，倒入玉米面，和成较软的面团发酵，待面团发起，加碱和红糖搅匀。

3.将屉布浸湿铺好，把面团倒在屉布上，用手沾水抹平，约2厘米厚，将小枣均匀地摆在上面，用手轻按一下，上笼用大火蒸30分钟即熟，取出扣在案板上，切成菱形小块即可。

核桃酪

材料

核桃仁200克，粳米或糯米（香血糯更好）100克，白糖250克，清水600克，水淀粉适量，植物油300克（约耗25克）。

制作

1.将核桃仁用水泡软，用竹签挑去桃仁之间的果隔（又名分心木、胡桃夹），洗净；将米淘洗干净，用清水泡2小时。

2.炒锅上火，放入花生油烧热，下核桃仁炸酥，捞出晾凉后，和泡好的米一起加水磨成核桃浆。

3.炒锅置火上，放入清水和白糖烧沸，撇去浮沫，倒入核桃浆搅开，烧沸后撇去浮沫，用水淀粉勾薄芡，盛入碗内即成。

海米醋熘白菜

材料

白菜心500克，水发海米25克，植物油50克，花椒油5克，酱油10克，白糖30克，盐2克，味精1克，水淀粉、醋各15克，料酒少许。

制作

1.将白菜心切成小片段，放入沸水锅内焯一下，捞出沥干水分。

2.炒锅上火，放油烧热，下海米和酱油、盐、醋、料酒、白糖，加入白菜片翻炒，加水少许，待汤沸时，用水淀粉勾芡，放味精，淋花椒油，盛入盘内即成。

冬菇菜心

材料

油菜心250克，冬菇50克，鸡油25克，汤300克，盐、糖、味精、料酒、胡椒面、姜、葱、淀粉各适量。

制作

1.油菜心洗净，在沸水中氽透，过凉开水待用。

2.冬菇泡透，去蒂洗净，先用沸水氽透，放在碗内，加葱、姜、料酒、汤、盐上屉蒸30分钟。

3.锅内放鸡油、葱、姜煸香下汤，汤开后捞出葱、姜，放盐、糖、味精、胡椒面，再放菜心烧入味，捞出码在盘中，冬菇拣净姜葱放在菜心周围，锅内的汤勾好芡，加入鸡油，浇在菜上即可。

杞子煲红枣

材料

麦芽糖60克，枸杞30克，红枣20个。

制作

1.枸杞、红枣清洗干净。

2.麦芽糖、枸杞、红枣同入煲内，加清水煮熟服用。

茄汁虾片

材料

净虾肉250克，黄瓜60克，番茄汁75克，味精25克，盐5克，香油、葱、姜各50克，糖适量。

制作

1.将净虾肉用刀从背脊处一剖两瓣，不要剖断，从虾尾部往前3毫米处，斜刀切片，每隔3毫米切一片，依次完全切好，放在碗里，加味精、盐抓匀腌渍使其入味。

2.锅内入净油，烧至六成热油温，将虾片轻轻滑一下，捞出控油。

3.葱姜切成末，锅内放香油为底油，油温后将葱姜末下锅，煸炒出香味，再放番茄汁煸炒，炒熟后，加入盐、糖、味精，把过油的虾片倒入锅里，颠翻几下，打入明油即可。

4.装盘时，把黄瓜洗净消毒，斜刀切成片，围边装入盘里，中间放入番茄虾片。

炒芙蓉大虾

材料

净大虾肉175克，蛋清15克，净南荠、水淀粉各10克，料酒15克，味精2克，盐5克，植物油500克（净耗75克），高汤75克，葱末2克，姜末适量。

制作

1.将南荠用刀拍碎抹成泥。大虾肉抹刀切厚片，用水淀粉、蛋清少许抓匀上浆。

2.把蛋清放入大碗中，加南荠泥、葱末、姜末、味精、盐、料酒、水淀粉、高汤，用筷子搅打均匀。

3.炒勺上火放入植物油，烧至五六成熟时，将虾片散开下勺，用筷子拨散，滑透倒入漏勺控净油，倒入蛋清搅拌均匀备用。

4.炒勺再上火，放植物油，油热后，将虾肉蛋清倒入勺中，晃勺推炒，不使粘底，蛋清凝固时颠勺翻个，顺着勺沿烹入高汤，再晃勺翻个，汤收尽即成。

炒芙蓉干贝

材料

干贝100克，蛋清6个，料酒、味精各15克，盐7克，淀粉50克，猪油75克，高汤250克，葱、姜末各适量。

制作

1.先将干贝洗几遍，将硬边去掉，再用温水洗净，上屉蒸烂，去汤搓碎，与蛋清、高汤、葱姜末、料酒、盐、味精、水淀粉搅匀。

2.炒勺上火加猪油，烧热下入干贝炒熟即可。

虾仁豆腐汤

材料

豆腐100克，鲜虾仁750克，蛋清1个，高汤900克，油250克，盐、味精、胡椒粉各适量，水淀粉、料酒各10克。

制作

1.热锅下油，将虾仁放入植物油至熟放入汤盆待用，将余油出锅。

2.锅内加入高汤、豆腐条，用精盐、料酒、味精调味，撒上胡椒粉，用水淀粉打芡，加入虾仁，将打散的蛋清倒入搅匀即成。

鸡蓉鲍鱼

材料

鲜鲍鱼1盒，母鸡脯肉150克，鸡蛋5个，豆苗尖、葱各50克，熟瘦火腿50克，鸡汤650克，盐7克，料酒25克，味精3克，胡椒面1克，猪油20克，鸡油10克，水淀粉60克，姜适量。

制作

1.鲍鱼开盒，撕去花边和疙瘩，切成薄片，仍用原汁包卜。鸡脯肉片表面一层，剔去筋，用刀背砸成极细的泥，再用刀拨开拣去细筋排剁一遍。鸡蛋去黄留清。火腿切成细末。葱、姜拍破，用150克汤泡上些葱姜。

2.用泡葱、姜的汤将鸡泥解散成稀糊状，加入料酒、盐、味精、水淀粉、胡椒面调匀，蛋清用打蛋器抽成泡状，鸡泥调匀，混为一体。

3.锅烧热注入猪油，油沸时，下入葱、姜煸出香味，随即下入500克汤，煮片刻捞去葱、姜，加入鲍鱼（原汁不用）、盐、胡椒、味精，烧开尝好味，用水淀粉勾成二流芡，淋少许鸡油，盛入盘内。同时另烧热锅，注入猪油，油沸时下入对好的鸡泥，随下随用手勺推动，炒熟后盛入鲍鱼中，在鸡蓉的另一侧即可。

怀孕后期食谱

1 粥饭食谱

茯苓包子

材料

鲜猪肉500克，茯苓30克，面粉1000克，生姜、胡椒、料酒、香油、盐、酱油、大葱、骨头汤等各适量。

制作

1.将茯苓块放入锅内，每次加水约250克，加热煮3次，每次煮1小时（以沸计时），3次药汁合并滤净待用。

2.将面粉倒在案板上，加入发面300克，温热茯苓水500克，使成发酵面团。

3.将猪肉剁茸，倒入盆内，加酱油拌匀，再加调料，搅拌成馅。

4.按常规制作成包子，上笼用大火蒸约15分钟即成。

人参汤圆

材料

人参5克，玫瑰蜜、樱桃蜜、面粉各15克，黑芝麻、鸡油各30克，白糖150克，糯米粉500克。

制作

1.将人参加水润软切片，再小火烘脆，研成细粉；鸡油熬熟，滤渣晾凉；面粉放干锅内炒黄，黑芝麻炒香，捣碎待用。

2.将玫瑰蜜、樱桃蜜用擀面杖在桌子上压成泥状，加入白糖，撒入人参粉合匀，点入鸡油调和，再加炒面揉至滋润成馅备用。

3.将糯米粉和匀，点水淋湿，成滋润的粉团，搓成长条，分成小团（每个重12克），然后捏成小酒杯形，包上心子，做成汤圆。

4.待锅内清水烧沸时，将汤圆下锅，小火煮至汤圆浮在水面后2～3分钟即成。

碧绿鱼肚

材料

菠菜600克，干鱼肚50克，胡萝卜花数片，姜2片，葱1棵。

爆鱼肚料：高汤1杯，油、酒各1茶匙，盐1/4茶匙。

芡汁料：盐、生粉各半茶匙，糖1/4茶匙，麻油、胡椒粉各少许，清水2汤匙。

制作

1.鱼肚浸透洗净，放入姜葱，在开水中煮2分钟，取出切件，滴干水分。

2.煮开煨料，放入鱼肚煨5分钟，取出滴干。

3.菠菜择洗净，切段。

4.烧热锅，下油1汤匙，放入菠菜、胡萝卜花炒熟，加入鱼肚及芡汁料拌匀即可上碟。

本品功效

菠菜含丰富铁质，具补血功用，可治疗便秘及痔疮。鱼肚含丰富蛋白质和维生素，有止血的功效。怀孕期间孕妇容易患上贫血或牙龈出血等毛病，常吃碧绿鱼肚便可预防。

三鲜烩鱼唇

材料

发好鱼唇500克（或干鱼唇300克），叉烧、西蓝花各100克，冬菇6只，胡萝卜花数片，姜3片，葱（切段）2棵。盐半茶匙，生抽1汤匙，糖1/4茶匙，酒2茶匙，高汤3杯。

芡汁料：生粉3/4茶匙，麻油、胡椒粉各少许，清水2汤匙。

制作

1.冬菇泡软去蒂，叉烧切片。

2.鱼唇洗净，放入姜、葱，在开水中煮5分钟取出，冲净切件。

3.西蓝花洗净摘小朵，放入油、盐、水中焯熟盛起。

4.烧热锅，下油2汤匙爆香姜片、葱段，加入调味料煮至开，放入鱼唇烩至软，加入红萝卜花、叉烧、西蓝花拌匀，下芡汁料拌匀即可上碟。

怀孕胎教

银鱼青豆松

材料

银鱼干50克，青豆、瘦肉各200克，胡萝卜粒2汤匙，酒2茶匙，姜粒半茶匙。生抽、生粉各半茶匙，盐、糖各3/4茶匙，油2茶匙。

芡汁料：生抽1茶匙，盐、淀粉各半茶匙，糖1/4茶匙，麻油、胡椒粉各少许，清水2汤匙。

制作

1.银鱼洗净，以清水浸20分钟，滴干水分，放入油中炸脆。

2.青豆洗净切粒。

3.瘦肉切幼粒，加入调味料拌匀。

4.烧热锅，下油1汤匙爆香姜料，放入青豆、胡萝卜炒熟，加入瘦肉，加酒，下芡汁料炒匀上碟，再放上银鱼即成。

虾米烧菜心

材料

青菜1000克，笋30克，虾米10克，植物油35克，料酒、味精各0.5克，盐5克，汤250克。

制作

1.青菜去叶、根后，切长段，取菜心洗干净。笋切成厚片。虾米用水浸透。

2.大火烧锅，放进植物油，烧到六成热时，把菜心倒入锅。

3.菜心翻炒15秒钟，然后加入笋片、虾米和盐，再炒15秒钟，放入料酒和汤。

4.把锅移到小火上烧约15分钟，等菜熟烂，放入味精，翻个身出锅即成。

红枣北芪炖鲈鱼

材料

鲈鱼1条，北芪25克，红枣4个。姜2片，酒1茶匙，盐适量。

制作

1.鱼去鳞及内脏，洗净抹干。

2.北芪洗净，红枣去核洗净。

3.鱼、北芪、姜、酒同放入炖盅内，注入开水，隔水炖3小时，下盐调味即可趁热供食。

本品功效

北芪又名苏芪，具有补气增血的作用，能治疗怀孕前后的一切毛病。鲈鱼有滋补、安胎的功用。红枣北芪炖鲈鱼是治疗妊娠水肿及胎动不安的最佳食品。

红烧海参

材料

发好海参500克，瘦肉200克，白菜300克，姜2片，葱2棵，胡萝卜花数片。生抽、生粉各半茶匙，油半汤匙。

煨海参料：盐、糖各半茶匙，生抽、酒各1茶匙，高汤1杯。

芡汁料：蚝油、生粉各1茶匙，麻油、胡椒粉各少许，清水3汤匙。

制作

1.海参放入姜、葱、开水内煮5分钟，除去内脏洗净，滴干切件。

2.瘦肉切丝，加入调味料拌匀，泡嫩油待用。

3.白菜洗净，以油、盐、水炒熟围于碟边。

4.烧热锅，下油两汤匙爆香姜、葱，加入煨料及海参煮至海参软烂，放入瘦肉、芡汁料上碟即成。

香酥凤卷

材料

鸡腿3只，西蓝花200克，冬菇2只，胡萝卜1/4个，葱2棵，蛋黄1只，淀粉半茶匙。

腌料：盐半茶匙，酒、生粉各1茶匙，蛋黄1只，麻油、胡椒粉各少许。

芡汁料：盐、糖1/4茶匙，淀粉半茶匙，生抽1茶匙，麻油、胡椒粉各少许，清水4汤匙。

制作

1.鸡腿起肉，切薄片，拍松，加入腌料拌匀，腌15分钟。

2.冬菇浸软去蒂，加入少许油、生抽蒸熟，切条。

3.胡萝卜去皮洗净，切长条；葱切段。

4.西蓝花洗净切小朵，以油、盐、水焯熟，放于碟中央。

5.铺平鸡肉，放入冬菇、胡萝卜、葱各1条，卷成1卷，拌匀蛋黄及淀粉，涂匀鸡肉卷，放入中火油内炸至金黄色取出，切件排于碟上，煮开芡汁淋上即成。

贵妃牛腩

材料

牛腩500克，胡萝卜250克，姜（切片）25克，葱（切段）2棵，辣豆瓣酱、番茄酱、酒各1汤匙，甜面酱半汤匙，八角1粒，香菜少许。盐1/4茶匙，糖1汤匙，生抽3汤匙，牛腩汤2杯。

制作

1.胡萝卜去皮洗净，切角形。牛腩洗净，放入开水煮5分钟，取出冲净，再放入开水中煮20分钟，取出切厚块，汤留用。

2.烧热锅，下油2汤匙爆香姜片、葱段、豆瓣酱、番茄酱、甜面酱等，加入牛腩爆炒片刻，加酒，放入调味料及八角等烧开，改小火煮30分钟，加入胡萝卜煮至熟，以少许淀粉水打芡，上碟时放上香菜即成。

西芹鸡柳

材料

西芹、鸡肉各300克，红萝卜、姜花各数片，蒜肉（切片）2粒，酒1茶匙。

腌料：盐1/4茶匙，蛋清半个，淀粉1茶匙，麻油、胡椒粉各少许，植物油1汤匙。

芡汁料：盐、糖1/4茶匙，生抽1茶匙，淀粉半茶匙，麻油、胡椒粉各少许，清水2汤匙。

制作

1.鸡肉切条，加入腌料拌匀，腌15分钟，泡嫩油待用。

2.西芹去筋切条，以油、盐略炒盛起。

3.烧热锅，下油1汤匙爆香姜片、蒜片、胡萝卜，加入鸡柳，加酒，放入西芹及芡汁料兜匀上碟即成。

鲜番茄炒蛋

材料

番茄3个，鸡蛋3个，植物油50克，盐3.5克，料酒10克，高汤50克。

制作

1.番茄用开水泡一下，去皮，用刀切开，净子，再切成丁，放在碗内待用。

2.将鸡蛋打入碗中，用筷子打匀，再下盐1.5克和料酒搅匀。

3.锅烧热，放入油，即把番茄投入锅内，炒2分钟，加盐2克炒和，随即把蛋倒入翻炒再加汤烧1分钟即成。

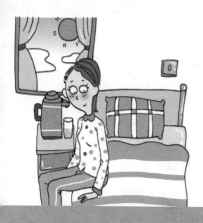

第二章

分娩产后

安全分娩

1 出现哪些症状为临产

首先说说怎样看待预产期。

预产期是根据末次月经来潮的日子估计的分娩日期。也就是说推算出来的预产期仅仅是个预测的可能分娩日期，很少有人恰在预产期那天分娩。因为每个人分娩发动的原因现在还不清楚，所以很难准确地判定究竟会在哪天分娩。

一般来讲，在预产期前3周以内到怀孕过预产期2周内分娩都算足月分娩。值得强调的是每个妊娠妇女不到预产期，即或她才妊娠7个月、8个月都可以出现"产兆"而临产。"产兆"就是孕妇临产时出现的症状。"产兆"包括规律宫缩（腹坠痛）、胎膜破裂（"破水"）、阴道流血（"见红"）。无论胎儿体重多大，胎儿均不能自己从母亲的产道（子宫下段、阴道）里钻出来，必须依靠妈妈子宫的收缩力及妈妈憋气加腹压将胎儿从子宫里逼出来。

产妇子宫收缩（简称"宫缩"）不受产妇的意识控制。每次子宫收缩有自己的"起步点"。正常的子宫收缩有一定规律，宫缩力由子宫底向下延伸传导（医学上称之为宫缩的"极性"）。每次子宫收缩时，将子宫肌壁里的血管挤扁，导致子宫肌壁暂时缺血、缺氧，使产妇出现腹坠痛症状。

产妇正式临产时子宫收缩有其规律性，即每次宫缩之间的间歇逐渐缩短，每次宫缩持续的时间逐渐延长，且宫缩的强度也逐渐增强。在刚刚开始临产时，可能5~6分钟宫缩1次，每次子宫收缩持续的时间可能20~30秒。至子宫口开全时，宫缩可能1~2分钟1次，每次持续40~60秒。

当孕妇临产时，应立即到医院待产，不要找"接生婆"，更不能自己在家中接生，以防发生意外。有的产妇临产时，迟迟不就医，把孩子生在厕所中溺死了。有的产妇就医太晚，在来医院的路上把孩子生在裤子里憋死了……

妊娠妇女在正式临产前半月左右，可出现不规律的子宫收缩，1天之内可有几次、十几次的宫缩，每次宫缩持续的时间很短，可为十几秒，二十几秒，且宫缩的间隔长短不一，可为十几分钟至几小时，宫缩的次数夜间比白天多。由于宫缩持续的时间太短，宫缩力太弱，故没有开大宫口的作用，医学上称之为"假临产"。出现"假临产"征兆不要恐慌，可不必住院。如果自己不能确定是否为"假临产"，可请医生鉴别。

胎膜破裂，即"破水"，又叫"破浆"，系包裹胎儿

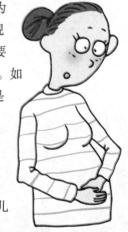

的羊膜囊（衣包）破裂，里面的羊水流出。破水时，孕妇会感到有一股液体突然自阴道流出，自己无法控制。羊水与尿液不同，羊水有碱味，而无尿臊味。在正常情况下，羊水清亮，不混浊。当胎儿在子宫腔里缺氧时，胎儿肛门括约肌松弛，排出胎便，被胎便污染的羊水呈黄绿色或深绿色。

这期间准妈妈的腹部高度隆起，宫底从胸下2横指处，上升到心窝下面一点，宫底高度为29.8～34.5厘米。因此，挤压了心脏、肺和胃，准妈妈感到明显的心跳、气喘、胃部胀满、食欲降低。同时身体沉重、行走不便。排尿次数也更加频繁。有的人可有轻微的子宫收缩感，可不必紧张。同时，白带增多，外阴部位容易污染，因此宜经常清洗，勤换内裤。产前检查要坚持每2周1次。一旦出现下肢明显水肿，恶心、剧烈头痛

等症状，应及早就医。此外，禁止过性生活。

这时准妈妈身体较笨重，行动不灵活，易疲倦，要注意休息，饮食应少量多次，停止性生活以免早产和感染。坚持每两周做孕期检查1次，从36周始每周检查1次，有异常时更应及时检查。

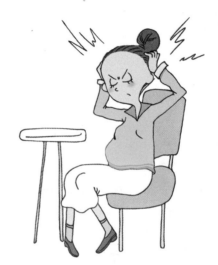

分娩产后

2 怎样度过分娩阵痛关

母亲之所以伟大，在于她孕育子女的艰辛，妈妈之所以神圣，在于她生儿养女所承受的痛苦。母方的卵细胞与父方的精细胞结合形成的受精卵在母体子宫里吸食母"精血"发育生长。若能顺利度过妊娠期，至足月，还要度过分娩关。

为什么人类怀孕至足月时就会"临产"，出现子宫阵阵收缩，腹坠痛，子宫口逐渐开大，阴道流血（医学上称之为"见红"）等症状呢？

人类分娩的原因，虽然各国均有学者在探讨，但至今并不十分清楚，可能与妊娠末期内分泌变化有关。未生过孩子的子宫颈口仅几毫米大的孔（颈管直径），要想宫口开大至能将足月胎儿排出，则宫口必须开大至10厘米（医学上称之为"宫口开全"）。子宫口不能自己开大，要靠子宫收缩，慢慢地把宫口拉开，张大，直至子宫口开全。

即使子宫口已完全开大，胎儿也不能自己出来，还要靠子宫收缩加在胎儿身上的"逼出力"及母亲同时加腹压，将胎儿从产道中逼出（分娩）。孕妇从临产至将胎

儿产出究竟要子宫收缩（腹坠痛）多少次，由于每人的宫缩强弱不同，收缩的次数也不同。

有位妇产科专家曾经作过研究，发现子宫每收缩1次，加在胎儿身上的逼出力平均为14千克力左右。子宫每收缩一次，产妇便会感到腹坠痛、腰酸。宫口开全后出现明显的憋坠感。产妇从临产至分娩，会消耗大量体力，汗流浃背，筋疲力尽。

世界上的女性，尤其中国的女性，绝大多数能甘心情愿地承受临产与分娩的产痛。全世界的妇产科医生都在探寻无痛分娩的方法。

有些医生曾采用体针，选择机体上的穴位进行针刺，以试图减轻产痛。

针刺止痛方法的缺点在于产妇还要耐受针刺之苦，留针时（未拔出刺入的针时）产妇不能自由活动，而去掉针后，镇痛效果即失。即使在留针期间，镇痛效果也不稳定。

曾有些妇产科医生选用耳针（埋针）以试图缓解分娩疼痛。耳针比体针相对方便，埋植耳针者不限制躯体自由活动。若耳针取穴准确，可有一定的镇痛效果。

近年国外妇产科医生采取连续硬膜外麻醉方法以减轻临产与娩出胎儿阵痛。此种减轻阵痛的方法效果可靠，但施行硬膜外麻醉有一定风险，需在有一定技术水平条件的医院进行，国内三级医院已普遍开展。

最普通最简单最安全的无痛分娩法要靠产妇自己完成。即在出现子宫收缩（宫缩）时产妇尽量放松全身肌肉，做均匀的深呼吸，同时自己用双手轻轻抚摸下腹部或腰部，则可适当减轻分娩阵痛。采取此种方法镇痛时，禁忌乱叫与乱动，且绝对不许用力挤压或捶打腹部，以免损伤腹内胎儿与胎盘。因位于子宫前壁的胎盘在受到外力冲击时，可引起胎盘下面的血管破裂出血，导致胎盘早剥，重者可危及母子生命。

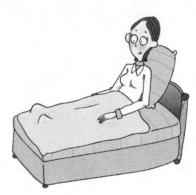

 小贴士

　　分娩的阵痛虽然比较痛苦，但还是可以忍受的，此种疼痛程度是在身体可承受的限度之内。许许多多没有采用任何无痛分娩法的产妇也都平平安安地度过了临产与分娩关。有些妇女不仅生了一个孩子，又一个接一个生了好几个。难怪有人说："女人生了孩子就忘了痛"。可见只要有足够的心理准备，不要过度恐惧，产痛并非无法忍耐。

事实上，产前诊断目前还无法检查出所有遗传性疾病，据统计，可遗传的疾病不少于3000种，而能够在母体内诊断出来的不超过几十种。所以说遗传性疾病重在预防，到医院进行遗传咨询是预防有先天性或遗传性疾病患儿出生的有效手段。经过遗传咨询后，一些有指征的孕妇可作胎儿产前诊断。常用的方法有下列几种：

B超检查

B超检查可动态观察胎儿发育情况，能够发现较明显的胎儿畸形，如无脑儿、小儿畸形、脑积水、多囊肾，某些先天性心脏病等。最适宜进行超声波扫描的时间是妊娠20周左右。由于二维B超的分辨力有限，诸如兔唇、狼咽、胯裂、多指等往往难以发现。

放射性造影术

一般在妊娠16周后进行。可以较好地检出胎儿骨骼畸形。如在妊娠后期注入不透X线的脂溶性染料，描绘胎头和体表，可以查出胎儿某些精细结构变化。注射不透X线的水溶性染剂，经胎儿吞咽后可发现消化道闭锁等缺陷。但一定在有一定明显指征时采用。

羊水穿刺

在妊娠16~20周时，通过腹部抽取15~20毫升羊水，测定羊水中甲脂蛋白或其他生化成分。通过细胞培养分析胎儿核型并作进一步生化分析可判定胎儿性别及是否患有某种染色体异常或代谢缺陷病。通过这项检查可以诊断先天愚型、某些X连锁疾病、某些先天性代谢缺陷病、脊柱裂和无脑儿等。有1%左右的流产率。

胎儿镜检查

胎儿镜是一种带有冷光源的直径仅1.7~2.2毫米的纤维内窥镜。插入羊膜腔后可直接观察胎儿的外形，能成功地对唇腭裂、趾指畸形、鱼鳞病、无脑儿及高危白化病等胎儿进行产前诊断。通过胎儿镜还可以钳取胎儿活体组织，进行细胞学或生化学诊断。

在胎儿镜的帮助下，还可以从胎盘血管抽血进行检查，抽取胎血进行血液生化分析。此项技术有一定的危险性。抽取胎儿血的主要价值在于诊断血中可检测的遗传病，例如血红蛋白病，地中海贫血等血液系统疾病。

分娩产后

✚ 专家坐诊

目前，羊水穿刺检查、胎儿镜检查等产前诊断手段在我国三级医院已开展使用，需做这些检查的孕妇可根据情况到相关的医院就诊。

4　产前要测量血压

　　孕妇在产前要测量血压。正常妊娠中期收缩压和舒张压比孕前稍低；孕末期恢复原状。在妊娠6~7个月后，约10%孕妇出现血压升高或伴有水肿、蛋白尿，这就是妊娠常见的并发症——妊娠高血压疾病，对母亲、胎儿有一定危害，如尽早发现，及时就诊，可很大程度上控制病情恶化。

　　早孕期血压可作为基础血压。孕6个月后如血压在17.3/12千帕或以上，或收缩压较基础血压上升4千帕、舒张压上升2千帕，可诊断为妊娠高血压疾病。通常年龄大、肥胖、双胎、贫血、慢性高血压等孕妇更容易发生。血压过高会影响胎盘血循环，胎儿由于供血不足而生长迟缓，严重者可至胎死宫内。孕妇可因全身各器官的衰竭致死。

5　进行产前检查的时间

　　如果从妊娠5~6个月才进行产前检查，会使一些内科并发症、遗传病需要中止妊娠者延误治疗时机，另对孕妇的基础血压、基础体重也无法获知。围产医学的发展使产前检查的内容得到充实，产前检查开始的时间也提前到孕3月。在正常情况下，整个孕期要求做产前检查9~13次，孕3月行首次全面检查，以后每月检查1次，孕28周后每2周检查1次，孕36周后，孕妇、胎儿变化大，容易出现异常，需要每周检查1次。发现孕妇或胎儿有异常情况时，应根据病情入院或增加门诊检查次数。

6　二维B超可检查的范围

　　二维B型超声波诊断技术应用于临床医学已有多年，科学研究证明，B型超声波检查对胎儿及孕妇的伤害不大。曾有人用B型超声波对动物进行试验，把未接受与接受超声波检查的两组怀孕动物做对比观察，发现其子代畸形的发生率无显著差别。医疗临床观察也有相同的发现，接受过B型超声波检查的孕妇，其胎儿的畸形率与未接受过B型超声波检查的孕妇的胎儿相比，无明显增加。这是因为，用于人体做诊断用的超声波的热能相当小，辅照时间短且检查的时间也不长，不足以对人体的组织、脏器产生某种损害。因此B型超声波是一种安全度高，可靠性强，使用方便，不会给检查者带来任何痛苦的可以重复应用的有效的检查方法。

　　B型超声波用在孕妇的不同方面，有着不同的检查内容。应用B超做产前检查，是产前诊断的一种重要手段。妊娠期应用B超检查可以测知以下几项指标：

确定胎盘附着部位

正常位置的胎盘附着于子宫前壁、后壁、侧壁或宫底处。通过B型超声波检查可确知有无异变。

确定胎盘成熟度分级

胎盘成熟度共分4级：0级、Ⅰ级、Ⅱ级、Ⅲ级。Ⅰ级标志胎盘基本成熟；Ⅱ级标志胎盘成熟；Ⅲ级标志胎盘老化，由于钙化和纤维素沉着，使胎盘输送氧气及营养物质的能力降低，胎儿的生命随时受到威胁。

羊水量

眼观察估计羊水量的多、中、少。天津市中心妇产科医院则根据胎儿颈部、腹部、臀后部3处的羊水量平均值计算。孕足月时，平均羊水量为4~5厘米；羊水量均值大于或等于6厘米为羊水较多；大于或等于8厘米为羊水过多，可能同时合并有胎儿畸形；小于或等于3厘米为羊水较少；小于或等于2厘米为羊水过少，说明胎盘功能低下，胎儿有死在宫内的危险，应选择适宜时机引产，或行剖宫取子术抢救胎儿。

胎位

B超可测知胎儿在宫腔内所处的位置——"胎位"，了解胎头是否进入盆腔或是浮在耻上。胎头双顶径（BPD）有胎头最大横径。

胎儿顶臀长

胎儿头顶至臀尖间长度为"顶臀长"。此长度与胎儿的身长、体重有关。一般，顶臀长越长，其身长也越长，体重也相应较重。

此外，还可利用超声计测胎儿整体体积、胎儿内脏（心脏）或胎盘体积，借此判断胎儿成熟度。但只是估算，有一定误差。

7　产前检查的内容

产前检查应在确认为已经妊娠后进行，必须进行全方位的检查，其主要内容包括下列各项：

了解病史

了解本次妊娠的经过，早孕反应情况，有无病毒感染及用药史、射线接触史。详细了解孕妇以往的情况，重点了解孕妇以往的月经情况，以往妊娠分娩有否异常，有

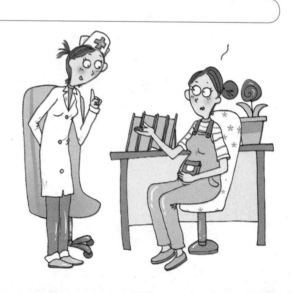

无心脏、肾及月经规律者预产期的算法结核等病史。家族中有无糖尿病、高血压、结核病和遗传病史。

全身检查

对全身情况进行观察及检查各脏器，尤其注意心脏有无病变，测量身高、体重、血压和双侧乳房发育情况。

产科检查

腹部检查包括子宫高度、腹围、胎位、胎心等。阴道检查了解产道、子宫颈及附件有无异常。

检验

初诊必须做的检验项目为血常规、小便常规、血型。若夫妇双方血型不合，要进一步做血中抗体效价和Rh因子的检测，可作B超了解胎儿宫内情况。

其他

高危妊娠者，如有产史不良，比如死胎、胎儿畸形、遗传病史等，应进行有关化验，包括母体血清或羊水穿刺检查染色体，甲胎蛋白。主要用于筛选畸形。

产前检查，一旦发现异常现象，就应做好相应准备。

8 B超可检查胎盘位置的情况

正常情况下，在妊娠后期，胎盘一部分或者全部在子宫下段附着。如把子宫颈口遮盖住，那就属于病态了，医学上称之为"前置胎盘"。分为：边缘性前置胎盘、部分性前置胎盘和中央性前置胎盘。在胎盘的后方其附着处做B超检查发现有液性暗区时，提示胎盘后有出血，是胎盘早期剥离的征象之一。如果在妊娠的早期或中期行B超检查，发现胎盘位于子宫下段，胎盘缘在宫内口处时，尚不能诊断为前置胎盘。因胎盘的位置可随妊娠月份的进展而"自动迁移"，这种情况多见于后壁胎盘。

胎盘之所以有这么多位置，多系由于妊娠后期子宫下段延长和增长迅速所致（子宫下段可从未孕时的1厘米，最长增至10厘米），因而，胎盘位置可随妊娠月份的进展而上移。所以在妊娠早期或中期发现胎盘缘在子宫内口处时，不要过早担心。但此时应避免房事和重体力劳动。以防移动宫口处的胎盘缘引起阴道出血。并应遵照医嘱定期进行B型超声波检查，了解胎盘位置的变动情况。

若在妊娠晚期B超发现胎盘位置低，胎盘缘在宫内口处时，则为"低置胎盘"，目前称之为"前置状态"。孕妇应卧床休息、严禁发生性生活。如有阴道出血时，应随时就近就诊。若胎盘将宫内口完全覆盖为"中央性前置胎盘"，患者随时可发生无痛性致命的阴道大出血，需要住院观察治疗，万一发生阴道大出血，须马上进行剖宫产手术，全力救助处在危险中的母子。

9　B超可测定胎头双顶径

用"B超"检测胎头情况既准确，又安全，且对胎儿、孕妇无不利影响，是产科测量中应用最早、最常用的方法。因此，胎头双顶径的测量是中、晚期妊娠中估计孕期、胎儿体重和成熟度的有效指标。

首次胎头双顶径（BPD）——胎头最大横径的计测最好在孕26周前进行，因此期生物学变异小；第2次胎头双顶径的测定应在首次计测6周后，多在孕30~33周间进行，胎儿绝大部分生长迟缓发生在此期。孕36周以内，如果每2个星期胎头双顶径增长小于2毫米，或3个星期增长小于4毫米，或4个星期增长小于6毫米，均提示胎儿宫内生长迟缓。妊娠晚期最后1个月内，胎头生长率下降，双顶径增长每周少于1毫米。如果胎头双顶径增长过快，则提示胎儿可能有脑积水畸形，应遵医嘱随诊。

通常，胎头双顶径为8.5厘米，胎儿体重约2 500克；若胎头双顶径超过10厘米，胎儿可能为"巨大儿"（体重大于或等于4000克重）。胎头的形状常常影响其双顶径的测量结果。圆头形者，双顶径值往往偏大；而长圆形者，双顶径值则多偏小。

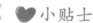

❤ **小贴士**

　　仅根据胎头双顶径值估计胎儿体重，准确率不是很高。仅在50%左右。

10　普通B超可以发现胎儿畸形

普通B超可以对胎儿的发育情况进行监测。但对于软组织和小骨骼的病变比如无眼球、少耳朵、兔唇、狼咽、腭裂、多指、并指等畸形则难以被发现。因此普通B超仅能发现胎儿畸形的90%左右。而且，畸形的发现率常取决于检查者的实践经验。B超检查即使未发现胎儿有畸形，也不能绝对肯定胎儿的发育完全正常。若B超检查可疑胎儿存在某种畸形时，往往需要进一步动态观察，即反复进行B超检查后，方能确诊。严重的胎儿畸形往往需要人工终止妊娠——引产。

如果一旦知道自己所怀的孩子是畸形儿时，孕妇万不要情绪过于悲观、紧张。在提倡一对夫妻生一个子女的当今社会情况下，生一个有缺陷的孩子，远不如生一个十全十美的孩子为好。打掉"坏孩子"是不足惜的，一般也不会给母体带来什么危害。因为，任何一种引产的措施均是以"保全母体"为最根本原则的。分娩后养壮身体，将来还会有机会生一个"好孩子"。

11 普通B超检查对胎儿无害

孕妇进行二维B型超声波检查，到目前为止尚未发现其对胎儿产生不良影响。它是一种临床广泛运用的辅助诊断方法，应用于临床医学已有20年。曾经有人利用（二维B型）超声波对动物进行试验，把未接受与接受超声波检查的两组怀孕动物作对比观察，发现其子代畸形的发生率无显著差别。

医疗临床观察也有相同的发现，接受过二维B型超声波检查的孕妇的胎儿，患病率无明显增加。这是由于用于人体做诊断用的超声波的热能相当小，辐照时间也短，且检查的时间也不长，不足以对人体的组织、脏器产生某种损害。

💗 小贴士

二维B型超声波是一种安全度高、可靠性强、使用方便、不会给检查者带来任何痛苦的可以重复应用的有效的检查方法。

12 胎动的自行检查

通常情况下，孕妇在孕期18~20周时，可以感到胎儿在子宫内的活动，如流动、蠕动、伸展、踢跳等动作，这种胎动于孕期第28~32周逐渐增多，近预产期减少。孕妇学会数胎动进行自我监护，可以初步估计胎儿安危。

胎动计数方法是在妊娠28周以后，每天早、中、晚各数1小时胎动，将3个小时的胎动数相加后乘以4，就是12小时的胎动总数。各个孕妇的胎动计数有差别，孕妇要掌握自己的胎动规律，计数时最好左侧卧，精神集中，才能准确。

目前胎动标准多以胎动计数在12小时内大于或等于30次为胎儿情况良好，20~30次为警戒值，低于20次或1小时内少于3次为胎动减少，若在3天内胎动次数减少30%以上就要警惕，大约50%的胎动减少是由于胎儿宫内缺氧，容易发生于慢性胎盘功能不全，如妊娠高血压疾病、慢性高血压、过期妊娠等。遇到这种情况时，孕妇要立即告知医生，因为从胎动完全停止到胎心音消失（胎儿死亡）往往还可有数小时的短暂时间，及时抢救可以挽回胎儿生命，避免不幸结果发生。

💗 小贴士

检查胎动的计数方法简便易行，不需任何仪器设备，在家里即可进行。通过检测胎动，孕妇可及时了解胎儿是否正常，医生也可作诊断和处理上的参考。

13 　羊水检查可预测的疾病

羊水检查是产前诊断常用的有创伤性的一种方法。利用羊水检查，可预测多种新生儿疾病：

肺透明膜病

肺泡表面活性物质卵磷脂的缺乏是引起新生儿肺透明膜病的主要原因。如卵磷脂与鞘磷脂的比例不到2~3：1时，对此病诊断具有重要意义。

无脑儿或开放型脊柱裂畸形

可检查羊水中甲胎蛋白的含量。当正常妊娠15~20周时，羊水中甲胎蛋白的含量在10微克/毫升以下。无脑儿或开放型脊柱裂畸形，此含量增高，有时高出20倍以上。Rh溶血病，先天性食管闭锁、法乐四联症、先天性肾病等都有甲胎蛋白增高。

各种染色体疾病或遗传代谢病

羊水中胎儿脱落细胞培养后可检测染色体疾病或遗传代谢病。

14 　临产要查肛

孕妇分娩时的"宫口"大小对胎儿能否顺利娩出起着决定性作用。

当骨产道狭窄，骨盆腔的容积不足以通过变形的胎头时，即出现难产。为了了解产程进展中宫口开大的情况，估计骨盆大小，及时发现胎头下降梗阻及宫口扩张停滞，确定有无阴道分娩的可能性，常需进行"肛门指诊检查"，简称"肛查"。

肛查时，检查者应戴无菌手套，或手指带指套，套外蘸少许润滑油（植物油或液状石蜡等），示指经肛门插入直肠内，隔直肠前壁这层薄组织触摸宫口。被检者可有些肛门憋胀感和轻微不适。

进行肛查时，产妇仰卧于待产床上，脱光下身，两髋关节及膝关节屈曲，两腿立于床面，并尽量分开，露出阴部，臀部下方最好垫上卫生纸。受检的孕妇应尽量放松，不要乱动和收缩肛门，当检查者的手指通过肛门时，孕妇应轻轻地咳嗽一声，使肛门括约肌松弛，减轻不适感。被检查者若能很好地配合，肛查可在几分钟内完成，检查的结果也比较清楚、准确。

查肛的间限由产程进展阶段所决定。宫口开大2厘米以前，每3~4小时查1次；宫口开大4~9厘米时，1~2小时查1次，宫口开全（1厘米）后，0.5~1小时查1次。

💙 **小贴士**

　　整个产程中累计肛查次数不得超过11次。因过多的肛查有可能将肛门的粪渣带入产道，增加孕妇宫腔及胎儿感染的概率，故不宜多做。

初产妇宫口开全，头位分娩者，经阴道口已看到胎发，或经产妇宫口开大4~5厘米时，助产人员即可准备上产台接生。

通常，用肥皂、温白开水及1/5000的新苯扎氯铵液依次冲洗阴部及大腿上1/3。冲后，再用75%的酒精棉球擦拭干净。各医院用的冲洗消毒液不同。若产妇有对上述消毒药液过敏史时，应提前告诉医生以便更换其他消毒液。当医务人员为产妇冲洗外阴时，产妇不要随意移动身子及抬高臀部，以免药液向腹、背部流洒。外阴冲洗干净后，更不能用手去触摸冲洗过的部位，以免污染产台。

分娩时，产妇以采取何种姿势为好，目前国内外尚在探讨之中。有的国家试行"立位"或"坐位"分娩法。我国目前采取"卧式"分娩法。

胎儿的娩出，要靠子宫收缩力与产妇屏气施加腹压二者的合力。产妇分娩仰卧于产床上，摆正姿势，才能最大限度地减少胎儿娩出的阻力及发挥腹压的作用。仰卧时，两腿股及膝关节屈曲，尽量分开，不要并拢。子宫收缩来临时，产妇应长长地吸一口气，憋在胸腔内，待有大便憋不住的感觉时，闭住双唇，像解大便似的，用长劲，保持往下屏气加大腹压。每次宫缩应用2~3次，每次屏气用力时应快速吐气，再次深吸气憋住，用力。同时，双手紧紧拉住产床两侧的布带，或抓住床边，两脚蹬住床，往下用力。产妇不可将劲用在脖子上，也切忌在用力时扭动身体或摆动臀部。产妇应将臀部坐在助产人员戴手套的手上，以利其保护会阴，防止胎儿经阴道娩出时撕裂会阴。宫缩间歇时，应抓紧休息，以养精蓄锐，待下次宫缩时，用同样的方法加大腹压。若在没有宫缩时仍屏气用力，单靠腹压一种产力，则不能有效地将胎儿逼出。相反，由于体力的消耗，产力的分散，延长胎儿娩出的时间，胎儿在产道内滞留过久，胎头被挤压过度变形，可引起新生儿颅脑损伤、颅内出血、呆傻、瘫痪，甚至死亡。用力时不要用猛劲，要均匀、持续用力。

当胎头的后枕部（后脑勺）在母亲的耻骨弓下露出时。助产人员将用手控制胎头，使其缓慢地、以最小头径娩出。产妇必须听从助产人员的嘱咐，停止屏气，大口哈气。否则，若在这关键时刻，产妇不与助产人员配合，在宫缩的同时仍屏气加腹压，则可使胎头急速通过尚未充分扩张的会阴，导致阴道及会阴严重撕伤，重者可波及肛门括约肌及直肠壁，使阴道和直肠贯通，造成会阴严重裂伤。若修补不当或愈合不佳，可遗患终身。

♥ 小贴士

要想顺利地度过分娩关，产妇必须与医务人员配合，听从指挥，让屏气用力就用力，让哈气就哈气，切不可随心所欲自作主张，以免发生意外。

胎儿娩出10分钟左右，随之便娩出胎盘。产妇在娩出胎盘时，无须拼命加腹压。此时产妇也无任何不适感。若助产者在协助胎盘娩出，牵拉脐带时，产妇觉腹部剧烈牵扯样痛，则为异常现象，可能由于胎盘粘连、植入，子宫内翻所致，应立即报告医生。否则可引起致命的疼痛与出血休克死亡。

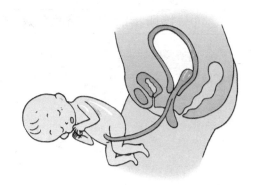

16　产妇如何配合剖宫产

剖宫产手术多选用局麻和硬膜外麻醉。局麻系由手术大夫在腹壁术野区域注射麻药而达到止痛的目的。硬膜外麻醉则是由麻醉大夫在腰部穿刺，将麻药注至硬脊膜外腔，使肚脐以下半身痛觉消失，肌肉松弛，以利手术进行。

局麻较安全，但止痛效果常不充分，注射麻药时，腹壁有轻度胀痛感。硬膜外麻醉止痛及使肌肉松弛的效果好，不过，需要一定的技术水平与设备。偶有可能发生麻醉平面过高，造成呼吸肌麻痹而导致死亡等意外。记住手术对麻药有变态反应的孕妇，术前应报告医生，以便选择合适的麻药。

施剖宫产术时，腹壁术区也一般用碘酒、酒精消毒。对这两种药液有过敏史者应提前声明，以便更换其他消毒液。

剖宫产手术程序主要分5步：切开腹壁，切开子宫，取出胎儿及胎盘，缝合子宫切口，缝合腹壁切口。

麻醉后逐层切开腹壁皮肤、皮下脂肪、筋膜，分开腹直肌，打开腹膜，进入腹腔。进行子宫下段切口时，打开膀胱腹膜反折部，下推膀胱，暴露出子宫下段，然后在子宫下段上切开10厘米左右的切口；欲施宫体部剖宫产者，可直接切开体部。继之，刺破羊膜囊，依次取出胎儿、胎盘。缝合子宫体或下段切口，以及膀胱腹膜切口。最后，分别逐层将腹膜、筋膜、皮下脂肪及皮肤之切口缝合（共缝4层）。缝合后的腹壁伤口用无菌纱布覆盖密封。皮肤缝合丝线在术后6~7天拆除。

术中，取出胎儿时，产妇可能有一定程度的牵扯感。此时，产妇应大口哈气，千万不能使劲屏气。否则，肠管可突露于腹壁切口。一方面影响胎儿娩出，且于匆忙中易伤及肠管。产妇更不可以大呼小叫，扭动身躯，或四肢乱动，或抓挠术野，以免打乱医生的思路，影响手术程序，甚至污染术野，引起感染，影响伤口愈合，并且有可能将肢体静脉内的针头弄断。

因此，剖宫产术中，产妇应根据医生的要求，进行密切配合，以便顺利度过手术关。

分娩所需时间在一般情况下，生第1胎的初产妇平均需要12~14个小时；生第2胎的产妇平均需要7~9个小时。具体到每一个人，由于情况不尽相同，所以产程也各有不同。辅助分娩是指分娩前估计到会难产，或是分娩过程中发生异常，而不得不借助计划的方法辅助进行的分娩。常见辅助分娩法有以下几种：

催促分娩也称催产，用药物通过刺激子宫促使分娩。这种方法通常是在预产期过后未有分娩迹象时采用。

产钳分娩是采用产钳夹住胎儿的头，借子宫收缩和腹压的力量将胎儿钳出。一般在难产时采用。

吸引分娩是在紧急情况下，还可以用真空胎头吸引器代替产钳。这个胎头吸引器的作用跟抽水机一样，可以将胎儿吸引出来。

剖宫产即切开腹部以及子宫，将胎儿取出来。

18 紧张可以造成难产吗

可以！主管人体各器官的总公司是大脑——中枢神经。人，无论是有意识的活动（如行走、进餐等）或无意识的活动（如心跳、胃肠蠕动等）均在神经、内分泌的支配之下进行。

子宫收缩虽不受人的意识左右，但也在神经系统的管辖之中。由于诸多神经、内分泌因素影响，最终，在子宫收缩力与腹压的协同之下，娩出胎儿。

临产时，若产妇神经过度紧张，尤其不吃、不喝、不睡时，必然导致其神经、内分泌功能紊乱。所以失控的子宫收缩也可出现异常，从而造成难产。

正常情况下，子宫底部的肌肉收缩力最强，向下传导，至子宫下段处最弱。故宫口能逐渐开大，胎儿也随之下降。宫缩失调时，则正相反，子宫下段

的肌肉收缩力可最强，宫底部肌肉的收缩力最弱。

正常时，子宫肌肉各部位的收缩力，是同步的，即"齐心协力"地在同一时间合成一股向下的力，以扩张宫口，推动胎儿下降。宫缩紊乱时，则子宫肌壁各部位各自为政，收缩的步调不一，杂乱无章，这种不断出现的分散的无效宫缩，不足以扩张宫口及迫使胎儿下降。而且，由于子宫处于无休止的不规则收缩之中，肌壁呈持续性缺血状态，产妇可出现无缓解的腹部坠痛，痛苦异常，而产程却毫无进展。

一般，当4~5分钟出现1次宫缩，或破水时，产妇均已入院待产。理想的待产环境，应是爱人陪伴在身旁，产妇所在的病房和自己家里一样布置得温暖、

舒适。这样可减少产妇的心理压力。但我国目前由于条件所限，尚不能实现"家庭化分娩"。产妇一住院就被"隔离"在待产室里。因此，产妇入院后应尽快适应新的环境。

有的产妇尚未正式临产，仅偶然有点腹坠、见红，就瞪大了眼睛，盯着生孩子。这是非常错误的。即便是出现规律宫缩，正式临产后，也应抓紧宫缩的间歇时间休息。即或是在几分钟内打个"盹"，对体力的恢复也是有益的。

在第一产程，宫口开全前，产妇应尽量放松，心情愉快，切不可胡思乱想、恐惧、忧虑，以免影响正常协调的子宫收缩。

19 生孩子"憋尿"有危险吗

膀胱是一个具有相当大伸缩性的"尿囊"。正常情况下，经肾盂、输尿管流至膀胱内的尿液，积存到一定量（400毫升左右），由于尿液产生压力对膀胱壁的刺激，反射性地引起排尿。排尿后，膀胱收缩变小，膀胱壁变厚。

膀胱紧靠在子宫前壁下段，因此，当临产子宫收缩，胎儿下降及娩出时，膀胱均受到牵动与压迫。临产时，若不定期排尿，则充盈的膀胱可阻碍胎儿先露部的下降，使分娩进展缓慢，产程延长。胀满的膀胱挤在硬的耻骨联合与胎头之间，时间越久，后果越严重。膀胱里的尿液越积越多，膀胱越胀越大，最终可使膀胱壁"撑"得像一张纸样薄，组成膀胱壁的肌纤维由于被过度牵拉而麻痹，失去回缩排尿的能力，导致产时、产后"尿潴留"——排不出尿来。

胀大的膀胱不仅影响胎儿娩出，还可影响第三产程中胎盘的剥离与娩出，引起"胎盘滞留"，发生产后大出血。潴留在膀胱里的尿液还可继发感染。尿液在膀胱里存留的时间越长，致病菌在膀胱里生长繁殖的机会越多，引起膀胱炎的概率也越高。膀胱发炎后。出现尿频、尿急、排尿痛的症状，尤其在排尿终了时可有刀割样疼痛。尿中有脓球及致病菌。若治疗不彻底。炎症可向上蔓延，引起肾盂肾炎或肾盂肾炎，或遗留慢性膀胱炎。

膀胱如长时间被挤压在坚硬的耻骨联合与胎头间，轻者充血、水肿，重者因挤压时间过久，膀胱壁可发生缺血性坏死。产后数日，膀胱壁坏死组织脱落。则可在膀胱内腔与阴道间形成相通的瘘管——"尿瘘"。膀胱里的尿液源

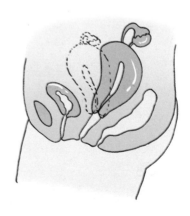

源不断地通过瘘管经阴道排出。出现漏尿症状的患者异常痛苦。此种情况多发生在第一产程延长的产妇。

因此，临产后，应每2~3小时排尿1次，每次排尿时应尽量尿净。实在不能自解小便的可插尿管导尿，尿管最好长期开放，使膀胱里的尿液不断流出，膀胱保持在空虚状态，以利胎儿下降。或者将潴留在膀胱里的尿管定期开放，每2~3小时排尿1次。同时应尽量到医院分娩，采用新法接生（即接受过培训的医生接产）。

20 临产时吃什么食物最好

这是每位产妇及其亲人所关心的事情。此期，由于阵阵发作的宫缩痛，常影响产妇的胃口。产妇应学会宫缩间歇期进食的"灵活战术"。饮食以富于糖分、蛋白质、维生素，易消化的为好。根据产妇自己的爱好，可选择蛋糕、面汤、稀饭、肉粥、藕粉、点心、牛奶、果汁、西瓜、橘子、苹果、香蕉、巧克力等多样饮食。每日进食4~5次，少吃多餐。机体需要的水分可由果汁、水果、糖水及白开水补充。注意既不可过于饥渴，也不能暴饮暴食。

有些不懂营养学的妇女认为"生孩子时吃鸡蛋长劲"，于是便一顿猛吃上十几个，甚至更多煮鸡蛋。这种愚昧的做法常常适得其反。殊不知人体吸收营养并非是无限制的。当过多摄入时，则"超额"部分经肠道及泌尿道排出。多吃浪费是小事，由于胃肠道的负担加重，还可引起"停食"、消化不良、腹胀、呕吐，甚至更为严重的结局。产妇每顿饭吃1~2个鸡蛋足矣，可再配些其他营养补品。

21 分娩何时才算真正结束

通常妈妈见到宝宝的第一句话是："他（她）健康吗？四肢外观都正常吗？"天下父母心在此刻表露无遗。看到可爱的宝宝，妈妈都会觉得以前所有的辛苦都得到了回报。

胎儿出生后，接下来便是胎盘的娩出，产妇的肚子会有一点因为收缩而感觉不舒服（剖宫产因为麻醉的关系，一般无此感觉），再下来就是会阴切开处的缝合（剖宫产则是一连串子宫与腹壁组织的缝合）。至此整个分娩过程大功告成。

产后保健

分娩产后

1 产后需要做些什么准备

产褥期的护理工作要做好，才能使产妇如期恢复健康。以母乳喂养宝宝，能为宝宝一生的健康打下良好的基础。

女性经历了怀孕、分娩的历程，即将恢复正常生活，在还没有完全恢复之前，一定要采取避孕措施。

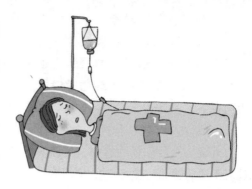

2 产后产妇的生理变化有哪些

从产妇分娩结束到身体完全恢复的这段时间，称为产褥期，时间约为6周。

在产褥期，产妇身体面临快速的改变，除了乳房之外，妊娠期所产生的生理改变，在这期间都会迅速地回复。这所有的改变都是正常的生理现象，当然也会有不正常的改变发生。因此产妇要了解产后生理变化，同时注意观察自己的恢复是否正常，如果有异常应尽早诊治。

产后1周内产妇的脉搏跳动较为缓慢，每分钟60~70次。呼吸方式应由怀孕期间的胸式呼吸恢复到腹式呼吸，使呼吸变深变慢，每分钟14~16次。由于子宫大量的血液回流到心脏，使心脏负担加重。产后72小时内，有心脏病的产妇容易发生心力衰竭。

怀孕期间身体内所增加的多余水分在产后会经皮肤、肾脏排出，因此产后1~2天内产妇排汗旺盛，产后1周内恢复，5天内尿量也比较多，而且常常会觉得口渴。产后2~3天，体温会因为出奶而略为升高。乳房因充血而出现结节，产后3~4天乳房发胀，并开始分泌初乳，初乳持续4~5天。

子宫逐渐收缩复原。产后第1天可在肚脐位置触摸到子宫底，从第2天开始，以每天下降1横指的速度缩小，产后1周在耻骨上方可触到子宫底。这期间子宫由怀孕足月时的30~35厘米，缩小到10~12厘米，子宫重量由1000克降至500克。

除了胎盘位置的子宫内膜外，其余的子宫内膜在产后3天会变成两层，外层随着恶露排出，内层剩下一些基础腺体和极少量的结缔组织，在3周内形成新的子宫内膜。胎盘位置的子宫内膜，则要到产后6周以后才会长好。

阴道黏膜水肿、肌肉松弛等现象逐渐消退，会阴部肌肉的紧张度也逐渐恢复正常。恶露由淡红色慢慢转变为白色。

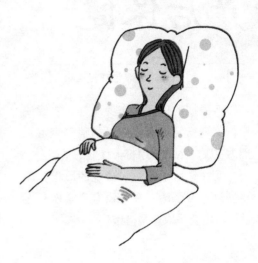

生殖器官到第4周时已大致复原，耻骨外逐渐恢复到松弛状态，走路时已没有不适的感觉。恶露到第4周时应已停止，转为正常的白带。

3 产后母体变化有哪些

子宫底在胎盘娩出后下降至肚脐偏下的位置。以后子宫逐渐缩小，每天子宫底下降1~2厘米，产后10天降入骨盆腔，在产后6~8周恢复到正常大小。医学上称为子宫复旧。阴道壁变松，阴道皱襞减少，阴道内的黏膜变平坦。随着时间的推移，阴道逐渐缩小，阴道壁肌张力逐渐恢复，黏膜、皱襞于产后3周重现。分娩后阴道外口的充血、水肿现象，于2~3天后自行消退。

乳房开始分泌乳汁。产后1周内分泌的乳汁叫初乳，因含有胡萝卜素而色黄，乳汁清稀，蛋白质含量较高。初乳对新生儿非常有好处。几天后乳汁逐渐成熟，乳汁色白，量也较多。产后7~14天分泌的为过渡乳，产后14日以后分泌的为成熟乳。

产后在一定时间内经阴道排出的分泌物叫恶露。正常的恶露有血腥味而没有臭味。恶露中含有血液、坏死蜕膜组织、黏液及产道的细菌等。

恶露分为3种：

血性恶露：一般持续3~4天。色鲜红，含有较多血液，量也较多，与平时的月经量差不多，或稍多于月经量，甚或夹有血块。

浆液性恶露：呈淡红色，其中含有少量血液、黏液和较多的阴道分泌物，还有细菌生长。在产后4~10天排出。

白色恶露：在产后10天左右开始排出。色白或淡黄，其中含有白细胞、蜕膜细胞、表皮细胞和细菌成分，量多于平时白带。约持续到产后3周左右。

第1阶段：产后24小时

孕妇运动：可在分娩后立即开始这项运动，虽然刚开始做时不会有感觉，但还是要做。这项运动可在床上或坐浴时进行，或在排尿时做——收缩而暂停排尿，然后放松使尿液排出，重复多次。由于肌肉状态逐渐恢复，在动作的反复之间，可以做到只许数滴尿液排出。

腹式深呼吸法：采取基本姿势，把手放在腹部，当由鼻子慢慢吸气时，能够感觉腹部上升起来；由嘴巴慢慢吐气时，缩紧腹部肌肉。刚开始只要做2~3次，以免发生换气过度的情形（运动过量的征兆，会有晕眩或昏倒、有刺痛感，或视力模糊等现象）。

第2阶段：分娩3天以后

分娩3天以后可以开始做比较正式的运动，不过，必须确定腹直肌在妊娠期间没有分离的情况下才可以进行。这种腹直肌分离的情形相当普遍，特别在生有数个子女的经产妇身上更为常见，如果未使这种分离先行痊愈的话，即使是极不费力的动作，也会使分离情况更加恶化。向医师或护士询问腹直肌状况，或可自行以这种方式检查：由基本姿势躺下，微微抬起头，伸出手臂在肚脐下摸摸看有无柔软的团状，这种团状便表示有分离现象。

假使有分离的情形，可以做以下运动来加以矫正：采取基本姿势，吸气，两手在腹部交叉，用手指把两边腹部肌肉聚拢，一面吐气，一面慢慢举起头来。然后吸气，与此同时把头慢慢放下。重复3~4次，一天两回。等分离闭合以后，或从来没有这种现象时，便可以进行上面所介绍的抬头运动、滑腿运动和骨盆倾斜运动。

骨盆倾斜运动：基本姿势躺下，后腰向地板下压，同时吸气，然后吐气放松。刚开始重复3~4次，逐渐增加到12次，然后增加到24次。

第3阶段：产后检查以后

运动，包括散步、慢跑、游泳、有氧舞蹈、骑自行车或类似活动，可是不要操之过急。产后运动不仅可以使腹部平坦，会阴紧缩，各项运动都有额外的功效：会阴运动可以避免尿失禁、骨盆内脱垂和性生活困难；腹部运动可以减少背痛、静脉曲张、腿抽筋、水肿等。定期运动还可加速子宫、腹部和骨盆各部位的受损肌肉恢复健康，并减少因缺乏运动可能造成的虚弱状态。此外，对妊娠与分娩所造成的关节松散也具有恢复功效，并且可以预防进一步的虚弱与紧张。最后，还有心理上的收效（可以问一问任何一位跑步者），能够增强面对压力时的应变能力，帮助放松，因而减少罹患产后抑郁症的机会。

分娩产后

5 产后不应马上回房

产妇分娩后不宜马上回病房，还需要在产房里呆2小时左右，以观察是否出血或有其他异常。在确定没有问题之后，产妇才可以回病房去。回到病房后，顺利排出产后第一次小便后，产妇的重要任务就是睡觉，以及吸取足够的营养以便早日消除因分娩所带来的疲劳。

如果产后阵痛太厉害，会影响睡眠。实在难受时，应和医生商量服些镇静剂。为了避免空腹和口渴，产妇可以吃些简单的食品和热牛奶。

刚分娩后，大量水分从细胞内排出，所以尿量这时应该增多。但实际上，大多数产妇这时却没有尿意，而且个别产妇即使有尿意，也很难排出来。为了防止潴尿过多，要进行人为排尿。6小时以上仍未自然排尿时，要行导尿。

产褥第1天，由于刚睡过一觉，疼痛缓解了，一般在顺产（自然分娩）6~12小时即可在医生的指导下开始下地步行。

产褥第2天，产妇已消除了分娩后的疲劳，这时婴儿也要吃奶了。为了母乳能很好分泌，产妇在分娩后第2天到1周的时间，应对乳房进行按摩，因为这个时间按摩，其效果较好。如果天气较热还要避免疲劳，才能使母乳充分。

按摩的要领：

1. 用毛巾浸热水后拧干，敷在乳房周围5分钟。
2. 在乳房周围，从内向外轻轻按摩。
3. 从乳头周围向乳头方向进行揉搓。
4. 按摩的范围比3.要更大些。
5. 用5个手指压住乳晕，做给婴儿喂奶时的挤压动作，反复多做几次。

为了促进乳汁的分泌，喂饱婴儿后，一定要将剩下的奶水挤出来。这也是维持母乳分泌的窍门。为了使乳汁丰富，产妇特别要多吃蛋白质，如牛奶、蛋、鱼、肉、豆、脂肪等。还要多喝水，吃些炖品和汤类。这些都是很有营养的物质，也是很有效的催奶饮食。为了使产后恢复加快，试着在室内步行，以不疲劳为限。一开始阴道分泌物会增多，但不必担心，一般情况下可开始淋浴了。

6　乳腺的自我检查

乳腺位于胸前部的体表，我国妇女乳腺一般比较小，容易进行观察和检查。自我检查可以及时发现乳房病变，便于进一步确定诊断与治疗。

检查方法是：在光线明亮的房间内脱去上衣，站在镜子面前。身体要站正，两臂垂放在身体两侧。然后双手叉腰，再将两臂高举过头。在活动过程当中，对着镜子仔细观察乳房，将两侧乳房对比来看，更容易发现问题。平躺在床上，两手伸开，分别去触摸对侧乳房，在触摸检查时，各个手指应当并拢伸直，轻柔平摸，如果乳房中有肿块，就会出现在手指与胸壁之间。但是，不要用手去抓捏乳房，因为正常的乳腺组织也会被抓捏起来，错误地当做肿块。用伸直的手指触摸两侧腋窝，注意有无肿大的淋巴结。正常乳房外形呈现半球状，随着年龄和发育而有不同，也可以似圆盘形或者圆锥形。两侧乳房并不完全等大，经常是左乳稍大于右乳。如果发现一侧乳房明显增大与变形，两侧乳房就会出现不对称现象。注意乳房的皮肤，看有无鼓起或者如同橘子皮一样的坑点与凹陷，这些现象是肿块与皮肤发生粘连的症候。乳房某处出现水肿，常预示水肿部位之下存在着癌肿。观察皮肤有无静脉曲张，因为迅速生长的乳腺肿物，例如叶状囊肉瘤或者其他发展快的乳癌，可以使得乳房表面出现静脉曲张。观察两侧乳房乳头的位置是否在一个水平线上，如果出现单侧乳头向上抬高与回缩，或者偏向一方，表示在乳头下方可能有病变存在。注意乳头上有无裂口、脱皮、糜烂或者盖有黄色痂皮等情况，这些是湿疹癌的一些表现。轻轻挤压乳房，看乳头有无流出物，注意流出物的性质，乳头有流出液或者乳头失去弹性，是深部有病变的征象。

乳房自我检查可以每月进行1次，一般在月经过后乳腺处于最佳受检状态时进行，有利于发现乳腺肿块。

分娩产后

7　产后为什么出汗多

产妇产后在预防和保护乳腺方面需注意两点。其一是乳汁淤积，因为淤积的乳汁比较适宜于细菌的生长繁殖；其二是因产妇乳头、乳晕的皮肤薄，容易导致乳头破损而引起细菌感染等现象。

孕妇在怀孕开始后直至喂奶期间，都要用干净湿毛巾擦洗乳头和乳房，以保持清洁卫生，增强局部皮肤的抵抗力，尽量避免细菌从裂口进入乳腺而引起感染。在哺乳时要保持乳头清洁，避免损伤，减少感染途径。

8 产后要预防乳腺炎

　　分娩以后，产妇出汗特别多，尤其在睡觉或刚醒后，出汗更多，夏天时甚至大汗淋漓，把衣被都能浸湿。产后为什么会出汗多呢？这是因为在妊娠时，体内潴留水分较多，到产褥期多余水分将通过皮肤排出，皮肤排泄功能旺盛。所以产后出汗多是正常的生理现象，不必为此担心。

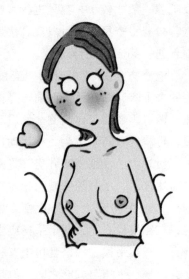

　　产后出汗多，虽然是正常的生理现象，但要加强护理。产后室温不要过高，适当开窗通风，保持室内空气流通、新鲜，但不要贪凉，更应避免床头对流风或用电扇直接吹。衣被不要过厚，"捂月子"更是不对的。出汗多时要勤换衣被，身体可用毛巾擦干，或用温水擦身，这样可以防止感冒。

9 产后要预防子宫脱垂

　　在子宫未复原之前，因为盆底肌肉和支持子宫的筋膜均松弛无弹性，所以不要过早干重活，否则可致子宫脱垂。病发后会感到小腹下坠和腰酸，严重时子宫从阴道脱出。产妇要卧床多休息，不要过早下床活动，更不要参加重体力劳动，走远路或跑步。

10 产后为什么肚子痛

　　某些产妇，在分娩后最初的3~4天，可以感到小腹部阵阵疼痛，疼痛严重时，可在小腹中摸到或见到子宫明显变硬并隆起，同时恶露排出增多，当哺乳时，可以感到疼痛更明显，医学上称为产后宫缩痛。这种病多见于经产妇或急产妇，强烈的子宫收缩使子宫壁神经纤维受压，子宫组织缺血、缺氧，因而引起肚子疼痛。哺乳时子宫收缩更明显，所以疼痛就更显著。此外，若子宫腔内存留有血块或大片胎膜，残留的胎盘小叶，也可引起产后宫缩痛并有出血。疼痛一般出现在产后第1天，以后逐渐减少，以至完全消失。

11 产妇为什么要避风寒

中医说："胎前一盆火，产后一池冰"。由于产妇产后真气大伤，气血不足，百脉空虚，即俗称的"体质虚弱"，稍有不慎，就会引起疾病。分娩之后，产妇汗腺分泌旺盛，出汗多，冷风、寒气很容易乘虚而入，可以直接引起神经性疼痛；或者由于受凉后，血管收缩，影响了血液的正常供给，因循环障碍而引起偏头痛、腰痛、腿痛等毛病。所以，产妇在分娩后要避免直接吹风、贪凉。

为此，穿着应舒适、柔软、保暖，床铺不要放在冲风口（但要注意整个屋子的通风透光，以保持空气新鲜）；尽量不要用冷水洗刷东西，更不要洗冷水澡。另外，产妇消化力差，最好不吃生冷食物，以免寒凉伤胃，妨碍血液循环，引起胃痛或腹痛。

12 产褥期休息应注意哪些事项

在西方瑞典的医院分娩后，护士会在24小时内"命令"产妇在家人的搀扶下从安全楼梯走下五楼，到花园去晒太阳。许多北欧妇女在生孩子的次日就洗淋浴，甚至到医院附设的游泳池里去游泳。北欧女子听说中国妇女在生孩子之后1个月内，不洗头不洗澡不能用凉水洗手，甚至不能刷牙，不能剪指甲，都觉得不可思议。她们说，中国人生孩子，真有点"东方巫术"的味道。

东方人和西方人对生孩子的感受是完全不一样的。中国人一向认为生孩子是过"鬼门关"，西欧妇女则认为生孩子是一名健康妇女一生中不可替代的重要感受，她们以主动的姿态去迎接这一关口中可能存在的种种不适和创痛，而不是以被迫无奈的心情去忍受它，这就使她们的忍受力成倍地增长，也使分娩这一特殊的阶段成为寻常的时日，并以积极的姿态适应产褥期的休息。

国内有些妇女及其家属因受传统习惯的影响，认为"坐月子"就不能活动，要躺在床上1个月，吃饭、洗脸都在床上，甚至解大便、小便全在屋里。与此相反，有些地区和有的产妇及其家属又什么都不在乎，"月子"里很不注意，往往产后1~2天就操持家务，只是不下田劳动而已。其实，这两种做法均不利于母婴健康。

当前，国人随着生活条件的改善和观念的更新，产妇的休息也日益变得主动和积极起来。但是要看到东方女性身体素质固有的弱点，因此，产妇在产褥

专家坐诊

产褥期不要站立过久，也不要取蹲位，更不宜进行体力劳动，以免影响产后骨盆底张力的恢复，造成子宫脱垂。

分娩产后

263

期要使自己的全身器官，尤其是生殖器官恢复到孕前的状况，又要喂哺好婴儿，这就要求产妇合理安排生活，注意休息和活动相结合。要注意休息，消除疲劳，尽早给婴儿开奶。实行母婴同室，母乳喂养，以利于乳汁的分泌和婴儿的生长发育。同时还要注意做产褥期保健操，以利于全身和生殖器官的恢复。产后4小时左右想着排第一次尿，以防发生尿潴留，6~8小时可以坐起来，次日根据身体情况可以下床活动，如在病房卧室中散步，自己上厕所，以不感到疲劳为宜。产妇的睡眠要充足，每天要保证10小时左右的睡眠时间。卧床时有会阴侧切伤口的最好是右侧卧位（因为会阴侧切伤口在左侧），保持一个舒适的休息姿势。

13　产后怎样科学卧床休息

　　说分娩是一场紧张的拼搏和战斗并不过分，产妇所消耗的体力和精力是前所未有的。因此，当"小冤家"呱呱坠地，母亲大有松一口气的感觉。许多产妇心情激动，心中不由升起一种幸福感和当上母亲以后的责任感。紧接着疲劳袭来，很想睡一个痛快觉，但清代养生家尤乘告诫说："产后上床，只宜闭目静养，勿令熟睡。"历代好多医学多主张：才行产不可立即上床熟睡，应先闭目养神……这些历代医学的宝贵经验，应该很好地重视。

　　中医十分重视产后卧床休息的姿势及其养神方法。历代著名妇产科医生主张：分娩完毕，不能立即上床睡卧，应先闭目养神，稍坐片刻，再上床背靠被褥，竖足屈膝，呈半坐卧状态，不可骤然睡倒平卧。闭目养神，目的在于消除分娩时的紧张情绪，安定神志，解除疲劳；半坐卧者，目的在于使气血下行，气机下达，有利于排除恶露，使膈肌下降，子宫及脏器恢复到原来位置。在半坐的同时，还须用手轻轻揉按腹部，方法是以两手掌从心脏下按脐部，在脐部停留做旋转式揉按片刻，再下按至小腹，又做旋转式揉按，揉按时间应比脐部稍长，如此反复下按，揉按10余次，每日2~3遍，这可有利于恶露、淤血下行，还可避免或减轻产后腹痛、产后子宫出血，帮助子宫尽快复旧。

　　产后第一天，产妇疲劳，很自然地在24小时内要充分睡眠或休息，使精神和体力得以恢复，为此，在闭目养神数小时后，就可考虑熟睡，此时周围环境应保持安静，家人从各方面给予悉心护理和照顾。

　　正常产妇，如果没有特殊的医生要求卧床情况，24小时以后即可起床做轻微活动，如上厕所，在走廊、卧室中慢走，这有利于加速血液循环、组织代谢和体力的恢复，还可增进食欲，并促进肠道蠕动，使大小便通畅。有人主张还应适当做一些产后体操，使肌肉、腹壁和体形尽量恢复到孕前状况。如第一天至第三天做抬头、伸臂屈腿等活动，每天4~5次，每次5~6下；1周后可在床上做仰卧位的腹肌运动和俯卧的腰肌运动，将双腿伸直上举，仰卧起坐和头、肩、腿后抬等运动项目；半月后，可做些扫地、烧饭等家务和一般体操，以利肌肉收缩，减少腰部、腹部、臀部等处的脂肪蓄积，避免产后肥胖症，保持体态美。卧床休息分平卧、侧卧、仰卧、伏卧、半坐卧、随意卧等。产妇卧床休息必须讲究姿势、方法。这些姿势应该交替使用，并辅之以适当活动，以避免固定一种姿势所带来的疲劳和不适。

14 产后会出现哪些麻烦

产后第一周内由于激素水平急剧变化，生活环境的改变，对新生儿的不了解，很多产妇出现产后抑郁。如何顺利渡过，需要丈夫和其他家人的细心呵护和照顾。

掉发、白头发

受到产后的内分泌激素影响，头发的细胞周期会突然改变，或是因为精神不安定，使得白头发增多。用心地休养，以及减少盐饮食、头皮按摩，饮食疗法会很有效果。

眼睛疲劳

在医学上来说，眼睛在产后并不会变坏，所以，眼睛疲劳是受到半夜授乳导致睡眠不足的影响所造成的。白天应该和宝宝一起睡午觉。

腰肩酸痛

授乳的姿势不良和睡眠不足，是造成腰肩酸痛的主要原因。不妨做做轻松的体操，并保证有充足的睡眠。

乳头变黑

在妊娠期间，由于黑色素增加，乳头会变黑，在授乳期间会持续这种状态，不过，在断乳之后，色泽会渐渐变淡。因此，不用处理。

体形走样

产妇体形多少有些改变，尤其是腰围和臀部的部位，是最不易去除脂肪的地方。每天做体操，多注意一下，就会有相当不错的效果。

妊娠纹没有消失

若已出现了妊娠纹，很遗憾，没有办法完全复原，不过，从产后1个月左右开始，会变淡、变白，变得透明，变得不那么明显。

腰痛

应及早矫正妊娠中挺腰的不良姿势；产后的运动不足和赘肉，也是造成腰痛的原因，要持续做产褥体操。

阴道松弛

在分娩时，10厘米大的胎儿头通过产道，所以，分娩后4~8周，阴道会出现某些程度的松弛，这是理所当然的。做好产褥体操和肛门的紧缩运动，阴道弹性的恢复不成问题。

恶露不断

从产后第3周开始，量会减少、变黄，有时会在活动之后又变红。如果量少的话，一般持续5~8周，就会干净，故不必担心。

便秘、痔疮

要先控制便秘，注意充足的睡眠和食用多纤维的新鲜蔬菜、水果和饮食，保持大便通畅，每天定时解大便；产后5~6天后开始，1∶5000的高锰酸钾稀释液坐浴是个好方法。坐浴可以促进下半身的血液循环，一旦便秘治愈之后，痔疮也会跟着减小，症状减轻，对自然分娩的产妇好处多多。

脚部水肿

或多或少是属于生理性现象，可以利用体操来促进下半身的血液循环。指压脚底心，也会觉得舒服些，有轻度下肢静脉曲张的人不妨试试看。

分娩后，内分泌激素的平衡会产生变化，妈妈的身、心双方面，常常会出现大大小小的各种麻烦，不可以因为忙碌而置之不理，而要多加注意。不要因为生活的改变不适应而烦躁，努力放松自己，可以顺利渡过产后第一周。只要坚持产后锻炼和适当的体育运动、加强三餐饮食的调理、肌肤保养，每天一点一点地做，就可以解决大部分的麻烦。

15 出院后应如何安排时间

第2周

虽然出院了，可是，在不到2周左右的时间内，由于体力尚未完全恢复，故从事家务事仍然不可勉强，一觉得疲劳时，就该马上躺下来休息，过那种时而起床时而睡觉的生活，真正是劳逸结合。至于家务事方面最好也只做仅限于自己身边的事，比如为宝宝授乳、换洗尿布之类的事，至于三餐饮食、打扫、洗衣等等，则最好还是拜托家人来做。慢慢地一边视身体的康复情形，一边再加快生活的节奏和增加家务的内容。

此外，在沐浴方面还不可以出门勉强去洗。如身体虚弱则用温水擦擦身体，如家中有条件淋浴，则可视自己的体力和环境适当进行，来保持身体清洁，不过，行会阴侧切手术、有缝合伤口的人，不可使用香皂，洗头时也可以请丈夫或家人帮忙。

在处理恶露方面，也常有人会马马虎虎不太重视，其实，要注意清洁卫生就要常换卫生巾，会阴切开的伤口，也要常用温水冲洗，保持清洁，要非常小心呵护不要挣裂伤口，不可污染，谨防细菌感染造成伤口红肿、化脓。

一定要继续进行在住院时医院所指导的乳房按摩和产妇体操，这对于促进身体复原也很重要。绝不可勉强自己，要注意环境的安静，慢慢地去掌握与宝宝融洽相处的生活步调。

第3周

虽然体力大有恢复，但毕竟不如常人，此外，各人身体素质不同，分娩以后的恢复也有快有慢，因此，床铺还是要铺着，以备随时上床休息。此时产妇日间活动时间逐渐加长，不过，若感觉疲劳时，一定还是要躺下来休息。产后已经有半个月，也是前来帮忙的人逐渐退出的时候了。作为妈妈终于必须独立操持家务了，替宝宝换尿片是当然的工作，也要开始自己和丈夫替宝宝洗洗澡，男人的手较大，扶持婴儿相对有劲，较令人放心，父亲替孩子洗澡也是父子之间肌肤亲近的第一步。其次要再度开始适应家中洗涮等各种家务活儿，一边恢复妊娠前的生活，一边照顾好宝宝。

而且，作为母亲，半夜起来喂奶和换尿布是每天都要持续不停地去做的常规事务，所以，一开始常常会感到睡眠不足，心烦不安，有时还免不了七手八脚，感到对宝宝照顾不周到，再加上睡眠不足，精神上会渐感烦躁不安。为不使身心过分疲惫，应该和宝宝一起睡个午觉，好好休息，不要凡事都要求太过于完美，在宝宝睡觉的时候，与其拼命地做各种家事，倒不如在打扫和洗涮上稍稍偷懒一下。

第4周

下床了。在从事家务事方面也不可太勉强自己，根据自己的体能慢慢恢复接近平常的程度。如果只是到附近购物的话，倒是没关系，不过，尽量不可劳累，进超市购物应多加利用购物车，在短时间内完成。至于骑自行车或是开车、踩缝纫机等等，则要等到6周以后才能实施。

每天疲于育儿，免不了会感到有精神压力，不妨偶尔请丈夫等人代为照料宝宝一下，自己出门逛逛街，放松一下，转变一下情绪。这样不但可以使行动敏捷、精神焕发，心情也会舒畅，外出归来更会涌现急切育儿的意愿。尽管

大多数产妇不用烟酒。但如果丈夫在家中吸烟，而且吸得很凶，那么产妇就会被动吸烟，使母乳流出不顺畅，而宝宝也会被动吸入香烟，导致诱发呼吸系统的疾患，因此，告诫丈夫不能在家中吸烟，应该是起码的常识。至于酒，如果偶尔少喝一点，只要是适量的话，具有促进血液循环的效果，不过，授乳前还是要节制，否则可能会导致酒精依赖症。另外，咖啡具有一定的兴奋刺激作用，它和辛香调料等食品均不可过量摄取，以免对婴儿产生不良影响。

第5周

孩子已经满月。一些家庭忙着张罗"吃喜面"，喝"满月酒"。母亲和宝宝之间的生活，也逐渐适应了，宝宝的身心发育也很快，已经越来越可爱了。和宝宝一起上医院去做产后1个月的检查。产后第42天应到医院让医生看一下子宫的恢复状态、全身状况、乳汁的分泌、是否有后遗症等等。其他方面若有疑问，也可向医生咨询请教。若没有恶露等异常，就会得到入浴和性生活方面的许可。

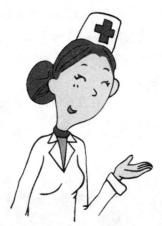

16　怎样安排产妇的饮食

我国女性在产后都很注意饮食，增加营养。产妇确实需要大量营养，以补充孕期和分娩的消耗，恢复身体健康，哺育婴儿。同时，补充足够的水分有利于恢复体力。

产褥期女性每天所需要的热量均来自食物中的蛋白质、脂肪和糖类。另外，矿物质和维生素也是人体必不可少的。虽然这样，产妇的饮食也绝不是越多越好，更不是一定要吃多少只鸡、多少个蛋，而是要根据实际情况以及营养成分的搭配来合理摄入。

产后1~2天，由于劳累，产妇消化能力较弱，最好吃些清淡而易消化的食物，如牛奶、豆浆、粥、面条等；以后再逐渐增加含有丰富蛋白质、碳水化合物及适量脂肪的食物，如蛋、鸡、鱼、瘦肉、肉汤、排骨汤、鸡汤、桂圆红枣汤等，不但容易吸收，而且可促进乳汁分泌，不失为产妇的一种理想饮食。产妇除每日3餐外，还可适当加两次点心。产妇的饮食要多样化，除了吃细粮外，可吃些粗粮，多吃些新鲜蔬菜，饭后可吃些水果，如苹果、橘子、香蕉等，切记不偏食、不忌口。

不注意产褥期的营养，将会影响乳汁的质和量，不利于下一代的生长和发育，也不利于产妇身体恢复。因此，对产妇的饮食要格外重视和合理安排。

17　产后头几天的饮食怎样安排

为了恢复体力和早日下奶，保持充足奶量，产后头几天的饮食安排很重要，以下几点供参考。

1. 由于产后胃消化能力弱，食欲尚未恢复，产后头几天饮食以半流食、软饭为主，加工也要精细一些。可选用稀粥、汤面、馄饨、面包、牛奶、豆浆等，选择的动物蛋白以鸡蛋、瘦肉、鱼、鸡较好。除了三顿饭，可以在下午和晚间各加餐一次。

2. 鸡汤、鱼汤、排骨汤有利下奶，但要把汤内浮油撇净，以免进食过多脂肪，导致婴儿腹泻。在下奶前不要喝太多汤水，以防奶胀，乳管通畅后可以不再限制。

3. 不要忌食青菜和水果。绿叶菜和水果含有丰富的维生素C的膳食纤维，能使大便通畅。

4. 孕期并发有缺钙、贫血以及分娩时出血多的产妇，除了吃含钙、铁多的食物（如牛奶、猪肝、鸡血、菠菜、豆制品）外，还要继续服用鱼肝油丸、钙片等。

 小贴士

　　一般产后3~4天就可以吃正常的产妇饭，不必吃得过稀，但也不要吃得过饱。

18 产后恢复期的食疗调养原则有哪些

产妇由于分娩时的创伤、出血、劳累和情绪变化损耗了不少元气，产后百节空虚，气血虚弱，淤血内阻，需格外注意调养，稍有不慎就会引起疾病或影响产妇恢复，故饮食调养原则有以下几点：

1. 要保护脾胃，吃清淡而易消化的食物，不要一味进补。产妇的脾胃功能较差，特别是在分娩后的十几天内更需保护，如果这时吃过于肥腻的食物，骤然进补，反而欲速不达，使脾胃功能受损，引起消化不良，吸收不良。进补需根据阴阳气血津精虚实辨证，应宜消化又能健脾养胃，可多食汤、粥、羹类，可少食多餐，每日进食5~6次。

2. 多吃有利于产妇恢复的食物，以养气补血，恢复元气。饮食要有充足的营养，包括各营养素和合适的药性成分。产后各器官、各系统都有一个复原过程，如子宫未复旧时可多用活血化淤的食品。

3. 要符合催乳、哺乳的需要，选择能养血增乳、疏肝通乳的食物。并要根据产妇乳汁的分泌情况，哺乳的不同阶段进行调整。

4. 注意必要的饮食禁忌。凡大热、大燥、生冷、酸涩之物，会导致脾胃虚寒、脏腑失调，有毒的，不洁的，有可能过敏的，含有特殊成分的，都要慎用和忌用。

5. 要根据婴儿大便性质调整饮食。因为婴儿消化能力差，母乳成分发生变化时，婴儿的大便性状相应就会发生改变。例如乳母吃了豆制品，肠胀气明显，排气多，婴儿也会排气多，大便稀黄水样，这时就要停食豆制品。婴儿大便泡沫多且酸味重，与乳母进食过多甜食、糖类在婴儿肠内发酵产气有关，此时要控制甜食。

❤ 小贴士

婴儿大便呈油状且有较多皂块，则说明乳母进食脂肪多。婴儿进食不足时大便色绿、量少、次数多，乳母应多食下奶食品。婴儿对不良食物的反应也较敏感。

19 产后要避免疲倦

女性初为人母之后最缺乏的首先是睡眠。小婴儿需要喂食数次，因此在最初的几周，每晚上必须要起来好几次。婴儿绝不会整夜都睡得很好，而是在到了适当的年龄以后，自然而然地一觉到天亮。因此，要确信在最低限度以内，配偶可以配合婴儿这生命中的阶段。如果晚上需要工作，别妄想只要在白天睡觉，就可以弥补不足的睡眠。

令人感到惊讶的是，有许多人在晚上不睡，而在白昼时，又想以正常的方式来带婴儿。也许，平时需要6个小时或7个小时的睡眠，但是如果每一个小时都被吵醒，就会觉得自己没有睡好觉。婴儿在晚上都需要喂的时候，必须在白天时尽量休息。

疲倦是造成产后情绪低落与抑郁的主要因素，有时候，这种情况是可以避免的。不要趁婴儿睡觉的时候做家事，应该在白天时睡觉，那么在用过晚餐以后，就不会感到很疲累。有时候，可以在入夜时分较早入睡，而由丈夫把婴儿带到身边，喂他最后一次奶，安置好，使他入睡。这样就可以在早上喂乳以前睡上几个小时。

20 如何治疗产妇乳汁自出

气血虚弱型

临床表现：产妇乳汁自出，量少，质清稀，乳房柔软，无胀感，神疲气短，舌质淡红，苔薄白，脉细弱。

治疗：治以补气益血，佐以固摄。方用八珍汤加减。药物如：党参、黄芪、白术、茯苓、当归、熟地、白芍、五味子、芡实。

肝经郁热型

临床表现：产妇乳汁自出，乳房胀痛，情志抑郁，烦躁易怒，甚或心悸少寐，便秘尿黄，舌质红，苔薄黄，脉弦数。

治疗：治以舒肝解郁，清热。方用丹栀逍遥散加减。药物如：丹皮、栀子、柴胡、白芍、薄荷、当归、木通、泽泻、车前子、夏枯草。

21 预防产后抑郁症

产后抑郁症，为产褥期间精神发生异常最常见的一种病症。

女性怀孕后，无形中就受到一层压力（尤其对那些无心理准备而受孕的女性更甚）；当她将孕育于腹中40周的胎儿产下以后，其在家庭社会身份地位上由人妻变成人母，其所受的压力（包括生理上、精神、社会等）更为加重；于此段期间，其周围的人（丈夫、父母或亲戚）如果疏忽，而不给予精神的支持，很容易使原先心理不平衡状态更加严重，进而产生种种精神异常的现象，其中最常见的就是产后抑郁症。

一般而言，平均每1000个产妇，有1~2位会致病。尤其于初产妇、高龄产妇或先前有产后精神疾病者。

主要症状

有头痛、失眠、食欲缺乏、体重减轻、无精打采、面无表情、易躁动、情绪不稳、易哭、无助感；对自己缺乏信心，对事情不能集中精神；甚至有迫害妄想（如：她觉得有人想杀死她的孩子），亦有自杀的倾向。另外一种症状就是会产生一种矛盾的念头，即又爱又恨她的婴儿，有些母亲甚至会拒绝喂食她的孩子或对婴儿显得不关心，少数母亲甚而会伤害她的婴儿。

发生的原因

究其原因，可分生理与精神社会方面因素。生理因素，或因体内激素在产下胎儿前后发生重大改变，或睡眠期于分娩前后受到干扰，或水、电解质代谢不平衡引起；精神社会方面一位女性由人妻的身份、地位转变成人母的地位，不仅付出对丈夫的爱，而且同时对新生儿须给予更多的母爱，有恐怕力不从心的感觉。另外尤其是职业妇女，对于她正付出无数代价，而拥有社会地位及成就，于此时考虑是否放弃，而产生心理的冲突。其次有些人对自己体态的改变，怕不再回复原来苗条身材而烦恼等，这种种忧虑与压力凑在一起，而导致心理不平衡的恶果。

发生的时间

一般最常发生的时间有二，一是当病人由医院回到家里时，开始要完完全全担负起当母亲的角色。其情感与心理上突然加上压力而发病；其次是当病人的母亲、婆婆、亲戚或朋友，于病人产后2~3周，不再给予病人精神与工作的支持与帮助而各自回到他们工作的单位时，就会感到孤单、无助而发病。

另外此症需与产后的抑郁区分，一般发生于产后2周，其原因可能与体内激素浓度于此段时间发生重大改变有关。其症状，最常见的情绪不稳，无缘无故哭泣，过度敏感（尤其当丈夫迟于预定时间来探望与关心她或者照顾她的医师没给予她精神关怀），这些抑郁，假如给予她适当精神支持，能于2~3天自己痊愈。反之一直持续而变得严重，需考虑可能已成为产后抑郁症。

对于此精神疾病，重在预防，从怀孕的第1天开始，就须给予精神安慰与支持，尤其为人丈夫或其家庭的每一份子，一直到她分娩以后，能适应且能独当一面时才终止。对于发病的产妇，除了精神治疗外，也可给予一些抗抑郁的药及镇静安眠剂。

22　产后腹部肌肉的恢复

产后最初几天，可能会对腹部是如此的伸张与松弛感到惊讶。当意识到在怀孕期间，腰围可以增加30厘米，就不会感到那么惊讶了。这时也要花一些时间，才能使腹部肌肉恢复原先的状态与力量。

腹部的肌肉具有以下的功能：

1. 保护腹部的脏器。包括怀孕时的子宫。

2. 支撑脊椎并使骨盆维持在正确位置。

3. 这些肌肉帮助身体的排出运动，例如：分娩、咳嗽与打喷嚏。

在脐部，由上而下的肌肉称为腹直肌。腹直肌包括了2个半面，由一层薄薄的称为白线的纤维组织结合在一起。

在怀孕期间，白线会开始变软，并开始扩张，使腹直肌的两部分肌肉分开，以调适配合逐渐长大的胎儿。如腹肌力量差，这肌肉将过度分开，被称为腹直肌的分离。

分娩后3~4天，发现其间约有2指宽的空间。当肌肉的力量开始增强时，这空间会缩减成只剩下1指的宽度。

可以通过一些简单的运动，尽早度过这个阶段，同时，也要开始进行一些较为有效的运动，让肌肉恢复原来的形状与力量。在开始做这些运动以前，要先做一些简单的检查，看肌肉是否已恢复至正常状态。

要做正确的检查，需要用力地运动这些肌肉。

小贴士

仰躺，屈膝，脚底贴于地面或床上。用力拉你的腹部肌肉，并将头与肩膀抬离地面。同时，伸出一只手，朝脚掌方向平伸。另一只手的手指置于肚脐下方，感觉到两条有力的腹直肌正在用力。

23 泌尿系统的恢复

妊娠时，增大的子宫压迫盆腔内脏器所导致的轻度扩张的肾盂、输尿管，一般在产后2~8周才能恢复，因而产褥期容易发生泌尿系统感染。

临产时胎儿先露部位对膀胱形成压迫，如果滞产则易造成膀胱三角区充血、水肿及黏膜出血，严重时可阻塞尿道而形成尿潴留，虽然比较少见，但应引起注意。常见的是产后腹壁松弛，膀胱肌张力减低，对内部张力增加不敏感，再加上分娩时胎儿先露部分的压迫，膀胱肌肉收缩功能障碍或尿道、尿道外口、阴道、会阴创伤疼痛，反射性地使膀胱括约肌痉挛，增加排尿困难，甚至不能自解小便而需要导尿，但是导尿又会增加泌尿道感染机会。

妊娠期体内潴留的大量水分，均在产后数天内经肾脏排出，因此产妇产后会出大量的汗并明显增加尿量，以排出体内的水分。

24 呼吸、消化系统的恢复

分娩后腹腔压力降低，会使横膈恢复到原来状态，孕期主要为胸式呼吸，这时又转变为腹—胸式呼吸。

在产褥期内，胃、小肠以及大肠恢复正常位置和功能，胆囊容易向十二指肠排出胆汁，消化系统逐渐正常，但由于腹压功能降低，常有便秘现象。

25 腹壁的恢复

产妇腹壁的皮肤受子宫膨胀的向外扩充，肌纤维增生，弹性纤维断裂，产后腹壁松弛，至少6周后才恢复。妊娠时期出现的下腹正中浅色素沉着在产褥期将逐渐消退。腹壁原有的紫红色妊娠纹变白，成为永久性的白色旧妊娠纹。妊娠纹的多少取决于皮肤弹性的差异，皮肤弹性好的孕妇在产后甚至可以不留下妊娠纹。

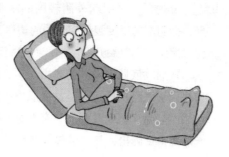

26 产后子宫的恢复

子宫壁完全是肌肉纤维。在怀孕期间，由于体内激素分泌的影响，子宫会随着胎儿的成长而逐渐扩张。这种变化是相当大的，可以想象子宫由怀孕前有如小梨子的形状扩张成有如一个西瓜那么大，而其重量也大约由60克增至1000克，由此可以想见其变化是多么大了。

分娩以后，随着胎盘的排出，子宫也变成原来大小。但是，它还是需要大约6周的时间，才能完全收缩至最初的大小与重量。这收缩的过程称为复旧。

当子宫复旧时，子宫内部不需要的东西会排出。这些排泄物称为恶露，持续3~4周。最初，是由胎盘处排出红色的血来，过了几天便呈褐色，过了数周以后，则呈黄色。颜色的转变是不可预期的，因为在这期间，血的流失会有所变化。最常见的是小小的血凝块。一般的恶露不会有恶臭。

如果发现凝块很大，持续性地流失或极端地流失，或产生恶臭，则必须把这种情况告诉助产护士或医生。这意味着子宫内部受到了感染，应该接受治疗。

27 产后阴道的恢复

1.分娩时，因为胎儿通过而被撑开的阴道壁，肿胀并出现许多细小的伤口，分娩后1~2天排尿时，会感到刺痛，1周后恢复。扩大了的阴道产后1天就能缩紧。其次，分娩时，为使胎儿的头部容易娩出，施行会阴侧切等手术。这些伤口，分娩后立即缝合。有时伤口会在头1~2天痉挛，但不必担心。缝合的伤口，在4~5天内拆线。此外骨盆底部的肌肉紧张，也会在4~8周得到恢复。

2.分娩后，阴道扩大，阴道壁肌肉松弛，张力减低。阴道黏膜皱襞因为分娩时过度伸张而消失。产褥期内，阴道肌肉张力逐渐恢复，但不能完全达到孕前水平。黏膜皱襞大约在产后3周左右开始重新出现。

28 外阴及盆底组织的恢复

分娩后，可引起外阴轻度的水肿，2~3周内自行消失。如果注意局部清洁和护理，会阴部的轻度裂伤或会阴的切口，一般都能在4~5天内愈合。如果会阴重度裂伤或伤口感染，切口裂开会增加产妇的痛苦，需要2周甚至1个月后方可痊愈。

产后盆底肌肉及其筋膜由于扩张而失去弹力，而且常有部分肌纤维断裂。产褥期如果能够坚持产后运动，盆底肌肉可以恢复至接近孕前状态，否则就不能恢复原状。如果产后盆底肌肉及其筋膜有严重断裂，而产褥期又过早地干体力劳动，就可能导致产后阴道壁膨出，甚至引起子宫脱垂，造成长期的痛苦。

29 骨盆肌肉的恢复

骨盆是由骨骼构成的盆状物，包括2个大的骨骼，叫髋骨，在脊椎的底下方联结，称为骶髂关节。髋骨的联接，在前方称为耻骨联合。在脊椎骶骨的下方，有4~5块小的骨骼，构成了尾骨。

骨盆主要的功能是支撑身体的结构。同时保护子宫和膀胱，在怀孕初期，也保护正在成长的胚胎。构成盆状底部的是一层肌肉，称为骨盆肌肉。骨盆肌肉分为2层，即较内部的一层与外表的一层，由耻骨连至尾骨，并穿过两边的髋骨。

在这些肌肉中，共有3个出口。一是由膀胱延伸出来的尿道出口，位于前方。另一是由子宫延伸出来的阴道口，位于中央。第三则是由大肠延伸出来的肛门通口，位于后方。

在外层肌肉，在这些通口处形成一个环，称为括约肌，能使这些出口紧密地闭合，特别是在腹部用力的时候，如：当咳嗽、笑或打喷嚏的时候。怀孕期间，骨盆会支撑胎儿、胎盘，以及扩大的子宫内一些额外液体的重量。分娩过后，这些肌肉会极度扩张而脆弱。产后一周内，骨底组织水肿消失，张力开始恢复，因此，要尽可能运动这些肌肉，使它们恢复强健的状态。在尚未有所领悟以前，可能就已经熟悉如何运动骨盆肌肉，每次当觉得需要排空膀胱或收缩骨盆肌肉，以免溢尿时的情况便是。

♥ 小贴士

假如因为裂伤或会阴切开术而有一些手术的缝针，也许你会担心紧缩这些肌肉，会导致疼痛的发生。当用力紧缩并放松这些肌肉的时候，可增强此处的血液循环。并促进愈合过程。当运动时，对这些伤口并不会造成任何伤害。因此愈快开始运动愈好。

30　膀胱的恢复

产褥期开始几天，产妇往往需要经常地排尿。某些产妇在分娩以后，有排尿的困难。这很可能是因为尿道扩张与淤血之故。有时候，需要用导尿管，直到膀胱恢复正常为止。如果分娩时产程过长，产后数小时可能需要放置导尿管。

产后常见的问题之一，就是张力性尿失禁。这是一种不由自主的排尿现象，通常发生在咳嗽、大笑或打喷嚏时，这是因为腹腔内的压力增加所造成的。要尽快进行骨盆运动的人，会比只是做骨盆腔收缩运动有较大的益处。

如果在进行骨盆腔收缩运动数周以后，仍然无法很好地控制膀胱，则须与妇科医师商量，请其给予更多的指导。某些女性很可能需要借助手术来修复"脱出"——这种情况是因为阴道的力量不足，而使子宫、膀胱或直肠掉入不正常的位置。

31　会阴的恢复

阴道与肛门之间的皮肤与肌肉所形成的部位叫会阴，假如该处有缝合口，或是在分娩时，婴儿的头部通过所造成的淤血，会阴部会在最初几天感到非常疼痛，在此，提供一些改善的方法。

在休息的时候，花一些时间平躺，以减轻肌肉负担，假如用脸盆或莲蓬头盛水清洗会阴部，要确定水流的方向是由前至后，否则很可能将肛门的排泄物冲到会阴部位。在使用卫生纸的时候，擦拭的方向也是由前向后，以避免先前接触过肛门的卫生纸碰到阴道。

在医院里，卫生巾应该置于封闭的塑胶袋中，再置于衣物箱中，并小心地处理。

对于有自然分娩的产妇，1：5000的稀疏高锰酸钾温水坐浴有助于会阴的恢复。

32　哺乳后乳汁残留的对策

母亲哺乳婴儿时，可以没有一定的时间和次数，现在认为应按需哺乳，但应一次尽量哺乳满足婴儿的需要，因为他也会感到累，需要休息，应在他不吮吸时，动动耳朵、摸摸脑袋，直到刺激后仍不吮吸，安静入睡为止。但哭闹是婴儿的运动，也是婴儿语言，啼哭可以促进婴儿肺的发育，所以每天都要哭上几阵。啼哭代表很多情况，如饿了，冷了，尿布湿了，要睡觉了，或身体某处不舒服了等等，不一定都是饿了才哭。因此给婴儿喂奶，生后第1次吸吮乳头5分钟就可以了。由初生到2个月，大约每2~3小时哺乳1次，每天应该8次以上。2个月以后，每4小时哺乳1次，每次哺乳15~20分钟。喂奶时，应以2个手指轻轻挟住奶头根部，防止呛奶，也可避免乳房堵住婴儿的鼻孔。

喂奶姿势以坐位为好，把婴儿抱在怀里，头侧稍抬高。最好不要侧卧喂奶，尤其在夜间，容易打瞌睡，不但容易压着婴儿，乳房也容易堵塞婴儿口鼻，可使婴儿发生窒息。

每次哺乳时。应先将一侧乳汁吸空后，再吸另一侧。如果哺乳后仍有剩余的乳汁，要把它排空，可用手挤除或用吸奶器吸净，不让乳汁残留在里边。有的人担心乳汁量不足，授乳后有残留，也舍不得挤出去，留着下次再喂，以为奶量能多些，这样做是不正确的，效果也适得其反。因为只有当乳汁全部排空后，才能有利于下奶。如不排空乳汁，分泌量反而减少。

专家坐诊

有的人开始时乳量不足，如果能坚持按时哺乳，每次将残留乳汁全部挤出，同时加强营养，多喝肉汤，如果不是乳腺发育很差的话，奶量也会逐渐增多的。

33　产后早期要下床活动

产妇如果原本身体健康，在恢复体力后，可于产后6~8小时坐起来，12小时后自己走到厕所排便，次日便可随意活动及行走。

早期下床活动，可以促进身心的恢复，并有利于子宫的复旧和恶露的排除，从而减少感染机会，促使身体早日复原。还可减少产褥期各种疾病的发生。例如，早期活动可以减少下肢静脉血栓形成的发生率；使膀胱和排尿功能迅速恢复，减少泌尿系统的感染；促进肠道蠕动，加强胃肠道的功能以增进食欲，减少便秘的发生；并可促进盆底肌肉、筋膜紧张度的恢复等。

产后不要总是仰卧，要经常侧卧及俯卧。这样不但可以防止子宫后倾，且有利于产后恶露的排除。剖宫产的产妇术后平卧6小时后，要翻身、侧卧，术后24小时可以坐起，如技术条件好的医院则可以下地短时间活动，条件一般的医院则48小时后开始在床边活动，术后可以哺乳。剖宫术后，早期下床活动，可以减少术后肠粘连。

但开始活动时间不宜过长，以免过度疲劳，可逐步增加活动量。至于下床活动的时间，要根据产妇身体情况，因人而异。

对于那些体质较差，或难产手术后的产妇，不可勉强其过早下床活动，但是要把早期活动的好处告诉她们，使她们自己量力而为。

提倡早期下床活动，指的是轻微的床边活动，并不是过早地进行体力活动，更不是过早地从事体力劳动，这样才能防止发生阴道壁膨出或子宫脱垂。

34 在开始哺乳前可以喂养新生儿吗

在母亲第1次喂奶前喂给婴儿糖水或奶粉，称为哺乳前喂养，目前许多医院和家庭正在这样去做。但近来的研究表明，除非有特殊必要如糖尿病产妇的新生儿、巨大儿等，哺乳前喂养没有必要，应当弃掉。这是因为新生儿在出生前，体内已贮存了足够的营养和水分，可以维持到母亲来奶，而且只要尽早给新生儿哺乳，少量的初乳就能满足刚出生的正常新生儿的需要。

如果坚持进行哺乳前喂养，反而会给婴儿和母亲都带来不利。对新生儿的危害是：因新生儿吃饱以后，不愿再吸吮母亲的乳头，也就得不到具有抗感染作用的初乳，而人工喂养又极易受细菌或病毒污染而容易引起新生儿腹泻。对母亲来说，推迟开奶时间也相应地使母亲来奶的时间推迟，如新生儿再不把奶水吃完，母亲更易发生奶胀或乳腺炎。

35 不要用母乳给新生儿洗脸

许多家长总希望自己的宝宝皮肤长得又白又嫩，认为用母乳给新生儿洗脸是个好方法。其实这种方法对宝宝是有害的。因为母乳营养丰富，是细菌滋生的良好培养基。新生儿皮肤娇嫩，血管又丰富。若将母乳涂在颜面部，很容易使细菌在面部大量繁殖后进入皮肤的毛孔中，引起毛囊炎。若不及时治疗可酿成败血症，而危及宝宝生命。所以用乳汁给新生儿洗脸是不卫生的，也不能使宝宝皮肤白嫩。

36 为什么忌抱着新生儿睡觉

孩子的降生给家庭带来了许多欢乐，父母亲总是爱不释手，即使宝宝睡觉也要抱着，不肯放下，唯恐哭闹，这样天长日久，就容易使宝宝养成了不抱不睡的坏毛病。

新生儿初到人间，就应从此时起使其养成良好的睡眠习惯，让宝宝独自躺在舒适的床上睡觉，不仅睡得甜香，也有利于心肺、骨骼的发育和抵抗力的增强。如果经常抱着孩子睡觉，孩子睡得不深，醒后常不精神，影响睡眠的质量；抱着宝宝睡觉，身体不舒张，身体各个部位的活动，尤其是四肢的活动要受到限制，不灵活，不自由，使全身肌肉得不到休息；抱着睡觉也不利于孩子呼出二氧化碳和吸进新鲜空气，影响孩子的新陈代谢；更不利于孩子养成独立生活的习惯。总之，经常抱着孩子睡觉对孩子是有百害而无一利的。

另外，产后母亲的身体恢复也需要一段时间，由于分娩使体力大量消耗，身体的抵抗力低下，如果经常抱着新生儿睡觉，母亲得不到充分的睡眠和休息。这样一来，不仅影响体力恢复和生殖器官的修复，而且也容易使母亲患上某些疾病。所以宝宝睡觉时，要让他独立舒适地躺在自己的床上，自然入睡，千万不要抱着他睡。

1. 肥胖标准和计算法：有些产妇由于产后身体比孕前稍胖便大惊小怪，以为自己已经进入肥胖者的行列，其实，她们有的体重并没超重。判断一个人是否发胖，不仅与脂肪增多有关，而且还与体重的增加有关。最简单的体重计算法是身高（厘米）减去105，所得出的数字，便是"标准体重数"。

2. 肥胖的原因：当然，引起产后肥胖的原因很多，传统认为主要的是由于营养过剩和缺少活动，近年来还发现与遗传因素有关。

营养过剩，与产后进补缺乏科学性有关。许多产妇认为，怀孕之后，胎儿优生需要营养；分娩之后，欲使奶水充足，产妇更需增加营养，于是，怀孕期间，摄入过量的高蛋白、高营养食物，产后又大补特补。加上孕妇少动，产后卧床时间过多，摄入多，消耗少，使得过多的热量、蛋白质转化成脂肪积聚在皮下。脂肪越积越厚，人也就胖起来了。

一般女性怀孕后，为了胎儿能健康发育，都特别注意营养，她们认为，一个人要吃两人的饭，所以要吃得多多的。随着胎儿的发育长大，她们本人的身体也发胖许多。分娩以后，我国多数地区的风俗，"坐月子"都是要大补特补的，鸡、鸭、鱼、肉顿顿有，鱼汤、鸡汤、骨汤天天不断。有的甚至让产妇一顿就吃一大碗荷包蛋，一天吃20多个。多数产妇"月子"里不怎么活动，整天生活在床上，照顾孩子，喂喂奶，大门不出、二门不迈，活动量极小。这样一个"月子"坐下来，她们跟吹了气似的，胖得连自己都不敢照镜子，腰身多出好几寸。

现代医学一直认为，女性怀孕后，新陈代谢旺盛，各系统功能加强，抗病能力增加，食欲也大增，这是有利于胎儿生长发育的正常生理反应。而分娩以后，部分人会由于下丘脑功能的轻度紊乱，导致脂肪代谢失调，可引起生育性肥胖。但大多数妇女是由于产后大量进食高脂肪、高蛋白、高热量食品和缺乏产后应有的运动而导致肥胖的。产后腹壁松弛，过量的营养，过少的活动，使热量消耗不了而变成脂肪储存在腹部，这是产后腰粗臃肿的又一主要原因。

女性产后为避免发胖，保持健美的身材，不管是否具有使人发胖的基因，只要注意保持青春向上的心理，注意科学、合理的孕产期饮食调配，并亲自哺乳孩子；尤其要注意产后早活动，加强积极的体育锻炼就能达到瘦身减肥的目的。

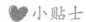 小贴士

不少女性生过孩子以后，体态就显得臃肿不堪，失去了做姑娘时苗条优美的身段，以致有些想保持体形美的女性望生育而却步，却又抑制不住想做母亲的心情，常常陷入苦恼。其实，这些苦恼，大可不必。

关于女性人体美的标准众说纷纭，但总体上看，现代女性的健美不是苗条、纤细和病态，而是结实精干，肌肉强健，富有曲线美，既不失女性的妩媚，又要能足以承受生活的负担，担当起社会的责任。

女性的身高与体重，四肢与躯干等部位的比例为多少才合乎健美的标准呢？在这方面，我国有关专家进行了大量的研究，总结出一套较适合女性健美的测量标准。

1. 上、下身比例:以肚脐为界，上下身比例应为5：8，符合"黄金分割"定律。

2. 胸围：由腋下沿胸部的上方最丰满处测量胸围，应为身高的一半。

3. 腰围：在正常情况下，量腰的最细部位。腰围较胸围应小20厘米。

4. 髋围（臀围）：在体前耻骨平行于臀部最大部位。髋围较胸围大4厘米。

以上胸围、腰围和臀围的周边长度，俗称"三围"。一般认为，这3个部位的比例为3：2：3时是最具女性美的体形。丰满的乳房和发达的臀部是女性的第二特征，也是雌激素的杰作。而腰围和臀围的比例在2：3时，则说明其大致具备合理的营养状态和最佳的皮下脂肪分布等健康表现；而在营养过剩或缺乏运动等情况时，这个比例就会相等或被倒转过来。这时，一个胖妇的形象就会展现在你的眼前。

5. 大腿围：在大腿的最上部位，臀折线下。大腿围较腰围小10厘米。

6. 小腿围：在小腿最丰满处。小腿围较大腿围也应小20厘米。

7. 足颈围：在足颈的最细部位，踝关节上部。足颈围较小腿围应小10厘米。

8. 上臂围：在肩关节与肘关节之间的中部。上臂围约等于大腿围的一半。

9. 颈围：在颈的中部最细处。颈围与小腿围相等。

10. 肩宽：两肩峰之间的距离。肩宽等于胸围的一半减4厘米。

这些数据是在测量了多位健美女性的基数的基础上总结出来的，有一定的普遍性。凡与这些数据不合者，往往就违背了整体的美。

❤小贴士

骨骼美在于匀称、适度。即站立时头颈、躯干和脚的纵轴在同一垂直线上；肩稍宽，头、躯干、四肢的比例以及头、颈、胸的连接适度。

肌肉美在于富有弹性的协调。过胖过瘦或肩、臀、胸部的细小无力，以及由于某种原因造成的身体某部分肌肉的过于瘦弱或过于发达，都不能称为肌肉美。

肤色美在于细腻、光泽、柔韧，摸起来有天鹅绒之感，看上去为浅玫瑰色的最佳。

分娩产后

39 产妇适宜睡弹簧床吗

现在好多家庭都已添置了弹簧床，弹簧床又称席梦思床，松软而又有弹性，睡在床上的确很舒服。但是，这种弹簧床对产妇却并不是十分适宜的。尤其是那些特别松软的弹簧床，对产妇更会产生不利影响。曾经有过报道，一些产妇，因产后睡太软的弹簧床，引起骶髂关节错缝、耻骨联合分离，造成骨盆损伤。那些产妇本来属于足月顺产，分娩时并没有造成骨性产道损伤，而且产后住在医院几天里身体皆正常，但出院后，在家里睡了几天席梦思床就出了问题。最后分析，损伤的原因是因为睡在弹簧床上，翻身坐起时造成了骨盆损伤。

那么，为什么产妇睡弹簧床会导致骨盆损伤呢？

据分析，卵巢于妊娠末期分泌一种激素，称松弛素。此物质有松弛生殖器官各种韧带与关节的作用，有利于产道的张开，有助于分娩的顺利进行。由于松弛素的作用，产后的骨盆本已失去完整性、稳固性，而如此松软的骨盆，遇上太软的弹簧床的松泡性、弹力性好，在身体的自重的压力之下，重力移动又弹起，人体睡在床上犹如睡在弹簧上，左右活动都有一定阻力，很不利于病人翻身坐起，如欲急速起床或翻身，产妇就必须格外用力，很容易造成骨盆损伤。这些受伤的产妇均因睡弹簧床而发病，都是起床翻身时发生的骨盆损伤。为此建议睡弹簧床者，产后宜改睡一时期硬板床，等身体复原后睡弹簧床为佳。

40 夏天坐月子怎样预防中暑

我国的七八月份正是盛夏时分，产妇最怕在这个时候生孩子，可有时孩子的降生又身不由己。因为她们听说产妇"坐月子"时不能"受凉吹风"，要穿得暖和，否则月子里受凉就会得病。于是，很多产妇就是在盛夏也要捂着，身穿长衣、长裤，紧缚袖口、裤脚，紧闭门窗，睡觉时还要蒙严被子，既不许外出乘凉，也不敢用扇子扇风，产房里变得高温、潮湿、空气不流通，结果使产妇的汗腺处于麻痹状态，丧失排汗功能，体内产生的热能不能及时排出而在体内蓄积，导致体温调节中枢的功能障碍，加上产褥期产妇身体虚弱，对高温、潮湿和空气不流通的环境适应能力比孕前有所降低，在这样的环境里特别容易中暑。这种状况在农村特别多，因为农村传统观念特别顽固，加上住宅通风降温条件不好，更易于中暑。

正常情况下，人体有3种散热方式：辐射、对流和蒸发，而且受大脑体温中枢的调节，使人的体温总是保持在37℃左右。当外界环境的温度低于37℃时，人体除了靠呼吸和排泄大小便散发一部分热能外，主要靠皮肤的蒸发和空气对流散热。如果周围环境温度较高，气温接近身体表面的温度，通过蒸发和对流来散热就显得困难了。这时正常人全靠大量出汗来散热，达到降低体温的目的。

产妇如果有头晕、眼花、耳鸣、恶心、胸闷、多汗、四肢无力等迹象出现，即使体温正常，也可能是中暑的先兆。这时，如果采取措施，使室内通风、降温，给产妇口服十滴水、人丹或藿香正气水（丸、片），以上中暑的症状一般都会消失。如果处理不及时，产妇的病情就会加重，出现面色潮红、皮肤湿冷、大量出汗、胸闷心慌和恶心呕吐，体温可以上升到38.5℃左右，全身布满痱子，但神智还是清醒的，这时候，产妇已经处于轻度中暑的状态。因此，家属应当赶快把病人转移到通风凉爽的地方，敞开前胸，用冰袋或冷水毛巾敷在产妇的额、颈、腋窝和腹股沟等处，也可用冰水或白酒浸擦全身，以便尽快地降低病人的体温。同时，给病人喝一些凉盐开水和盐汽水等，并抓紧时间将病人送到医院救治。如果上述中暑症状仍没能及时发觉和处理，病情就会急剧发展到重度中暑。病人出现昏迷、抽搐、呼吸短促、血压下降、面色苍白、皮肤干燥无汗，体温可高达40℃以上，这时产妇特别容易死亡。因此，产妇在夏天"坐月子"时要特别注意预防中暑。

41 产后放宫内节育器的最佳时间

宫内节育器俗称避孕环。它是一种安全有效、简便经济的避孕措施，取出后不影响生育，故深受群众的欢迎。对于分娩后要求节育的妇女，放置宫内节育器更为合适。常用的宫内节育器有关闭型的，如不锈钢单环、麻花环，也有开放型的如呈V字形的节育器等。近年来为提高避孕效果，趋向于宫内节育器与避孕药并用，或采用与金属铜、锌等相结合的活性宫内节育器，但产后放环应以不含有避孕药的环为宜。

足月自然分娩产后3个月就可以放环。如果产后3个月来过月经，可在月经干净后3~7天放环。如果产后3个月仍未来月经.或哺乳期闭经，这时就要在排除早孕之后再放环；经过医生检查，如果已经确定没有怀孕，最好先注射黄体酮，每日20毫克，连用3日等待撤退出血，于出血干净后3~7天放环，放环时间不能晚于7天。这样既可排除妊娠，又可收到早日避孕之效。

如果产后出现恶露不绝、子宫出血、产褥感染等不正常情况，要等疾病痊愈后，再考虑放环。如果是剖宫产，放环时间应当在手术后半年进行，在放环前，可以采用阴茎套避孕法。

专家坐诊

哺乳期间子宫腔较小，宫壁也薄，应由医生测量子宫，选用大小合适的宫内节育器。等到停止哺乳，子宫恢复正常后，还须更换一个合适的稍大一点的宫内节育器。

42 产后性生活的禁忌

一般情况下，产后第6~8周后恢复性生活，对健康没有大妨碍，是安全的。

但有些人即使分娩顺利，子宫恢复较快，体质又好，性生活也不可以恢复过早，即分娩后的4周之内，绝对禁忌进行性生活。这是因为在分娩时撑大了的阴道壁黏膜变得很薄，子宫内也有裂伤，完全愈合需要3~4周时间，而且，分娩时开放的子宫口短期内也不能完全闭合，关闭不严。因此，若在产后4周有性生活，不仅阴道壁黏膜容易受伤，病菌也会乘虚而入，引起子宫内感染、出血和发炎，发生产褥热等严重疾病。特别是少数人在产后2周内，恶露未净的情况下就过性生活，很容易导致产褥热，危险性更大，必须坚决杜绝。

而且，虽然产后4周之后可以恢复性生活，但由于要哺育、护理婴儿，比较容易疲劳，又因为哺乳期阴（产）道壁较为脆弱，在产后哺乳期有性生活有可能引起阴道壁裂伤而产生大出血。同时，卵巢激素的作用还不够充分，阴道黏膜的柔软度也稍差一些。所以，在刚恢复性生活时，忌动作过猛，节奏不宜太快，准备时间宜更长一些，否则会引起性器官的损伤。但如果本身条件较差，分娩时产道裂伤较大，或恶露未尽，都应该推迟性生活的时间。

产后妇女由于需要日夜照料婴儿，每天哺乳许多次，晚上也得不到好的休息和睡眠，十分劳累。另外，身体尚未完全恢复，性器官也有失调感，这一时期的女性普遍性欲低下，对性生活要求一般不如孕前那样强烈。所以，做丈夫的不要为了满足自己的欲望，而强求做爱，不节制性生活。

另外，如果在分娩过程中做过剖宫产或侧切手术，一定要根据伤口愈合的情况来决定能否进行性生活，最好请大夫检查之后再决定。倘若产后阴道血性分泌物（恶露）持续时间较久，那么，一定要等恶露彻底干净之后才能开始性生活。

剖宫分娩8周以后，如果身体恢复得很好，就可以开始过性生活。但开始时，为了不至于过分疲劳，切忌避免激烈的动作。同时，性生活的次数也应有所控制，每周1~2次为宜。

此外，人们往往因为哺乳期伴有闭经现象，因而忽视哺乳期避孕。其实，许多产妇在哺乳期虽然闭经，但还是照常排卵的，如性生活时不注意避孕，照样会造成受孕，所以哺乳期性生活时切忌侥幸心理，想碰好运气，而不采取避孕措施。

43 产后哺乳期注意避孕

在来月经前2周左右已有排卵，如果这时有性生活，就可能怀孕，怀孕后当然不会月经来潮。由于不能预测产后什么时候开始排卵，想等来月经之后再避孕则为时已晚。所以产后只要开始有性生活，就应当采取避孕措施。

产后哺乳期用什么避孕方法较为合适？首先要考虑采用避孕效果好，又能达到性满足的方法。目前避孕的方法很多，各有优缺点，既要选择合适有效的方法，又要夫妻双方互相配合，有时甚至需要2种避孕方法并用，才能避孕成功。

安全套

安全套是哺乳期应当首选的避孕法。此法应用简单，但有人认为避孕套使性感下降，而不愿使用，如果使用一种超薄而不影响性感的避孕套会更好些。采用这种方法避孕，要求男方充分合作，要在性生活一开始就戴上，事先还必须检查套子有无破口，并将顶端气体排出，性生活后及时取出，才能保证效果，有时阴茎套和避孕药膏并用，效果更佳。

阴道隔膜

俗称子宫帽，是在弹簧状的金属圆环上，包着碗形的橡胶膜。将子宫帽扣在子宫颈上，可以防止精液进入子宫，避免精子与卵子相遇，而达到避孕目的。子宫帽的优点是：如使用正确，避孕效果好；保养得好，一个子宫帽可以使用1~2年，故很经济；用习惯了，自己可以戴上和取下，比较方便，不必担心不良反应，又没有异物感，对性生活也没有障碍。缺点是：测量尺寸和戴上时，首先必须请医生指导；开始用时不习惯，觉得费事；使用后的保养也比较麻烦；对于子宫极度后倾后屈曲的人，子宫帽不适用，患有子宫脱垂或阴道壁松弛的人，子宫帽的位置不易固定，效果差，又容易脱落。为了提高避孕效果，最好和避孕药膏或避孕药片并用。

宫内节育器

产后3个月如果来过月经，在月经干净后3~7天即可放置。如哺乳期，于产后3个月尚未来月经，可到医院请医生检查。排除妊娠后，可由医生协助解决放置宫内节育器问题。

> ♥ 小贴士
>
> 哺乳期女性不适用于避孕药避孕，因药物能抑制乳汁分泌，可使大多数服药者的奶量减少。

44　处理好角色转换带来的压力

身为女性，初为人母的时刻终生都难以忘怀。不论在事前曾阅读过多少相关的书籍，参加过多少次相关的讨论，也不管她们从亲密的朋友、姐妹那里得到了多少成为母亲的经验，但是，在生下孩子以前，都不敢说自己已经为做母亲做好了充分的准备。那种温馨的感受有如魔术一般，会自然地流露出强烈的情感。这种感觉是难以用言语来表达的。对于那些从未有过为人母经验的人而言，尤其如此。

诚然，升格为母亲对某些人而言是再自然和容易不过的一件事。当人们一想起"母亲"一词时，脑海里总是浮现出这样一副形象：脸上洋溢着满足的微笑，怀中抱着拥有红润肌肤的可爱的婴儿。然而，这只是一部分事实而已。实际上，许多女性在最初进入新角色——母亲这一转变过程中，都不同程度地受到过惊吓。

在怀孕期间，可能会想象自己无微不至地照顾婴儿的样子，不过，一旦真正成为母亲后，又会面临更多、更大的考验。很多母亲都认为婴儿时期是很短暂的，因此，将其视为家庭的重心，尽心尽力地给予照顾，结果，就这般地让自己成为一个永不倦怠的"奴隶"，经常陪伴在孩子的身边。不过，这对孩子来说，反而是一种负担。

产后不仅要面对在生理方面的复原，还要面临分娩的痛苦与情绪上的改变，以及成为母亲以后，与其伴侣关系的调整。对某些女性而言，要从早出晚归的上班族转变为全职的家庭主妇与母亲，在经济上不再独立，而要依赖配偶，并失去每天与同事接触的机会，也丧失了社会地位。

要回到工作岗位上的母亲，在这之前，要为孩子找保姆，并考虑到婴儿是否能适应的问题。身为母亲的女性很像是一位杂耍特技演员，要同时旋转许多盘子。而不让盘子掉落下来。每一个为人母者都会理解这一点，因为要身为母亲，同时扮演好安慰者、指导者、护士、保姆、缝纫师、厨师、清洁员、管家的角色，在这同时，还要注意到配偶的需要。工作时间是属于机动性的，因为24小时内，要随时听候差遣。同时，这些工作毫无薪俸可言，因为以传统的眼光来看，其工作已在精神上获得回馈。

初为人母的最初几周，会倍感压力。了解到何谓压力与压力对自己的影响，便可以学习到如何处理这些压力。当感觉到自己所面对的情况与需求失衡的时候，压力似乎有害，因而无法控制。在这过程中，最重要的是"感受度"，这可以用来解释为什么某些人的努力充满了压力。将压力视为是需求与能力之间的不平衡，这想法有助于产妇由被动转而采取主动，可能无法改变加诸自己身上的要求，但是可以学习到如何安排这些事项。同时，可以视需要来改变回应的方式。当遇到某些重要的关键性时刻或要求时，可以减轻其他方面的要求，不需要随时听候差遣，因为那是很自然的事。

㊺ 克服剖宫产后的忧虑

接受剖宫产的产妇，在最初的几天，可能会因为创口的不适与移动的不便而产生一些麻烦。这时，要找出最舒适的姿势，以哺乳婴儿，并以最舒服的姿势上下床。对许多妇女而言，对于疼痛的过度忧虑与担心创口不能愈合，反而会使情况变得更糟。忧虑所造成的压力，只会使创口更加疼痛。在站着的时候，很可能会想要向前倾，以保护创口，但是应该尽可能地直立站好。在行走的时候.放松并轻松地呼吸，以一只手支撑创口部位。

要发现一个最舒适的哺乳方式，可能是不断尝试错误的过程。将一个枕头放在大腿上，用以支撑婴儿，同时也可以保护创口。将会发现坐在椅子上，会比坐在床上更容易哺乳。

最初，在上、下床时，需要他人的协助。很重要的是，任何人在帮助产妇上、下床的时候，应该以自己的步伐行动，而不要拖着产妇进入坐着的状态。以一只手支撑创口，同时弯曲膝盖，双膝慢慢并拢，同时肩膀成一直线，避免肌肉扭曲。这时，尽量做出坐的姿势，并将双脚置于床沿，渐渐碰触地板。最好床的高度能使脚刚好接触到地板，同时可以用力，使自己保持站立的姿势。如果床的高度并非恰到好处，则应该慢慢地使脚接触到地面，再慢慢地下床，或是要求调整床的高度。

要回到床上时，尽量坐在靠床头位置，环抱着腹部肌肉，放松双脚，一次提起一只脚到床上。也许，此时需要用双手来提起双脚，保持膝盖弯曲，将脚跟贴在床上。同时，慢慢地用手把自己的身体推到床头位置。

分娩产后

专家坐诊

如果做过全身麻醉，则需要深呼吸并咳嗽，以清除肺部的分泌物。这些分泌物是麻醉所产生的反应，因为咳嗽会使腹部的伤口产生疼痛感，可能会压抑原本的本能，而不能排出这些分泌物。如果分泌物留在肺部，可能会引发感染。

46　产后最初几天的注意事项

在家中顺产，产妇当然会感到心满意足，因为那是自己所熟悉的环境，可以由本身来决定如何照顾婴儿，这一切会比在医院中方便多了。反之，如果在家中的分娩过程并不顺利，产后可能会产生受挫的情绪。这时，可以允许自己拥有自己的感受，不论这些感受是正面或负面的情绪，因为任何事情都未必能尽如人意，因此要面对现实。

一旦觉得自己的身体状况较好时，便会想要料理家中的一切事务。但是，如果一下子处理太多的事务，会感到过度疲劳。在最初的几天内，要避免处理过多的琐事，而要尽可能寻求他人的协助，以便自己有足够的时间去了解婴儿。

如果婴儿是在医院出生的，产妇会在分娩后的几天内觉得五味杂陈。也许会感到喜悦，乐于与他人分享这崭新的经验，并从他人的经验中学习。会因为曾有分娩经验的妇女给予你意见，建议如何照顾新生儿，而感到踏实。不过，也可能会因为孤单而想家，因为缺乏隐私或意见相左的建议，而感到备受挫折。就会试着调适自己来适应婴儿，在大家七嘴八舌的建议之下，感到自己的失败——因为别人看来都比自己更了解婴儿，并且信心十足。如果觉得不愉快，应该把这种感受告诉他人。即使本来打算在医院中住一阵子，但若认为回家是解决之道，那么不妨改变心意，回到家里去吧！

最初几天，可能会因为感到有些困惑、失望或沮丧而闷闷不乐。如果在分娩期间，经历了某一些重大的遭遇，应该把自己的感受告诉善于倾听的人，因为需要倾诉的管道，以便从经验中再站起来。在他人的聆听下，有助于重拾信心。如果装作若无其事，则对己无益。

分娩过程中，可能会有一些无法弥补的事物，而自己也无法了解事情是如何发生的，与配偶或助产士讨论在分娩过程中自己感到困惑的事务，这会有所助益。任何人都可以分享分娩经验，但是重要的是，要有助于了解整个分娩过程。产前的指导老师拥有较多聆听妇女讨论其分娩过程的经验，因此可以和她们讨论这方面的经验。

许多妇女在经历过难产，或无法决定自己的生命去留之际，迫切地需要向他人倾吐。如果没有机会说出心中的感受，或是没有意识到讨论的重要性，那么在最初的几个月内，会备受煎熬，而试着在脑海中回忆这一切，或是没法忘掉这些经验。数年来，不少具有类似情况的女性，在分娩后数年内，仍试着回忆第1次分娩时的经验。当时的经验仍会影响她们的情绪，尤其是她们再度怀孕的时候。

与配偶共享分娩的经验，也能从中获益不少。写下自己的分娩经历，有助于了解事情经过，并缓解情绪。如果要了解分娩过程中的任何细节，可以写信询问医院的负责医生或接生的助产士。

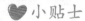小贴士

　　抒发自己的感受，不论是欢欣或沮丧的情绪，是处理生活中的危机不可或缺的一环。这对于日后晋升为母职的角色而言，助益极大。

47　产后要讲究清洁卫生

有的产妇认为产后不能洗脸、刷牙，更不能梳头，怕带来不好后果。这种说法其实毫无根据，它既不符合卫生要求，又影响健康，应当予以破除。

产妇在经历10余小时的分娩过程后，往往已筋疲力尽，无暇顾及洗脸、刷牙，更不会去梳理头发，看上去是"蓬头垢面"的。胎儿娩出后，腹内空空，感到饥饿，这时就应当好好进些饮食。一般在产后1~2小时即可进食。进食前应当把10余小时积存下来的污垢清洗干净。因此首先就要洗手、洗脸、刷牙、漱口，然后进食，以后则和正常人一样，每天照常进行。不但要梳头，而且还要时常清洗头发，尤其在夏天，由

于炎热、多汗，头发更应勤洗。但产后应注意的是：洗脸、刷牙、洗头，最好都用温水，水温不要太高，以产妇不感到烫手，而觉得舒适为宜。许多产妇，包括产科医生在内，产后都和一般人一样，每天照常洗脸、刷牙、梳头，既不会牙痛，也没有掉头发，根本不存在带来不良后果的问题，因此不必为此顾虑。

48 哺乳与工作的结合

产后决定对自己和婴儿最适合的方式，而这是以婴儿的大小与母亲是否全天上班来做决定的。如果能照顾小孩直到他4~6个月大时，他已经会食用固态食物，并且也学会了从杯子里喝水。

一旦有了良好的计划，就不会使哺乳与工作之间产生问题，但是只有自己才能决定哪一些方式最适合。如果决定在回到工作岗位前，才让婴儿断奶，由于这并不需要花时间，因此可以等到最后一刻才做决定。

把挤压出来的母乳——大约孩子食用1天的分量——储存于冰箱中。一旦在最初的几天已经建立好供给母乳以喂饱婴儿的时间，以后只要储存母乳，也可以按照喂食的时间来进行。挤压出母乳可以在工作时较舒服，同时量足以提供婴儿所需。可以事先考虑好，要在何时何地挤出母乳，以及要将母乳储存在何处。

在挤出母乳以后，要很快地予以冷藏，同时确保不要把新收集的温暖母乳加入先前的母乳中。假如在洗澡或淋浴以后，匆匆忙忙地就想要哺乳，或是在用过餐以后，就立即想要哺乳，这并不容易。每天早上的时间，可能是感觉拥有母乳最多的时刻。

在第一次离开婴儿以前，先让婴儿熟悉使用奶瓶。可以让他从乳头吸奶，或是刚开始时，先给他一些开水，在准备回到工作岗位以前，就可以这么做。如果向来都是以母乳哺育，最初他会觉得很奇怪。同时，让别人用奶瓶来喂他，这也是很好的想法。如果他已经熟悉于母亲哺乳味的体味，他对奶瓶会不感兴趣。他也需要一些时间，来与照料他的人逐渐熟悉。在刚开始时，先让他独自与即将照顾他的人短暂相处片刻，有助于逐渐熟悉。

专家坐诊

这将是一连串尝试错误的阶段，直到找出最适合的方式为止。最重要的是，自始至终都要保持镇定。如果感到慌乱与焦虑，那么在离开他身边的时候，他很可能会挨饿，因为他还不会使用奶瓶，而需要更长的时间来使情况稳定下来。许多母亲发现婴儿会持续性地拒绝奶瓶，但是却很高兴地以其他方式接受哺乳。

49 产后读书、看报

产妇经过分娩后的休养，体内所发生的各种改变都会恢复到妊娠以前的状态。如果妊娠期间没有发生妊高征，血压是正常的，眼底没有改变，周身又没有其他疾病的话，产后完全休息好之后，读书看报是可以的。

产后最初几天，最好是半坐起来，在很舒适的位置看报或读书，不要躺着或侧卧位阅读，以免影响视力；阅读时间不应太长，以免造成视力疲劳；光线不要太强，以免刺眼，也不应太暗，亮度要适中。产后不要看惊险或带有刺激性的书籍，以免造成精神紧张；看书也不能看得很晚，以免影响睡眠，睡眠不足会使乳汁分泌量减少，应加以注意。

50 产妇户外活动

分娩顺利的产妇为了促使身体早日复原，于产后8~12小时，就可以自己到厕所大小便，并在室内行走、活动，但应以不疲劳为度。如果是剖宫产但无并发症者，于产后第2天可以试着在室内行走，以后逐渐增加活动量。1周后如果天气晴朗，可到户外活动。在户外呼吸新鲜空气，晒晒太阳，会使精神愉快，心情舒畅。天气不好如刮风或下雨，就不要出去了。

专家坐诊

应该注意的是不要着凉或过度疲劳，要量力而行，开始每天出屋1~2次，每次不超过半小时，以后再逐渐增多。

51 产后恢复正常劳作

分娩时胎儿通过产道，使骨盆底部的肌肉筋膜被牵拉而极度伸张，并向两侧分离，甚至发生断裂，这样就使整个盆底和外阴部与妊娠前相比，不但松弛，而且张力也较差。这些变化都要在产褥期间逐渐恢复。

一般在产后6周左右，盆底在产后8周就可以恢复正常工作。接受难产或剖宫产手术的人，时间应当适当延长，于产后10周左右可以恢复正常劳动。从事重体力劳动者应再适当延长。就产后身体恢复情况而言，目前我国为照顾优生、优育及独生子女，产后给予休假3个月。

52 创造产后良好休养环境

室内环境安宁、整洁、舒适，有利于产妇休养。若杂乱无章，最大限度的阳光照射，均对产妇休养不利。

要清洁卫生

俗话说："干干净净，没灾没病"，这话是很有道理的，此为产妇防病保健的重要方法。产妇在月子里几乎整天都在居室内度过，故室内环境一定要打扫得非常干净。在产妇出院之前，家里最好用3%的来苏水（200~300毫升/平方米）湿擦或喷洒地板、家具和2米以下的墙壁，2小时后通风。卧具、家具也要消毒，阳光直射5小时可以达到消毒的目的。除此以外，保持卫生间的清洁卫生不可忽视，要随时清除便池的污垢，排出臭气，以免污染室内空气。在产妇室内宜放些卫生香，这样可调节室内空气，消毒抑菌。当卫生香点燃后，紫烟缭绕，芬芳飘逸，清洁空气，香雅提神，非常有益于室内的环境卫生。一般一间屋内每次点燃1支卫生香即可，可防化学香精的烟雾引起中毒。

要温度适宜

冬天温度18℃~25℃，相对湿度30%~50%：夏天温度23℃~28℃，湿度30%~60%。产妇不宜住在漏、湿的寝室里，因为产妇的体质和抗体都较低下，所以居室更需要保温、舒适卧室通风，要根据四时气候和产妇的体质而定。

产妇居室采光要明暗适中，随时调节，要选择阳光辐射和朝向好的房间做寝室用，这样，夏季可以避免过热，冬天又能得到最大限度的阳光照射，使居室温暖。

要保持室内空气清新

空气清新有益于产妇精神愉快，有利于休息，不能为了庆贺，宾朋满座，设宴摆酒，室内烟雾弥漫，酒气熏人，污染空气。但也要注意避风寒湿邪，因为产妇的身体比较虚弱，抗风寒能力较差，尤其是妊娠时骶髂韧带松弛，骶髂关节损伤，一旦受风、受寒、受湿，易患疾病，平时并非紧闭门窗，特别是在盛夏季节，紧闭门窗往往会导致产妇中暑。其实，无论什么季节，产妇居住的房间都应保持空气流通和干燥，只是产妇不能直接吹风而已。有些人以为产妇怕风，风就是"产后风"（指产褥热）的祸首，因而将房和门窗紧闭，床头挂帘，产妇则裹头扎腿，严防风袭。其实，产褥热的原因乃是藏在产妇生殖器官里的致病菌，多源于消毒不严格的产前检查，或产妇不注意产褥卫生等。如果室内卫生环境差，空气混浊，憋闷，易使产妇婴儿患呼吸道感染。

---

53 注意产后日常生活

身体活动

产后1个月，俗称"坐月子"，各地习俗不同。从产妇康复与哺乳需要考虑，在强调产后不宜过早、过度劳动的同时，主张充分休息的基础上配合适当的活动，这样才有利于产后康复。产后最初2天，应卧床充分休息以消除疲劳，但要多翻身；可起床大小便，但要先坐起片刻，不感到头晕才可下床。如自我感觉良好，于24小时后即可起床活动。有感染或难产手术后的产妇，未充分休息之前不要勉强下床活动。

在起床的第1天，早晚可在床边各坐半小时，第2天可在房中走走，随后逐渐增加起床时间，在室内自由活动。早期活动可使恶露畅流，有利于子宫复原、大小便畅通并防止盆腔或下腔静脉血栓形成。

产妇的睡眠要充分，每天要有10小时左右的睡眠，以保证充足的乳汁分泌。

产褥期不应站立过久，还要注意少取蹲位，更切忌从事任何重体力劳动。

产褥期体操能促进腹壁、盆底肌肉张力的加强，尤其对腹部过分膨胀的产妇如羊水过多、双胎、巨大儿、滞产等更为必要。通过体操对盆底肌肉的锻炼，防止尿失禁、膀胱、直肠膨出及子宫脱垂有重要意义。

梳洗

因为产后全身虚弱，子宫腔内、外阴有创面，如不加注意，容易感染或患其他疾病。但是，也不能单纯静养，应重视产褥期卫生。

洗澡

产后汗腺很活跃，容易大量出汗；乳房胀，还会滴奶水；下身又有恶露，全身发黏，产妇应比平时更讲卫生才对。如果分娩顺利，充分休息以后，产后1周就可以用温水擦澡或洗澡，开始时先局部擦身，逐渐也可以淋浴。但如会阴部或腹部伤口未愈，或有发热等情况，则不能洗澡。洗澡水温度要高一些，切忌盆浴，浴后要迅速擦干，穿好衣服，防止受凉。冬天室温宜设法升高些。夏天更要注意保持汗腺通畅。

梳头、洗发

尤其在夏天，头皮的汗液和油脂分泌增多，若长期不清洗，搞得蓬头垢面，很不卫生，极易引起细菌感染，产生臭气，影响母婴健康。因此，"坐月子"可以和正常人一样梳头，也不能太久不洗发，只是洗后应及时擦干。

刷牙

有些产妇误认为"月子"里刷牙会伤牙，因此月子里从不刷牙，导致牙缝中的食物残渣无法清除，在细菌的作用下腐败产酸，引起龋齿、牙周炎和各种口腔疾病，这样不仅影响乳母对营养的摄取、吸收，还可因用药而影响哺乳。其实，产妇完全可以和正常人一样刷牙，不必顾虑。

衣着

产妇的衣着要注意以下几点：厚薄适中。产后，由于身体虚弱，抵抗力下降，衣着可较平时增加，但也不要捂得太紧，尤其是夏天酷热，不一定要穿长袖衣、长裤、包头巾，只要不对着风吹就行。宽大柔软。产妇衣着以宽大舒适为宜，贴身内衣要选用柔软的棉织品，切忌紧扎袖口和裤腿。为了预防腹部脂肪沉积，松弛下垂，可在腹部适当用布裹紧，或选用束腹带，但切不可束胸。勤换勤洗。内衣、内裤最好能每天换洗1次，或随脏随换，内衣出汗必须1天1换（夏天更勤），以免污染乳房、乳头。

此外，产后以穿软底低跟布鞋为宜，切忌穿高跟鞋，以防产后足底、足跟痛。产后，还要注意下肢保暖，不要赤脚。

性生活

产褥期间，子宫内膜尚未完全复原，子宫颈口未完全闭合，阴道黏膜尚未恢复，此时若性生活不仅会影响生殖器官，而且还会把细菌带入阴道内，引起生殖器官的炎症，或妨碍会阴伤口的愈合。因此，产褥期绝对不可有性生活。

一般来说，如无特殊情况，产后两个月后可恢复性生活。如恶露时间较长，或有产褥感染，则应推迟开始性生活的时间，待身体完全复原后再行性生活。产后第1次性生活由于阴道黏膜的柔润度和弹性较差，双方应尽量配合，注意体位，不可用力过猛，时间不宜太久，以后可逐渐恢复到妊娠前的水平。强调一点，即从产后第1次性生活开始就要避孕，不可大意。

环境与卫生

产妇休息的地方应尽量在向阳的房间，并保持清洁卫生，空气流通。冬季休养环境不宜过冷，以防感冒。冬季产妇一定要戴帽子或围巾，并让帽檐齐眉，完全盖住前额。夏季不要太热，室内要经常通风，防止中暑，但要防止风直接吹到产妇身上，以免遗留头痛病。

💜 **小贴士**

> 产后由于抵抗力降低，因此要勤换内衣内裤和床单。饭前、哺乳前以及大小便后要洗手。月经垫要常换。产后4周内不能盆浴，温水擦洗后，要立即擦干，以防着凉。外阴每天要用温开水洗，产妇每天应进行正常梳头、洗脸、刷牙，但是一定要用温开水。

54 音乐欣赏与健康

音乐，简单地说，是以系统的乐音为媒介来塑造形象，传达感情，反映生活的听觉艺术。欣赏音乐可以说是产妇比较容易开展的一种娱乐方式，对人的身心健康很有益处。

现代医学证明：人的情绪受大脑和脑干网状结构的调节和影响，情绪的优劣又直接影响人的身心健康。美妙、动听而有规律的声波振荡传入人体后，对大脑和脑干的网状结构能起到好的调节作用，可以帮助人消除精神紧张，调整好情绪。音乐还有调节人体节律的作用，悠扬、悦耳的旋律可以影响人体内各种器官的运动节奏，引起人体组织细胞发生和谐的同步共振，对人体内细胞起到"按摩"作用，促进内分泌和新陈代谢，使人尽快地消除疲劳。

不同旋律、速度的音乐对人体的调节作用也各不相同，因此人在不同的心境和环境下，应该选择风格不同的音乐来欣赏，以起到对神经的不同的调节作用。例如：

当年轻的妈妈和宝宝需要入静催眠时，可以选择舒缓、幽静的小夜曲如舒伯特的小夜曲、海顿的小夜曲等等，会使大人小孩情绪很快地稳定下来，不久就会进入甜美的梦乡；当需要镇静安神时，可以欣赏旋律优美、曲调流畅的乐曲如《春江花月夜》、《渔舟唱晚》等，可以带产妇进入音乐的意境之中，心绪很快就会平静下来；当需要舒心宽胸、振奋精神时，可选择一些旋律激昂、节奏欢快的乐曲如《义勇军进行曲》《金蛇狂舞》《步步高》等，会令你精神振奋，心胸开阔。

音乐欣赏固然对人体健康好处极多，但是欣赏音乐必须要注意音量的问题，否则容易适得其反。医学研究证明：家庭中噪声如超过60分贝，会对听力、神经系统、心血管系统、消化系统等产生不良影响。轻者可引起听力减退、头痛、头晕、失眠等症状，重者可能导致心动过速、血压升高、食欲缺乏、消化不良、胃肠功能紊乱。所以，欣赏音乐要注意"悦耳"，音量不要开得太大，听音乐最适宜的音量应在40~50分贝之间，否则就会使优美悦耳的音乐变成有害健康的噪声。

专家坐诊

欣赏音乐不但能给人以美的享受，而且可以帮助你愉悦身心，放松精神，消除疲劳，陶冶情操，因此希望年轻的妈妈在劳累、辛苦之余，都能抽出一点时间坐下来听听音乐、唱唱歌，这样对您的健康是很有好处的。

55 日常生活中的娱乐保健

产妇在育儿、休息之余，也要进行一些形式多样的娱乐活动，借以消遣和充实自己的业余生活，从中享受娱乐活动带来的乐趣。

娱乐活动的种类多种多样，大多是从人们在长期的分娩和生活的实践中逐步产生和发展演变而来的，有些娱乐形式经过人们的不断提炼和升华，已经发展成为一种专门的艺术形式或竞技项目。而产妇所进行的娱乐活动其范围和内容则要求广泛和随意得多，比如人们闲暇聚在一起聊天、打扑克、下棋、看电影、欣赏音乐等等都可以称为娱乐活动。适度地开展一些健康的、格调高雅的娱乐活动，可以放松精神，调节情绪，松弛身心，起到消除疲劳、恢复精力的作用，同时产妇还可以从中增长知识，陶冶情操，健身防病，这对身心健康非常有利。

娱乐活动的形式虽然有很多，但从类别上大体可分为文艺和体育两大类。体育娱乐活动对健康的益处，人们可能早就已经接受和了解，这里着重介绍一些在我们日常生活中比较容易开展的文娱活动，以及开展这些活动应该注意的一些问题。

56 吹、拉、弹、唱与健康

吹、拉、弹、唱概括地讲就是演奏乐器与唱歌，是以往人们主要的业余文化生活形式，近年来随着家庭卡拉OK的普及，更成为人们所喜闻乐见的娱乐活动。

乐器演奏和人的演唱是表现展示音乐内容的最重要的形式，要想准确地把握住音乐作品的意境并把它反映出来。就必须要提高自己的音乐修养，这包括音乐的旋律、节奏、音色及主题意义的掌握，以及如何将自己的思想感情融入到作品当中去，因此演奏和演唱的本身就是一个很好的音乐欣赏和精神享受，能使人精神振奋，心胸开阔，令人心旷神怡，感受到生活的美好。

乐器演奏和演唱可以使刚刚做母亲的女性脸部、手、手臂、胸部、下肢等处的肌肉得到很好的锻炼。医学研究证明，这些部位的肌肉运动是受对侧大脑皮层支配的。在大脑皮层的运动区，越是多参与这些面部、手指的精细运动，其管理部位的面积就越大。吹、拉、弹、唱可以使平时使用率不高，仅起协调作用的右大脑半球得到较多的锻炼，引起大脑兴奋右移，从而调节了大脑的兴奋与抑制过程，加强了右脑的协调，使左半球得到休息，减轻了左脑的负担。同时吹、拉、弹、唱还与呼吸掌握的好坏有关联，经常锻炼可以调节呼吸，特别是吹奏乐器和歌唱，如学会腹式呼吸，还可增强肺活量。

总之，选择吹、拉、弹、唱中你所喜欢的某一项经常性地开展下去，你不但会丰富自己的音乐知识，提高音乐表演的技能，还会对你的身心健康起到十分有益的作用。

57 书画与健康

书法是我国的一种传统艺术，由于我国的汉字起源于象形，象形文字都是由自然界中存在的物体描摹而来的，因此书法与绘画有同源之说。书法与绘画都是造型艺术，都是利用手中的笔将创作者心中的艺术构思生动、形象地表现出来。从事书画的创作，既是一种艺术享受，也是一种很好的健身养性的方法。

书画是一种创造性的活动，在进行艺术构思时强调的是"调练心境、排除杂念、万神归一"，创作者必须端正姿势、调整好呼吸、闭目养神、内视自己、控制感觉，把意识集中于一点，进入万念皆空的艺术创作境界。现代医学认为，处在这种境界中，人的生理反应有4个特点：大脑皮层稳定；能量消耗减少；血液中的乳酸盐（人体内的一种疲劳素）降低；心平气和，头脑清醒。这种状态是很好的养性过程。

书画创作进入到运笔实际创作时，又是一个很好的体育锻炼，不但腕力、臂力、指力都能得到充分的锻炼，而且还要有很多好的坐功和站功，对腰腿也能起到很好的锻炼作用。手腕、手指得到充分的锻炼可以健脑，腰腿得到锻炼可以减少腰腿疾病，延缓衰老，有益于人的健康长寿。

书画创作在中医养生学家看来，是一种动静结合的活动。进行创作时要求气贯丹田，运劲于指端，才能做到"力透纸背""入木三分"等艺术效果，这是一种用意念引导的功力，意念有气功锻炼的要素在内。这种注意力和运动力凝聚的特点，能活跃人体的经络和脉息，有调理脏腑、舒展经络的功能，从而可以娱心调情，散发心中的郁气，使心理处于最佳状态，而益寿延年。

所以产妇如果有条件从事书画艺术的创作，炼神运气静心养性，定会身心健康，母婴快乐。

58 棋牌活动与健康

棋、牌活动的共同特点是寓脑力锻炼于娱乐之中，很多项目中还包含着十分复杂的数学计算。棋、牌活动也是一种记忆训练，通过棋、牌活动可以提高记忆能力。而变幻莫测的棋局、牌局又能使人的观察问题、辩证分析问题以及逻辑推理能力得到提高。棋、牌活动又是一种"斗智"的艺术，胜负观驱使人们在活动当中要精神集中，头脑冷静，思考周密，排除一切杂念，将全部精力投入到棋局、牌局的变化中去，这个过程犹如气功中的"意守丹田"，能锻炼培养人的意志品格，振奋精神，陶冶性情。精彩的构思，绝妙的招法，局势的瞬息万变和胜负结果的变幻莫测，又能使人领略到棋、牌活动的独特的艺术魅力，从中得到艺术的享受。

棋、牌活动无疑是一种非常有益于身心健康的娱乐活动，但是产妇进行这项活动应注意处理好以下几个方面的问题，否则不但无益，反而有害于健康。

首先，开展棋、牌活动的时间不宜过长。长时间地进行棋、牌活动甚至通宵达旦，会使大脑皮质长时间处于高度兴奋之中，造成自主神经功能紊乱，出现头晕目眩、精神疲乏等症状。长时间地坐立和低头姿势，使椎间盘和棘间韧带处于一种紧张僵持状态，日久出现腰背疼痛僵硬等病症。长时间久坐少动，会引起下肢血液循环不畅，静脉回流缓慢，局部代谢产物淤积，氧和营养物质供应不足等十分不利的影响。因此开展棋、牌活动时间不要太长；场所应选择在空气新鲜的环境，以利吐故纳新，保持头脑清醒。玩的过程中，应适当休息，活动一下全身和下肢。

其次，开展棋、牌活动要善于控制自己的情绪，适当地淡化"胜负观"，避免情绪过分紧张和激动以及出现较大的心理反差。棋、牌活动都是"争胜负"的游戏，都希望自己能用最佳的方法战胜对手，随着局面的变化多端，人的情绪也会随之变化多样，控制不好自己的情绪，易使情绪处于极度紧张和过分激动状态，就会引起交感神经兴奋性增强，肾上腺素分泌增多，血压升高，甚至可发生脑出血、心绞痛等疾病，危及生命健康。

因此，下棋、打牌必须有所节制，更不要利用棋、牌活动进行赌博。

59　跳舞与健康

跳舞是一项老少皆宜的娱乐活动，当产妇经过劳累之后，如果能够步入舞场，随着音乐的节奏翩翩起舞，可使疲劳顿消，心胸开阔，其乐无穷。

跳舞的形式比较多，交谊舞、迪斯科是人们在日常生活中开展得比较多的舞蹈形式，而新近比较流行的街头扭秧歌活动也颇受年轻妈妈们的青睐。舞蹈离不开音乐，优美悦耳的舞蹈音乐能给人以美的享受，跳舞的同时也是一个欣赏音乐的过程，音乐的旋律和舞蹈的动作恰到好处地融合在一起，能够起到很好的放松精神，调节情绪的作用。

跳舞的同时，还可以收到体育锻炼的效果。跳舞时人处于运动状态，使心肌收缩力加快，心输出量增加、血流加快，呼吸也加深加快，对心肺系统是个很好的锻炼。轻快的音乐、欢乐的情绪，能松弛神经、肌肉的紧张度，使血液循环得到改善。迪斯科、扭秧歌这类的舞蹈动作是以腰部的扭摆为轴心，带动上下肢的关节、肌肉群有规则、有节奏地运动，既锻炼了肢体组织，又能有效地防治骨质疏松、骨关节炎与肌肉萎缩等病变，还能增强内脏器官的功能，对提高生命活力，具有极佳的效果。而交谊舞的运动效果则与步行和散步的效果差不多，事实证明，跳上1个小时的华尔兹（中速）相当于步行2千米的效果。可见，跳舞的确有着体育锻炼的效果。

❤ 小贴士

跳舞虽然是一种很好的娱乐活动，但是在开展时也应注意一些卫生方面的问题：首先跳舞的场地要宽敞、通风要保持良好，避免场地过于狭窄，造成人员过于拥挤，空气污浊，有损于人体健康。其次跳舞应掌握好时间，时间不要过长，中间应适当地间歇，更不要终日沉迷于舞场而荒废时间，影响身心健康。

60　产后防止断奶后乳房萎缩

乳房萎缩的原因

哺乳的影响：大多数妇女哺乳期身体消耗较大，带孩子又辛苦，营养跟不上，使体内储备的脂肪耗竭，形体消瘦，再加上不注意哺乳期乳房保健，便造成乳房缩小。

雌孕激素的影响：妊娠期及产褥期由于大量的雌孕激素作用，使乳腺管增生，腺泡增多，脂肪含量增加，乳房丰满。而断奶后，激素水平下降，乳腺腺体萎缩，腺泡塌陷、消失，结缔组织重新取代脂肪组织，乳房则出现萎缩现象。

性刺激的影响：有些妇女怕再次受孕，对性要求淡漠，缺少性刺激等，也可能使乳房萎缩。

防止乳房萎缩的措施

孕妇保持乳头清洁，以防产后乳腺炎的发生。

哺乳期仍要戴合适的乳罩，支撑乳房，以维持正常血液循环。

合理安排哺乳期生活，保证营养和充足睡眠。

61 产后健康自我检测

产后的女性一般都不很健康，总存在这样或那样的问题，或明显或隐匿，有的有药可医，但有的只能自我调理。下面提供了20题，供产妇自我检测健康状况。

请您对下述问题回答是与不是：

1. 您每日是否至少三餐，其中包括一顿固定的早餐？

2. 您是否限定饮食中脂肪的摄入量低于食物总量的20%~30%？

3. 您每天的膳食中是否包含20~30克的纤维素（富含于水果、蔬菜、糙米、全麦面包、谷物、干豆类食物中）？

4. 您是否每日吃5个水果或适量蔬菜（如橙子、草莓、西蓝花、番茄），以补充胡萝卜素和维生素？

5. 您每日是否摄入15毫克的铁，从早餐的麦片、面包、新鲜瘦肉、禽类、干豆类、绿色阔叶蔬菜、豌豆与干果中去摄取？

6. 您是否每日吃3次富钙低脂的食物配餐，如酸奶、牛奶与奶酪？

7. 您是否不吸烟，也不接触吸烟的人？

8. 您是否保证每周3次每次至少20~30分钟的有氧运动？

9. 您的训练计划中是否包含改善心血管循环功能、增长力量与提高柔韧性的内容？

10. 您每日是否饮用8杯水，若运动则加量？

11. 您是否定期进行体格与牙齿的健康检查？

12. 您是否在月经期后的一周进行乳房的自我检查？

13. 您是否在半年到一年内做一次巴氏涂片？

14. 您若大于35岁，是否接受医生的建议做乳房X光片检查？

15. 您是否适度的饮酒，每周少于5次？

16. 您是否过有规律的性生活？

17. 您是否在开车时系好安全带？

18. 您的家中是否安装了火警警报器？

19. 您是否有充足的休息与睡眠？

20. 您是否能承受生活中的压力，特别是工作中人际关系的压力？

每题答"是"得1分。若15~20分，则非常好；若10~15分，则需要调整生活习惯；若10分以下，您的生活方式对健康不利。

62 产后早动能防血栓吗

妇女产后不久，容易发生血栓病，这是由于妊娠期妇女体内血液循环处于高凝状态，并一直维持到产后一段时间。另外，孕后期子宫增大也可压迫下腔静脉，使血液回流受阻。如果再加上产后妇女患某些疾病，或剖宫产后长期卧床，使血流缓慢，极易导致血栓病。此病的发病时间多在产后3~12天，栓子可发生在不同部位，出现不同的表现。下肢静脉血栓可出现下肢疼痛，行走困难；盆腔血栓表现为腹痛、高热、下肢压痛、皮肤发红和水肿；肺血管栓塞则出现胸痛、呼吸困难。深层静脉栓子小，易脱落游走，若阻塞肺动脉，可致患者突然死亡。

因此，产后妇女应尽早下床活动。自然分娩者，可在产后24小时开始做轻微运动，如床上翻身、抬腿、绕床行走等；剖宫产者则可推迟至术后第二天，但在床上进行活动。已发生血栓病者，应卧床休息，接受活血化淤、抗凝及抗感染等治疗。

63 产后生理上会发生什么变化

产后第二个月的时候，产妇身体的各种功能基本上已经复原。体重也已恢复到怀孕前的状态。子宫大小、重量已经恢复到怀孕之前的状况。有些产妇的腹壁上会留下银白色的妊娠纹。到产后8周，子宫内膜已经完全修复。没有喂母乳的产妇可能有月经出现，少数人会恢复排卵，甚至有的人可能又怀孕了。

64 坐月子能洗澡吗

只要条件许可，产妇在月子里是可以洗澡的。产后的母亲在月子里由于要排出体内大量的水分而出很多汗，此外每天还要给孩子喂奶，有时奶水溢出流到皮肤上并弄脏衣服，不洗澡是很不卫生的。但由于产妇产后较虚弱，身体抵抗力差，所以产后洗澡一定要注意保暖，不要着凉。比如说保证洗澡间内的温度不要太低，洗完澡后擦干、穿好衣服后再从洗澡间出来，头发洗净后应该用吹风机吹干等，以避免着凉。还有一点需注意的是产后要洗淋浴，尤其是最初两周内千万不要洗盆浴，因此时子宫颈口未闭合，若盆浴可能会使细菌经阴道、宫颈口进入子宫内而引起感染。

65 产后42天需要到医院做检查吗

妊娠期为了适应胎儿发育的需要，孕妇全身发生一系列的生理变化，分娩后产妇全身各器官除乳房外，均会在6~8周内恢复至正常状态。产后42天左右到医院去做产后检查是为了了解产妇的身体恢复得如何，婴儿的发育及其健康状况，并得到相关的指导。产后42天检查的主要内容有：

对产妇进行的检查

一般情况：测脉搏、量血压、听心肺、查血、尿常规，特别是对有孕产期并发症的产妇，如需要还可再做其他相关的检查。

乳房检查：乳房有无硬块、硬块活动度、有无压痛，乳头有无皲裂，并了解哺乳情况。

盆腔检查：外阴、阴道、子宫、盆底组织恢复情况，阴道分泌物的性状，恶露是否排净，若血性分泌物仍较多则为子宫复旧不良或有炎症，需服药治疗，若有会阴侧切伤口或腹部伤口，还要看伤口愈合情况。

对婴儿进行的检查

了解婴儿的生长发育情况，测身高，量体重，检查全身各脏器有无异常，包括听心肺、摸囟门大小、摸肝脾、检查有无黄疸、外生殖器发育情况。

进行相关的指导

产妇可以对日常起居、婴儿护理、喂养中遇到的问题向医生进行咨询，医生会给予相应的建议和指导。如月经的问题、避孕方式的选择、婴儿补钙、补鱼肝油的问题、婴儿常见症状的处理等。

66　坐月子为什么吃些鲤鱼好

中医认为，凡营养丰富的饮食，都能提高子宫收缩力，帮助清余血。鱼类含丰富蛋白质，能促进子宫收缩。据中药食疗方书记载，鲤鱼性平味甘，有利于消肿、利小便解毒的功效；能治疗水肿胀满、肝硬化腹水、妇女血崩、产后无乳等病。

> ❤小贴士
>
> 治女性产后血崩不止，用活鲤鱼1尾，重约500克，黄酒煮熟吃下，或将鱼剖开，除内脏，焙干研细末，每早晚用黄酒送下。这些都是中医临床经验的结果，产后用之确有效验，可见鲤鱼确实有帮助子宫收缩的功效。

67　月子里的饮食有哪些禁忌

1. 应忌生冷食品。特别是夏季，产妇大多想吃些生冷食物，如冰糕、冰淇淋、冰镇饮料及生拌凉菜、凉饭等，这些生冷食物将影响牙齿和消化功能，容易损伤脾胃，不利恶露排出。

2. 应忌辛辣等刺激性食物，如韭菜、大蒜、辣椒、胡椒等。该类食物可影响产妇胃肠功能，引发产妇内热，导致舌生疮，并可造成大便秘结或痔疮发作。

3. 应忌过硬不易消化食物。产妇身体虚弱，运动量小，如吃硬食或油炸食物，容易造成消化不良。

4. 应忌过咸食物。因咸食中含盐较多，可引起产妇体内水钠潴留，易造成水肿，并易诱发高血压病。但也不可忌盐，因产后尿多、汗多，排出盐分也增多，需要补充一定量的盐。

5. 应忌营养单一。产妇不要挑食、偏食，做到食物多样化，粗细、荤素搭配，广而食之，合理营养。

6. 应忌过饱。由于产妇胃肠功能较弱，过饱不仅会影响胃口，还会妨碍消化功能。因此，产妇要做到少食多餐，每日由平时3餐可增至5~6餐。

68 为什么要注意烹调方法

产后饮食花色品种比较丰富，但应注意烹调方法，否则会造成营养素大量损失。如蒸馒头不应过量加碱，煮稀饭不得加碱，否则会造成B族维生素大量损失。大米淘洗次数过多，捞蒸饭也会造成B族维生素和无机盐大量损失，故米饭以闷煮或蒸煮较好。蔬菜等应先洗后切，大火快炒，以减少维生素特别是维生素C的损失及破坏。动物性食物如禽肉、鱼类的烹调方法以煮或煨为好，少用油炸。食用时要同时喝汤，这样即可增加营养，还可补充水分，促进乳汁分泌。

专家坐诊

在保证食品无害和具有良好感官性状的前提下，应尽量缩短加温时间和控制烹调温度，烹调后的食物不要放置过久，以减少维生素的损失。

69 产妇的习俗性饮食有什么不好

按我国习俗，产妇要多食鸡蛋、红糖、芝麻、黑木耳及各种汤，这是符合营养原则的。鸡蛋提供优质蛋白质，红糖含钙、铁、锌等比白糖丰富，芝麻、黑木耳含钙、铁也很丰富，这些都是乳母急需补充的。我国北方有些地区的产妇有喝小米粥的习惯，这也是一种很好的食物，其中胡萝卜素、铁、锌及核黄素含量比大米、白面高。各种汤类如鲫鱼汤、鸡汤炖黄花菜、醋或米酒与猪腿和鸡蛋一起煮汤等能促进乳汁分泌，某些中药如当归、川芎、黄芪等与猪蹄或鸡同炖也有催乳作用。

不少地区的产妇在"坐月子"期间，普遍忌食蔬菜与水果，其结果会导致便秘和某些无机盐和维生素的缺乏。还有些地区在产后一段时间只准喝小米粥，不让吃别的食物，这样会造成营养不良，对母婴健康危害较大，这些不良习俗都应彻底纠正。

1. 注意能量消耗、饮食控制与减肥之间的平衡。大家知道，有氧运动目的之一是去脂减肥。当运动中消耗的热量大于机体吸收的热量时，便开始消耗脂肪，达到减脂的目的。有些人一直参加健身活动，但体重却减不下来。其实很简单，当你参加运动消耗热量的同时，你的各系统的功能也因为运动而得到了改善，促进了吸收功能增强，所以你的消耗与吸收又划了等号。有氧健身操的每个动作都是在肌肉的控制下完成的各种屈伸动作，而肌肉的控制能力及力量的大小是肌肉力量决定的。当你用力做每一个动作时，机体所需要的能力就会增大，脂肪被充分燃烧转化为能量，供机体代谢，这样才能达到消耗脂肪的目的。

2. 不应一味追求动作多样化。有些健身教练在上健身课时，缺乏专业知识，一味追求动作多样化，一个或一组动作做几遍就换下一组动作，一堂课总是换动作，却没有时间细琢磨这个动作到底应该怎样用力，动作如何到位。学员们误认为经常变化动作，不做重复动作的老师是高水平老师。尤其是老学员，更是不愿意做重复动作，觉得都会了，再做没意思了。其实，正确的方法是不断重复前面的内容，加以巩固。只有把每个动作的要领都领会并掌握，而且做得非常规范，才能收到锻炼效应。

3. 女性也要重视对肌肉的锻炼。很多人认为健美操是女性的专利，而肌肉练习是男子的专利，因此，很多女性都不愿意做力量练习。怕把臂和腿练粗了。其实，有氧操能消耗脂肪，力量练习则是完善各部位的形态，使你充满活力、更加美丽的重要途径。女子加强对肌肉的锻炼可有助于消耗多余的脂肪，而女士做有氧操，还可提高心肺功能，增强关节的灵活性和协调性。

4. 重视锻炼前后的准备活动和放松练习。运动前应注意做一些简单的热身运动，即准备活动，如关节的活动及肌肉、韧带的拉伸，使身体发热，从机体到心理做好运动前的准备工作。这样做可减少运动中对肌肉、韧带的损伤，预先动员心肺功能，使之有个渐进的负担，适应运动的需要，并充分发挥其潜能。锻炼结束后也应进行肌肉的伸展练习和放松练习，使心率慢慢恢复正常，使紧张的肌肉放松、拉长，减少运动后的疲劳感。

💙 **小贴士**

产后女性在身体恢复正常的情况下，应尽早开始做产后体操，因为由于怀孕使孕妇变胖，尤其腹部和臀部，皮肤松弛。越早开始锻炼，形体恢复得就越快。但一定要在专人的指导下，有计划、有步骤地进行。

71 "懒人"如何健身

产后要有一副健康的体魄，时时保持旺盛的精力，是否一定要每天去健身房或者花大量的时间做室外运动呢？其实并非如此，只要你愿意，在你的日常生活中，每一个动作都是一种锻炼，不费时间，不花金钱，你就能拥有健康并恢复生育前的活力。即便是"懒人"也可设法锻炼健身。

每天清晨起床，刷牙洗脸的时候，注意踮起你的脚尖，这有助于小腿及腹部肌肉的锻炼。早晨上班，不妨徒步走到车站，在时间充裕的情况下，甚至可以多走一两站；沿路随便耸耸肩、动动脖子、跨大步伐或做深呼吸，都有助于精神的振作和心情的愉悦。如果你是骑自行车的活，不妨蹬车速度快一点，因为骑车速度太慢则起不到锻炼的目的。到达办公楼时，不要图省力一步跨进电梯，奉劝你迈动你的双脚爬爬楼梯也不错。爬楼梯的时候，不妨想象自己正在攀登一座小山丘；以脚尖走路，身体略向前倾，双臂夹紧，一次跨两阶，一口气登上五楼不要歇息。这么做，一方面能够让大腿的肌肉更为结实健美，另一方面也可以改善呼吸频率，增强耐力，强化循环系统，并可以防止静脉曲张。当你坐到办公桌前时，不妨抽点时间活动一下筋骨：双手尽量不要触及支撑物，做10秒钟脚踏车的动作，这有助于锻炼腹部肌肉。上班时一有空闲，就可做这样的练习，一天10次左右，效果更佳。至于下半身肌肉组织的锻炼，也非常简单。使双脚朝椅子基座的左右两边外伸，再试着将它们往内紧靠；或者是将两脚往内并拢后，试着让它们往外叉开。这两种练习都可以使大腿肌肉更加结实。

当你感到疲劳时，你可将双手置于桌上，用力压10秒钟，或是在打电话的时候，利用等待的时间，以一手握紧话筒10秒钟左右，然后再换个手握，也可以达到休息与活动的目的。可依照各人的需要及生活习惯选择适合自己的锻炼方法，只要能达到维持头脑清醒和身体健康的目的，都是好方法。

72 臀部怎样实施按摩健美

产后女性的丰乳圆臀显示出女性固有的美。臀部和胸部、腰部一样是构成女性曲线美的重要组成部分，而大多数女士只注重胸部和腰部的锻炼，臀部则往往被忽略。

松弛、下垂和过于丰满的臀部多见于产后或中年女性，其原因一方面是由于脂肪在腰背部及大腿部堆积，另一方面是由于臀部肌肉力量减弱。如何改变这种状况，即需借助体育锻炼和按摩。

体育锻炼可加速脂肪分解，并能加强臀部肌肉的承托力，但有些人不能从事运动量过大的锻炼，如心血管系统疾病患者。这样，按摩就成了最佳选择。它不但能消除多余的脂肪，增强臀部肌肉力量，而且能达到治疗疾病的目的。一般可请深爱你的丈夫来担当此任。

分娩产后

301

1. 俯卧位，立于一侧的按摩者将手放在被按摩者臀部外侧，用力向内侧推挤，被按摩者则用力收缩臀肌，反复15次。然后，按摩者手按被按摩者臀部，左右交替进行推挤，反复5分钟，再用手掌对臀部进行揉搓至皮肤发热。

2. 体位同上，按摩者将手掌重叠，从被按摩者臀部最高处向四周做放射状推出，反复5分钟。

3. 侧卧位，按摩者用手从其骶部向下推挤到大腿部，左右交替约15次，然后用手指揉按环跳穴约1分钟，用力至酸胀感。

4. 仰卧位，按摩者压住被按摩者下肢，嘱其用力向上抬臀多次。然后让其左右扭动腰部多次。

5. 体位同上，按摩时用双手握住被按摩者一侧膝部，向前推拉腿部，反复25次左右，交替进行。此按摩法只要能持之以恒，臀位就能逐步提高，变得浑圆优美。

73 为什么预防产后风不可取

不少人以为产妇怕风，风是"产后风"（指产褥热）的祸首。因而将产妇房舍的门窗紧闭，床头挂帘；产妇则裹头扎腿，严防风袭。其实，产褥热是藏在产妇生殖器官里的致病菌在作怪，多源于消毒不严格的产前检查，或产妇不注意产褥卫生等。如果室内卫生环境差、空气混浊，很容易使产妇、婴儿患上呼吸道感染。如果夏日里门窗紧闭，裹头扎腿，还会引起产妇中暑，实不可取。

74 产妇夏季如何自我保健

夏季分娩，产妇由于出血、恶露和大量出汗，要损失大量的蛋白质、维生素、无机盐和水分等。因此，做好自我保健，及时补充上述物质，对产妇体力和生殖器官功能的恢复，保持足量的乳汁，是非常重要的。

产后第一天要卧床休息，以尽快恢复体力。产后1~2天，要吃些稀的容易消化的食物，但要营养丰富，如小米红枣粥、鸡蛋挂面、馄饨、鸡蛋汤、蒸蛋羹等。以后可吃普通饮食。为维持体内蛋白质的平衡，产妇应适当多吃些富含优良蛋白质的食物，如鱼虾、瘦肉、牛奶、禽蛋、猪肝、豆腐、豆腐干、豆腐脑及豆浆等，这些食物还具有促进乳汁分泌及增强机体免疫力的功能。蔬菜和水果是夏季产妇不可缺少的营养佳品。它们富含维生素和无机盐，能帮助产妇消除疲劳和增进食欲，还可增强身体抗感染能力。尤其是黄瓜、番茄、柿子椒、油菜、小白菜、苦瓜、茄子、西瓜、鲜桃和桂圆等，富含维生素C，经常调剂食用对防止产道感染极为有益。产妇夏季由于失血和失水过多，易发生津血亏耗，致使肠燥便秘，多吃些富含膳食纤维的蔬菜瓜果，对防治产后便秘十分有益。

75 产后如何防治会阴伤口痛

会阴部皮内神经密布，非常敏感。因此，如有伤口，必然伴有疼痛。倘若会阴伤口的缝线因局部组织肿胀而嵌入皮下，则疼痛更加令人不安。用95%酒精纱布湿敷或50%硫酸镁热敷，或用光照，可减轻疼痛且有利于退肿。

要是会阴伤口疼痛剧烈，且局部红肿、触痛及皮温升高，乃伤口感染征象。此时，必须应用抗生素控制感染，局部红外线照射可望消炎退肿，减轻疼痛，促进伤口愈合。要是炎症不消退而局限化和化脓。只能提前拆线，撑开伤口以引流脓液。

💗 小贴士

拆除缝线后，会阴伤口疼痛应当减轻。倘若伤口愈合良好，仅是由于皮下缝线引起周围组织反而使局部有硬结、肿胀与触痛时，出院后可以用1：5000浓度的高锰酸钾溶液坐浴，每日两次，每次15分钟左右。

76 产后外阴干燥的原因何在

产后外阴干燥的事例不少。对于育龄妇女来说，她们的卵巢皆能分泌足量雌激素，雌激素的作用是使阴道上皮细胞增生、肥厚，并含有丰富的糖原，以致使阴道富有弹性并保持一定的湿润度，由于阴道的"自净作用"，使局部很少发生炎症。血液中的雌激素浓度过高时，就会对丘脑下部及垂体的功能产生抑制，以致垂体分泌的促性腺激素减少，受其支配的卵巢分泌功能也相应降低，反而使雌激素不足，使阴道上皮细胞萎缩，黏膜变薄，宫颈黏液减少，妇女就会感到外阴干燥，有时甚至皮肤瘙痒，发生破裂。所以说，丘脑下部、垂体、卵巢形成一条轴线，完成对女性生殖器官功能的支配及调节。产后生乳素是由垂体分泌的，而生乳素对促性腺激素有抑制作用，所以产后体内没有足够的雌孕激素。由此可知，治疗外阴干燥，首要的是断奶，孩子10个月应当断奶，这样卵巢功能即可以很快恢复。

77 产妇在分娩后3个月内忌多吃味精

为了婴儿不出现缺锌症，产妇应忌吃过量味精。一般而言，成人吃味精是有益无害的，而婴儿，特别是13周内的婴儿，如果乳母在摄入高蛋白饮食的同时，又食用过量味精，则不利。因为味精内的谷氨酸钠就会通过乳汁进入婴儿体内。过量的谷氨酸钠对婴儿，尤其是12周内的婴儿发育有严重影响，它能与婴儿血液中的锌发生特异性的结合，生成不能被机体吸收的谷氨酸，而锌却随尿排出，从而导致婴儿锌的缺乏，这样，婴儿不仅出现味觉差、厌食，而且还可造成智力减退，生长发育迟缓等不良后果。

78　产妇急于节食可以吗

女性生育后，体重会增加不少，跟怀孕前大不相同。因此，很多女性为了恢复生育前的苗条体形，分娩后便立即节食。这样做不但对本身健康不利，对乳儿也无益处。

为什么产后不可节食？因为产后妇女所增加的体重主要为水分和脂肪，如授乳，这些脂肪根本就不够用，还需要从乳母身体原来储存的脂肪中动用一些营养，补助哺乳所用营养。为了保证婴儿哺乳需要，产妇一定要多吃钙质丰富的食物和每天最少要吸收11 760千焦的能量。如果产妇在产后急于节食，这些哺乳所需的成分就会不足。那么就会动用大量乳母身上的营养成分，或是不能满足婴儿喂奶，使新生儿营养受损，因此，产后的妇女不可急于节食。

女性为了恢复生育前的苗条体形，可以在生育后，过了哺乳期，开始适量节食。每天摄取6 300千焦的能量，再加上运动，就可恢复健美的身材了。为了节食，在饮食上还可以多吃一些蔬菜，也有利于减肥。产后不要多喝高脂肪的浓汤，因为浓汤会影响食欲，还会使身体发胖，影响体形。

79　产妇为什么忌吃巧克力

产妇在产后需要给新生儿喂奶，如果过多食用巧克力，对哺乳婴儿的发育会产生不良的影响。这是因为，巧克力所含的可可碱，会渗入母乳并在婴儿体内蓄积，能损伤神经系统和心脏，并使肌肉松弛，排尿量增加，结果会使婴儿消化不良，睡眠不稳，哭闹不停。产妇整天在嘴里嚼着巧克力，还会影响食欲，使身体发胖，而必需的营养素却缺乏，这当然会影响产妇的身体健康，不利于婴儿的生长发育。

80　产妇不吃蔬菜、水果会产生哪些害处

我国一些地方流行一种传统的错误认识，即产后不能吃蔬菜水果，甚至还有不让吃酸或咸食品的说法，把产妇的饮食限制得很单调，这对母子健康和发育生长不利。

由于母体分娩时体力大量消耗和大量失血，子宫内有较大的创伤面，加上生殖器官要逐渐复原及哺乳婴儿，产后应尽可能地多吃些容易消化、富含营养、水分充足的食物，每天吃的量比平时约多1/3，最好是多加1~2次小餐。食物中应含有一定量的动物蛋白和脂肪，如肉类、牛奶和蛋类。钙是婴儿生长骨骼必需的，故应多吃一些含钙食物，如豆腐、牛奶或羊奶。食物中还应含有丰富的维生素，多种维生素是产妇组织修复和分泌乳汁必不可少的原料之一。纤维素还有促进肠蠕动的作用，可以防止便秘。而蔬菜和水果中的维生素、纤维素含量均很丰富。因此，产后不吃蔬菜和水果的习俗是错误的，毫无科学根据的，而是应当适当多吃些新鲜蔬菜和水果。

81　产后如何补红糖

产妇吃红糖也是我国民间习俗之一，这具有一定的科学道理。红糖含有丰富的胡萝卜素及一些微量元素，这些都是产妇必不可少的营养。红糖含铁量较高，远胜于其他各类糖，而铁是构成血红蛋白的一种重要成分，对于产妇来说，红糖是一种补血佳品。红糖中含有胡萝卜素、维生素B_2、烟酸，以及锌、锰、钙、铜等微量元素，有助于产后营养、能量和铁质的补充，有助于防治产后发生贫血。

中医认为，红糖性温，味甘，具有益气缓中、行血活血、化淤散寒等功效，善治产后淤血所引起的腹痛，可促进恶露排出和子宫复原。分娩后的女性体质虚弱，气血有亏损，食用红糖可益气养血，健脾暖胃，补血化食。产妇活动相对较少，怕风怕凉，饮用红糖水可以帮助祛风散寒。多喝红糖水还可以利尿，有利于防治产后发生尿潴留现象。

分娩产后

> 💜 **小贴士**
>
> 有些产妇食用红糖时间过长，能连吃20~30天，这种做法反而不利于产后子宫的恢复。因为产后10天左右，恶露已逐渐减少，子宫收缩开始恢复正常，继续食用红糖水可因其活血作用而使恶露增多，造成失血不止，不利于产后子宫的恢复。所以，产妇吃红糖应以7~10天为限，不宜过久。

82　产后如何预防尿潴留

一般说来，产妇在产后6~8小时就会自解小便。不过，产后小便不能自解，发生尿潴留的情况并不少见。造成尿潴留的原因有：

1. 不习惯躺在床上解小便；

2. 会阴伤口肿痛厉害，反射性地引起尿道括约肌痉挛，因而排尿困难；

3. 产程较长，膀胱受胎儿压迫较久，膀胱黏膜水肿及充血，暂时丧失收缩力而功能失调或膀胱颈部黏膜肿胀；

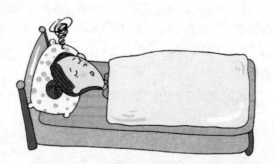

4. 产后膀胱肌张力差，膀胱容量增大，对内部压力的增加不敏感而常无尿意，以致存积过量小便。

初产妇易患急性乳腺炎，其原因除了产后抵抗力下降外，一是由于乳汁淤积，因为淤积的乳汁最适宜于细菌的生长繁殖；二是因为产妇乳头、乳晕的皮肤薄，易导致乳头破损而引起细菌感染。

乳腺急性发炎时，大多先有乳头疼痛、破裂或乳房硬块、胀痛。然后，出现怕冷、寒战、发热，患侧乳房触痛，皮肤发红、肿胀、皮温升高，皮下块物，或者皮肤不红、不肿、不热，块物部位较深，与皮肤不相连，但疼痛或压痛厉害。此外，同侧腋窝有肿大和触痛的淋巴结。如果治疗不及时和不恰当，病变必然继续发展。患侧乳房红肿更加厉害，硬块增大变软而出现波动，形成皮下或乳房浅部脓肿。最后，脓肿向外穿破或者向乳房内部扩张，或者原来在深部的硬块变大、变软，原来不红不肿的皮肤发红肿胀，病变范围越来越大，乳腺组织破坏增多。脓肿不但可以向外穿破皮肤，也可在内穿破乳腺管使乳汁含有脓液，甚至向后穿破进入胸壁肌肉而形成乳房后脓肿。此时，全身症状也将越来越严重。及早治疗是唯一阻止乳腺遭破坏过多的办法。

一般采取下列措施：

1. 患侧乳房停止哺乳，按时吸奶。

2. 托起患侧乳房：用乳罩或兜带抬高患侧乳房可改善乳房的血液循环。血液循环通畅，局部不充血，肿胀易消退，炎症也易控制。

3. 外敷：早期局部可用冷敷，若化脓已不可避免，则改用热敷。

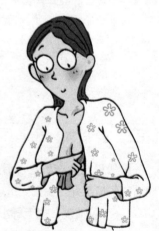

4. 每天3~4次，每次30分钟。如能连续做则更好。局部红肿，可涂敷中药金黄散。

5. 理疗：红外线照射可促进局部血液循环，有利于炎症吸收消散。

6. 内治：口服或注射抗菌药物，或用中药双花公英、皂刺水煎服。四环素、复方新诺明、青霉素等均可选用。但应注意小儿未停止吃奶，不宜用四环素及磺胺药物。

7. 切开排脓：如果局部已成脓，应从速切开排脓，脓液流尽可避免炎症继续扩散。

乳腺炎贵在预防，而且完全可以预防，关键在于防止乳头皲裂和乳汁淤积。

84 产后如何防病保健

产褥期，母体各系统的解剖和生理变化很大。机体抵抗力也大为降低，尤其是子宫内壁在胎盘娩出后尚留有巨大的创面，极易感染疾病，加之产妇还要辛勤哺育婴儿，因此，产妇在产褥期必须加强防病保健。

孕妇分娩后，体内激素发生变化，结果会导致关节囊及其附近的韧带出现张力下降，引起关节松弛。此时若过多从事家务劳动，或过多抱孩子，接触冷水，就会使关节、肌腱、韧带负担过重，引起手关节痛，且经久不愈。因此，在产褥期，产妇要注意休息，不要过多做家务，要减少手指和手腕的负担、少抱孩子。避免过早接触冷水。

产妇在产褥期抗病能力差，加上阴道、子宫因分娩而造成的创伤还没有愈合，细菌极易由此侵入，再有分娩后阴道外口有不同程度的充血、水肿。因此，产褥期的妇女在性生活后容易发生外阴炎、阴道炎、子宫内膜炎、盆腔炎、子宫出血、会阴部撕裂伤等，严重者还会引起败血症、失血性休克而危及生命。

❤小贴士

防止生殖器官感染的方法是在产褥期切忌性生活，在分娩前3个月至分娩后2个月要避免性生活，平素要保持全身尤其是下身的清洁卫生；产前要加强营养，注意休息、增强抵抗力。

85 剖宫产术后的产妇吃什么

剖宫产术后6小时内，产妇应平卧、禁食。6小时后产妇可以翻身、侧卧，进食清淡易消化的半流质，如稀饭、面条、萝卜等。因为尚未恢复排气，所以产妇不要吃不易消化的食物，如牛奶、甜豆浆、鸡蛋等。当排气后，产妇就可以像正常人一样进食了。但注意饮食不要太油腻，要吃些蔬菜，以保持营养均衡，促使大便通畅。不必为了让乳汁充足而一个劲儿地喝汤，因为乳汁量的多少并不与喝汤量的多少成正比。有些人说，剖宫产的产妇不能吃鲫鱼汤，因为会"发"，这是错误的。为了促使伤口的愈合，产妇应多吃高蛋白的食物，如鱼汤，特别是乌鱼汤，对剖宫产的产妇更为适宜。

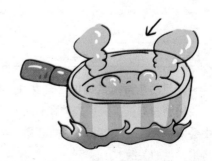

86　产后能吃水果等生冷食物吗

我国流传着产后不能吃生冷，不能吃咸、酸等食物的习惯，所以有许多产妇怕这怕那，产后很多东西不敢吃，连水果也不敢吃。产妇刚生完孩子，身体虚弱，消化能力差，宜吃些富于营养、容易消化、清淡的饮食，以后可逐渐增加进食量和进食花样，由少到多，以身体能适应为宜。可以多吃些水果，以补充所需要的维生素及矿物质，还可以防止便秘。饭后可吃些水果如苹果、橘子、香蕉等。吃水果时要注意清洁，清洗或去皮后再吃，以免发生腹泻；还要注意不要太凉，如果水果刚从冰箱里拿出来，要在室温下放一会儿再吃，有的产妇若怕凉，可切成块，用开水烫一下再吃，最好不要煮沸，以免破坏水果中的维生素。

87　产后能不能吃些青菜

所谓青菜，泛指各种绿叶蔬菜，如菠菜、韭菜、油菜、莴苣（莴笋）叶等。民间流传说，产后吃青菜痨人，容易使人患胃病、痨病等。所谓痨病，是指一切虚弱性疾病。于是许多产妇在产褥期，只吃大鱼大肉、炖鸡、炖鸭，不吃蔬菜，尤其不吃青菜。产后吃青菜真会使人患痨病吗？这种传说是错误的。青菜和其他蔬菜一样，含有大量的维生素、蛋白质、脂肪、碳水化合物等，同样对人体有补养作用，有的还能治疗疾病。

✚ 专家坐诊

如韭菜叶中含蛋白质、脂肪、碳水化合物、钙、磷、维生素B_1、维生素B_2和维生素C。产后吃些菠菜，能治疗缺铁性贫血、产后便秘；其他如蘿菜能解毒疗疮，莴笋叶能通乳汁。由此可见，产后绝不可不吃蔬菜，否则会引起维生素缺乏症、口舌溃烂、大便秘结等病。

88　产后如何防痔疮

产后易患痔疮的原因，是女性产后由于子宫收缩，直接承受胎儿的压迫突然消失，使肠腔舒张扩大，粪便在直肠滞留的时间较长，容易形成便秘，加之在分娩过程中会阴撕裂，造成肛门水肿疼痛等。因此，女性产后注意肛门保健和预防便秘是防止痔疮发生的关键。

由于产后失血，肠道里的水分不足，以致造成便秘。而勤饮水，早活动，可增加肠道水分，增强肠道蠕动，预防便秘。一些女性产后怕受寒，不论吃什么都加胡椒，这样很容易发生痔疮；同样，过多吃鸡蛋等精细食物，可引起大便干结而量少，使粪便在肠道中停留时间较长，不但能引起痔疮，而且对人体健康亦不利。因此，产妇的食物一定要搭配芹菜、白菜等纤维素较多的食品，这样消化后的残渣较多，形成的粪软，大便时易排出。

勤换内裤，勤洗浴，以保持肛门清洁，避免恶露刺激，并能促进该部的血液循环，消除水肿，预防外痔。产后应尽快恢复产前的排便习惯，一般3日内一定要排一次大便，以防止便秘。产后女性，不论大便是否干燥，第一次排便可以用开塞露润滑粪便，以免撕伤肛门皮肤而发生肛裂。

89 产妇精血亏虚应选择哪些食物

产妇凡有头晕眼花、心悸、四肢麻木、面色发白或萎黄、肌肤失荣、口唇指甲淡白等症状，或血虚，或经医生诊断为阴血亏虚者，可选用下列滋阴养血类食物。

肉类：猪肉、猪蹄、猪心、猪肚、牡蛎肉（淡菜）、鳖肉、龟肉、乌贼鱼（墨鱼）、鳝鱼（黄鳝）、鲤鱼、海参、鸭等。

糖类：饴糖、红糖等。

水果类：苹果、莲子、柚、橙、桑葚、桃、菠萝、香蕉、番茄等。

蔬菜类：豇豆、眉豆、豌豆、豆角、蚕豆、豆腐、豆芽、木耳、藕、丝瓜、菠菜、银耳、胡萝卜、白萝卜、香菇、蘑菇、马铃薯、红薯、卷心菜、苋菜、莴苣、绿豆、黑豆等。

90 产妇如何防肌纤维组织炎

此病中医又叫肌风湿，主要症状是腰局部发凉、肌肉发紧、僵硬、酸胀不适，遇阴雨天，便更加严重。由于严重影响女性的身心健康，故要积极防治。

中医认为：首先，要防风邪。因为女性分娩后，由于出血和体质的消耗，身体的抗病能力下降，若不注意防风寒，虚邪、贼风易乘虚而入，引起肌纤维组织炎。因此，女性分娩后应注意四季气候的变化，对虚邪贼风应注意避之。

其次，是注意增加营养。因为分娩时出血较多，身体耗损，抵抗力下降，极需增加脂肪、蛋白质的食品及富含维生素的新鲜蔬菜和水果等。

再则，可做红外线照射或超短波理疗。亦可根据疼痛部位的大小，将食盐放入锅中炒热，用布包好敷于疼痛处，每天1次，每次20~30分钟。此外，用电针治疗效果也较好。

91 食用药膳的注意事项有哪些

1. 凡用药粥，须视体质强弱，身体强健，产后无疾病者，宜每日服1剂，连吃3~4日。脾胃弱者，可服至半月。

2. 凡药粥方均列有主治症（功效），如淮药粥固肠止泻，小麦糯米粥敛汗安神，最好按症选用，若无症状，可将药量减半煮粥。

3. 凡身体强健、产后无明显虚损者，服食药肉膳，一般只宜服1~2剂。

4. 凡用药肉膳，冬宜选择羊肉类药膳，夏宜选用鸭、猪、鱼、龟肉类药膳，春秋宜选择鸡、鱼、猪肉类药膳。

5. 凡药膳中有肉桂者，最好在冬月产后服食，阳虚者例外。

6. 凡服药肉膳，最好早晨或空腹服。

7. 凡服药膳，吃后感到身体舒适者，可以多服几剂。若出现稍有不适者，应立即停服。

92 治疗产后泌尿系统感染的食疗方法有哪些

产妇由于内分泌的变化，肾盂、肾及输尿管长期扩张，膀胱张力降低，蠕动减弱，导致膀胱排尿不全、残尿多，易发生泌尿系感染。下列食疗方法有助于本病的预防、治疗与恢复：

1. 韭菜子排毒酒疗法：将韭菜子6克研成细末，饭后用米酒调服。韭菜子可补肝暖腰，养肾排毒，且有抗菌作用。

2. 茶叶蛋疗法：绿茶最佳，每日用2~3个，可滋阴利肾，活血化淤，补血益气。

3. 赤豆蒸鸡疗法：将赤豆250克先倒入盆内垫底，放上鸡，再撒满赤豆，加佐料，上屉隔水大火蒸2小时，吃鸡吃豆。

4. 荠菜疗法：荠菜性凉，有清热解毒、抑菌、抗感染、退热、利尿、止血、促使恶露排出等作用，可做荠菜鸡蛋汤，荠菜炒肉，荠菜馅饺子食用。

5. 冬瓜鲫鱼汤疗法：可清热、利尿，宜排尿困难时宜食用。

93 如何防治恶性葡萄胎与绒毛膜上皮癌

恶性葡萄胎与绒毛膜上皮癌与葡萄胎同源，都来源于滋养细胞，这两种病都属于恶性肿瘤。恶性葡萄胎和绒毛膜上皮癌都可侵入子宫肌层或有转移至肺、阴道、脑或其他组织的特点。恶性葡萄胎通常发生于葡萄胎清除后6个月以内；绒毛膜上皮癌则可继发于葡萄胎、流产和足月分娩以后。

恶性葡萄胎与绒毛膜上皮癌的临床表现几乎相同，都有不规则的阴道反复流血和转移症状，肺转移常表现为咳嗽、咯血、X线胸片有转移病灶阴影；脑转移有头痛、偏瘫、失语和平衡失调等；肠道转移有消化道出血等。所不同的是绒毛膜上皮癌恶性程度更高、结局较差。两者的确切鉴别要靠病理切片组织学检查。两者的治疗也相同，都以化疗为主，手术为辅。

恶性葡萄胎与绒毛膜上皮癌虽属恶性肿瘤且绒毛膜上皮癌恶性程度很高，但化学药物治疗效果极好。恶性葡萄胎经化疗一般都能治愈，绒毛膜上皮癌的治愈率也达到70％以上。对年轻未育的病人尽可能不切除子宫，以保留生育功能，不得已切除子宫者，卵巢仍可保留以提高生活质量。治疗效果好的关键在于早期诊断。

早期发现恶性葡萄胎和绒毛膜上皮癌的关键是要提高警惕。葡萄胎清宫处理后要认真随诊，起初每周检查1次血或尿绒毛膜促进腺激素，待阴性后每月检查1次，持续半年，然后每年检查1次，总共随诊2年。葡萄胎清宫8周后绒毛膜促性腺激素持续大于正常值，或阴性后又转阳，或降低后又增高，则往往是恶性葡萄胎或绒毛膜上皮癌的标志。足月分娩后、流产后或葡萄胎后，阴道流血绵延不净，要想到可能是绒毛膜上皮癌或恶性葡萄胎的表现，特别是如果出现咳嗽、咯血等症状时，应及时就医，做必要的检查，以确诊治疗。

➕ 专家坐诊

恶性葡萄胎和绒毛膜上皮癌致死的主要原因是脑转移，而脑转移常继发于肺转移之后，所以只要提高警惕，早期发现疾病，及时彻底地治疗，愈后一般是好的，年轻未育妇女还可望保留生育功能。

94 产后可以美容美发吗

正产产后3~4天可活动后即可洗头，但要注意不能着凉，要用吹风机将头发吹干，以免受凉后体质虚弱时细菌乘虚而入，致产褥感染。

烫发及染发要到产后一个月才可以。在产期，可以使用橄榄油或绵羊油，每星期按摩指甲1~2次。为指甲补充营养。指甲应修短些。

在化妆方面，粉底及油脂等化妆品会堵塞毛孔，妨碍皮肤呼吸，因此能免则免。但是，皮肤保养却不能忽略，优良品质的营养霜应该天天使用。

女性产后，身段多少总会变样，如小腹容易松垂，腰围容易粗大。为避免这种情形，可以采用兜肚，为期大约4个月，但要注意切勿过分紧窄，以免影响健康。

因此，产后妇女最担心的，要算胸部方面了，因为妇女产后，其胸部特别容易下垂，故产后的妇女要配上合适的胸罩。另外，可用美乳霜，每天按摩乳部1次，用手掌由下而上分由两边按擦，切不可用力，否则弄巧成拙。

95 产后何时可恢复正常工作

一般产妇如身体素质很好，产时的疲劳消除得快，同时会阴部没有裂伤，那么第二天就可坐起来或下地活动，不过活动量宜逐渐增进。半个月后就可做一些轻便的家务，如擦擦桌子、收拾房间等，这些活动有利于增加食欲，减少大小便的困难和保持以前的苗条体形。较粗重的工作如洗衣服、提水、抬重物等暂不能做，避免因重力劳累导致子宫脱垂等疾病。

分娩后盆底组织变得松弛，而且张力较差，这是因为分娩时胎儿通过阴道，使盆底部的肌肉和筋膜极度伸张，再加上胎儿头自阴道下降时压迫盆底组织，使之缺血、水肿，肌肉筋膜发生撕裂造成的。这些变化都要在产褥期间逐渐恢复。因此，产后注意休息是完全必要的，但这种休息并不意味着坐在床上不活动。

一般在产后6~8周，盆底组织基本恢复正常，产妇可到医院做一下产后检查，包括全身检查及生殖器复旧、伤口愈合情况、盆底托力检查等，正常者方可正式恢复工作和劳动。因为8周后，全身各器官及各系统在妊娠期间的变化也都基本恢复正常，所以早先产假规定56天，产后8周基本都可以恢复正常工作。难产或剖宫产手术的产妇，因恢复较慢，故恢复工作的时间应适当延长，于产后10周，即70天左右可以恢复正常工作，如从事重体力劳动者应再适当延长。

96 产妇忌用哪些西药

产妇分娩后生病用药应十分慎重。大多数药物可通过血液循环进入乳汁，或使乳汁量减少，或使婴儿中毒，影响乳儿，如损害新生儿的肝功能、抑制骨髓功能、抑制呼吸、引起皮疹等。乳母服用红霉素后，每毫升乳汁中含有0.4~0.6毫微克的红霉素，有腹泻作用，哺乳期停止哺乳。乳母服氯霉素，通过乳汁，可使婴儿腹泻、呕吐、呼吸功能不良、循环衰竭及皮肤发灰，即灰色婴儿综合征，可以影响乳儿造血功能；四环素可使乳儿牙齿发黄；链霉素、卡那霉素可引起乳儿听力障碍。因此，产妇用药必须谨慎小心。

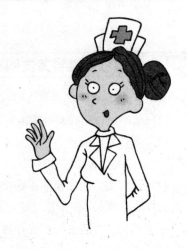

产妇在产后同孕期一样需要加强营养，但也不要营养过剩，这就需要在饮食上讲点科学。产后的头1~2天，由于劳累，产妇的消化能力减弱，应该吃些容易消化、富含营养又不油腻的食物，如牛奶、豆浆、藕粉、大米或小米粥、挂面汤或馄饨等。随着体力的恢复，消化能力也增强，可以开始进普通饮食，在产后3~4天里，不要喝太多的汤，以免使乳房过度淤胀。等泌乳后再多喝汤，如鸡汤、排骨汤、猪蹄汤、鲫鱼汤等，这些汤类对产妇身体康复十分有益，不仅能促进奶汁分泌，还能提供丰富的蛋白质、脂肪、矿物质和维生素等。

产褥期产妇所需的多种营养素，可参考下列食物：

蛋白质：瘦肉、鱼、蛋、乳和禽类等都含有大量的动物蛋白质。花生、豆类和豆类制品含有大量的植物蛋白质。

脂肪：肉类和动物油含有动物脂肪。豆类、花生仁、核桃仁、葵花子、菜子和芝麻子中含有植物脂肪。

糖类：所有的谷物类、白薯、土豆、栗子、莲子、藕、菱角、蜂蜜和食糖中都含有大量的糖类。

矿物质：油菜、菠菜、芹菜（尤其是芹菜叶）、雪里蕻、荠菜、莴苣和小白菜中含铁和钙较多。猪肝、猪肾、鱼和豆芽菜中含磷量较高。海带、虾、鱼和紫菜等含碘量较高。

维生素A：鱼肝油、蛋、肝、乳都含有较多的维生素A。菠菜、荠菜、胡萝卜、韭菜、苋菜和莴苣叶中含胡萝卜素较多，胡萝卜素在人体内可以转化成维生素A。

B族维生素：小米、玉米、糙大米、标准面粉、豆类、肝和蛋中都含有大量的B族维生素，青菜和水果中也富含B族维生素。

维生素C：各种新鲜蔬菜、柑、橘、橙柚、草莓、柠檬、葡萄、红果中含有维生素C，尤其鲜枣中含量高。

维生素D：鱼肝油、蛋黄和乳类中含量丰富。

鸡蛋含有蛋白质、脂肪、卵磷脂和钙、磷、铁及维生素A、B族维生素、维生素D等，是很好的营养品，但也不要吃得过多。每天吃3~4个就足以满足需要。如果过多地食用鸡蛋而忽略其他营养素的摄入，则可引起消化功能紊乱和身体的生理功能失调。

红糖中含有较多的铁、钙等矿物质，有补血和活血功能，并且供给人体热量，很多妇女喜欢在产后饮用。然而，红糖为粗制糖，其中杂质很多，饮用前应将其煮沸、过滤，除去杂质，以免引起消化道疾病。

为了从食物中获得各种营养，一定不要偏食，要吃精米面，也要吃杂粮，更要多吃些新鲜蔬菜。这样才会获得均衡营养。

分娩产后

妇女在分娩后，适当进行营养滋补是有益的，这样可补充产妇的营养，有利身体的恢复，同时可以有充足的奶水，哺乳婴儿。但是，如果滋补过量却是无益有害的。滋补过量的产妇，常常鸡蛋成筐，水果成箱，罐头成行，天天不离鸡，顿顿喝肉汤。这种大补特补的做法，不但浪费了钱财，而且有损产妇身体健康。这是因为：

1. 滋补过量容易导致过胖。产后女性过胖会使体内糖和脂肪代谢失调，引发各种疾病。调查表明，肥胖冠心病的发生率是正常人的2~5倍，糖尿病的发生率可高出5倍。这对女性以后的健康影响极大。

2. 产妇营养太丰富，必然会使奶水中的脂肪含量增多，如果婴儿胃肠能够吸收，也易造成婴儿肥胖，并易患扁平足一类的疾病；若婴儿消化能力较差，不能充分吸收，就会出现脂肪泻，长期慢性腹泻，还会造成营养不良。

3. 婴儿因受母亲奶水脂肪含量过多的影响，还会使婴儿发育不均，行动不便，成为肥胖儿。对其身体健康和智力发育都不利。

产妇滋补应注意以下几个方面：

一般说来，分娩后1~3天，应吃容易消化、比较清淡的饭菜，如煮烂的米粥、面条、新鲜瘦肉炒青菜、鲜鱼、鲜蛋类食物，以利消化和补充营养。产妇分娩3天后，就可以吃普通的饭菜了。可比正常人的饮食好一些，多吃点肉、青菜和油类，以利健康和生乳。但不要饮酒和吃辛辣食品，如辣椒、芥末、生姜等。还要注意饮食卫生，以免患胃肠传染病。

吃鸡蛋也有滋补作用，但不宜吃得过多，一天吃3~4个即可足用，吃多了则会消化不良。

在副食安排上的原则也应是荤素搭配，稀干兼食，少吃多餐，并根据情况和产妇的爱好随时调节饮食。

如果产妇发生便秘时可多吃些水果和新鲜蔬菜；如患有贫血可多吃些动物的肝脏，以补充铁质。

99 产妇穿戴过多有哪些弊端

有的人认为坐月子时衣服穿得越多越好，甚至捂头扎腿，结果对产妇非常有害。

这是因为，妇女产后体内发生许多变化，皮肤排泄功能特别旺盛，以排出体内过多的水分，所以出汗特别多，如果汗不擦干直接吹风或在穿堂风下休息，就容易感冒。有的产妇，不管冷热，不分冬夏，老是多穿多捂，这样身体过多的热不能散发出去，结果出汗过多，变得全身虚弱无力，盛夏时还会发生中暑，出现高热不退，昏迷不醒，甚至丧命。

100 乳母穿化纤、羊毛内衣胸罩有何危害

据研究证实，数百名产后少奶或缺奶的妇女中，80%有异物进入了乳房和乳腺管内。对她们的乳腺分析发现，乳汁中混有一种茧状微粒，经过进一步分析，发现这些茧状微粒，是些细微的羊毛、化纤织品的纤维。这是由于不少人穿用的乳罩和内衣是羊毛或化纤制品，其纤维堵塞了乳腺管所致。

为了防止乳腺管被堵塞导致的少奶和缺奶，年轻的妇女在孕期、产期和整个哺乳期，不要贴身或在乳罩外面直接穿化纤织物或羊毛类制品的内衣。乳罩要采用柔软透气的全棉织品，内侧最好能垫上几层纱布，以便于防尘。另外，乳罩应勤洗勤换，并注意不要和其他衣服混在一起洗涤。

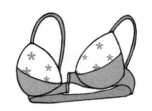

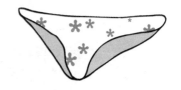

101 产妇在产后怎样适应寒温

产后因失血伤阴，阳不内潜，腠理空疏，百节空虚，故抗病力低下。寒温稍有不慎，则招致寒、热、湿邪的侵袭，即中医常言"邪之所凑，其气必虚"。所以，产后务必注意寒温将养。其将养之法必须适宜，常见大多数产妇及家属过于强调保暖防寒而忽视防暑，无论炎夏酷暑，还是春暖花开之季，产妇总是裹衣紧裹，门窗紧闭，蒙头护脚，遮护严密，生怕遭受风寒，致使烦闷、发热、痱子、热疮满身，甚者中暑也不肯松减衣被。须知产后预防暑热更为紧要，因产后失血多，常有虚热内伏，每见发热、多汗、心烦、口渴、便秘等症状。若将息过暖，每致内热不能外出而致病。正如医学家张景岳说："产后有火证发热者，此必以调摄太过……或过用炭火，或门窗太密，人气太盛，皆能生火，火盛于内，多见潮热、内热、烦渴喜冷，或头痛多汗、便实尿赤。"可见保暖太过的危害性。

💛 **小贴士**

产后保养要寒温适中，以"寒无凄怆，热无出汗"为原则顺应四时寒温，随四时气候变化而进行相应的保养。养生家说："顺应天时，调适寒温，百病不生。"

102 产妇能洗头吗

我国有产妇在"月子"里不能洗头的传统习俗，认为洗头会掉头发，日后会引起头痛。其实这是没有道理的。

正常人每天可脱发40~100根。妇女产后4~20周，脱发明显增多，每天可脱发120~140根以上。如果切取一小块头皮做切片检查，可见25％以上的毛囊处于休止期，而毛囊本身无病变，也无炎症存在，这种现象称为休止期脱发。休止期脱发的特点是脱发增多，毛发分布较稀，但不会超过头发的一半。可见产妇掉头发是正常现象，而非洗头所致。相反，产妇新陈代谢旺盛、汗多，适时洗头，每天梳头，对于促进头皮局部血液循环，保持乌黑靓丽的发质是非常重要的。

103 产妇在春秋季节怎样适应寒温

春秋天气温和，室内温暖宜人，固然不需置炉火。然而春天多风，须关闭门窗。

中医说，"风为百病之长""避风如避矢"。产后腠理空疏，百节空虚，风邪最易乘虚而入，导致感冒、头痛、四肢关节疼痛等产后疾病。秋天气温干燥多尘，室内宜经常洒扫清洁。若产妇感觉鼻干咽燥，室内可置清水一盆调节湿度。

总之，春秋季节宜空气流通，光线充足，窗明几净。衣被较平常人稍厚，以无热感为好，宜用薄巾包头，薄棉袜护脚。如此保养至满产期，必无产后疾病。

104 产妇在冬季怎样适应寒温

若产在十冬腊月，天气严寒，应保温暖，以防风寒侵袭。正如养生家所说的"时当凉必将理以温"。著名医学家张景岳说："产后或遇寒邪，则乘虚而入，感之最易。"所以，冬季产室宜温暖，常须关闭门窗，遮围四壁，不使寒风从孔隙而入。

此时节床铺衣着均须柔和，床上厚铺垫褥，被盖宜软而轻，衣着宜穿棉布、羽绒之类，脚着棉线袜。背心和下体尤须保暖，若背心着凉，寒邪从肺俞而入，导致产后感冒、咳嗽；下腹受寒则易引起产后腹痛、恶露不下等病。倘若下腹觉冷，可用暖袋温熨，或用艾叶、小茴香、生姜炒热布包热熨，以助散寒止痛，排除恶露。

💗 小贴士

冬季寒冷，饮食宜热，以热不灼唇为度。热食能温体，又易于消化；寒则损脾伤胃，而致腹满泄泻。

105 产妇在夏季怎样适应寒温

夏天气候潮湿炎热，务必保证室内凉爽通风，光线充足，窗明几净。以室内无穿堂风，病人无风吹感为好。若产妇感到烦躁闷热，也可用扇，以感到有微风去热即可，切不可用电扇或空调直吹。

若产妇感到闷热难忍，可将电扇置于窗口，开慢速度，以产妇不觉有风吹感为宜。当产妇熟睡时，尤须忌风吹，应将电扇关掉。许多产妇为了避风，盛暑之季，仍将门窗紧闭，致产后受热，出现尿黄、便结、热疮、痱子满身，甚至出现高热、烦闷等中暑现象。

夏天的衣着被褥皆不可过厚，以穿着棉布单衣、单裤、单袜避风即可。头部无须遮围，被褥须用毛巾制品，可吸汗去暑湿，以不寒不热为好。若汗湿衣衫，应及时更换，以防受湿。

106 产妇急于服用人参有什么危害

其实产妇产后急于用人参补身子是有害无益的。

1. 人参含有多种有效成分，如作用于中枢神经及心脏血管的"人参皂苷"，降低血糖的"人参宁"以及作用于内分泌系统的糖苷等。这些成分能对人体产生广泛的兴奋作用，其中对人体中枢神经的兴奋作用能导致服用者出现失眠、烦躁、心神不安等不良反应。而刚生完孩子的产妇，精力和体力消耗很大，十分需要卧床休息，如果此时服用人参，反而因兴奋难以安睡，影响精力的恢复。

2. 人参是补元气的药物，服用过多又促进血液循环，加速血的流动，这对刚刚生完孩子的产妇十分不利。因为妇女生孩子的过程中，内外生殖器的血管多有损伤，服用人参，有可能影响受损血管的自行愈合，造成流血不止，甚至大出血。

因此，妇女在生完孩子的一个星期之内，不要服用人参，分娩7天以后，产妇的伤口已经愈合，此时服点儿人参，有助于产妇的体力恢复。但也不可服用过多。此药属热，会导致产妇上火或引起婴儿食热。产妇应食用多种多样的食物来补充营养，这是最好的办法。

107 剖宫产后恢复期如何加强保健

产妇行剖宫产后，其保健意义比自然分娩还重要。

1. 无论局麻或全麻的产妇，术后24小时内绝对卧床休息，每隔3~4小时在亲属或护士帮助下翻身一次，以免局部压出褥疮。产妇平卧时应注意将两腿伸直，以利于宫内残留积血流出。放置伤口上的沙袋一定要持续压迫6小时，以减少和防止刀口及深层组织渗血。另外，应保持环境安静、清洁，注意及时更换消毒软纸。

2. 在术后排气以前绝对禁止进普通饮食。排气是肠蠕动的标志，只有在肠蠕动恢复后方可进正常饮食，可以进少量半流食，如面条等。一般24小时以后出现排气，若在48小时之后还未排气则为异常，需找医生检查处理。为了及早恢复肠蠕动，在24小时以后鼓励在家人帮助下，在地上站立一会儿或轻走几步，每天坚持做3~4次。实在不能站立，也要在床上多翻身活动。这样有利于防止内脏器官的粘连。陪护人员还可在产妇卧床休息时给产妇轻轻按摩腹部，方法是自上腹部向下按摩，每2~3小时按摩一次，每次10~20分钟，这不但能促进肠蠕动恢复，还有利于子宫、阴道对残余积血的排空。

3. 产妇在导尿管拔出以后，要增加饮水量。因为插导尿管本身就可能引起尿道感染，再加上阴道排出的污血很容易污染到尿道，故通过多饮水多排尿可冲洗阴道，以防泌尿系统感染。

4. 产妇在肠蠕动恢复后可以进食半流质食物，如小米粥、大米粥等，渐到可以进固体食物。对生冷水果最好暂不吃，放于温暖后可以食用。

5. 剖宫产后1周即可拆线出院，在住院期间可少量预防性静脉点滴或肌内注射抗生素类药物，预防感染。现在也有很多医院采用特殊缝线缝合伤口，而不用拆线，3~5天后可以出院。

6. 产妇分娩后1个月内，可适当下地走动，走动时间根据产妇身体情况而定。每日下地走4~5次，每次10~20分钟，逐渐延长时间。还要注意洗肛门，勤换卫生巾。

108 产后如何防治乳房胀痛

在产后的最初两三天，乳腺开始分泌乳汁之前，由于静脉充盈、淋巴潴留及间质水肿，乳房出现膨胀。此时，仅有少量初乳而乳房却充满硬块，碰碰就痛，可能腋窝还有肿大、变硬和作痛的淋巴结或副乳腺。一般不发热，即使体温上升，大多也不会超过38℃。乳胀持续一两天后，即自然消退，乳腺正式开始分泌乳汁。

倘若乳房极度膨胀，疼痛剧烈难以忍受，可采取下列措施：

1. 用乳罩将乳房向上兜起托住。

2. 哺乳前，用湿毛巾热敷乳房或在湿毛巾上放个热水袋以促使乳汁畅流。

3. 哺乳间歇，用湿毛巾冷敷乳房以减轻局部充血，夏季可用冰袋。

4. 如果婴儿吮吸能力不足，可用吸乳器吸出喂哺。

5. 中药鹿角粉，每天9克，分两次服，用少量黄酒冲服更好，有消胀催乳作用。

109 产后为什么要补钙

我国正常人每日需钙600毫克，孕期日需1500~2500毫克，哺乳期日需2000毫克。通过调查，我国孕妇在妊娠晚期几乎百分之百缺钙。100毫克的母乳中含钙34毫克，如果每日泌乳1000~1500毫升，就要失去500毫克左右的钙，缺钙如得不到纠正，轻者肌肉无力、腰酸背痛、牙齿松动，重者骨质软化变形。

钙主要来自食物，乳、豆类及豆制品含钙较多，海产品中虾皮、海带、发菜、紫菜等，木耳、口蘑、银耳、瓜子、核桃、葡萄干、花生米等，含钙也比较丰富，鸡、鱼、肉类含钙较少。

牛奶中含钙也比较多，但有些人肠道内缺乏将乳糖转化为糖的酶，喝牛奶后会出现腹部不适、胀气，甚至腹泻，可以用发酵过的酸奶代替。

✚ 专家坐诊

要注意含钙多的食物不要与含草酸高的蔬菜同时煮食，否则可形成草酸钙，不能被人体吸收，菠菜、韭菜、苋菜、蒜苗、冬笋等含草酸多，因此菠菜烧豆腐营养丰富的说法是不科学的。

110 如何防治产后发热

产后发热是大事，不要以为只是头痛脑热而等闲视之。产妇在刚生过孩子的24小时内，可以发热到38℃，但这以后，任何时候的体温都应该是正常的。如有发热，必须查清原因，适当处置。乳胀可能发热，但随着乳汁排出，体温将会下降。如果乳汁排出后仍不退热，就可能是别的原因。

发热的最常见的原因是产褥感染。因为产妇体力比平时差，又有流血，子宫口松，阴道内本来有的细菌或外来的细菌容易在有血时孳生，并容易上行到子宫和输卵管。这时恶露有味，腹部有压痛，如果治疗不及时，可能转为慢性盆腔炎，长期不愈。毒性大的细菌，还可能引起危险的腹膜炎或败血症。发热的另一个常见的原因是乳腺炎，可以发热到39℃以上，乳房有红肿热痛的硬块。开始可行热敷，用中药和抗生素。如已化脓，就要行手术治疗。乳腺炎往往是乳汁施出不畅，在乳腺内郁积成块，再加上乳头有裂口，细菌袭入惹起的祸患。所以产前就应洗乳头，产后要揉散奶块，治疗乳头裂口，也可用吸奶器帮助排乳，防患于未然。

111　产后月经什么时候恢复

刚生孩子后每天都有阴道流血叫做"恶露"。其量由多渐少，颜色由深变浅，停止的日期各人不同，有的半个月，多数一个来月。如果40多天还未干净，或虽然干净数日又突然大流血，此时应去医院检查。

月经的恢复与哺乳有一定关系。不哺乳的妇女，产后4~6周就可来月经，99%以上的产妇于产后3个月内恢复行经。哺乳期妇女平均在产后4~6个月恢复排卵。

❤ 小贴士

哺乳妇女也有很快复潮的，但往往延迟，有的在整个哺乳期间都不来月经。需要注意的是，即使在哺乳闭经期间，仍有可能怀孕!因此，产后不可疏忽大意，必须注意采取避孕措施，切不可用延长哺乳的办法来避孕。停止哺乳后3个月仍不来月经，应请医生检查寻找原因。

112　产妇阴虚火亢应选择哪些食物

产妇临产时由于流血过多，出现头晕耳鸣、颧红、五心烦热、盗汗失眠、小便短赤、大便干燥等症状，或经医生诊断为阴虚火亢者，可以选择下列既有滋阴作用，又具清热作用的食物。

动物类：如兔肉、兔肝、家鸽、猪肉、鸭、牡蛎肉等。

蔬菜类：如苋菜、芹菜、黄花菜、冬瓜、丝瓜、黄瓜、番茄、紫菜、海带、莲心、荷叶、百合、蕹菜、白菜、茄子、青萝卜等。

水果类：如梨、西瓜、柿子等。

113　产后阳气虚弱应选择哪些食物

产妇凡有腰膝酸软，畏寒肢冷，下腹冷痛，头晕耳鸣，尿意频数，夜间尤甚等症，或经医生诊断为阳气虚弱者，宜选温补益气壮阳的食物。

动物类：如羊肉、羊蹄、羊乳、鹿肉、狗肉、鳖、龟、鲜虾、猪肝、鸡肉、鲫鱼、鳝鱼等。

糖类：宜选蔗糖、蜂蜜、砂糖等。

蔬菜类：宜选韭菜、蕹菜、大蒜、蒜薹、蒜苗、洋葱、大豆、黄豆、木耳、黑豆、芝麻、油菜、白萝卜、南瓜、茴香等，都有温补作用。

水果类：宜选用胡桃、桂圆、大枣、荔枝、甘蔗、红橘、樱桃、杨梅等。

114　产后如何防腰腿痛

此病是因骶髂韧带劳损或骶髂关节损伤所致。一是由于产后休息不当，过早地持久站立和端坐，致使产妇妊娠时所松弛了的骶髂韧带不能恢复，造成劳损。二是因产妇分娩过程中引起骨盆各种韧带损伤，再加上产后过早劳动和负重，增加了骶髂关节的损伤机会，引起关节囊周围组织粘连，妨碍了骶髂关节的正常运动所致。三是产后起居不慎，闪挫腰肾以及腰骶部先天性疾病，如隐性椎弓裂、骶椎裂等诱发腰腿痛，产后更剧。

产后腰腿痛的主要临床表现，多以腰、臀和腰骶部疼痛日夜缠绵为主，部分患者伴有一侧腿痛。疼痛部位多在下肢内侧或外侧；有的可伴有双下肢沉重、酸软等症。

预防本病的关键在于，妇女产后要注意休息和增加营养，不要过早持久站立和端坐，更不要劳动和负重。避风寒，慎起居，每天坚持做产后操，可有效地预防产后腰腿痛。

115　常用的避孕方法有哪几种

1. 工具避孕：即利用工具防止精子进入阴道，防止进入阴道内的精子进入宫腔，或通过改变子宫腔内环境而达避孕目的。常用的方法有：阴茎套、阴道隔膜、宫内节育器。

2. 药物避孕：利用雌、孕激素抑制排卵、阻止孕卵在子宫腔着床或使精子难以通过宫颈进入子宫腔。避孕药的种类有：长效避孕药、短效避孕药和局部杀精避孕药及紧急避孕药。

3. 手术避孕（绝育术）。

4. 安全期避孕（自然避孕法）。

5. 体外排精避孕：在将要射精前，将阴茎迅速从阴道抽出，把精液排在事先准备好的毛巾上，以免将精液射入阴道，可防止精子与卵子结合而受孕。

116　产后注意营养调理

经过10个月的焦急等待、分娩时的痛苦煎熬，产后往往会元气大伤，亟须要充分的休息与适度的调养，方能恢复体力。

然而，大多数的产妇难免担心，在各式补品的"滋养"下，身材会像发酵的面团一样，胖得一发不可收拾，因此，有人便刻意减肥，以期迅速恢复产前的窈窕，结果身体在分娩时所流失的大量养分，未能在产后补充回来，不仅严重危害到自己的健康，甚至影响婴儿的哺养和生长发育，所以，千万不可因为爱美，而导致终身遗憾！

适当的饮食调补，不仅可以改善体质，更能滋补养生，而丰富的乳汁亦能哺育出健康的宝宝，所以，聪明的妈妈不可不注意饮食营养。

少量多餐

孕妇生产后，身体十分虚弱，食欲也不佳，因此，建议采取餐次增加、分量减少的方式，以减轻肠胃负担，同时也有利于营养的吸收。

饮食清淡

产后初期的饮食应以清淡、稀薄为宜。所谓清淡，并非指完全不放盐等调味料，而是视产妇身体状况而定，例如：产妇若有水肿现象，便应减少盐及调味酱油的摄取量。至于葱、姜、蒜、辣椒等辛辣物，若摄取得宜，则有利于血液循环，可将分娩时残留在体内的淤血排出，同时又能增进食欲，故无须过于限制。

补充水分

由于产妇在分娩过程中，流失大量水分和血液，因此水分的补充十分重要。利用薄粥、鲜美的汤汁，给予产妇充分的营养与水分，不仅可以促进母体的康复，又能增加乳汁的分泌量。

均衡营养

产后身体是否能够回复往日的健康与窈窕，就看饮食是否均衡了。

一般人坐月子除了麻油鸡，还是麻油鸡，吃得产妇胃口尽失，闻鸡色变。

事实上，除了摄取适宜的肉类之外，还要搭配蛋、海鲜和蔬菜。

蛋除了含有丰富的蛋白质外，还含有维生素A、维生素D、维生素E和磷、铁、钙；至于鱼虾等海鲜，不仅热能低，所含的蛋白质品质又较一般肉类为优，是产后绝佳的营养来源。

蔬果的好处则是在于它含有多种丰富的矿物质和维生素，是肉类所不及的，产妇不妨多吃，而其所富含的纤维素亦可帮助胃肠蠕动，使排便顺畅。饮食适量且均衡，不仅可以为健康加分，更可为身材加分。

药膳调理

"补"在中国人的饮食观念里，占有相当重要的地位，一般认为"药补不如食补"。而将中药与食物结合，所研究出来的"药膳"，不但可以改善体质，更具有滋补养生之效，甚而兼具色香味美，可谓"食中极致"了。

"药膳"在传统的坐月子习俗中，也扮演了相当重要的角色。利用中药的药效，让产妇的筋脉气血得到最适当的调养，甚至能将已患很久的顽疾慢慢调理好，所以，千万不要小看了这项流传数千年的古老传统。

---

117 天气热时要多吃富钾食物

夏天，气温高出汗多，损耗了大量体液，并消耗了各种营养物质，很容易感觉到身体乏力和口渴。由于热天人们出汗较多，大量出汗可带走大量的钾元素，会使体内钾离子过多丧失，造成低血钾现象，会引起人体倦怠无力、头昏头痛、食欲不佳、精神不振等症候。热天防止缺钾最有效的方法是多吃含钾食物，如草莓、桃子、菠菜、马铃薯、大葱、芹菜、毛豆等。茶叶里面的含钾量特别大，约占1.5%，热天多饮茶，既可消暑，又能补钾，可谓一举两得。

118 怎样调理产后早期饮食

饮食清淡

产后5~7天应以米粥、软饭、面条、鸡蛋、蔬菜等为主，暂勿食油腻之物，如鸡、猪蹄等。产后5天若胃消化功能正常，苔无厚腻，可进补鱼、肉、鸡、猪蹄、排骨等食物。每日4~6餐，但不可食过饱或过于油腻。

忌食辛辣温燥之物

因其可助内热，而使产妇上火，口舌生疮，大便秘结，或痔疮发作。忌食韭菜、大蒜、辣椒、胡椒、小茴香、酒等。

勿食生冷坚硬之物

因其损伤脾胃，影响消化功能，且生冷之物易致淤血滞留，可引起产后腹痛、产后恶露不绝等，食坚硬食品，还易使牙齿松动疼痛。

119 产后营养调理禁忌

分娩时的创伤、出血和频繁的宫缩，以及临产时竭尽全力的用劲，使产妇体能消耗很大，身体变得异常虚弱。如果产后不能及时地补充足够的高质量的营养，就会影响产妇的身体健康。同时，产后还要承担起给新生儿哺乳的重任，产妇营养状况会直接影响到孩子的发育、成长。因此，必须对产后的营养予以足够的重视，同时，对产妇的一些弊多利少的饮食习惯要注意戒忌。

为了恢复体力和准备授乳、育儿，应尽量趁早实行正常饮食，多吃营养价值高的食品。

产褥期的营养，每天大约需要热能12 696~13 114千焦，蛋白质80克，虽然每个人的情况不完全相同，但作为标准，比怀孕前的饮食量增加约30%最好。不过要注意不可大量地摄取糖类，否则不仅容易发胖，而且会影响食欲，减少饭量，有时还会造成营养不良。同时，产后要禁忌吃刺激性强的食物，如葱、辣椒等。最好每日坚持喝500克牛奶，这样既可使母亲的身体恢复，还可以增加奶水，使宝宝吃饱吃好，同时还可以使产妇的皮肤细嫩、光滑，增加魅力。

产后必须按时吃饭，每日应安排吃4~6餐。可按照妊娠期间的食谱，但要增加主食量，以便满足身体恢复的需要。膳食成分的比例要适当，不要过于油腻，以免影响食欲。食物种类要尽可能地丰富一些，经常变换饭菜的花样，使产妇觉得舒心、可口。饭菜尽可能做到细、软一些，这样易于消化。应多食骨头汤、牛、羊肉汤等含钙质较多的食物，还应多吃些有利于乳汁分泌的食物，如鲤鱼汤、年糕、猪蹄汤、豆汤等浓味重的食品。要多食新鲜蔬菜以及蛋、肉类食物，这些食物内含有大量的维生素、蛋白质、脂肪等，可以补充产后和哺乳期间身体的需要。

产后的饮食，因地域不同习惯也有所区别，但要求有足够的蛋白质、维生素和矿物质，以满足产妇身体恢复以及哺乳婴儿的需要，却是相同的。产妇在饮食上切忌挑剔，力求多样化。但是有些习惯是对产妇无益的。如：一顿吃7~8个甚至10多个鸡蛋是不恰当的。吃得太多会影响食欲或者引起消化不良。要达到平衡营养的目的，就没有必要吃这么多。有些地区甚至在"坐月子"的这1个月内只吃鸡蛋这一种食物，这是不恰当的。单一的食物营养并不全面，因此不能满足产妇的营养需要。

另外，为了保证食品的卫生和食物易消化，可不吃或少吃凉拌菜和冷荤。但是，新鲜的水果，不包括在"禁忌"之内。水果，有促进食欲、帮助消化与排泄的作用。不必因"太凉"而不食用。而且一般在室内放置的水果不会凉到刺激消化器官而影响健康的程度。

另外食醋中含醋酸3%~4%，作为调味品食用，数量有限，与牙齿接触的时间又很短，不至于在体内引起什么不良作用。相反，还可以起促进食欲的作用，所以，醋作为调味品食用，就不必禁忌。

若孕期患有贫血的产妇，分娩后症状往往会加重，因此更应注意多摄取含铁量较高的食物，也可以适当地吃些补血药品，如果不注意补铁，会使产妇过早地衰老。

孕期患有妊娠高血压综合征的产妇，产后要尽量控制盐分的摄取，以便使血压尽快地恢复正常，水肿和蛋白尿现象尽快得到改善。

专家坐诊

产后还应预防便秘的发生，要多吃纤维含量多的蔬菜、水果，每日清晨喝1杯淡盐水或牛奶也有效。还应忌吃生食、冷食，尽可能不要吃存放时间较长的剩饭菜。继续保持像怀孕那样不吸烟、不喝酒及香辛饮料和咖啡等，以免对自身和婴儿造成危害。

120 产妇应节制和需要的食物

应节制的食物

1. 辣物。如葱、姜、辣椒等，一次不能过量。

2. 冷冻食品过量容易引起下痢。

3. 晒干的食品和多纤维蔬菜，过量时不容易消化。

4. 饮料。浓茶、浓咖啡、红茶、酒精等。

5. 咸品。如酱菜、腌菜等含盐丰富的食品。

需要的食物

1. 牛奶、蛋类。内含优质蛋白质、脂肪、矿物质、维生素等。

2. 鱼、肉是动物性蛋白质的主要来源。含较丰富氨基酸，对身体的发育成长十分重要。

3. 内脏含有丰富铁、维生素的优质食品。

4. 大豆及豆制品是经济、优质的植物性蛋白质来源。

5. 薯类含B族维生素、维生素C较丰富，又是热能之源。

6. 绿叶蔬菜含维生素A、维生素C和钙。

7. 其他蔬菜及水果能缓解便秘，是维生素C和钙的供给源。

8. 海菜类是钙、碘等矿物质之源。

(121) 注意哺乳期饮食

分娩产后

妇女担负着分泌乳汁，提供营养、哺乳婴儿的重担，对营养素的需求与日俱增。母乳分泌的量与质，直接影响着婴儿的生长发育。哺乳期妇女必须摄入充足的蛋白质、脂肪、维生素、无机盐等，才能维护自身的健康，提供充足的乳汁，而这些营养素都必须从一日的饮食中摄入。因此，这一时期的饮食调养，对于母婴双方都显得十分重要。

哺乳期妇女饮食量不足，会减少乳汁的分泌，降低乳汁中蛋白质和脂肪的含量。经常活动的乳母，每日所需热量为11450~12540千焦，每日蛋白质不低于100~120克，并且保证优质蛋白占较大的比例，每日至少吃1次肉食和1个鸡蛋。脂肪每日60~80克，以保证乳汁的分泌和乳汁中含有适量的脂肪，因为乳汁中的脂肪对婴儿中枢神经系统的发育特别重要。维生素是哺乳期妇女饮食中不可缺少的。含维生素B族丰富的粗粉面包、馒头及适量的粗粮等，可以促进乳汁的分泌。哺乳期饮食中钙供应不足，乳腺就会动用体内储备，从母亲骨骼中吸取钙，造成母亲牙齿和骨骼脱钙，这时必须提供大量含钙丰富的牛奶、豆腐、排骨等，使每日钙摄入量不低于3克，以保证乳汁中钙的含量，而维生素D能促进钙的吸收和转化，产妇应该多吃鱼肝油、动物肝脏等。进食含铁丰富的食品如菠菜、动物肝脏、黄花菜等，一方面补充分娩时丢失的大量血液，促进母体恢复；另一方面纠正母乳中缺铁的状况，供给婴儿较多量的铁。为了保证乳汁分泌，使乳量充足，哺乳期妇女应多喝营养丰富的饮料和汤类，如排骨汤、鸡汤、鲤鱼汤、牛肉汤、猪蹄汤等，口味不宜太咸，以免减少乳汁分泌。

为了避免身体发胖，哺乳期妇女应进行必要的体力活动和体育锻炼，减少主食的进食量，尽量少吃糖及甜食。

哺乳期妇女一日饮食摄取量：

牛奶250~500毫升，鸡蛋2~3个，瘦肉类（包括鸡鱼虾）250克，豆制品100克，绿叶蔬菜500克，谷类（粗细搭配，有一定比例的粗粮）400~500克，油脂50克（最好是植物油），高级营养饮料或营养丰富的鱼汤、肉汤、排骨汤、鸡汤数杯。

122 乳母需慎用西药

哺乳期妇女生病用药要十分慎重。有些药物可以通过乳汁对新生儿产生影响，如损害肝功能、抑制骨髓功能、抑制呼吸、引起皮疹以及造成中毒等。对新生儿影响较大的药物主要有以下几类：

抗生素：如氯霉素、四环素、卡那霉素等。红霉素由于可造成腹泻，故哺乳期暂停哺乳。

镇静剂、催眠药：如苯巴比妥、阿米托、安定、安宁、氯丙嗪等。

镇痛药：如吗啡、可待因、美沙酮等。

抗甲状腺药：如碘剂、甲巯咪唑、硫氧嘧啶等。

抗肿瘤药：如5-氟尿嘧啶等。

其他：如碘胺药、异烟肼、阿司匹林、麦角、水杨酸钠、泻药、利血平等。

总之，产妇用药一定要在医生指导下进行，打针也应注意。如果在治疗上必须使用以上药物，应暂时停止哺乳，采用人工喂养。

123 用饮食来调理缺乳

饮食原则

整个哺乳期期间应重视膳食中各种营养素的供给。产后1~2天即进食红糖水、果汁、豆浆等。产后应进"三高"饮食，即高蛋白、高脂肪、高糖饮食，并应含有钙、磷、矿物质及维生素，民间各种"发奶汤"基本符合"三高"饮食要求，如清炖鸡汤、豆浆、清蒸鲫鱼汤、排骨汤及各种面食。

产后应多饮红糖水、牛奶、豆浆、菜汤、小米粥、鸡汤、肉汤、鱼汤等汤汁及水液。

饮食禁忌

少吃辛辣刺激性食品。忌食麦芽、神曲、山楂以及麦芽糖、麦芽精等回乳食品。

产后用药一个关键的问题是注意有些中药对乳汁分泌的影响。

在产后一定要忌用大黄，因为该药不仅会引起盆腔充血、阴道出血增加，还会进入乳汁中，使乳汁变黄，婴儿吃了此奶，可造成泻肚。此外，炒麦芽、逍遥散、薄荷有回奶作用，喂乳母亲也要忌用。即使一些对产妇服用有益的中药，也应在医生指导下服用。

125　产后要重视蔬菜进食

为什么必须吃蔬菜

成人每天需要维生素A 6毫克，主要是通过蔬菜获得胡萝卜素，然后由肝脏和肠壁将胡萝卜素变成维生素A，供人体利用。

含胡萝卜素比较多的蔬菜有：胡萝卜、韭菜、菠菜、芹菜叶、莴苣叶、黄花菜、小白菜、苋菜、干辣椒等。成人每天需要维生素B_1和维生素B_2 2~3毫克，黄花菜、香椿、藕、马铃薯、菠菜、雪里蕻、油菜、小白菜和空心菜等含量比较多。维生素C是人体需要量最多的维生素，每人每天需要75~100毫克。蔬菜中的鲜辣椒含维生素C最多，菜花、雪里蕻、甘蓝、萝卜樱、蒜苗、苋菜、圆白菜、心里美、菠菜中含量也很丰富。蔬菜中也含有人体所必需的维生素PP、维生素K等。

另外，蔬菜中还含有钙、磷、铁等人体所必需的多种物质和丰富的纤维素，以及淀粉、糖、脂肪、蛋白质等营养成分。

所以，在可能的条件下，应该多吃蔬菜；一般每人每天吃500克蔬菜，就能基本满足人体对各种维生素的需要。

烹调蔬菜注意什么

要吃新鲜蔬菜：因为新鲜蔬菜里所含有的维生素C要比干菜、咸菜多。

要连老叶一起吃，蔬菜外面的叶子比菜心养分高，所以不要把外面的老叶全扔掉，光吃嫩菜心。

能吃带皮的菜不要去皮：因为皮含维生素C最多，如南瓜、洋芋、萝卜等。

菜要先洗后切：因为菜里含的多种维生素，多能溶解在水里，先切后洗，蔬菜里含的维生素就会被洗掉一部分。

切后随即下锅：蔬菜里含的维生素多半不大稳定，如果把菜切碎了不下锅，维生素便容易被空气氧化而损失一部分。

煮菜时间不能太长，水不要太多。

126 蔬菜维生素的保护方法

1. 蔬菜一般是叶部含维生素C高于茎部,外层叶比内层叶含量要高,食用茎菜和叶菜时尽量不要丢弃茎菜中的叶和叶菜中的外层菜叶。

2. 蔬菜要先洗后切,随切随炒,不要放在水中久泡,以防水溶性维生素和无机盐类溶解于水中而流失。

3. 维生素C在碱性环境中容易被破坏,而在酸性环境中比较稳定,所以烹调蔬菜时可适当加一点醋,这样就可以减少维生素C的损失。

4. 烧菜时应将水煮沸后再把蔬菜放入,这样既可减少维生素的损失,又能保持蔬菜原有色泽。

127 菜要旺火急炒

有人实验,大白菜在旺火上急炒8分钟,维生素损失率为6.2%;中火慢炒12分钟,维生素损失率为31%;如果炒后再煮,则损失率高达76%。蔬菜煮20分钟以后,维生素一般只能保留30%。

因为蔬菜加热到60℃时,维生素就开始破坏,到70℃破坏得最严重,而到80℃以上时,维生素的破坏率反而下降。炒菜用旺火急炒,能使菜进锅后温度迅速达到80℃以上,避开最大的破坏温度,这样就能比较多地保存蔬菜中的维生素。

128 产褥期营养的摄取

产褥期的营养状况会直接影响到产妇身体的恢复,影响到乳汁的质和量以及下一代的生长和发育。营养过剩可引起产妇肥胖或新生儿消化不良,产后2天内最好多吃些清淡易于消化的食物,以后再逐渐增加蛋白质、碳水化合物、脂肪的含量,如炖排骨汤、牛肉汤、瘦肉汤、鱼汤等,还要注意维生素及矿物质的补充,多吃新鲜的蔬菜、水果,为了防止便秘,也要多吃些粗粮。炖猪蹄汤与炖鸡汤的营养价值相似,同样有增进食欲、促进乳汁分泌的作用,可以互相调换着吃。贫血的产妇要多吃猪肝、鸡蛋、菠菜和含铁剂药物。产妇每日食500克肉类或鱼类150~200克,鸡蛋3~6个,豆制品100克，豆浆或牛奶200~500克，新鲜蔬菜500克，饭后吃水果1~2个。这样的饮食，基本可满足产后每天的营养需要。

有的产妇一顿吃7~8个甚至10余个煮鸡蛋，1天吃1只鸡等，这种习惯对产妇是无益的，吃得太多可影响食欲或引起消化不良或肥胖。另外，产褥期的饮食不要偏食，除了不吃有刺激性的辛辣食物和戒烟酒外，没有特殊"忌嘴"的必要。有些产妇这个不能吃那个也不能吃，最常见的是忌盐，认为吃了有盐食物无奶，其实不是这样。产后出汗多、尿量又增加，体内盐分丢失较多，如果不补充适量食盐，会感到全身乏力，头昏眼花，胃口减低，奶水减少，影响哺乳。所以产后不能戒盐，当然也不要吃得太咸。有些产妇仅吃稀饭面条，不吃荤菜或蔬菜，忌生冷（水果），这样营养不够，产妇不容易复原，乳汁的分泌不足。

⑫⑨ 产后营养的补充

产妇分娩后，把身体及生殖器官恢复到妊娠以前的状态，称为复旧过程。这阶段称为产褥期。也就是我们通常说的"坐月子"。

产妇把身体恢复到以前的水平，所需要的时间，恢复的程度，因人而异。产妇恢复身体的时间一般需要6~8周。

由于妊娠和分娩，分娩时引起的创伤和出血，以及产程中的子宫收缩和用力，使产妇消耗了很大的体力，身体变得异常虚弱，机体抵抗力也明显下降。因此，如果产后不及时补充足够的高质量营养，就会影响产妇身体的恢复。同时，产妇还要担负起新生儿哺乳的重任，产妇营养的好坏，对新生儿的发育和健康直接相关。所以，必须对产后的营养予以高度重视。

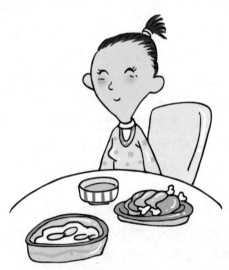

131 哪些时候可使用腹带

1. 施行过剖宫产的产妇用腹带可对创口愈合起到较好的保护作用。

2. 腹壁非常松弛，呈悬垂状，特别是站立时腹壁下垂比较严重，这时纤维细胞有较多断裂，较难自主恢复，使用腹带会起到支持作用，也会使产妇感觉舒适，消除产后腹部空虚和垂胀感。这种情况多见于胎儿过大，一胞多胎或生育多胎的产妇。

3. 连接骨盆以及脊柱的各种韧带发生松弛性疼痛时，腹带可起到支撑作用。尤其是典型的耻骨联合分离症者。

使用腹带时，腹带一定要宽，布料要牢、厚，在卧位时系上，注意不要包得过紧而有不舒适感，晚上睡觉时解开。

一旦相应的症状消失后就不应该再使用了。

132 乳腺炎的饮食调理法

乳腺炎俗称"奶疖"，在初产妇中最为常见，病后全身发热，乳房红、肿、疼痛，常引起化脓。致病菌为急性化脓性细菌。对于初产妇来说，乳头易被吸破，病菌就易由此侵入乳房。

病人感到畏寒、发热，患侧乳房红、肿、热、痛，同侧腋窝淋巴结肿大、疼痛。如果不及时治疗，则易形成乳房脓肿。

中医称之为"乳痈"，一般多由乳儿吮乳吹风，或乳儿含乳而睡感风寒，或因乳汁过多，乳儿少饮，或乳头皲裂疼痛，而不能给乳儿吸尽，或初产妇乳络不畅，致乳汁壅塞在内，再加上情志刺激，暴怒忧郁等诱因，于是肝气郁结，胃热壅盛，宿乳积滞，互结为痈。在饮食上要注意什么呢？

1. 宜食清淡而富于营养之食物，如番茄、青菜、丝瓜、黄瓜、菊花脑、茼蒿、鲜藕、荸荠、赤小豆汤、绿豆汤等。水果中宜食橘子、金橘饼等。

2. 忌辛辣、刺激、荤腥油腻之品。

采取食疗验方可以防止乳腺炎：

1. 鲜金针菜、醋各适量，共捣烂外敷患处，日换2次。

2. 鲜葱，洗净捣烂，加入冷开水少量取汁，用纱布吸取葱汁，包敷乳房。外加热毛巾敷，经常更换。

3. 猪蹄1只，黄花菜50克。制法：将猪蹄去杂毛洗净，和黄花菜一同加水文火炖煮，至猪蹄熟后，放盐少许调味。用法：饮汤食蹄及黄花菜，分顿随意食用，不拘次数。1周为1疗程。

4. 白木耳与黑木耳各20克，青皮10克，鲜马齿苋30克，通草3克。先把中药煎取药汁。白木耳与黑木耳先用水泡发，然后与药汁一起入锅，武火烧沸，移至文火炖熬2~3小时（若药液少，可适量加水），至双耳熟烂、汁稠为度，加红糖少量调匀食用。

5. 甲鱼1只（约500克左右），炒山甲15克，炒皂刺10克，蒲公英15克，连翘10克。将甲鱼去除内脏、爪尾、头颈，切块放入大汤碗内。把以上4味药碾碎入纱布袋，码在甲鱼周围，再加入葱、姜、黄酒、盐、生板油等调味品，对入清汤没过碗内诸物为度，上笼蒸2小时。待甲鱼烂熟，拣去药袋，分顿食用。适于乳腺炎脓肿期。

6. 猪蹄1只，银花30克，白芷、桔梗、漏芦、赤芍各10克，茅根15克。将药物入纱布袋与猪蹄同煮汤，食时加盐调味。亦适于脓肿期。

7. 鲫鱼1条，生黄芪15克，党参10克，白芍10克，陈皮5克。将鱼去除鳞及内脏，药物塞入腹中，用线缝好以水炖煮。

133 产后宫缩痛的处理

有的产妇在分娩后最初3~4天，由于子宫收缩而引起下腹部剧烈的疼痛，称为产后痛或后阵痛。这种疼痛多发生在经产妇，特别是双胎或分娩过快的人，初产妇的阵痛较轻，后阵痛多在产后1~2天出现。其发生的原因是在子宫复位病症，不必担心。

轻微后阵痛可以不必治疗，较重的可给予镇静止痛药，或做下腹部按摩。民间常用的方法是当疼痛剧烈时，立刻吃250克热烤白薯，疼痛可立即减轻，有人吃山楂罐头亦可见效。

专家坐诊

如果产后子宫内有胎盘或胎膜残留，也会发生剧烈的子宫收缩痛，甚至疼痛难忍。因此疼痛剧烈时，应详细检查子宫内是否有残留物，如确无残留物，可按后阵痛治疗。

134 产后脱肛或痔疮加重的防治

如果在怀孕过程中患有痔疮，经过分娩，往往会加重。这是因为在分娩时，产妇向下用力，盆腔充血，胎头下降及娩出时肛门部的血管扩张和充血，因而使痔加重。

对于已有痔的妇女，分娩时，当胎头拨露和着冠时，接生者应当用手保护会阴的同时压迫肛门，防止肛管脱出，如果已经发生脱肛，在胎儿娩出后，要将脱出的部分立刻整复回去，然后将药棉团搓成鸡蛋大小的硬球，压于肛门处，并用会阴垫紧压，以防再度脱出。如果大便后再度脱出，在清洗外阴及肛门后，将脱出部分送回，再用同法压迫，就会逐渐好转。

痔在分娩后的2~3周内，表现为红、肿、疼痛，产妇因为怕痛，常常不敢大便，由于便秘、排便困难等，使痔更为加重，形成恶性循环。因此产后要注意饮食，多吃水果、青菜，除细粮外应吃些粗粮，以防便秘。有痔的产妇，产后应用药物坐浴或软膏治疗。痔翻出过大，发生水肿时，应将之还纳回去，方法是在痔的表面涂些油膏，用手指将充血水肿部分慢慢推送肛门内，待水肿消退后，病情就会减轻，大约1个月左右，红肿和疼痛都会消失。

135 产后多汗要注意风寒

怀孕以后，体内血容量增加，大量的水分容易在孕妇体内积聚。但分娩以后，产妇的新陈代谢活动和内分泌活动显著降低，机体也再不需要如此多的循环血量了，积聚的水分就显得多余，必须排出体外，才能减轻心脏负担，有利于产后机体的全面康复。

人体排泄水分的途径有3条：一条是经泌尿系统从尿液中排出；一条是通过呼吸，从呼出的气体中以水蒸气的形式带走水分；第三条途径是通过皮肤以出汗的方式排出体外。所以，产妇在产期不仅尿量增多，而且，支配汗腺活动的交感神经兴奋性也占优势，汗腺的分泌活动增强，这就使得产妇无论是在冬天还是在春秋季节，皆是全身汗涔涔的。这是机体在产后进行自我调节的结果，并非是身体虚弱，也不是什么病态，属于生理现象，不是病，常在数日内自行好转，不必担心。

但需注意的是，在出汗时，由于毛孔张开，易受风寒，所以要防止受风、着凉，且在出汗时，要随时把汗擦干，汗液浸湿的衣服要及时更换，注意保持皮肤清洁。倘若出汗过多，长久不消失，多是产妇体虚的表现，那就要积极治疗。

❤ 小贴士

黄芪20克，白术15克，防风10克，水煎服，每日1剂。在服药的同时，也要加强营养并且避免过度劳累。

136 产后盗汗阴虚型的治疗

产后盗汗阴虚型的临床表现为产后睡眠中不觉而汗出，醒来自止，面色潮红，头晕耳鸣，口燥咽干，渴不思饮，或有五心烦热，午后热甚，腰膝酸软，舌质嫩红，无苔，脉细数无力。

治疗以养阴益气，生津敛汗。方用生脉散加减。药物如：党参、麦冬、五味子、煅牡蛎、浮小麦、生地黄、白芍、乌梅。

137 产后中暑的预防

破除旧的风俗习惯、相信科学

炎热的夏季，产妇住房门窗应敞开通风，但应避免吹"穿堂风"，必要时可到室外较阴凉的地方。

要及时补充含盐水分

产妇产后皮肤排泄功能较旺盛，出汗更多，应及时补充含盐水分，谨防脱水及电解质代谢紊乱。

多食新鲜蔬菜瓜果及清热解暑的食物如西瓜、绿豆汤等。

注意休息，保证足够的睡眠以增强机体对环境的适应能力。

产妇衣着宽松

产妇的穿着应以吸汗及容易透气的棉织品为宜，不要穿不易透气的化纤织品。

要勤换衣，勤擦洗

洗时以温水淋浴为宜，应避免盆浴，以防产褥感染。

138 产后要当心手关节痛

孕妇在分娩后，体内激素会发生变化，其结果会导致关节囊及其附近的韧带出现张力下降引起关节松弛，此时若过多从事家务劳动，或过多抱孩子，就会使关节、肌腱、韧带负担过重，引起手关节痛，且经久不愈。在产褥期，产妇要注意休息，不要过多做家务，要减少手指和手腕的负担，少抱孩子。

139 产后要避免生殖器官感染

产妇在产褥期抗病能力差，加上阴道、子宫因分娩而造成的创伤还没有愈合，细菌极易由此侵入血液，再有分娩后阴道外口有不同程度的充血、水肿，易引起撕裂伤。因此，产褥期的妇女要注意外阴卫生，常用温水擦洗，但如同房会发生外阴炎、阴道炎、子宫内膜炎、盆腔炎、子宫出血及阴部撕裂伤等，严重者还会引起败血症、失血性休克而危及生命。

💗 小贴士

因此，在产褥期切忌同房，在分娩前3个月至分娩后2个月要避免有性生活。平素要保持全身尤其是下身的清洁卫生，产前即要加强营养，休息好，增加抵抗力。

140 产后肌风湿的预防

主要症状是腰肩部发凉，肌肉发紧，僵硬，酸胀不适，遇阴雨天，便更加严重。由于此病严重影响妇女的身心健康，故要积极防治。

首先是预防风邪。女性分娩后，由于出血和体质的消耗，身体的抗病能力下降，若不注意预防风寒，虚邪贼风易乘虚而入，引起肌风湿。因此，女性分娩后，应注意四时气候的变化，对虚邪贼风，应注意避之。

其次是注意增加营养。分娩时，出血较多，身体耗损较大，抵抗力下降，极需增加脂肪、蛋白质食品及富含维生素的新鲜蔬菜和水果等。

再次是做红外线照射或超短波治疗。也可根据疼痛部位的大小，将食盐放入锅中炒热，用布包好敷于疼痛处，每天1次，每次20~30分钟。此外，用电针治疗效果也较好。

产后腿痛，多以腰、臀和腰骶部酸痛日夜缠绵为主，部分患者伴有一侧腿痛，疼痛部位多在下肢内侧或外侧。有的可伴有双下肢沉重、酸软等症。

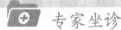 专家坐诊

女性在产期要注意休息和增加营养，勿过早久站、端坐、负重或劳动；避风寒，慎起居，每天坚持做产后操，可有效地预防产后腰腿痛。

141 产后骨盆疼痛的防治

产妇分娩时产程过长，胎儿过大，产时用力不当，姿势不正以及腰骶部受寒等，或者骨盆某个关节有异常病变，均可造成耻骨联合分离或骶髂关节错位而发生疼痛。此外，在韧带未恢复时，由于外力作用如怀孕下蹲或睡醒起坐过猛，过早做剧烈运动，负重远行等，均易发生耻骨联合分离，表现在阴阜处或下腰部疼痛，并可放射到腹股沟内侧或大腿内侧，也可向臀部或腿后放射。

一般来说，此病过一段时间（几个月甚至1年左右），疼痛会自然缓解，如果长期不愈可用推拿方法治疗，并可服消炎止痛药，既可减轻疼痛，又可促进局部炎症吸收。预防时应注意：

1. 患有关节结核、风湿症、骨软化症的妇女应在怀孕前治愈这些疾病后再考虑妊娠。

2. 怀孕后，多休息，少活动，但不能绝对静止不动。不要做过分剧烈的劳动或体育锻炼，但可适当做一些伸屈大腿的练习。尽量避免腰部、臀部大幅度地运动或急剧的动作。

3. 有耻骨联合分离的孕妇要于产后卧床休息，尽量减少下地活动，在床上活动。

142　注意产后血晕

产妇分娩以后，头晕眼花，难以起坐，昏倒榻下，或心中郁闷，恶心呕吐，心烦不安，甚则口噤神昏，不省人事，都是产后血晕的症状。

本病的发生是由于产后失血过多，心神失养所致。此外，产后恶露不下，淤血上攻扰乱心神亦可致头晕。

在治疗上，若属于血虚气脱型，证见产后失血过多、质稀、晕眩、心悸、烦闷不适、昏迷、手凉肢冷、冷汗淋漓、面色苍白、舌淡无苔、脉微欲绝，治宜益气固脱，用独参汤，即人参15~30克煎汤，温服，1日2次。

若产后血晕属血淤气闭型，证见产后恶露不下或量少，小腹阵痛拒按，心下气满，神昏口噤，牙关紧闭，双手握拳，面色紫暗，舌暗苔少，脉涩，治宜行血逐瘀，可用夺命散，药用没药3克、血竭3克，煎汤温服，1日2次。

分娩产后

143　产后下肢肿痛的预防和治疗

产后出现下肢疼痛和肿胀会给病人及家庭带来不快，同时也会影响哺育新生儿。引起产后下肢肿痛的主要原因有：下肢深静脉有血栓的形成，造成下肢静脉回流受阻，引起下肢肿胀，压迫神经引起疼痛。

预防方面

首先在饮食方面，尽量多吃蔬菜和水果，少吃含脂肪高的食品，同时也可多喝果汁和水，使血液中的黏稠度降低。

产前活动也非常重要。产前如没有任何不适，可适当做一做家务和散步，但是不宜站的时间过长，活动后可把双腿抬起，高度是比坐位高15~30厘米。这样有助下肢血液回流，减少栓塞形成。

产后麻醉过后，可在床上适当活动，如翻身、抬腿等活动。术后第2~3天，如伤口没有渗液过多，可起床或下床活动。同时活动后，也需要把脚抬高15~30厘米。这样有助于下肢血液回流，减少血栓的形成。

下肢血栓形成的治疗

当你感觉下肢有胀痛感时，应马上告知医生。医生会给你做血液检查和做下肢血管B超检查。当结果提示是静脉栓塞时，医生马上给你做溶栓治疗。溶栓的方法是根据你的出凝血时间来确定溶栓药物的使用剂量。在治疗过程中，病人绝对不能下床活动，只能在床上活动。一个疗程9~14天，越早治疗效果越好，下肢的肿胀恢复得越快。但大部分病人的下肢肿胀只能恢复90%左右。

为了减少产后出现下肢肿胀疼痛，产前和产后适当活动是非常重要的，同时出现下肢不适时，必须尽早到医院就诊，减少不必要的痛苦。

产褥期间出现发热，首先要看发热出现的时间。如果从产后24小时起，到10天之内的发热，应多考虑为产褥感染。此外，还可能有此期间发生的其他一些疾病，较常见的如乳腺炎、泌尿系统感染、上呼吸道感染、产褥中暑等。所以产后一旦发热，就应积极查找发热的原因，并针对病因治疗。

上呼吸道感染

产妇由于分娩过度疲劳，抵抗力下降，或产后着凉、感冒容易发生上呼吸道感染。除发热外，常伴有鼻塞、咽喉肿痛、咳嗽或呼吸困难等症状，严重者也可发生肺炎，应予相应治疗。

泌尿系统感染

也有发热，有时伴有发冷，同时还有尿频、尿急及腰痛等症状，根据所出现的症状及尿化验检查，即可作出诊断，经过合理治疗及卧床休息，3~5天后体温即可降至正常，尿内改变亦可消失。

乳腺炎

产褥期如果处理不当，易发生乳腺炎。急性乳腺炎多发生在产后2~6周左右。常引起产妇发热，重者伴有寒战；患侧乳房表现为局限性红、肿、热、痛，并有硬结，触痛明显；血象白细胞数增多，以中性粒细胞为主。早期用青霉素或头孢类抗生素治疗，炎症即可消退，体温也随之下降。

产褥中暑发热

多发生在夏季酷暑时节。由于气温高，室内又不通风，体内的热散发不出去，而表现为颜面及周身潮红、高热、无汗、皮肤干燥、身上长满痱子，重者发生昏迷。治疗可立即室内通风，地上洒凉水及采取一些降温措施，如用湿毛巾或酒精擦浴，轻者体温很快即可下降，并感到舒服，病情较重或已出现昏迷时，应一边治疗，一边送往医院抢救。

产褥期发热的各种病因，根据其所表现的不同症状、体征及实验室检查，不难确定诊断。如无特殊症状，各系统检查又未发现异常，而发热又出现在产后10天之内则应考虑为产褥感染。

145　产后子宫脱垂的预防

正常分娩时由于胎儿通过产道，盆底的肌肉和筋膜被牵拉，并向两侧分离，肌纤维也常有撕裂，这些改变和损伤在产后虽然能恢复一些，但很少能恢复到妊娠前的状态。分娩时会阴部亦常发生裂伤，使阴道口扩大而且松弛，阴道壁也失去原有的紧张度，变得松弛而容易扩张。上述改变都使骨盆底部比妊娠前变得薄弱。如果产后不加强锻炼，而且过早地参加较重的体力劳动，不但盆底组织不能早日恢复，反而使其更加松弛和薄弱，日后就可能发生阴道壁膨出，甚至发生子宫脱垂。

为了预防子宫脱垂的发生，在产褥早期就应当做简单的康复体操。加强产后锻炼，并且逐渐增加运动量，以促进盆底组织早日恢复；在产褥期间不要总是仰卧，以避免子宫后倾，因后倾的子宫更容易脱出；在做家务时，最好是站着或坐着，避免蹲位干活如蹲着洗尿布或择菜；产后尤应防止便秘或咳嗽，因为这些都能增加腹腔内压，使盆底组织承受更大的压力，而容易发生子宫脱垂。

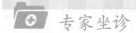

专家坐诊

产妇，尤其初产妇，虽然容易发生子宫脱垂，但如果加以注意，完全可以避免。

146 哺乳期避孕的必要性

产后什么时候来月经，因人不同而有所差别。不哺乳的妇女在产后大约6周左右开始恢复月经，但母乳喂养婴儿的产妇，排卵及月经恢复要较迟一些。在哺乳期虽月经未来，如不采取避孕措施仍有怀孕的可能。

在哺乳期间不来月经，是由于因婴儿吸吮乳母的乳头，刺激乳头的反应是引起乳母催乳素的定期性分泌。催乳素对下丘、脑垂体、卵巢、子宫等起着重要的控制作用，从而使卵巢对脑垂体所分泌的促性腺激素反应减弱，使卵巢分泌的雌激素减小，因而产生了在哺乳期不来月经。但是随着喂奶时间的延长，催乳素的抑制作用逐渐减弱，于是恢复了排卵的月经。因此，在哺乳期间或是产后闭经期，都有再次妊娠的可能性，如果不采取避孕措施，月经恢复前就可能怀孕。

哺乳期并不是避孕的保险期，因此仍要注意避孕。究竟采用哪些避孕方法，应以不影响哺乳为原则。

避孕方法可采用以下几种：

工具避孕：属于这一类的有男用避孕套、女用阴道隔膜（使用前应先经医生建议所适用的大小型号）。目前女用避孕套也已研制成功，效果很好。

宫内节育器（IUD）：放置宫内节育器的时间由医生确定，一般在正常产后42天检查时放置。但应符合以下条件：子宫收缩恢复良好，产后恶露干净5天以上；无子宫腔或会阴感染现象；无其他禁忌证。

阴道药物：因其只含低剂量孕激素，所以理论上不会影响哺乳。

外用杀精剂：如各种避孕栓、避孕片、避孕药膜、避孕药膏等。因属局部外用，不影响哺乳。以上阴道药物最好在哺乳期不要用，用工具避孕最好。

不宜采用的避孕方法有：

1. 口服或注射避孕药。

2. 安全期避孕。

开始避孕时间：

产后积极避孕，无论对产妇、婴儿及家庭都是有益的。避开可能怀孕的时间，妇女的排卵日与月经周期的长短无关，排卵日在下一次月经预测日前的12~16天这5天的时间内。一般在这5天内避免性生活就基本可以避孕。

但是，因为月经周期不一定是准确的，因而很难准确测定排卵日。所以只用这种方法避孕常常会失败。

分娩产后

337

推算下一次月经的时间时，其最长周期和最短周期都必须考虑到，于是有2个预测日。

或者，可以采用基础体温法，来推测排卵的确切日期。当基础体温进入高温期后至少3天以后到下一次月经开始的这一段时间内是不会怀孕的，而低温期是有可能怀孕的，这段时期禁止性生活。

这种方法，只有基础体温的高温期和低温期有明显区别的人，才可以推断出确切的排卵日。对于基础体温不稳定的人是很难用这种方法推断排卵日的。

阻止精子进入阴道或子宫的方法

男性可使用的避孕法：

1. 避孕套是男性常用的避孕工具，其效果比较好。但必须注意，在使用避孕套之前一定要检查是否有漏洞。采用避孕套进行性生活，会影响男性的快感，使精液不易射出。但这种方法比较简单方便，因而使用的人很多。

2. 在射精前的一瞬间，中止性生活，将阴茎拔出在阴道外射精的体外排精法。采用这种方法时，男方要有相当的自控能力。所以它不仅不能保证绝对安全，而且对夫妻双方心理的影响也极不利。只有在不得已的情况下才使用。

女性可使用以下避孕法：

1. 戴子宫帽：用碗状橡胶挡住子宫口，防止精子进入子宫内的方法即子宫帽法。子宫帽有3种尺寸，可以在医生的指导下选用。在危险期使用子宫帽要特别注意位置的正确性。特别是经产妇，不仅要能熟练放入，而且子宫帽的尺寸必须合适，放入位置也要恰好。如果能做到这样，子宫帽的使用对男女双方都没有不适感，也安全可靠。

2. 采用避孕药杀死精子法：应事先将可以杀死精子的药片放入阴道内，杀死射入的精子。但药片的溶化需要时间，时间长了，会流出来，使用时应注意到这点。这种方法的效果很不错，但如果能配合阴茎套和子宫帽一齐使用，效果会更好。

3. 口服避孕药法：现在通常使用的口服避孕药，是在月经周期的第5天至第24天这20天内服用一种黄体激素，人工地抑制排卵。这种方法效果也不错，但也有失败的，且存在不良反应。服用者有必要在医生的指导下服用。

4. 避孕环法：在子宫内放人避孕环，防止受精卵着床也是一种避孕方法。上环不会影响快感。但要做简单的上环手术，且避孕的效果不如口服避孕药。

上面介绍了各种各样的避孕方法。要想获得成功，还得夫妻共同努力，互相协调。每对夫妻，各个家庭，应根据自己的情况，选择行之有效的避孕方法。注意哺乳期妇女不可以用避孕药避孕。

产后食谱

1 早餐食谱

小米粥

材料

小米45克，红糖适量。

制作

1.将小米淘洗干净，入锅。

2.锅内加水如常法煮粥，加糖适量调味。

本品功效

小米即粟米，能补虚损、开肠胃、益丹田，可用于气血亏损、胃纳欠佳、体质虚弱者进补。适于产妇乳汁分泌较少。产后虚损而引起的饮食不香、乏力倦怠，可作早餐食用。冬春季小米粥更适于产妇。

过桥米线

材料

米线、母鸡、猪肚片、乌鱼片、鱿鱼、猪肝、菠菜、笋芽、白菜心，调味佐料，原料可根据食用者爱好取舍。

制作

1.母鸡清炖6小时，滚汤添入碗中。

2.把各种生片放入汤中搅动片刻，接着把蔬菜、米线烫入，再加调味佐料即可食用，亦可边烫边吃。

本品功效

汤用鸡熬制既有营养又使人胃口大开。

地瓜小米粥

材料

小米50克，地瓜30克，红糖适量。

制作

1. 将地瓜去皮切成小块。

2. 地瓜块、小米同入锅加适量水，小火慢慢熬成粥，食用时加红糖。

本品功效

产后虚损而致食欲缺乏、乏力倦怠、乳汁少皆可食用，效果卓著。

熟地牛骨汤

材料

熟地30克，牛脊骨500克，葱、盐各适量。

制作

1. 熟地、牛脊骨加水煲汤。

2. 汤好后盛在碗内，用盐、葱调味。

本品功效

有强筋骨、滋阴、补血之功效，为身体弱元补，久服延年。

菠菜猪肝汤

材料

猪肝、菠菜各100克，清汤750克，盐、味精、花椒末各适量，香油5克。

制作

1. 猪肝切成小薄片，菠菜切成2厘米长段。

2. 锅内放入清汤，烧开后加入猪肝、菠菜及少量味精、盐、花椒末，待汤再开时撇净汤内浮沫，滴上少许香油，盛于碗内即可。

本品功效

菠菜富含铁质，猪肝含蛋白质，有较好的生血作用。

党参当归猪腰汤

材料

猪肾2个，党参30克，当归15克，调味佐料。

制作

1. 先将猪腰切开洗净，然后切成细丁，置炖盅内放水2碗。

2. 待水煮至一碗半时放入党参、当归同煮数分钟，调味。饮汤吃猪腰。

本品功效

有养血、益气、润肠胃、补肾的功效，对血虚心悸、贫血、气虚自汗等症有功效。

猪皮红枣羹

材料

鲜猪皮500克，红枣20～30个，冰糖适量。

制作

1.将鲜猪皮加水适量，炖成黏稠汤。

2.红枣用慢火煮透，以枣皮无皱为度，然后放入猪皮汤中加冰糖适量。

本品功效

猪皮味甘性凉，富有胶原蛋白质，有滋阴止血作用；红枣性味甘平，养血安神，补中益气。

芙蓉奶汁羹

材料

牛奶200毫升，鸡蛋2个，白糖10克（不喜甜食者可用盐调味）。

制作

1.将蛋清搅开，加适量温水调匀，上笼蒸成糕状。

2.牛奶煮沸，将蒸好的蛋羹用小勺盛入牛奶中，放入白糖即可。

本品功效

芙蓉奶汁羹用于产妇早晨佐餐，可滋润脾、肠、胃，开胃消食，补虚。

米酒蒸鸡蛋

材料

米酒500克，糖桂花少许，鸡蛋1个，白糖适量。

制作

1.米酒放在碗中，打入鸡蛋。

2.上笼蒸30分钟左右取出，加入适量桂花和白糖。

本品功效

有较好的活血滋补作用，适宜气血两亏的产妇食用。

白斩鸡

材料

嫩油鸡1只，虾子酱油适量。

制作

1.鸡去内脏洗净，放在开水锅中（以淹没鸡为度），用小火浸约1小时左右（不能滚沸，以免鸡皮破裂）捞起。

2.待鸡自然冷却，切成小块装入盘内，蘸虾子酱油吃。

本品功效

不腻不涩，香气可直通脑神经，诱人食欲。

虾仁蛋

材料

鸡蛋5个，虾仁100，猪油200克，干菱粉、盐、味精各适量，蛋清1个。

制作

1.鸡蛋敲入碗中，加入适量盐、味精搅拌均匀。虾仁洗净，用洁布沾去水分，放在碗内，加入蛋清和适量盐、菱粉拌和待用。

2.猪油200克放入炒锅，烧至五成热时，推入虾仁炒熟，沥去油后放入蛋内。烧热锅，倒入鸡蛋，随即翻炒，起锅盛盘即成。

本品功效

鸡蛋含有丰富的蛋白，是产妇不可缺少的营养补充品。

五香油泼鹌鹑

材料

鲜鹌鹑4只，植物油200克，八角、酱油、桂皮、干辣椒、白糖、味精、姜各适量。

制作

1.将鲜鹌鹑剖腹挖去内脏洗净，胸肉顺骨划开、吹开。

2.锅内加入生油，待油烧至八成热时，把鹌鹑放入锅内炸，待肉呈黄色时熄火捞出。剩余油盛于碗中，锅内留少许油，将炸好的鹌鹑放入锅内，加上适量姜、白糖、八角、桂皮、味精、酱油、干辣椒、水，小火，不断搅拌鹌鹑，待水沥干后即成。

本品功效

富有蛋白质和钙、磷、铁等丰富的矿物质，肉味鲜美。

奶汤鲫鱼

材料

鲫鱼500克（1～2条），熟笋片25克，熟火腿薄片15克，菜心少许，葱结3只，猪油（或植物油）50克，姜片1片，盐、料酒、味精各适量，浓鲜汤3小碗。

制作

1.将鱼刮鳞、去鳃，除内脏(除净肚内黑衣)洗净，在鱼身两面割斜刀纹，把鱼放入沸水内烫一下即取出，以除血腥和黏液。

2.倒油滑锅，油烧八成热时，将鱼放入略煎，加入料酒加盖略焖，然后再加鲜汤、葱、姜、笋片，用大火烧沸后转小火煮约10分钟，挑去葱姜，放入菜心和火腿，盛碗即成。

本品功效

此菜可通血脉，消积。

马铃薯牛肉汤

材料

黄牛肉500克，马铃薯3个，盐、味精、葱、调味佐料少许。

制作

1.牛肉切成小块，加水炖煮八成熟。

2.马铃薯去皮，切成小块煮熟后，加入牛肉汤汁煮开数分钟，添入碗中，加调味佐料即可食用。

本品功效

马铃薯含有较多维生素E，牛肉蛋白质比猪肉高1倍，为产妇食疗佳品。

番茄豆腐鸡蛋汤

材料

番茄1个，鸡蛋1个，豆腐200克，调味佐料各少许。

制作

1.豆腐切成小方块，每个番茄均切成4块，鸡蛋敲入碗中，加适量盐搅拌均匀。

2.植物油50克倒入锅内，油烧至八成热时推下番茄，放入适量水和豆腐，待汤开时倒入鸡蛋搅拌，起锅盛碗，放入适量盐、葱、味精调味。

本品功效

番茄含维生素C是果蔬中最高的一种，豆腐含蛋白质高，消化吸收率可达95%，（且富含钙、磷、铁等矿物质）。本汤营养丰富，清淡不腻，易消化吸收。

熏鱼

材料

青鱼中段750克，植物油1000克，葱、姜、盐、桂皮、白糖、酱油、八角、味精各适量。

制作

1.将桂皮、八角、葱、姜、酱油、糖、盐、味精放入锅内，加适量清水，用温水熬成卤汁，捞出渣滓待用。

2.坡刀法将青鱼切成3厘米厚块状；酱油、盐调和，将鱼块放入搅拌均匀，腌约10分钟。

3.锅内放入生油，待油烧到七成热时，将鱼块陆陆续续放入锅中，炸至呈金黄色时捞出，放入卤汁中，用旺火收汁，待汤汁紧包鱼块时，即翻几下捞出成盘。

鸡丁沙拉

材料

熟鸡丁200克，去皮熟马铃薯2个，熟豌豆50克 番茄2个，植物油150克，鸡蛋黄1个，奶粉2匙，香菜末、白糖、白醋、盐各少量。

制作

1.白糖、盐和蛋黄放在瓷碗中，用筷子把蛋黄等物搅拌匀稠，加少许白醋（先用等量开水混合）搅和，使蛋黄成薄糊状，然后慢慢加入植物油，边加植物油边朝一个方向搅打，直至油用完，备用。

2.将鸡肉、马铃薯、番茄、香菜切成小丁，放入大器皿内，把上制植物油倒入拌和即成。

糖醋排骨

材料

猪排250克，鸡蛋1个，植物油200克，干淀粉50克，盐、白糖、米醋、番茄酱、酱油、水淀粉各适量。

制作

1.排骨斩成4~5厘米块条，加适量盐、酱油拌匀，腌3~5分钟，然后加水淀粉、鸡蛋及少许水搅拌均匀。

2.锅烧热放植物油，油烧至六成热时，将排骨分散下锅，炸至排骨似浮起状即捞出，油烧至八成热，将排骨放入复炸。呈金黄色时倒出沥油（排骨必须复炸，才能保持外脆内鲜嫩）。

3.原锅留少许油，下番茄酱略炒片刻，即加少许水、白糖、盐烧沸，下水淀粉使卤汁黏稠后，再将排骨倒入锅翻炒均匀即可。

炸牛排

材料

净牛里脊肉200克，马铃薯100克，番茄2个，鸡蛋黄1个，番茄酱、白糖、味精、料酒、酱油、盐、淀粉、辣酱油各少许。

制作

1.把牛里脊肉横丝切成厚1厘米的圆形块，肉块两面用刀背轻轻地拍薄；碗中放入少许清水、白糖、酱油、鸡蛋黄、味精、淀粉拌和，均匀涂在肉块两面，再分别抹上植物油，放入盘中腌1小时。

2.将去皮熟马铃薯切成0.5厘米厚圆块，加入少许盐搅拌均匀，用油炸成金黄色；鲜番茄用冷开水洗净，切成0.5厘米厚的片状，与马铃薯间隔围放盘边。

3.油倒入锅内烧热，牛肉平放入锅，小火炸成金黄色，沥油捞出，再将锅内油倒出；用辣酱油、番茄酱、盐、味精、白糖放在碗里调匀成汁。把配好的汁和牛肉一起放入锅内，加盖用小火焖1分钟左右，沥干汁即起锅，装在放番茄、马铃薯盘的中间。

本品功效

菜色鲜艳，牛肉味香，富有营养，有保健强身之功效。

菜苔腊肉

材料

腊肉400克，菜苔200克，味精、猪油、盐、香醋各适量。

制作

1.菜苔洗净切成段；腊肉放入热水中洗净，上笼蒸熟后取出，切成5厘米长、0.5厘米厚的片状。

2.锅烧热，放入少许猪油，推下菜苔，加少许盐炒熟后取出待用，原锅再加入适量猪油，将腊肉下锅炒透后，放入菜苔，点味精均匀翻炒，淋少许香醋，起锅装盘。

本品功效

此菜营养丰富，含有钙、磷、铁、胡萝卜素等成分。

熏鱼

材料

鸡蛋1个，奶粉20克，麦片50克，白糖少许。

制作

1.将奶粉与白糖放入碗内，加少许冷开水搅拌成泥，再加鸡蛋搅拌均匀，放入沸水300~400毫升。

2.麦片与蛋乳液同时置锅内，小火煮开3~5分钟，成糊即可。

桂花糖藕

材料

粗鲜藕2段，糯米150克，糖桂花50克。

制作

1.藕洗净泥沙，分段时须在藕节正中切断，以免穿孔。

2.在藕段的头距节约3厘米处切断，将藕倒置，防孔内贮水。保留切下的一段做盖用；糯米淘净，吹干后灌入藕孔，边灌边拍，灌满后用竹签将藕盖钉住，入锅蒸熟，切成2厘米厚圆薄片，分别排扣在碗内，撒上桂花糖，即能食用。

猪油夹沙八宝饭

材料

糯米250克，甜豆沙150克，桂圆肉、葡萄干、红瓜条、绿瓜条、白糖、猪油各适量。

制作

1.糯米放冷水中泡5小时后捞出，以清水冲洗后蒸熟，将糯米饭倒在钵内，放入白糖、猪油和少许开水混合搅拌均匀。

2.将糯米饭铺在碗中，须铺平，中间放入豆沙，上面再铺糯米。将红、绿条切成细粒，连同葡萄干、桂圆肉放在饭上，再将糯米饭蒸半小时即可食用。

虾仁葱油鸡汤面

材料

精白面条150克，香葱100克，虾仁50克，盐、酱油、植物油、味精各适量，鸡汤250克。

制作

1.香葱洗净去根，切成3厘米长段，炒锅放入油125克，油烧至八成热时，放入香葱爆炒，见葱发黄时，加入适量酱油，再用小火烧熬且不断铲搅，见葱色变深红带黄，取出盛碗。

2.大汤碗1个，放入味精、盐、沸鸡汤、虾仁；把面条用水煮熟捞出，放入汤碗内，浇上葱油即可。

虾肉馄饨

材料

馄饨皮、猪腿肉、虾仁、味精、白糖、白酱油、料酒、清汤各适量。

制作

1.将猪肉斩成肉泥，盛于钵中，加入适量味精、白酱油、料酒、白糖。再加少许清水搅至肉有黏性。

2.取馄饨皮1张，摊在手心上，放上虾和肉馅，随即将手指屈拢，把皮口捏紧后，形似梅花，毛边朝下放置。

3.将清汤置于锅内烧开，再将馄饨下锅，待汤烧开1~2分钟即成，汤与馄饨盛于碗内，加适量调味佐料。

产后四季食谱

1 春季食谱

蛋花粥

材料

鸡蛋1个，糯米100克。

制作

1. 糯米先加水如常法煮粥。
2. 待粥将熟时，把鸡蛋打匀后加入粥内，再煮片刻，放入细盐少许。

本品功效

鸡蛋含有优质蛋白质，每100克内含蛋白质约15克，其生理价值及消化率很高，对于壳类及蛋白质、豆类有互补作用，故本粥营养丰富。具有滋阴润燥、补益五脏、填精补血、养血安胎之功效。每日早晚，趁热食之，对于产妇产后体虚等病症有独到效果。

百合面

材料

百合、面粉各适量。

制作

1. 以百合适量，晒干研为细末。
2. 用百合面和面做饼，以菜油煎饼食之。可供早晚餐或做点心食。

本品功效

补益气血，清心安神。可辅治身热，烦躁等。

西瓜子仁粥

材料

西瓜子50克，糯米30克。

制作

1. 先将西瓜子和水捣烂，煎水去渣取汁。
2. 用西瓜汁和糯米煮稀粥，随意食用。

本品功效

除烦止渴，清肺润肠。可用于热病后烦渴尿少、发黄等。

草决明海带汤

材料

海带20克，草决明10克。

制作

1.海带切丝与草决明放入沙锅中。

2.加3碗清水煎至1碗余，去渣饮汤，可连服用15～16日。

本品功效

海带味咸，性寒，入肝、胃经，有软坚散结、清热消痰的功用。草决明味甘、苦性微寒，入肝、胃经，有润肠通便、清肝明目的功用。二味合用，具有化痰通络、平肝息风的功效。

生鱼芪枣汤

材料

新鲜生鱼1条（500克左右），北芪、防风、党参各30克，红枣6个，猪瘦肉200克。

制作

1.红枣去核，瘦肉、各药分别洗净。鲜生鱼宰好，去鳞、肠杂，洗净。

2.各料共置瓦煲加水6碗，煲3小时汤成，加盐调味。

本品功效

红枣、北芪、防风、党参，分别提神、补气血，瘦肉补中滋润，生鱼生肌肉去腐淤、生新血，如产后、病后需气血的调补，此汤适合平时每星期1次，有病者、产后、手术后可以隔天1次。

阿胶粥

材料

阿胶25克，糯米150克。

制作

1.将糯米洗净入锅熬熟，再加入阿胶。

2.待阿胶完全溶化后即可食用，服食时加入适量红糖。

本品功效

阿胶是滋补阴血良品，尤其适宜用于妇女产后进补，本粥在民间甚为流行。适用于妇女经期出血过多、产后失血及体虚乏力，四季皆宜。

百合大枣乌龟汤

材料

乌龟1只（约250克），百合30克，红枣10个。

制作

将乌龟去甲和内脏，切成块。用清水先将乌龟煮一下，再放入红枣、百合一起煮，至龟肉烂熟即成。临吃时放入少量冰糖炖化，吃肉喝汤，分3次服，2~3天1料。

本品功效

乌龟味甘咸、性平，入肝、肾经，有退虚热、益阴补血的作用；百合味甘、微苦，性微寒，有润肺清心安神的作用，与大枣合用具有安心神、滋阴的功效。本汤对心悸、头晕、多梦、失眠、心烦、咽燥、口干、便干、尿黄等。大便溏泄、脾胃寒湿、苔白腻者，不宜服用本汤。

首乌鸡汤

材料

鸡项半只，何首乌30克，淮山9克，乌豆1200克，生姜2片。

制作

1.将用料全部洗净。

2.用6碗清水，将所有用料一起放入煲内，煮约4小时，调味即可。分2~3次吃肉饮汤，每周1~2料。

本品功效

鸡肉味甘、性温，入脾、肾二经，有精添髓、补中益气的作用。淮山性平、味甘，入脾、肺、肾三经，有滋肾益肺、补益脾胃的作用。首乌味甘、苦、涩，性温，有涩精止遗、补肝肾、益精的作用。诸物与乌豆合用，具有黑发、补精髓、强壮筋骨的功效。本汤可治肝肾阴虚。症见眩晕、眼花、头痛、手足麻木、视物模糊、头发白、苔少、脉细数、舌质嫩红。外感发热者，不宜服用。首乌忌铁器，注意不宜用铁锅等铁质的物品盛煮。

芎芷鱼头汤

材料

草鱼或鲢鱼头1个，川芎、白芷各3克，海带1条（约30厘米），荸荠20个，猪里脊肉200克，香菜、芹菜、胡椒、酒、盐、蒜头、酱油各少许。

制作

1. 海带用水洗净，与葱、生姜切片放入锅中加15杯水，大火煮沸，即改用小火煮15分钟后，将海带取出切条，加入酱油、蒜泥搅拌均匀即可食用。

2. 鱼头洗净，一切为二，热汤烫过后，涂上少许酒，腌5分钟。

3. 荸荠洗净去外皮，切成两半，再和鱼头放入锅中一起煮。

4. 白芷、川芎另加一杯水煮沸后，去渣取汁倒入鱼头锅中，煮至味出，加入香菜、胡椒、少量酒即可，饮鱼汤食海带。每日1碗，连用5～7日。

本品功效

常有头痛、神经衰弱者；身体衰弱，病后或久病元气丧失之患者；妇女月经不调者均适合饮用。本汤料药性较平和，一家老少皆可食用，治病、养身两兼，可常饮服。

猪心当归汤

材料

猪心300克，当归6克，黑豆12克，香菇6个。

制作

1. 将猪心切2块，洗净后用热水烫过。

2. 猪心用6碗水煮，去除泡沫和浮油，放半条葱和少许姜及大蒜。

3. 放浸好的黑豆，以小火煮1小时；另将当归用2碗水煮成1碗，放入猪心汤内，再放入香菇，用中火煮半小时便可。分2～3次吃肉、菇、豆，饮汤，每日或隔日1料。

本品功效

猪心味甘、咸，性平，入心经，有补虚养心的作用。香菇即香蕈，味甘、性平，入胃经，有益胃健脾的作用。当归性温，味甘、苦、辛，入肝、脾、肾经，有补血调经活血的作用。诸物与黑豆合用具有补血养心健脾的功效。本汤可治心悸。症见心悸、心慌、面色苍白、失眠多梦、口淡无味、舌质淡红、苔白、脉虚弱。心悸见口干苦，烦热易饥，潮热盗汗，属阴虚火旺者，不宜服用本汤。

分娩产后

藿香粥

材料

藿香15克（鲜品30克），粳米100克。

制作

1.藿香煎汁，另用粳米煮粥。

2.粥成后加入藿香汁调匀煮沸，1日内分3次服完。

本品功效

感受暑湿之邪所致，产妇除呕吐外，还伴有全身乏力、头晕、胸脘闷等症状可选用本粥，效果卓著。

枇杷叶糯米粽

材料

新鲜枇杷叶若干张，糯米250克。

制作

1.糯米用清水泡浸12小时。

2.新鲜枇杷叶去净叶上绒毛，洗净后包糯米粽子，蒸熟后即可食用。

本品功效

暖脾和胃，补中益气，止汗。夏季可选用于产后多汗等气血两虚的妇女。

苋菜粥

材料

紫苋菜1把，糯米60克。

制作

1.把苋菜用水煮，取汁。

2.糯米洗净入锅，加苋菜汁共煮粥，空腹食用。

本品功效

富含蛋白质，其所含蛋白质比牛奶中的蛋白质更能充分被人体所吸收。钙、铁含量是鲜菜中最多的，尤适合于产妇微量元素的补充。本粥有收敛止血、清热解毒、抗菌消炎的功能，对产妇本品可有药食之功效。

海参晶

材料

海参、猪肘肉各50克，鸡腿肉25克，虾仁、黄瓜、蛋糕各10克，琼脂3克，姜、盐、葱、料酒、味精各适量，汤75克。

制作

1.将水发海参切片，在汤中汆一下。

2.将洗净的猪肘肉、鸡腿肉放进锅里，加入汤、姜、葱、盐、料酒，烧开后将海参倒入，用小火煨40分钟左右，让海参入味。

3.然后取出肉和海参，整齐地排在碗里。

4.用铝锅放入汤、盐、味精、料酒、琼脂、姜末，在火上煮化，然后倒入海参碗中，送入冰箱。冷冻后，食时再扣入盘中。

5.将烫熟的虾仁，黄瓜和蛋糕摆在海参四周。

本品功效

海参富含粗蛋白质、蛋白质、糖蛋白、黏蛋白、粗脂肪、氨基酸、钙、磷、铁、碘等营养成分。它所含的极为丰富的碘是产妇、婴儿必不可少的元素。有补肾益精、滋阴、强阳、补血润燥、养胎、调经、利产等功效，适于夏季产妇虚弱劳怯、小便频数、产后失血之贫血以及用于催奶等。

鲫鱼豆腐

材料

豆腐250克，鲫鱼2条（400～600克）。

制作

1.鲫鱼宰好，去鳞、肠杂，洗净。

2.用鲫鱼和豆腐一起煮汤，分2次服食。

本品功效

益气健脾、清热解毒、利尿消肿、通络下乳。对于食欲缺乏、消化不良、呕吐、乳少、四肢无力、子宫脱垂、营养不良性水肿的产妇具有调补和治疗之功效。四季皆宜，且夏季食用最佳。

墨鱼粥

材料

墨鱼250克，猪蹄1只，粳米60克，盐、姜、料酒、味精各适量。

制作

1. 将鲜墨鱼洗净切成片，猪蹄去毛洗净切成块，同入粳米加水适量。
2. 炖至米烂稠粥猪蹄熟透，再入姜、盐、酒、味精调味，随意服食。

本品功效

含较多蛋白质和多肽类物质，脂肪甚少，还有一定量的无机盐、钙、磷、铁、维生素等。所含多肽有抗辐射、抗病毒作用。有健脾、止血、利水、止带、温经之功效。多食墨鱼对提高免疫力，防止骨质疏松，治食欲缺乏、倦怠乏力，有一定辅助作用。本食谱适合于沿海地区妇女产后分泌乳汁少，四季宜用。

莎木面粥

材料

莎木面30克，粳米50克，砂糖适量。

制作

1. 莎木面、砂糖、粳米同时放入沙锅，加适量水用小火煮至米烂粥稠即可。
2. 不宜久煮，需现煮现吃，不宜存放。每日早晚，湿热服食。

本品功效

莎木为棕榈科植物，西谷椰子的木髓部提出的淀粉，莎木面味甘性湿，与粳米、砂糖为粥，功专脾胃，善于补益，香甜可口是一种很好的营养品。夏秋季可用于消化不良、产后体虚的产妇。

黑鱼汤

材料

黑鱼1条（约250克），盐、水、味精各少许。

制作

1. 黑鱼刮鳞去内脏后，放入锅内。
2. 锅内加水和盐少许，炖汤1小时，肉汤均可食用。

本品功效

富含蛋白质、组氨酸、3－甲基组氨酸等多种氨基酸，含脂肪量少，钙、磷、铁含量较高。有去瘀生新、补脾利水、清热、祛风等功能。连食数日，可治产妇和外科手术后虚弱，可使子宫和创口愈合复原，一年四季皆可食用。

芙蓉鸡片

材料

鸡胸肉、肉汤各250克，蛋清、淀粉水各100克，盐、冬笋、火腿各适量。

制作

1.将鸡胸肉去筋，捣成茸，盛入碗内，加入精盐、肉汤100克和开，加淀粉水、蛋清100克搅拌均匀，再加肉汤150克，搅成浓糊状。

2.把火腿、冬笋切成3厘米长、5厘米宽的长方形薄片。炒锅置旺火上，下猪油烧至三成热，将锅向外倾斜用勺子舀鸡糊稳而快地顺锅边倒入锅内，速将锅向里倾斜。使油没过鸡糊成鸡片，用炒菜铲从锅边轻轻铲动，待鸡片离锅时铲起，如法逐一制完，将铲起的鸡片在肉汤内漂去油质。

3.将锅内余油倒出，放入肉汤、火腿、味精、胡椒粉、笋片、盐烧沸，下鸡片、豌豆苗炒匀，用淀粉勾芡，盛入盘内，淋上鸡油即成。

本品功效

此品富含脂肪，蛋白质含量仅为猪肉1/20，对产后有良好的滋补作用，兼治虚劳羸瘦、脾胃虚弱、纳呆食少、消渴、崩漏带下、小便频数、产后乳少。

芝麻肝

材料

猪肝250克，芝麻100克，面粉50克，鸡蛋2个（用蛋清），盐、葱末、姜末、植物油各适量。

制作

1.将猪肝洗净，切成薄片。用蛋清、盐、面粉、葱末、姜末调拌均匀，放入猪肝蘸浆，粘满芝麻。

2.锅中放油，烧至七成热，放入粘满芝麻的猪肝，炸透，起锅装盘。

本品功效

本菜清香不腻、适口、味醇，含人体必需蛋类，氨基酸中含有卵磷脂，油脂中含有丰富的维生素E和不饱和脂肪酸，肝对维生素和铁等微量元素的补充具有一定的效果，对防止产妇和婴儿缺铁性贫血尤为适宜。

松花豆腐

材料

豆腐250克，酱油10克，酱瓜、葱末各3克，味精1克，酱姜5克，白糖2克，植物油30克，盐4克。

制作

1.将整块豆腐用刀切成0.4厘米厚的方片，放进冷水（约1 500毫升）锅中，加盐3克，于大火上烧开，盖严锅盖，改用小火煮15分钟，再改用大火煮10分钟，捞出放入冷水中浸冷，再放入冷水锅中煮开，捞出沥水半小时。

2.将酱姜、酱瓜用冷水洗净切成细末待用。

3.把炒锅放在大火上烧热，倒入植物油（15克），待油烧至六成热时，倒入豆腐，用勺子拨炒成碎末，再淋上植物油（10克）后改用小火炒，炒至豆腐的水分减少，呈金黄色时，放入酱姜末、酱瓜末和盐少许、白糖、酱油、味精、葱末，淋上植物油（5克）炒半分钟，炒透即可装盘。

本品功效

本菜可口、美观，富含蛋白质，适合母婴秋季食用。

赤豆粉葛鲮鱼汤

材料

鲮鱼1条（约500克），粉葛250克，贵杞骨500克，陈皮1片，赤小豆100克。

制作

1.粉葛去皮，横切大件；贵杞骨先用开水烫煮一下，再用冷水冲洗干净。

2.鲮鱼去胆，不用去肠脏，油锅煎香，用鱼袋盛着。

3.赤小豆洗净，陈皮浸软去瓤。先将水和陈皮煲开，再加入各用料，大火煲10分钟，转小火煲3小时，加适量调料调味即成。

本品功效

此汤润肠去燥，除烦安神。

双莲红豆猪心汤

材料

猪心2个，猪脊骨500克，莲藕750克，莲子、红豆各60克，陈皮1块。

制作

1.猪脊骨洗净，斩成大块，用开水烫煮一下捞起待用。

2.猪心剖开，每个切成3～4瓣，洗净其血污。

3.其余用料分别洗净，莲子去心，莲藕去节切成大块，陈皮去瓤。

4.将3000毫升（约12碗）清水倒进洗净的煲内，将煲置于炉上。

5.将煲内水烧开后，把所用汤料全部倒进煲内煲之。等水再开后，用小火煲3个小时即可。煲好后，把药渣捞出，用油、盐调味，喝汤吃肉。

本品功效

本汤能强心安神，补血生髓。莲藕含过氧化酶、天门冬素和多种多酚化合物，能补脾胃，养血生肌。猪心含蛋白质、脂肪、多种人体所需矿物质、烟酸，能补血润脏，养心安神。猪脊骨含大量钙质、骨胶原、多种元素、卵磷脂，能强筋壮骨，补血生髓。红豆含淀粉酶、酸类、糖类、三萜皂苷和多种元素，能利水除湿，养血和气。莲子含酸类、苷类、天门冬素、糖类、碳水化合物，能健脾去损，养肾固精。勿与吴茱萸同时食用。

木耳红枣汤

材料

木耳50克，红枣30个，红糖少许。

制作

1.先把木耳、红枣用水洗清，再用冷水泡2分钟。

2.把泡好的红枣、木耳连同浸泡水一起放入锅中煮熟常食。

本品功效

有补气益智生血功能，对体虚、贫血、腰腿酸软、肢体麻木、口干少津、心烦失眠等产妇有食疗之功效，特别适合秋季的产妇。

白扁豆粥

材料

白扁豆60克，粳米100克。

制作

1.先把白扁豆放入锅中炒成半熟，然后捞起。

2.待粳米煮开后放白扁豆，直至煮成粥状即可食用。

本品功效

饮食稍有不慎就呕吐；或困怠乏力、劳倦之后，眩晕作呕；素喜热饮，遇寒则胃脘作痛，大便溏薄，对产后出现以上症状的妇女来说白扁豆粥具有药食功效，冬季产妇"坐月子"可选用本食谱，秋季亦可供早晚餐服食。

红枣煨猪蹄

材料

猪前蹄1只，红枣10个，料酒5克，冰糖5克，茴香油1滴，酱油10克，植物油250克，葱结1个，高汤500克，盐、味精各适量，姜2片。

制作

1.将猪蹄洗净，顺骨剖开，撤去骨头。下沸水锅煮至四分熟时捞出。

2.将煮好的猪蹄皮上用料酒、酱油抹匀。烧热锅，放入植物油，待油烧至冒烟时，将猪蹄下锅炸至皮面呈红色时捞起，再放回汤锅内煮一会儿，捞出。

3.置沙锅于火上，放入猪蹄，加入料酒、高汤、盐、冰糖、葱姜、茴香油和洗净去核的红枣，盖上锅盖。用小火煨2.5小时，装碗加入味精即成。

本品功效

红枣维生素C含量名列诸果品前茅，可提高人的免疫功能，促进白细胞新陈代谢，有降低血清胆固醇和增加血清总蛋白及白蛋白的作用。对神疲乏力、形体虚弱、贫血的产妇很实用，一般冬季食用效果最明显。

咖喱猪排

材料

猪排骨200克，植物油20克，白粉6克，咖喱粉5克，姜末、葱末、味精各少许，盐适量，蒜泥2克，料酒5毫升。

制作

1.将猪排切成3～4厘米长的小块，用刀拍几下，加入料酒、盐搅拌均匀，再扑上干面粉。

2.炒锅置于火上，放入植物油，肥猪排煎炸至两面黄时起锅，沥去余油，将剩余油倒回炒锅重置于火上，加入姜、蒜、咖喱稍炒片刻，切记不能炒焦，加水约100毫升和少许味精，放入猪排，在小火上烧至汤收浓装盘，把葱和浓汁浇在猪排上即成。

本品功效

猪排不仅含有人体所需的多种氨基酸，而且猪排和咖喱均富含钙、磷、铁。按此法烹调的猪排，色香味俱全，不仅营养丰富，还能增进哺乳期的食欲。尤为冬季佳肴。

红烧兔肉

材料

兔肉300克，冬菇4个，冬笋30克，姜片2片，料酒10克，茴香、盐各适量，糖少许，酱油50克，植物油30克。

制作

1.取兔肉洗净。冬笋切成块。

2.置炒锅于大火上，倒入植物油，烧热后倒入兔肉，略炒片刻。加茴香、料酒、姜片、冬笋块、冬菇、酱油、盐和水，烧至六成熟时加糖，再烧至肉烂为止。

本品功效

《本草纲目》称兔肉为"食中上味"。兔肉的蛋白质含量很高，8种必需氨基酸无一不备，肉肉内含大量的钙、铁、磷和不饱和脂肪酸、卵磷脂及多种维生素，而且兔肉易于消化吸收，特别适于妇女在哺乳期食用。

奶油鲫鱼

材料

鲫鱼1条（约400克），猪油10克，笋片20克，熟火腿3片，黄酒5毫升，姜片1片，葱结1个，味精少许，盐适量，白汤50克。

制作

1.在鱼背上用刀每1.5毫升宽划出人字形刀纹，放入沸水锅中烫一下捞出，将黏液、血水去掉，以除腥味。

2.将炒锅放在旺火上烧热，用油滑锅后加入清猪油1.5克，烧至七成热，放入葱姜爆出香味，再将鱼放入锅中，两面略煎一下，倒入黄酒稍焖，随即加入白汤500毫升、盐、冷水100毫升、猪油，盖好锅盖，煮开3分钟左右，使汤白浓。再改用小火焖3分钟，至鱼眼凸出，放入笋片、味精、盐，并改用大火煮至汤呈乳白色，就可起锅装碗。

本品功效

鲫鱼与笋同焖，不仅富含钙、磷、钾、蛋白质等营养物质，而且味道鲜美，能增进食欲，是冬季增乳的美味佳肴。

清蒸甲鱼

材料

甲鱼1只（约300克），红枣10个，料酒5毫升，葱结1个，姜2片，盐适量，蒜瓣1个。

制作

1.将甲鱼活杀，用开水浸泡，腹部十字形剖开，洗净，留甲鱼蛋、肝。

2.蒜瓣剥皮洗净、拍松。红枣洗净，去核。将红枣和大蒜放入甲鱼腹内。

3.将料酒涂在甲鱼上，装入瓷盆中，加姜片、葱结和盐。瓷盆不加盖，让蒸气进入。将瓷盆放在锅内（或用蒸笼），用大火隔水蒸30～40分钟，离火即成。

本品功效

甲鱼含高蛋白低脂肪，营养价值极高。与红枣配伍有生津养血之功效。且富含铁、锌、钙、磷等婴儿生长之必需营养素。

荠菜参肉汤

材料

荠菜100克，海参1枚（约150克），猪瘦肉50克。

制作

1.海参水发，荠菜洗净。

2.猪瘦肉切小片，上3味共置瓦煲，调味煮汤食。每日1次，用7日为1疗程。

本品功效

海参味甘、咸，性温，入心、肾经，可养血润燥，补肾益精。荠菜味甘、性凉，入肝、胃经，可凉血止血，清热利水，平肝降压。与猪瘦肉合用，具有滋阴补肾、清热利尿的功效。

本汤主治皮肤绷紧，遍身水肿，烦热口渴，胸脘痞闷小便短赤，大便不爽，舌苔白黄腻，脉濡数。不宜辛辣及热性食物，以免加重病情；肠滑便泄者不宜。

黄豆排骨汤

材料

黄豆150克，排骨600克，大头菜500克，生姜1片，盐少许。

制作

1.拣选后排骨（煲汤骨），用清水洗干净，斩件，放入开水中滚约5分钟，捞起，备用。

2.生姜用清水洗干净，刮去姜皮，切片，备用。

3.大头菜切片，用清水浸透，减去咸味，洗干净，备用。

4.将黄豆放入铁锅中略炒，不必加油，再用清水洗干净，沥干水，备用。

5.瓦煲内加入适量清水，先用大火煲至水开，然后放入以上全部材料，候水再滚起，改用小火继续煲至黄豆烂熟，以少许盐调味，即可佐膳饮用。

本品功效

本汤有健脾开胃、滋养强壮、祛湿消肿的作用。汤水鲜甜可口，补而不燥、材料经济、简单，做法容易，适合一家大小日常做膳饮用。而且不受季节的限制，更因为黄豆是"豆中之王"，有"植物肉"及"绿色牛乳"之称，所以饮用此汤，对于预防老年人骨质脱钙症，小孩子佝偻病颇有帮助。

如果体质虚弱，腿脚无力，营养不良，精神不振，疲乏无劲，因工作或天气出汗太多以致神疲乏力，可以用"黄豆排骨汤"佐膳作食疗。

产后哺乳食谱

1 催乳食谱

糟猪蹄

材料

猪蹄4只（约500克），香糟15克，黄酒75克，桂花卤、白糖、葱各5克，姜3克，花椒2克，盐10克。

制作

1.先用猪前蹄，刮去毛，洗净，顺直剖两半，从内部将骨头斩成3段（体断皮连），先放锅内加水煮开捞出，清洗后放入沙锅中，加入清水（与猪蹄平）、姜片、葱（打结），大火烧开，撇去浮沫，加入黄酒10克，盖上锅盖，改用小火，炖焖至猪蹄皮肉熟烂时捞出，放火盆内，撒上少许盐。

2.挑去煮猪蹄原汤中的葱、姜，加入盐、花椒、白糖，烧开后端锅离火晾凉。

3.将香糟放碗内捣碎，加入黄酒搅拌均匀，用纱布滤去杂质，将汁倒入已晾凉的猪蹄汤内，搅拌均匀成糟卤。

4.将猪蹄面向下放入糟卤内，浸泡3～4小时后取出，从骨断处切开装盘食用。

排骨汤

材料

猪小排骨250克，萝卜100克，盐4克，醋1克，葱、姜各5克，味精1克。

制作

1.萝卜削皮，切成约8厘米长的滚刀块。

2.将排骨洗净，顺骨缝切开，剁成约3厘米长的段。

3.锅内放水1000毫升烧开，放入排骨和醋，煮开，撇去浮沫，放入姜片、葱（打结）烧开后，加入萝卜块，倒入沙锅内，盖上盖，改用小火烧2小时左右，待肉熟烂离骨时，加盐及味精，挑去葱、姜，连沙锅上桌食用。

本品功效

养血生髓、行气畅中、壮骨健体、下乳催奶，既能促进乳汁分泌，又可壮体弱筋，促进母体恢复，还可促进婴儿体质发育，预防佝偻病及软骨症。

黄鱼羹

材料

黄鱼1条（约500克），鲜豆瓣100克，葱末、姜末各5克，盐10克，味精1克，淀粉20克，黄酒15克，胡椒粉0.5克，猪油50克。

制作

1.选用一条新鲜黄鱼，除去鳞鳃，剖腹去内脏，撕去头皮，洗净，放锅里加水750克煮熟捞出，剔除鱼骨，鱼肉切成蒜瓣状，滤去鱼汤中的杂质。

2.锅放炉火上放入猪油烧热，下鲜豆瓣、葱、姜末爆炒后，加入黄酒和盐、鱼汤、鱼肉，烧3分钟左右，加入味精，并将淀粉调稀，缓缓滴入锅中勾芡，待汤汁稠浓时，撒上胡椒粉即可食用。

本品功效

养血生精、补益脏腑、益肝养心、催乳下奶，可有效促进机体恢复及乳汁分泌，对于婴幼儿佝偻病有预防及治疗效果。

葱焖鲫鱼

材料

鲫鱼1条（约500克），白糖10克，黄酒15克，葱75克，甜面酱20克，植物油50克，酱油、姜各25克。

制作

1.将鲜鲫鱼去鳞鳃，剖腹去内脏，洗净，在鱼身两侧剞几道斜刀花，用酱油10克搅拌均匀，腌渍一会儿。

2.姜切成2毫米粗的丝；葱切成5厘米长的段。

3.锅放炉火上，放入植物油烧热，放鱼煎至两面呈金黄色时盛出，锅中留余油烧热，下葱段、姜丝，爆炒至葱变黄色时，加入甜面酱炒片刻，放鲫鱼、白糖、酱油、黄酒和水（200克），大火烧开，盖严锅盖，改用小火焖烤7～8分钟，将鱼翻身，连续焖烤10分钟左右，至汤汁浓稠时即成。

本品功效

生精养体、补益气血、催乳发奶，产后食用此食谱确有促进乳汁分泌作用，对于产后体虚补益效果极佳。

鲫鱼炖蛋

材料

鲫鱼2条（约500克），鸡蛋3个，葱末、姜末、盐各5克，植物油15克。

制作

1.将鲜活鲫鱼除鳞鳃，剖腹去内脏，洗净，在鱼身两侧剖几道斜刀花。

2.锅放炉火上，放入清水200克及精盐5克烧开，下鲫鱼，烧1分钟左右，连汤盛入碗内。

3.将鸡蛋打入碗内，加入清水（125克）、精盐（1克），搅打均匀，上笼蒸至凝固时取出，随即将鲫鱼放上，浇入煮鱼原汤，撒上姜末、葱末，淋入植物油，再放笼内，用大火蒸约5分钟即成。

本品功效

补益脏腑、生精养血、下乳催奶，既可增进乳汁分泌，又能促进母体恢复，相得益彰。

猪蹄黄豆汤

材料

猪蹄2只（约300克），大青黄豆100克，盐、味精、黄酒、葱、姜各5克。

制作

1.将猪蹄刮洗净，每只猪蹄剁成4块，放入开水锅内煮开，捞起用清水再洗一次。

2.生姜切片；葱一半打结，一半切成末。

3.拣净黄豆中杂质，冷水浸泡使其膨胀，淘净后倒入沙锅内，加水1000毫升，盖好盖，用小火煮2小时左右，放入猪蹄烧开，撇去浮沫，加入葱（打结）、姜片、黄酒，改用小火炖至黄豆、脚爪均已酥烂时，放盐并用大火再烧5分钟左右，拣去葱、姜片，加入味精即成。

本品功效

健脾生乳、生精养筋、壮骨充肌、养血益体，对于乳母体康有极好的促进作用，可使母乳源源不断。

姜醋煲猪手

材料

猪蹄500克，嫩鲜姜、好米醋各10克，红糖30克。

制作

1.将猪蹄烫去毛，再用刀刮净，然后用清水洗净。最后顺骨缝劈两半，再斩成两截，共剁成4块，放入开水中汆10分钟捞出沥干水。

2.嫩姜切厚片，和猪蹄、糖、醋一起放入沙锅内搅拌均匀，倒入温开水1000毫升，加盖，小火煲2小时，至酥烂即成。

花生猪骨粥

材料

粳米500克，猪骨1000克，花生仁150克，盐15克，味精3克，植物油、香油各10克。

制作

1.将米淘洗干净。

2.用热水浸泡花生仁后剥去外皮。

3.猪骨洗净并敲成小块（去净骨渣）。

4.将猪骨热汤，再取汤与米、花生米加适量清水，植物油煮成薄粥，加入盐、味精及香油调匀即可。

豆腐酒酿汤

材料

豆腐200克，红糖、酒酿各50克。

制作

1.将红糖、豆腐、酒酿一并放入锅内，加入1碗水。

2.煮约15分钟即可食用，每日可服食2次。

本品功效

催乳发奶；养血活血，清热解毒，既能增加乳汁的分泌。又能促进子宫复旧，有利于产后恶露的排出。

猪肚花生米

材料

花生米100克，猪肚1具（约2000克），盐10克。

制作

1.猪肚洗净待用。

2.花生米洗净待用。

3.将花生米装入猪肚内，放入沙锅中，加入盐及清水炖熟食用。

猪蹄茭白汤

材料

猪蹄1对（约300克），茭白100克，黄酒、葱、姜、盐、味精各5克。

制作

1.猪蹄用沸水烫后刮去浮皮，拔去毛，难拔的短毛可在小火上燎净。

2.然后加上酒、水、姜片，大火煮沸，撇去浮油，改用小火焖至酥烂，最后放入茭白片，再煮5分钟即可食用。

本品功效

益髓健骨，生精养血，强筋养体，催奶下乳，可有效地增进乳汁的分泌，促进母体康复。

黑芝麻猪蹄汤

材料

黑芝麻100克，猪蹄500克，盐5克。

制作

1.黑芝麻炒焦，研末。

2.猪蹄洗净，从脚缝剖为两半。沙锅中放水500克，再将猪蹄放入锅中，入炉火煮，至蹄肉酥烂时放入盐，离火取汤，汤饮黑芝麻末。

花生鸡爪汤

材料

鸡爪10只（约200克），花生50克，黄酒5克，葱、姜片、盐各3克，味精1克，鸡油10克。

制作

1.先将鸡爪剪去爪尖，洗净，加姜片、酒、水煮半小时左右。

2.再加入花生并将盐、味精放入，小火焖煮1.5～2小时，撒上葱花，滴上鸡油，即可食用。

本品功效

活血止血、养血催乳、强筋健骨，能使乳汁源源不断，有利于子宫复旧，促进恶露排出，防止产后出血。

猪蹄金针菇汤

材料

猪蹄1对（约750克），金针菇100克，冰糖30克。

制作

1.先将猪蹄洗净，放入沙锅内。

2.再加清水（约1000毫升）及冰糖，在炉火上炖到猪蹄烂时即可食用。

鲤鱼煮枣汤

材料

鲤鱼1尾（约500克），大枣10个，盐1克。

制作

1.将鲤鱼去鳞、内脏及鳃，然后洗净，放入锅中。

2.锅中再加水（约1500毫升）、枣及盐，煮到鱼肉熟烂后即可食鱼、饮汁。

鱼豆腐

材料

鲫鱼3条，豆腐1000克，鸡蛋2个，青蒜少许，酱油15克，料酒20克，盐12克，植物油100克，水淀粉适量。

制作

1.鲫鱼开膛洗净，取其中2尾鱼，剔下鱼肉，片去皮，用刀背砸成细泥状，豆腐砸成泥状。葱切少许葱段，姜切少许姜片，青蒜择洗干净切成末。葱段、姜片放入碗中加料酒、清水略泡，把汁倒入鱼泥肉，将鱼泥打成稀糊状，用罗过一遍。再把豆腐泥和鱼泥和在一起加蛋清调匀。然后取一长方盘，先抹上油，把拌好的豆腐鱼泥倒入盘内，约摊11毫米厚，上笼用中火蒸透，取出切成3厘米宽、4厘米长的条，放入盆内，用凉汤加入盐泡上。

2.锅烧热注入植物油，把剩下的鱼放入两面略煎一下，倒入漏勺。锅内放油，下花椒炸出香味，放入豆瓣酱(剁细)炒透，加汤、酱油、盐、味精、料酒、葱花、姜末，放入鱼烧之，待鱼烧入味，用手勺在锅内把鱼搅烂，用小眼漏勺把鱼骨捞出，再用罗把汤过一遍。

3.把过好的鱼汤倒入锅内上火，把豆腐条滤掉汤轻轻推入锅内，用小火慢慢烧，待汤快要收干时，用少许水淀粉勾芡，撒上青蒜末，用手勺轻轻推匀，倒在盘内即可。

砂仁鲫鱼

材料

鲫鱼1条，砂仁25条，姜丝1汤匙，葱丝2汤匙，盐1/4茶匙，淀粉半茶匙，酒2茶匙，油1茶匙。

制作

1.砂仁洗净，春碎。

2.鲫鱼去鳞及内脏，洗净，抹干，拌匀调味料涂匀鱼身，砂仁放入鱼身上，隔水蒸12分钟。

3.烧热锅，下油1汤匙爆香姜丝及葱丝，放在鱼上，淋入少许生抽即可趁热进食。

豌豆粥

材料

豌豆250克，白糖、红糖各75克，糖桂花、糖玫瑰各5克。

制作

1.豌豆淘洗干净，放入锅内，加凉水1000毫升，置大火上煮沸，撇去浮沫，稍煮后转小火熬，用手勺推搅片刻，约熬3小时（用手搓捻豌豆，一捻即成细腻柔软的豆茸而没有硬心就熬好了）。

2.将糖桂花、糖玫瑰分别用凉开水（15克）调成汁。食用时，先在碗内放上白糖、红糖，盛入豌豆粥，上面再浇入少许桂花汁、玫瑰汁，用勺搅拌均匀即可。

本品功效

此粥色泽褐红，稀而不泄，烂而不碎，沙甜爽口，香味醇厚，含丰富的碳水化合物、蛋白质及钙、磷、铁、锌等矿物质和多种维生素，具有下乳、催乳之功效。

分娩产后

花生粥

材料

花生（不去红衣）45克，白米100克，冰糖适量，淮山药30克（或百合15克）。

制作

1.先将花生洗净后捣碎，将山药或百合切成薄片。

2.把它们和白米一起放入沙锅内，加水，用大火煮开后改用小火煮30分钟左右。然后加入冰糖，稍煮即可服用。

本品功效

花生粥健脾开胃，养血通乳，润肺止咳，可以长期食用，不受疗程限制。凡腹泻的患者不宜多吃。

莴苣子粥

材料

莴苣子10～15克，生甘草3～5克，糯米（或白米）100克。

制作

1.先将莴苣子捣碎，与甘草一起放入沙锅内，加水煎取浓汁，去渣。

2.然后将药汁、糯米或白米放入沙锅中，加水500毫升，用大火煮沸，后改用小火煮30分钟即成稀粥。

什锦咸粥

材料

红萝卜、人造鱼肉、鲜鱿鱼、瘦肉、芹菜各20克，姜2片，香菇2朵，白米100克，清水4碗，香油、盐、味精各适量。

制作

1.白米洗净，加入4碗清水煮成稀饭备用。红萝卜、瘦肉切丝，鲜鱿鱼、人造鱼肉切片，香菇泡软后切成丝，芹菜切粒备用。

2.将红萝卜、香菇、瘦肉、人造鱼肉、鲜鱿鱼加入稀饭中继续煮，待原料熟透后加盐、味精调味，滴入适量香油，加入芹菜粒即成。

猪骨番茄粥

材料

猪骨头500克，番茄3个（重约300克）或山楂50克，粳米200克，盐适量。

制作

1.将猪骨头砸碎，用开水烫一下捞出，与番茄（或山楂）一起放锅内，倒入适量清水，置大火上熬，煮沸后转小火继续熬半小时至1小时，端锅离火，把汤滗出备用。

2.粳米洗净，放入沙锅内，倒入番茄骨头汤，置大火上，沸后转小火，煮至米烂汤稠，放适量盐，调好味，离火即成。

佛手白菜

材料

白菜150克，肥瘦肉馅100克，菠菜叶50克，过油虾仁、水发玉兰片各25克，水发香菇2片，猪油25克，香油、料酒、姜汁、酱油各5克，水淀粉50克。

制作

1.将白菜切成4.5厘米长的段，剥下12片帮叶，每片从带叶一头顺切4刀，切进2.5厘米长的刀口。葱、姜切末。

2.肉馅放入碗内，加味精、盐、酱油，搅拌上劲，加少许清水，再加水淀粉25克，搅拌均匀，放葱末、姜末，把香油浇在葱末上，搅拌均匀备用。香菇切丝，菠菜取嫩叶8片，洗净。玉兰片切成15厘米长、火柴棍粗细的丝。

3.玉兰片丝、香菇丝用开水烫一遍，沥干水分，放入调好的肉馅内，再放入虾仁，搅拌均匀。

4.将12片菜叶背面向下铺在案子上，把和好的肉馅均匀地摊在12片菜叶上，卷成佛手形。把8片菠菜叶平铺在盘内。将卷好的佛手码在菠菜叶上（码成3行，每行4个），浇上姜汁、料酒，上屉蒸熟取出，滗去汤水。

5.炒锅上火，放入猪油烧热，下姜末、葱末炝锅，烹料酒，加盐、味精、鸡汤，开锅后用水淀粉勾薄芡，浇在盘内佛手上即成。

花生奶酪

材料

花生米150克，鲜牛奶250克，白糖50克，玉米粉适量。

制作

1.锅置火上，倒入牛奶烧开。玉米粉放碗内，加入适量清水，调成稀糊。

2.花生米用沸水烫后去皮，用温油炸至酥脆，捣成碎末，盛入碗内，用清水少许调成糊状。

3.另起锅上火，先倒入牛奶，再倒入花生糊，用小火烧开，加白糖，用玉米糊勾芡，烧开后盛入汤碗内即成。

本品功效

此奶酪味道甜香，色泽洁白，含有丰富的维生素A、蛋白质、碳水化合物、脂肪和维生素B_2、钙、磷、胆碱、卵磷脂、不饱和脂肪酸、蛋氨酸等多种营养素。花生其味甘香，营养丰富，能助消化吸收、健脾开胃，对营养不良，咳嗽痰喘，脾胃失调，乳汁分泌缺乏等症均有辅助疗效。

羊肉冬瓜汤

材料

瘦羊肉50克，冬瓜250克，香油6克，酱油、盐各3克，味精2克，葱、姜各2.5克，植物油15克。

制作

1.羊肉切成薄片，用酱油、葱、姜、精盐拌好。冬瓜去皮洗净，切成片。

2.炒锅上火，放入植物油烧热，下冬瓜片略炒，加少量清水，加盖烧开，再放入拌好的羊肉片，煮熟即成。

汆汤鲫鱼

材料

鲫鱼2条（重约400克），净冬瓜200克，豌豆苗50克，冬笋、香菇各15克，海米5克，猪油25克，盐8克，味精3克，料酒、姜片各10克，葱段15克。

制作

1.鲫鱼去鳞、去鳃，剖腹去内脏，在鱼身两侧剞上刀纹。海米、豌豆苗洗净。香菇、冬笋、冬瓜分别切薄片。

2.炒锅置大火上，放入猪油，烧热后下姜片稍炸，将鱼放入，两面略煎，加葱段、料酒及清水1000毫升，煮沸后转小火烧至鱼眼凸出，下冬笋片、冬瓜片、香菇片、豌豆苗、海米，加盐、味精、料酒，转大火烧沸，捞去葱段、姜片，盛入汤碗即成。

虾仁芙蓉蛋

材料

鸡蛋6个，虾仁50克，猪油25克，盐3克，味精1克，料酒、葱、干淀粉各10克。

制作

1.虾仁放碗内，加干淀粉、盐、蛋清各少许搅拌均匀。将蛋清打入碗内，加盐搅散，放入清水、味精搅拌均匀，倒入汤盆内，上笼蒸6～7分钟取出，即为芙蓉蛋。

2.炒锅上火，放猪油烧热，倒入虾仁，用筷子搅散，见虾仁挺身、粒粒成形之后，滗去锅内余油，加葱末，烹料酒，出锅散放在芙蓉蛋上即成。

荠菜腐皮卷

材料

熟荠菜300克，香豆腐干4块，熟笋丝100克，豆腐皮8张，料酒、盐、酱油、味精、水淀粉、植物油、麻油各适量。

制作

1.香豆腐干切成细丝，芹菜切成粗末，和笋丝一起加盐、酱油、酒、水淀粉、味精和麻油轻轻搅拌均匀成馅，盛在底里扣着一个盘子的钵中，使余液下渗。

2.豆腐皮用半湿的毛巾盖一会儿，使回软。

3.取豆腐皮1张，将1份馅料摊成一字形放在腐皮的一边。卷包成鸡颈粗细的卷，逐个包完。

4.锅烧热，下植物油烧，分批放入腐皮卷，两面煎至呈金黄色，取出切成长约8厘米的段，装盆即成。

本品功效

此菜含丰富的蛋白质、铁、钙、磷、碳水化合物、脂肪、烟酸、维生素C等多种营养，具有健脾益肺、补气生血、润肌护肤、养肝健胃的功效，对患有软骨病、各种出血症、贫血、营养不良、食欲缺乏等病的乳母更为适宜。

鲤鱼红焖栗子

材料

鲤鱼1条，净栗子150克，红萝卜适量，味精、姜、蒜、葱、盐、料酒、红糖、酱油各适量。

制作

1.把红萝卜洗净切成片。把栗子放入冷水中，上火煮10分钟左右捞出。

2.鲤鱼去净肚肠，留鳞。

3.将酱油、盐、红糖、料酒放碗里，加少许水混合，然后，均匀地涂在鱼身上。

4.锅置火上，注油烧热，下入鲤鱼，煎至香味出来时，放入栗子、红萝卜片，加水焖30分钟左右，出锅时加点味精。

本品功效

此菜颜色好看，诱人食欲，有催乳功效。

海带瘦肉汤

材料

水发海带100克，猪瘦肉50克，胡萝卜25克，植物油30克，酱油15克，盐2克，味精1克，花椒水、葱、姜、蒜、鸡汤（或水）各适量。

制作

1.葱、姜分别切成丝，蒜切成片，胡萝卜去皮，切成细丝。

2.海带洗净，卷成卷切成细丝，猪肉切成细丝。

3.炒锅上火，加水烧沸，把胡萝卜丝、海带丝分别焯一下，沥净水分。

4.炒锅置火上，放入植物油烧热，下葱丝、姜丝、蒜片炝锅，放入猪肉丝煸炒，至肉丝变白时，加酱油，加鸡汤（或水）、海带丝、胡萝卜丝、盐，烧沸后撇去浮沫，调好口味，放点味精，盛入汤碗内即成。

本品功效

此汤汤味清鲜，色泽美观，含有丰富的磷、铁、碘、钙、锌、蛋白质、胡萝卜素、脂肪等多种营养素。

桃仁烧丝瓜

材料

丝瓜250克，核桃仁、鸡汤各100克，鸡油10克，盐3克，味精2克，料酒10克，淀粉、姜末各5克，植物油500克（约耗30克）。

制作

1.丝瓜刮去老皮，切成4厘米长的段。

2.桃仁用开水泡发，剥去外皮，洗净备用。

3.炒锅上火，放入植物油，烧至四五成热，下丝瓜、桃仁滑透，捞出沥油。

4.锅内留油少许置火上，下姜末炝锅，放入丝瓜、桃仁，再放料酒、盐，略炒片刻，用水淀粉勾芡，放味精，淋鸡油，盛入盘内即成。

本品功效

此菜香甜适口，白绿相间，色形味俱佳，含有丰富的蛋白质、多种矿物质和维生素。丝瓜性味甘凉，具有凉血热、清湿热、下乳汁等功效。核桃仁性味甘温，有温肺、补肾、定喘、润肠、通便的作用。

苋菜黄鱼羹

材料

黄花鱼（约300克）1条，苋菜60克，高汤1000克，淀粉20克，葱粒、姜米、胡椒粉、酒少许，盐适量。

制作

1.苋菜洗净，略切。黄花鱼去鳞剖好，以胡椒粉略腌，隔水蒸熟后，去骨拆肉备用。

2.锅烧热，下油爆香姜米，下黄花鱼肉略爆，加入苋菜兜炒一下，再加入高汤、酒及葱末，待再滚起，以淀粉及适量清水勾芡，便可上桌。

干煎带鱼

材料

带鱼500克，面粉25克，鸡蛋2个，植物油、料酒、味精、盐、酱油、葱、姜、花椒、香菜、椒油各适量。

制作

1.鱼身两面分别剞上斜直刀，葱、姜切丝。先用盐、料酒、味精腌10分钟左右，将葱、姜、料酒、花椒拌和，再把鱼身两面沾上干面粉，拖上鸡蛋糊。

2.勺加油烧热，投入鱼，煎至金黄色，取出放盘内，撒上调料，再加酱油、料酒上屉蒸20分钟左右，淋上椒油，摆上香菜叶即可。

醋熘鳜鱼

材料

鳜鱼1条，韭黄适量，葱、姜末、蒜泥、酱油、白糖、醋、水淀粉、香油、绍酒、植物油各适量。

制作

1.鱼宰杀洗净，在鱼身两侧剞上牡丹花瓣形花刀、挂上淀粉糊。

2.油锅烧热，放入鱼炸熟。另用一锅烧底油，加入葱姜末、绍酒、蒜泥、白糖、酱油，烧沸后勾芡，放醋、香油，投入韭黄，再浇入热油，浇在盘内鱼身上即可。

豆瓣鳜鱼

材料

鳜鱼1条，四川豆瓣酱、猪油、料酒、盐、酱油、白糖、味精、胡椒面、香醋、葱姜节、红油、淀粉各适量。

制作

1.鳜鱼刮净鱼鳞，从口内取出内脏、鱼鳃，用水洗净，在鱼肉两面划上几刀裂口，抹上酱油、料酒。

2.烧热锅放入猪油，将鳜鱼入锅，两面煎黄后捞出。

3.锅中加油，投入葱姜节烧一下，下入豆瓣酱，烹入料酒。加入盐、白糖、胡椒面、味精和清水，将鳜鱼入锅烧熟勾芡，加入香醋、红油，起锅装入盘中即成。

鱼丝银芽

材料

绿豆芽300克，黄鱼肉（切丝）200克，青椒、红椒各1只（切丝），酒15克，香油15克，淀粉5克，葱1根，植物油35克，盐、胡椒粉、蛋清、糖各适量。

制作

1.鱼丝拌入酒、淀粉、香油各半汤匙，蛋清、盐、胡椒粉各少许搅拌均匀。

2.将绿豆芽择去头尾洗净，葱切成段。

3.用15克油烧热锅，放入绿豆芽加盐翻炒至熟，铲起备用。锅中加油烧热，放入青、红椒丝爆香，倒入腌过的鱼丝，翻炒数下，加入糖5克，酒10克，香油半汤匙和葱段继续翻炒，鱼熟即成。

荷芹鸭丝

材料

荷兰豆180克，芹菜60克，鸭肉（切粗条）180克，红萝卜花数片，姜花数片，生抽半茶匙，糖、生粉各半茶匙，姜汁、酒各5克，水30克。

制作

1.芹菜洗净，切成段。荷兰豆择好、洗净。

2.烧红油锅，放入姜花、荷兰豆、爆炒数下，烹酒，加入芹菜、鸭丝、姜汁，翻匀上碟即成。

黄豆芽炖鲫鱼

材料

黄豆芽200克,新鲜鲫鱼400克,海带75克,猪肉64克,葱、姜各适量。

制作

1.葱、姜切成细丝;黄豆芽用清水洗净,沥干水分;海带泡发好,洗净切成粗丝。

2.新鲜鲫鱼去鳞和鳃,取出内脏,在鱼身两侧斜剞十字花刀,放入清水中洗净,沥干水分。

3.锅内加清水烧开。将鱼放入水中氽一下捞出,放清水中把腹腔内黑膜洗净,沥干水。

4.锅内放油60克烧热,放葱、姜爆一下,放鲜汤1大碗,待汤开时把鱼、海带丝、黄豆芽放入,在烧开后改用小火炖15分钟即成。

本品功效

此菜富含蛋白质,清鲜味美,妇女产后缺少乳汁,可以通脉下乳。

煎煮沙鳅

材料

沙鳅仔300克,芹菜1棵,香菜1棵,葱1条,蒜肉2粒,咸菜少许,盐半茶匙,生抽10克,胡椒粉少许,水3/4杯。

制作

1.蒜肉切片;芹菜去叶,与葱同切成段。

2.沙鳅剥皮剖肚,洗净沥干水分,用半茶匙盐略腌。

3.烧热两汤匙油,将沙鳅放入煎香,再加入芹菜、葱段、蒜肉同爆香,烹酒,放入咸菜丝及调味料、水略煮片刻,,加入香菜段即可上碟供食。

本品功效

此菜肴颜色鲜艳,吃起来滑嫩可口,极适宜孕产妇食用。

生菜明虾

材料

明虾肉500克，生菜100克，麻油、芥末粉、梅酱、蛋黄、白醋、橘油、茄汁、糖、味精各适量。

制作

1.芥末粉放在碗内，用少许开水调匀，放半小时待用。将蛋黄放碗内，加入麻油打成沙拉，再加入调料调成味汁即可。

2.明虾肉洗净，放盘内，上笼蒸熟取出，一剖为二，放碗内，加入味精、麻油、盐，拌和待用。生菜洗净，取叶放盘底，将明虾肉放在生菜上面即可，上席时将八味酱放小碟内同明虾一起蘸食。

本品功效

蛋白质含量高，营养价值高，入口滑嫩，开胃增食。

梅子蒸鱼腩

材料

鱼腩250～350克，磨豉酱2.5克，酸梅2粒（去核搓烂），红椒粒5克，蒜茸1粒，葱粒15克，盐10克，淀粉、胡椒粉、麻油各少许，水40克，糖10克，生抽5克。

制作

1.鱼腩去鳞，洗净，抹干；搅拌均匀腌料，涂匀鱼身，上碟待用。

2.烧热1汤匙油，爆香蒜茸，加入磨豉酱及酸梅略爆。烹酒，加入调味料炒拌均匀，成酱汁料，捞出待用。

3.将酱汁料均匀铺鱼腩上，沥上葱粒及红椒粒，用大火隔水蒸6～7分钟至熟，取出，淋入少许熟油，即可趁热供食。

本品功效

鱼腩蛋白质含量高、脂肪含量低，可增加营养而防脂肪增高，常食效果显著，孕产妇尤其适宜食用。

炒鳝鱼丝

材料

活鳝鱼500克，玉兰片、葱头、芹菜各25克，香菜50克，酱油30克，盐、白糖、味精各2克，料酒15克，大蒜5克，水淀粉30克，植物油500克（约耗50克），高汤适量。

制作

1.将酱油、味盐、盐、料酒、白糖、高汤、水淀粉放入碗内，对成芡汁。

2.将鳝鱼头用钉子钉在菜板上，用尖刀划开，剔骨、去内脏、头尾，取肉200克，切成0.3厘米宽、3厘米长的长方形斜丝，放入碗内；葱头、玉兰片、芹菜均切成丝；香菜切末；蒜拍碎。

3.炒锅上火，放入植物油，烧至五六成热，下鳝鱼丝，用筷子拨散，随即放入葱头、芹菜丝、玉兰片，迅速用漏勺捞出沥油。

4.原炒锅留油10克置大火上，下蒜末炝锅，倒入鳝鱼丝，再将对好的芡汁调匀倒入，迅速翻炒后，出锅装盘，把香菜末放在盘子的一边即成。

本品功效

此菜味浓鲜香，含有丰富的脂肪、蛋白质及钙、磷、铁等矿物质和多种维生素，是乳母的佳肴。

蘑菇白汁鱼

材料

急冻鱼肉150克，忌廉蘑菇汤1/2罐，西芹粒15克，盐2克，生粉5克，姜汁、酒、胡椒粉各少许。

制作

1.鱼肉洗净抹干，切成块，加入调味料搅拌均匀略腌，拖水至熟，捞起，沥干备用。

2.蘑菇汤加入1/4杯清水搅拌均匀后，然后用小火煮至滚起，放入熟鱼块略煮片刻，最后撒上西芹粒即成。

本品功效

去毒解毒，催乳下奶。

生鱼煲红枣

材料

生鱼1条（重约350~400克），红枣5个，姜2片，盐少许。

制作

1.生鱼去鳞剖肚，洗净，抹干，撒上少许盐，腌约5分钟，用少许油略煎至出现微金黄色，铲起，沥干油后待用。

2.红枣浸泡至软，去核，洗净待用。

3.把所有材料一同放入汤煲内，加入适量滚水，以小火煲约2小时至汤浓，加入调味料，即可趁热饮用。

本品功效

生鱼不但味道鲜美，而且含有丰富蛋白质、磷及钙，红枣有补血功用，是产妇养生调补的好汤水。

木耳鳝鱼汤

材料

黄鳝250克，黑木耳30克。

制作

1.鳝鱼去内脏，洗净切段；黑木耳浸泡、洗净，与鳝鱼一齐放入煲内。

2.加适量清水，煲2小时左右，调味食用。

红烧带鱼

材料

带鱼1条，料酒、调料各适量。

制作

1.将带鱼洗净，切成3厘米长的段。

2.勺内加油，大火起锅，放入鱼段，炸至金黄色捞出；再把鱼段摆在勺内，放料酒、加调料，烧开，再用小火煮10分钟左右，捞出鱼块，装盘内，放明油，淋在鱼身上即成。

鲜柠冻乌头

材料

乌头鱼1条，柠檬1个，葱2根，盐3克，淀粉5克，胡椒粉少许，柠檬汁25克，糖15克，柠檬皮茸2.5克。

制作

1.柠檬一个，榨汁，皮磨成茸。乌头鱼去鳞，洗净，剖开腹部，抹干水分；将调味料搅拌均匀，搽匀鱼身内外，腌约5分钟，待用。

2.用葱垫底，将鱼放在葱面烧熟取出，弃去垫底葱段及泌出水分，摊冻后，蘸上柠檬汁或普宁豆酱，即可进食。

本品功效

营养全面，易消化，可催乳。

分娩产后

蚝汁鱼唇

材料

急冻鱼唇300克，冬菇4只，瑶柱3粒，葱、姜、时菜各少许，蚝油10克，老抽5克，糖3克，麻油少许，水150毫升。

制作

1.将鱼唇解冻，放入加有少许姜葱的水中煮至软，捞起，用清水冲洗干净，切成大块。

2.瑶柱用清水浸软略蒸，撕成丝，冬菇浸软切丝。

3.用姜及葱起锅，倒入鱼唇，烹酒，加入冬菇、瑶柱、调味料同烩片刻，用淀粉水码薄芡。

4.时菜炒熟或灼热，用作伴碟或垫底，即可上桌供食。

本品功效

鱼唇蛋白质含量丰富，冬菇、瑶柱、时菜维生素含量高，微量元素亦高，因此孕产妇食之益处颇大。

产后健美

1 加强产后锻炼

产后只要身体状况允许，就应尽早开始锻炼，至少每天1次。不过，每天多做几次，每次时间短一点儿，比如5分钟，也许更好。头几天可以俯卧锻炼，这样有利于子宫恢复怀孕以前的位置。

腹肌

平躺在床上，双膝屈起，双手放在腹部。收缩臀部，将后背压向床面，然后放松，多次反复练习。同时也可做盆腔练习。

踏步

平卧后双脚前伸活动，也可抬起，上下踏步。这是产后可以做的第1项有助于防止踝关节和足部肿胀的运动。

胯部牵拉

平卧，一条腿弯曲，另一条腿伸直并屈曲足部，即足跟用力向前，使这条腿拉长，然后再向回缩，使腿缩短。注意膝盖不要弯曲，背部也不要弓起。

仰卧

平卧，双膝弯曲，两臂平伸放在大腿上，抬起头和双肩，使双手触到膝盖。

起步

坐直，双臂在胸前抱拢，吸气，骨盆向前抬起，再慢慢向后，直到腹部肌肉紧张起来，维持一段时间。此时尽量保持正常呼吸。坐下、放松。

2 最初6周腹部肌肉的运动

骨盆摇摆

此项运动对于产后恢复非常有益。有助于使姿势正确，在剖宫产后，也有助于减轻疼痛。仰躺，屈膝，脚掌贴于地面。一只手置于背部，同时感觉到轻微的空隙。深呼吸，随后再慢慢地吐气。同时将背部的肌肉平贴在地板上，压在手上，数4下，然后放松，重复数次，使肌肉的力量增强。这动作渐渐地能做得愈来愈久。当对这种运动有所感觉的时候，可以坐直或站着，以减轻背痛。在做这些运动的同时也可以做骨盆收缩运动。

大腿滑动

1. 仰躺，屈膝，脚掌贴于地面。吸气并吐气，在此同时，腹部肌肉用力，然后做骨盆摇摆运动。

2. 使肌肉紧紧地收缩，并维持脚掌平贴于地板上的姿势。滑动双脚，往两边移动。试着让背部保持平躺的状态。当背部与地面开始有空隙的时候，再将双腿并拢，弯曲膝盖，同时压缩腹部。接着，再重复进行这项运动。最初，因为腹部肌肉无力，所以双腿张开的程度并不大。但是，当腹部肌肉愈来愈有力时，双腿张开的程度也会愈来愈大。

蜷曲

这运动有利于增强腹直肌肌肉。

1. 仰躺，屈膝，脚掌平贴于床上。在最初几周，最好是在头部下方置一小枕。

2. 吸气再呼气的同时压缩腹部肌肉，收紧下颚，并抬起头部与肩膀，尽可能地离开地板或床铺，而不使腹部膨胀。数4下，然后慢慢地降低头部，以后，再渐渐地增加到6~8下。甚至10~12下，活动双手至大腿部，使肌肉慢慢地变得有力。假如觉得颈部紧张，使用一只手支撑耳朵后方，不要同时使用双手，因为这需要更强的腹部肌肉。蜷曲并同时张开腹直肌。

1. 假如腹直肌有很大的裂口，应该交叉双手，环绕着腹部。

2. 在抬起头部时，双手尽量用力地往中间拉近。

3 最初6周骨盆肌肉的运动

骨盆肌肉压缩

采取坐或躺的姿势，背部往上推至前方，仿佛有如禁尿时的运动一般。做此收缩运动时，数4下，以正躺的姿势呼吸，接着恢复原状。重新做此动作6次。

每次上厕所以后，做此动作，可以使肌肉收缩一些。但是，在分娩后的最初几天，也要尽可能地做这种运动（至少1天做50次）。过了一阵子，试检查肌肉的强度是否增加。同时，可以试着在排尿的过程中停止排尿。不过，最好不要把停止排尿当做运动骨盆肌肉的方式，这只是偶尔检查肌肉强度的方式而已。

上升运动

想象骨盆肌肉有如一台升降机，拉紧背部与其前方的肌肉，好像紧紧地关上升降机的门一样。接着，想象把它升至2楼一样，肌肉愈收愈紧，直到最大的限度为止，然后再慢慢地放下。要确定在这时间内，并没有屏住气。推动骨盆肌肉，宛如升降机降至地下室一般，使本身更能感觉骨盆肌肉的运动。但是，也要确定在你完成的时候，要往上推，就像升降机由地下室升至1楼一样。

性活动的运动

可以要求配偶协助，在性生活时，阴道用力地夹紧阴茎，不要告诉他你在做些什么，但是当用力收缩阴道肌肉时，可以问他："你感觉得到吗？"如果他反问道：

"感觉到什么？"那么还需要努力，以改进肌肉的力量。通过这项运动，可以增强肌肉的力量，产生正面的效果。

4　最初6周背部肌肉的运动

四肢着地的骨盆摇动运动

　　骨盆摇动可以很有效地减轻背部的疼痛。在本节，我们将介绍另一种姿势。在做运动时，可以让婴儿看着自己。双膝着地，双手支撑地板，背部保持平坦，收缩腹部的肌肉，并拱起背，有如正发怒的猫一般。头部与背部保持水平状，接着，放松并恢复至中心，试着避免让背部在维持平直之前放松。

　　可以在背部下方增强这运动，并加强背部肌肉，只要做以下的运动，就可以办到了。保持背部平坦，低下头来，开始伸直一只脚，维持一只脚与背成一条直线，不要过高，弯曲膝盖，同时将之置于地板上，让头部回到中心位置。重复6~8次，接着，另一只脚再重复6~8次。

轻微的腿部摇动运动

　　分娩后的背痛，通常是发生在背部的骶髂关节，即脊椎与骨盆连接处。疼痛是发生在脊椎底部的某一侧，这种疼痛很可能会扩及整个臀部，同时腿部很可能也会感到疼痛。此运动对于减轻这一类的疼痛非常有效，尤其是左侧的骶髂关节；相反侧的运动则是减轻右侧骶髂关节的疼痛。

　　仰卧，双脚伸直，并开始弯曲左膝盖。运动时，要使肩膀、头与右脚维持平贴于地板的状态，将左膝弯曲至胸部，用左手握住，并用右手握住左脚踝，轻轻地将膝盖往肩膀方向推，以右手将左脚踝压至阴部。慢慢地放松压力，重复数次，做轻轻的摇摆动作。做完这运动时，要注意在站起来的时候，避免肌肉受到拉伤。这时，换以左脚平贴于地面，慢慢地弯曲右膝。接着，将右脚平贴于左脚旁，使双膝并拢，然后同时抬起双膝。接着以四肢着地，采取立姿的高跪姿态，然后半跪，一手平贴于地面，小心地成为站立的姿态。假如背部下方的两侧都产生疼痛感，则仰躺，双膝弯曲至胸部，以双手环抱膝盖，贴紧胸部，抱住大腿，在膝盖上方由一侧摇动至另一侧。按照上述的指导，慢慢地站起来。

手臂向后环绕运动

此运动有助于减轻背部上方与肩膀肌肉的紧张，并改善姿态。保持站立的姿态，双脚分开约30厘米，维持膝盖的柔软度，同时不要向后倾，要确保臀部的收缩与腹部的紧缩。手臂向上举向前，高过耳朵绕圈。另一方式则是坐在没有靠背的板凳上，将双脚置于地板上。双手置于肩膀上，同时手肘向上与向前绕圈，要以最舒适的方式尽可能地绕大圈，尽量贴近双耳。同时，身体的其他部位要保持正直，不要因为肩膀僵硬而弓起背。在整个过程中，要有节律地呼吸。手肘再绕一次圈时，肩膀都要离开双耳，重复8~10次。注意双臂不应向前绕圈，因为只会徒增肩膀向前拱与不良姿势的可能性。

侧弯

此运动有助于背部由一侧移动到另一侧。双腿张开，与髋部同宽，同时双手置于髋部，使膝盖保持柔软。收缩腹部肌肉，同时臀部保持收缩。将髋部维持于中心，身体的重量要平均地分配在双脚上，柔软地侧弯至最大限度，维持弯曲的姿态数秒钟。接着，重复往右侧弯，要维持身体平直的状态，仿佛它是位于两扇窗户之间的一直线。避免为了增加运动幅度而踮起脚尖，否则会造成反效果。

另一方式是坐着，双臂平置于两侧。侧弯时深呼吸，恢复姿态时则吐气。每次重复动作8~10次。

颈部、膝盖与手部的环绕运动

脊椎上半部的运动主要是回旋运动而且回旋的程度通常是很有限的。此运动可以增加上半身的躯干与肩膀的灵活度。双脚直立张开，与髋部同宽，使膝盖保持柔软，手臂与手掌伸展，与肩膀同宽。同时，与肩膀的高度同高，收缩腹部的肌肉，并收紧臀部，维持下髋部正对着正前方。同时，眼睛注视着左手指尖。肩膀与手臂尽可能地往左绕，使右手弯曲，横过胸部，维持这种姿态数秒钟。回到中心点，然后再往相反的方向弯曲。在身体向左或向右旋转的时候吸气，而在恢复中心的时候吐气，重复此动作8~10次。

1. 身旁置一椅子，直立于椅子旁，一只手靠在椅背上。维持膝盖的柔软度，轻轻地抬起右脚的脚跟，同时弯曲头部与躯干，使头部与躯干靠近右膝，在做此动作的时候呼气，维持动作数秒钟，然后慢慢地恢复原来的状态，并吸气。

2. 提起右膝，使之呈水平状，在换脚以前，重复这动作4次。如果以单脚站立，然后要提起膝盖，或是向前弯的时候，会引起背部疼痛的话，那么就要避免做此动作。

5　对剖宫产者额外的辅助运动

剖宫产者，除了上述的运动以外，还需要做一些辅助运动。呼吸与咳嗽的运动，有助于清除肺部的分泌物，而腿部的运动则有助于促进血液循环，因为在这段期间，可能行动会比较不方便。

呼吸与咳嗽

要深呼吸，而其重点是在于呼气。在吐气的时候，用双手或枕头支撑伤口。维持膝盖的弯曲，同时试着在吐气的时候，做一个轻咳的动作，而不是做正常的咳嗽，否则会引起疼痛。

腿部运动

坐在床上，脚趾头向前伸展。将脚趾头往上扳，然后再把脚趾头往下推。此动作连续做大约20次，迅速移动，使血液循环加快。双脚可以同时往相同的方向移动，一只脚往上，一只脚往下运动。接着，张开双腿，同时做脚踝的环绕运动，首先要顺时针环绕，然后再逆时针环绕。压紧膝盖，贴着床面，然后再放松。此运动有助于大腿部的运动，并促进血液循环。一次弯曲一只脚，将脚跟滑上床，然后在换膝盖弯曲的时候，伸直另一只脚。

6　产后6周运动应注意

分娩后6周，假如你在最初的几周就已经开始运动，那么现在应该会觉得自己强健而有活力。你可以开始做更完整的课程，这有助于你获得更长久而持续的健康。有些女性会觉得在第6周以前，就可以开始做这些运动，但是在这种情况下，你必须要遵守一些原则。假如你确定腹直肌已恢复2个手指宽或更小的宽度，能轻松地做15次腹部收缩运动，并且已经做了好几天，那么就可以开始做以下的运动了。

当你在做腹部上曲的运动时，请注意腹部。假如你的肌肉肿胀或颤抖，即表示运动过于激烈。那么，有必要恢复至一些较轻松的运动。

如果你接受了剖宫产，就应该做一些较不困难的运动，直到手术的10~12周为止。

在这些运动课程中，有一些是适合配合音乐来做的运动，例如：热身、伸展运动与较不激烈的有氧运动、强健肌肉与耐力的缓和运动。做运动时，可以选择自己喜欢的音乐来播放，务必要谨慎地选择。因为明确节奏的音乐，有助于增强运动。但是，如果音乐节奏太快，令你感到不舒适，则必须淘汰，因为音乐并非用来指导你做运动，而是用以增强做运动的兴趣。

要保证运动的质量，就要以正常的速度来做，很重要的是，要确保在运动的时候，要运动到肌肉，并避免受到伤害。也许，在运动时，可以用为其一半的速率，即一拍、二拍，而不是一、二、一、二节奏的音乐。

用来做热身运动与缓和运动的音乐，应该是选择速率较快的音乐。至于用来强健肌肉与训练耐力的运动，节奏则应慢一些。在做腹部上屈运动时，不要选择一些没有足够的时间让头部与颈部休息的音乐。做有氧运动时，要选择一些可以让你轻快地走动，或是有跳起舞来轻快感觉的音乐。伸展运动应该要缓慢而平缓地做，因此，要选择一些节奏较不强的音乐。

7 与婴儿一起运动应注意的问题

有一些运动，大可放心地与婴儿一起做。做这些运动时，捉着婴儿的肌肉，会使自己更有力量，而获得充分的运动。然而，在做某些运动时，婴儿只能够躺在身边，看着自己运动。这两种方式都能使婴儿享受到运动感与亲密感。要留意在正确而轻松地做这些运动时候，还可以照顾到婴儿。

每一天，可以凭本身与婴儿的感觉，来决定在做运动时，是否要把婴儿包括在内。也许，自己比较喜欢趁他睡觉的时候专心地做运动，或是由他人来照顾；或是选择一个婴儿可以配合来运动的时间，而更加了解它。假如自身和婴儿都觉得轻松愉快，则他应该会喜欢在一起做运动，或是他会喜欢躺在身旁，看着妈妈做运动。

♥小贴士

如果在做运动的时候，婴儿显得非常焦躁不安，或是在妈妈尝试着做运动时，感到很气馁，也许最好的方式就是放弃做运动，待其他时间再来做。或者可以在推着婴儿车的时候，愉快地散步。这有助于婴儿身心健康，并可以增加有氧运动量。在这一天内，还可以做其他类型的运动。

8 畅顺乳汁健美操

1. 靠墙壁边站立，举起两臂尽量往上伸展，然后轻轻放下手臂。注意脚跟不可抬起。

2. 双手握成拳头，左右手轮流往前击出，当一只手往后拉回的刹那间，乳房一带会感到特别紧迫，有助于乳汁的顺畅。

3. 两臂向左右平举与肩成一条线，力求固定不可摇动，然后摆动手、脖子关节。

4. 左右手弯曲，左手放在前腰，右手放在后腰，左手举起手臂向后挥，再由右手举起过头向后，反复做。

9 收缩大腿肌肉的体操

1. 坐在地上，使双脚脚底相合，然后左右手各自压左右膝，使其紧迫。

2. 弯曲一边膝盖，并将脚底放在另一脚的大腿上，俯身下去，以手指伸直碰到伸直的脚趾尖端。

10 恢复细腰的体操

1. 双脚分开与肩同宽，双手向左右平肩伸直。膝盖可稍弯曲。

2. 左手触碰右脚，复原。右手触碰左脚，反复做。

11 小腹坚韧体操

1. 坐在椅上，两脚分开。

2. 左手肘触右膝。坐正。

3. 右手肘触碰左膝，坐正，反复做。

12 使大腿与腹肌坚实操

1. 直立，手指扶住椅背。

2. 弯曲右腿，提起膝盖，背部弯曲，下巴收紧。

3. 右腿向后摆踢，背向后弯，下巴向上抬起。

4. 回复至步骤1反复做。

13 使肚子平坦体操

1. 坐在椅子上，背靠在椅背上。

2. 举起左腿，以右手触左腿大脚趾，同时左手伸向背后。

3. 右手反方向同样做。

14 应注意运动中的安全

任何运动尽管事先都小心安排设计，但造成运动伤害仍在所难免。但是，如果事先知道一般的错误，在运动时，就可以避免错误的发生。

以下这些人最容易造成运动伤害：

1. 柔软度不足。

2. 体重过重。

3. 肌肉的力量不足。

4. 以往不曾做过长时间的运动。

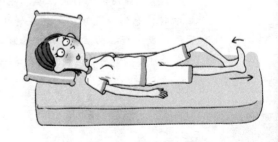

388

安全运动的实用原则

运动不应引发疼痛、疲倦、胸部的紧张或呼吸困难。假如有这些症状，应该马上停止运动，这很可能是因为肌肉不习惯于运动，或是在一开始时姿势不正确所致。这时，必须检查身体的姿势，并仔细地阅读有关说明。假如这些运动仍然造成疼痛，应该请教专业医师。在感到不舒适或身体有病痛时，必须停止运动。在患流行性感冒以后，至少要休息两天才能够运动。

假如觉得非常疲倦或有持续性的肌肉疼痛，或是在做完运动课程后许久，脉搏跳动仍然无法恢复正常的频率，这很可能是因为运动过度了。这时，当下一次做运动时，应该做一些调整。

每天进行激烈的运动，很可能会受到运动伤害——一个星期只要运动3~5次，就足以维持身体的匀称。

要穿着轻便而舒适的衣服，可以让身体自由自在地呼吸。韵律服和紧身衣并非一定需要。运动衣的衬里可以在运动中或运动后脱下。鞋子应该具备防滑功能，并拥有柔软的鞋垫和舒适而适当的鞋跟，特别是在做有氧运动的时候，不要光着脚来做有氧运动。

做运动的时候，室内温度不宜太冷或太热。要确定室内没有障碍物，也没有容易发生碰撞的地板，或是太滑的地板。如果有4~5岁大的小孩，在运动时，要记住注意孩子在做些什么。可以和他一起运动，或是让他在一旁玩玩具。

分娩以后，许多女性的尾椎骨都会感到不适。只要愿意，你在运动的时候，可以躺在毛毯、毛巾或运动垫上，例如：在做躯体向上或躯体向下的运动时，都可以这么做。当感到疼痛时，便应该停止运动。

运动时，要缓缓地增快，慢慢地停止。不要在吃了一顿正餐以后的两个小时内运动。 最后，不要忘了要微笑。想一想所有的好处：运动是一件愉快的事——而不是烦人的琐事。

安全指导

在做所有站立姿势的运动时，要记住以下的姿势：

1. 站高直立。
2. 腹部收缩，骨盆也向下收缩。
3. 肩膀向下并向后缩。
4. 保持膝盖的柔软，同时不要向后倾。
5. 颈部伸直，同时收缩下巴。
6. 正常地呼吸。

当做任何有关弯曲膝盖的运动时，要确保膝盖是在脚趾的正上方。同时，要避免使膝盖和脚踝的韧带受伤。做躯体向上的运动时，膝盖要弯曲，脚掌平贴于地面，腹部要收缩，好让背部能平贴于地板。当做更激烈的运动时，手置于头部后方，使手指维持平贴于耳朵旁。手掌不要用力，否则很可能拉伤颈部。做任何四肢的运动时，都要收缩腹部，并维持背部的平坦。进行任何头与颈部的运动时，要维持运动的缓慢与平稳。

应该避免的运动

颈部不要过于向后仰，以致正对着天花板，这会对颈关节造成很大的压力。膝盖弯曲的角度应避免过大，这会造成膝关节的压力过大，要维持大腿与地板平行。

在做身体柔软度运动时，要避免做增加运动强度的弹跳运动，因为这只会造成收缩的压力，而对训练身体的柔软性毫无助益。例如：伸直双脚，以指尖去碰触脚趾时，只会使膝盖过分伸展。并会造成大腿背部的肌肉紧缩，以阻止膝盖与背部的任何伤害。通常，这运动被误认为能够增强大腿部的伸展。

当仰躺的时候，绝对不要提起双脚。此举会造成背部极大的张力，特别是在腹部肌肉已经无力的时候。做仰卧起坐时，要避免伸直双腿，因为这也很可能会使背部肌肉受伤。要记得保持膝盖的弯曲。

紧急救助

假如确实遵循上述的安全指导，应该不会有任何需要紧急救助的问题。

但是，若不幸有危险情况发生，也需要知道紧急处理的方法，以减少身体组织的伤害，并加速伤口的恢复。任何在紧急救助后无法快速恢复的伤害，或是造成问题的伤害，应该尽速向医生求助。不论是肌肉拉伤或裂伤，或是直接在肢体部位的重击，抑或支撑关节的韧带受伤，例如脚踝的扭伤，这些情形的结果都非常相似。通常，先感到疼痛，随后出现肿胀的症状，而受伤的部位淤血。这会导致肢体不能活动，这种疼痛持续得愈久，关节僵硬的概率就愈大。同时，可能导致肌肉的萎缩。假如能尽量避免肿胀与淤血区域的扩大，就可以降低疼痛感，并使恢复的速度加快。对于比较次要的肢体所受到的伤害，可以采取的紧急处理方式包括休息、冰敷、压缩与抬高。

休息即在治疗的过程期间，暂时不要使用肢体1~2天。冰敷的作用是减轻疼痛感，并减缓血液的流动，具有降低受伤部位肿胀的可能。压缩则是用弹性纱布或绷带缚住受伤部位。抬高则是受伤部位如脚踝或手掌，会因为压力而肿胀，由于这些部位通常是下垂于地面的，因此可以抬起脚，放在架子上；或是用吊带支撑手臂，以减缓血液的流动。这样一来，便可以减轻肿胀与疼痛。

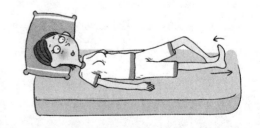

肢体障碍有许多原因和形式，可分为生理状况与心理状况，以及视觉与听觉方面的障碍。各种不同的障碍包括了不同类型的状况，而每一种状况都有不同影响。举例而言，视觉障碍包括全部失明及部分失明。大部分被视为盲人的人，大多有严重的视觉问题，而不是全盲，只有大约5％的人没有光觉反应。

有许多生理障碍是源自于生病、受伤或先天性的残障。例如：瘫痪受伤可能是因为脊椎受伤或大脑麻痹所致，另外也很可能是因为血管硬化。肌肉受影响的程度与瘫痪的类型有各种情况，因此无法完备地针对各种障碍情况提供运动方式。无论如何，我们仍然能够给予一些概略性的指导，教导身体残障者如何运动。

假如在身体方面有某些残障，也许可以做许多运动。也许，有一些运动根本无法进行，或是需要做姿势方面的调整。例如：可能必须坐着，而无法站立。各种类型的身体残障，以及残障的程度是决定能做哪一些运动的重要因素。可以视自己的限度来参考这些运动，并选择适合自己的运动。假如在某方面发现有困难，可以询问妇科医生，以及调整这些课程，使这些运动课程适合自己。假如有肌肉痉挛的困难，最好避免做一些运动，但是也可以找出取代的方式。

如果无法专注于所有的运动，那么可以只做最重要的运动。运动的基本原则仍然不变，即以最大的限度去做，

并以身体的感觉来引导决定运动的时间和运动量。任何可以增强日常活动的运动，都是绝对有益的。要避免疲劳，可以做短时间的运动而不做长时间的运动。做有氧运动是有可能避免疲劳的，即使是坐在椅子上，有氧运动也可以增强心肺功能。假如可以运动手臂，则可以做手臂的环绕运动，还有侧弯、头部与躯干的环绕运动。

如果在平衡方面有障碍，在活动一只手臂时，需要另一只手支撑。那么，可以一次只活动一只手，而用另一只手来支撑。假如可以同时移动两只手臂，则可交互地将双手置于头部上方拍掌，然后再将双手置于膝盖上。双手不要同时置于头上过长时间，这会导致肩部肌肉的疲劳，同时会使血压上升。运动时，最好要有节奏地运动。

假如因为平衡问题而有站立困难，但是双脚仍可以运动时，可以坐姿进行下肢的运动。先伸直一只脚，然后将两脚掌平贴于地面。接着，再用另一只脚做重复动作。交互做这些运动，直到双脚各进行6~8下为止。接着，手臂也可以加入这种运动。当伸直一只脚时，一只手也可以高举于头部上方。弯曲膝盖坐下来，而双腿有所支撑。维持膝盖的弯曲，首先提高右大腿，将右腿进行有节奏感的运动，可以促进血液循环迅速，并使脉搏跳动的频率增加。

在选择的运动范围及程度内，可能无法使脉搏频率增加到理想目标，但是任何些许的增加都是有益的。如果察觉

脉搏跳动的增加很大，尤其是已经达到训练程度的最大极限，那么可能需要稍微减缓运动。要确定呼吸是平缓的，不要运动得太快，而将手臂放下。可以试着把双臂伸展在头部前方，而不是高举过头部正上方。

假如大部分的时间都需坐在轮椅上，而使行动受到限制，无法活动。也许，会觉得无法凭借自己的力量完成许多运动，因为这需要耗费许多精力。

假如身有残疾，又必须照顾婴儿，有时候会觉得很疲倦。当有这种感觉时，应该避免去处理日常生活中的杂事与琐碎的家务事，要尽量休息，使自己的精神放松。刚开始时，很可能会认为自己凡事都做不好，但是很快就会发现自己做起来是多么的娴熟并且很轻松地处理妥当。在好好地休息时，可以想象一下这么美好的情况，将会非常理想。

❤ 小贴士

> 游泳是增强肌肉的柔软度、强度与活力的好方法，而且不会对任何关节造成不必要的张力，因为水会支撑体重。不过，有时候当感到关节疼痛的时候，休息会比运动更加重要。这时，应该应用一些松弛的技巧，以找到感觉最舒服的姿势。

16 6周后的暖身运动

热身是各种运动中至关重要的部分，其目的是为了让身体进入运动状态，同时避免肌肉的疲劳与受伤，如扭伤与肌肉的裂伤。不要认为这是在浪费时间或精力，即使在时间不足的时候，也不可以省略这种热身运动。通常，热身运动包括有韵律的活动，它可以逐渐增加强度，并且其强度足以造成轻微的流汗。这是完成热身运动后的结果，其好处如下。

1. 使身体的体温逐渐上升，可以加强肌肉的力量。
2. 可提高血液输送至肌肉与关节的速度，有助于使血液中的含氧量增加。
3. 能使发冷的肌肉温暖，从而降低受伤的可能性。
4. 使心肺功能做好准备，以能做有氧运动中较激烈的运动。

热身运动应该包括一些伸展运动，以舒展各类肌群，特别是在有氧运动课程与肌肉训练课程中，会用到的大肌肉，经过热身运动后，肌肉的伸展状况会较好，并且较不容易受伤。弯曲膝盖与收缩肩膀。双脚分开站立，脚尖微微向外张，体重均衡地置于双脚上，膝盖微微弯曲。收缩臀部与腹部，双手置于髋骨上。弯曲膝盖，维持膝盖在脚尖正上方的姿势，同时运动大腿的肌肉。弯曲与伸展的速度不要太快，音乐第1个二拍时弯曲，再二拍时则伸直，重复4次。在每一次弯曲膝盖的时候，将重心移至另一只脚上，并将伸直的大腿脚掌向前点地，保持肩膀不要弯曲。每一只脚的运动重复4次。最后，把重量由一只脚移到另一只脚的时候，加入膝盖向上与向下收缩运动。每一侧的运动重复4次。在整个运动过程中，要维持呼吸的平顺。

手臂环绕

1. 双脚分开站立，脚尖微微向外，将重心平均置于双脚上，膝盖微微弯曲。要确定臀部和腹部已经收紧，然后，向上并向前环绕左手臂。

2. 将左手臂高举过左耳。当放下手臂的时候，弯曲膝盖。同时，当手臂向上举时，伸直膝盖。恢复原来的姿势，左手臂的运动重复进行4次。接着，换手臂，以右手臂重复做4次相同的动作。

♥ 小贴士

假如正值哺乳阶段，在运动时内衣里要穿着良好的哺乳用的胸罩，否则会发生溢奶的情况，特别是在环绕手臂的时候；手臂要尽量贴紧耳朵；不要因为肩膀僵硬，而拱起背部；在环绕手臂的时候，确实做出向前的方向；在整个运动过程中，一直保持有韵律的呼吸状态。

骨盆倾斜与环绕运动

1. 双脚张开直立，与髋部同宽，膝盖微微弯曲，臀部收缩，腹部与骨盆肌肉向内收。

2. 骨盆微微向前倾，轻微地拱起背部，然后收紧骨盆与腹部。持续摇摆的动作，重复4次。

3. 现在，臀部做大幅度的绕圈运动，由左向前、向右，再向后，一个方向要重复2次，要确定是在运动臀部，而不是膝盖。接着，换一个方向进行绕圈运动。

注意事项：

1. 保持小幅度的运动范围，但是避免强调背部的过度隆起。

2. 维持运动的缓慢与有韵律。

3. 注意骨盆收缩与腹部向内收的感觉。

4. 在做整个运动课程时，要记得骨盆内缩与腹部肌肉内收的力量，仿佛是要在原本怀孕时，骨盆向前倾而腹部鼓起姿势的反作用力一般。

向前与向后踏步

1. 与"骨盆倾斜与环绕运动"的站立姿势相同。向前踏4步，最后一步时，双手在头部上方拍掌，即一——二——三——拍掌。

2. 改变方向，后退步行4步，在最后一步时，双手拍掌，即后退一——二——三——拍手。

3. 原地踏步8下，双手用力地摆动于两侧。

4. 重复同样的过程2次。

侧弯

1. 双脚与髋部同宽直立，膝盖保持柔软，骨盆收缩，腹部与骨盆肌向内收。双手置于髋部，向左侧侧弯。

2. 手臂向外伸，并轻松地弯曲右手臂，置于右侧腋窝之下。回到中心，向前伸展手臂，与肩膀同宽。在弯曲的时候呼气，当身体回到中心点的时候吸气。重复1次，侧弯至另一边，然后再回到中心点。每一侧要重复做4次。

注意事项：

小心不要向前或向后弯曲，而是要向侧边弯曲，并且不要做出弹跳的动作。

头部、膝盖与肩膀的环绕运动

双脚张开站立，与髋部同宽，膝盖保持柔软，骨盆收缩，腹部与骨盆肌肉向内收。手臂向前伸展，与肩部同宽。髋部正对着正前方，腹部收缩，臀部肌肉亦紧收，由后方看时，可发现旋转腰部，然后，再对着正前方。在进行旋转运动时呼气，回到中心点时吸气。目光要集中在前方手臂的指尖。另一只手臂则轻松地置于胸前。

膝盖抬起

双脚张开站立，与髋部同宽，身体的重量平均置于双脚上，膝盖微微弯曲，而手置于髋部。抬起一侧的膝盖，至与髋部同高，同时用另一侧的手指尖碰触膝盖。另外一只手则向身体后方摇摆，然后将脚归于原位。再以另一只脚做相同的活动。两边各重复4次。

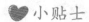

突进

双脚直立张开，比髋部略宽一些，同时微微向外张，膝盖要维持在脚尖正上方。双手置于髋部，臀部与腹部肌肉保持收缩状态。弯曲左膝，并将所有的重量置于该脚。平稳而富有节奏感地将身体的重心转移至另一边，重复4次。重复做单脚劈开的动作时，再将双臂放下，至另一侧膝盖。每一侧的运动都重复4次。

17 6周后的伸展运动

伸展运动就是为了给肌肉热身，使在做进一步的运动时，更容易伸展。

当肌肉伸展的时候，伸展反射神经就会开始运作。这会使肌肉收缩，以避免其过分伸展，同时也可以保护关节，使之免于受伤。假如伸展运动做得太快，几乎是在跳跃时，会很容易造成运动伤害。如果是以平顺而有节制的方式展开伸展运动，每次都维持6~8秒钟，则伸展神经便能够克服，而肌肉也可以更有效而安全地伸展开来。首先，从腓肠肌的伸展开始，然后依次做以下的伸展运动。

腓肠肌（小腿肌肉）的伸展

双脚张开站立，与髋部同宽。向后伸展右腿至少大约30厘米，在左脚后方，同时双脚的脚尖都要朝正前方。保持骨盆收缩的姿势，以避免拱起背部。维持右腿的伸直状态，而左膝盖弯曲，向前轻微地前倾，将体重置于左脚上，直到右侧小腿有一股伸展力量的感觉（要确认前脚的膝盖置于脚尖正上方，使胫骨可以维持与地面垂直的状态）。让右脚跟接触地面，维持这姿势数秒钟。

比目鱼肌（小腿肌肉）的伸展

将左脚伸直，并置于右脚前方10厘米左右。将身体的重量置于右脚上，轻微地弯曲膝盖，同时左脚伸直于身体前方。维持骨盆姿势，以避免拱起背部。现在，会觉得在小腿背部有一股伸展的感觉，维持这姿势约数秒钟。

腿后腱（大腿后侧肌肉）的伸展

髋部以下的部位向前倾，将双手置于右大腿膝盖上方。左腿伸直，并感觉左腿后侧肌肉伸展的感觉。维持这姿势数秒钟，恢复原来的姿势再换脚。两侧腿部各重复3次伸展动作。

股四头肌（大腿前侧肌肉）的伸展

双脚分开直立，与髋部同宽，将右小腿向后并向上弯曲，然后用右手握住右脚踝。维持双膝并拢，骨盆向内收的姿势，尽可能地将大腿向后拉。可以感觉到右大腿前侧肌肉的拉张力量。维持这姿势数秒钟，然后换左腿做相同的伸展运动（假如觉得单脚站立很难维持平衡状态，可以支撑住椅背或墙壁）。

注意事项：

1. 手掌应该握住脚踝，而不是脚尖，以避免踝关节的扭伤。

2. 弯曲的膝盖应尽量地与直立的腿并拢。假如不并拢，自然就无法做好大腿前侧肌肉的伸展运动。

3. 要保持臀部肌肉的收缩，并且不使背部拱起。

肱三头肌（上臂后侧肌肉）的伸展

双脚分立，与髋部同宽，保持膝盖的柔软，腹部收缩，骨盆向内收紧。伸展左手臂，高举过头，贴紧左耳，然后将手掌朝下，置于头部后方。右手超过头顶，指尖碰触左手肘，试着将左手肘向右侧拉。这时，左手臂后侧肌肉有伸张的感觉。头不要向前倾，或拱起背部。维持姿势数秒钟，然后换一只手进行伸展动作。

胸大肌（穿过胸腔前方的肌肉）的伸展

双脚分立，与髋部同宽，保持膝盖的柔软，腹部收缩，骨盆向内收紧。双手置于背后并握紧，尽可能地朝背部向上拉。会感觉到在胸腔前方肌肉的张力，避免手肘关节的锁紧。假如胸部感到疼痛，要暂时放弃这项运动。

18　6周后的有氧运动

有氧运动是为了增强心血管的健康（包括心脏、肺部与血管）。这是构成身体健康的基本因素，一生中最忙碌的时刻，也绝不能忽视健康。心血管的健康是降低心血管疾病的重要因素。心血管疾病与生活形态有着密切的关联，所有的疾病都在这种疾病的维系上与笼罩之下。

近来"有氧运动"经常被人曲解，因为人们在提及"有氧运动"这字眼时，就会联想到一种很狂乱的运动——蹦、跳、跑步，以至精疲力竭。其实，"有氧运动"是指30分钟以上，任何能让心跳加速，而且氧气吸收量充足的运动，比如步行、疾走、游泳、划船。不过，并不是任何能引起心跳加速的运动都是有氧运动，如百米的冲刺赛跑就几乎是全然无氧的运动。追赶公共汽车会使大部分的人觉得肌肉酸痛与呼吸急促，因为他们的肌肉已经消耗掉足够的氧气。对一个持续长时间的运动而言，足够的氧气是需要的。心肺与血管主要的功能便是输送氧气至正在运动的肌肉。

氧气从空气中吸入肺部，然后通过血管转送至身体各个部位，血液的这种输送循环过程是以心脏的压力为前提条件的。心脏是由肌肉所组成的，其大小有如紧握的拳头。和所有的肌肉一样，心脏的肌肉会随着运动而变大，变得较为强健，并且更加有效率。每一次心跳时，血液输送至与身体各部位的量，称为每搏输出量。每搏输出量会随着在休息或活动的作息改变，而有所不同。心跳速率（每分钟心跳的次数）乘以每搏输出量，称为心输出量，也就是每一分钟心脏所输出的血液量。

有氧运动是增强心血管的运动方法。有规律的有氧运动会使心脏肌肉变得较为强健，而每搏输出量会增加，因此较强壮的心脏可以输送出更多的血液。如此一来，心跳速率便减低，但是却可以提供相同的心排出量。这表示心脏可以费较少的力量，而获得较好的成果。以长远的眼光来看，这是有益健康的。

专家坐诊

当运动的时候，心跳速率必须达到某一水准。心跳速率可由测脉搏而得知。脉搏速率会受到各种情况，如运动、压力、咖啡因、疾病的影响。在一天内，其速率也会有所不同。但是，这方法确实可以知道运动量是否适合自己。

目的是为了增强腹部肌肉的强度。这部分肌肉的运动是将头部与肩膀向上，成45°角的程度。不需要做出由平躺转而成为坐的姿势，而要保持在抬起头部和肩膀时，腰部仍贴于地面的姿势，如此才能确保运动到腹部的肌肉。不要把脚踝固定于某物体之下，因为这很容易导致背部拉伤，而使臀部的屈肌肌肉与和脊髓下方相连的髋部做出强烈的运动。绝对不要以双脚伸直的姿势来做仰卧起坐的运动，因为这姿势绝对无法使脊部紧紧地贴着地板。

曲体向上：第1级

1. 仰躺：膝盖弯曲，脚掌平贴于地面。先吸气，后吐气；在吐气的同时，收缩腹部肌肉，腰部平贴于地板，双手上滑至大腿部靠近膝盖处。

2. 下巴收缩，双眼注视着膝盖，慢慢地恢复原先的姿势。如果觉得颈部有一股拉力，可以用一只手支撑头。但是，在弓起上身的时候，要小心不要用手拉颈部。重复6~8次，在进入第2级以前，要能够做此动作16下。

曲体向上：第2级

1. 与第1级时的姿势一样，除了双手交叉置于胸部，而不是置于大腿上以外。

2. 收缩下巴，双眼注视着膝盖，如第1级时一样。重复6~8次，当能做此动作16次时，才移至第3级的动作。

曲体向上：第3级

背部平贴于地面，弯曲膝盖，双手置于耳后。维持腹部肌肉平稳收缩，在整个运动中，背部始终要平贴于地板。弯曲双膝，使之靠近胸部，而在这同时，举起头和肩膀凑近膝盖。重复6~8次，然后再换腿，重复进行此动作。

曲体向上：第4级

1. 背部平贴于地板，双手置于耳后，双膝弯曲至胸前。

2. 脚踝交叉，双脚朝天花板伸直，直到双膝微弯于髋部上方。

3. 吸气再吐气，在呼气的同时，朝膝盖的方向举起头部与肩膀。要确认膝盖在髋部上方，同时背部平贴在地板上。重复6~8次，最后进展至能重复动作16次。在完成此动作以后，抱着双膝维持在胸部前数秒钟，然后放松背都平贴于地板的力量，慢慢地把脚置于地板上，恢复屈膝的姿势。

与婴儿同做的另一第4级动作

1. 背部平贴于地板上，膝盖向胸部方向弯曲，小腿平放于髋部之上，将婴儿置放于小腿上。

2. 抬起头部和肩膀。同时亲吻婴儿鼻子或前额。在做这动作的时候，同时维持腹部肌肉的收缩。

♥ 小贴士

注意做动作时，姿势不可扭曲。坐着弯曲膝盖，把婴儿抱放在膝盖上，曲体向下，完成平卧的姿势，接着弯曲膝盖至胸口处，同时将婴儿平放于小腿上。

对角线的曲体向上运动

主要为了增强腹斜肌的力量。腹斜肌的主要运动是对角线反射躯干的运动。举例而言，弯曲一边的膝盖向下，而另一边的髋骨则向上。当所有的腹部肌肉在一边向上时，它们便会向一边侧弯。

对角线的曲体向上：第1级

1. 背部平贴于地板，膝盖弯曲，脚掌平贴于地面。吸气再吐气时，腹部的肌肉收缩，同时背部紧压地面。

2. 收缩下巴，同时右手向上穿过左大腿，尽可能地向外伸，伸至左膝外侧以外。回到原先的动作，并开始做另一侧的动作。两边各做6~8次，当可以重复做此动作16次时，再移至下一级的动作。

对角线的曲体向上：第2级

1. 背部平贴于地面，保持膝盖弯曲，将右脚踝置于左膝上。维持右膝离开身体的姿势，并将双手置于耳后。

2. 吸气再吐气，收缩腹部肌肉，同时将头部与肩膀抬离地面，左手肘朝右膝方向移，右手肘则平贴于地面。恢复原先的动作。在换边以前，重复这动作6~8次。能进步至做此动作16次以后，再进入下一级的动作。

对角线的曲体向上：第3级

背部平贴于地板，双膝弯曲，双手置于耳后。收缩下巴。维持腹部肌肉平稳地收缩。在整个运动过程中，要使背部平贴于地板。弯曲右膝，使之贴近胸口，同时头部与肩膀离开地面，用左手肘碰触右膝。重复6~8次，然后换脚。

对角线的曲体向上：第4级

背部平贴于地面。双膝弯曲朝向胸口。脚踝相交叉，双脚朝天花板伸直，直到双脚位于髋部正上方，而膝盖微微地分开与弯曲。将双手置于耳朵后方，并收缩下巴。吸气再吐气，收缩腹部，抬起头部与肩膀，让左手肘碰触膝盖，然后慢慢地回至地板，换边再重复相同的动作。两侧各做6~8次。双膝朝胸部方向平贴，同时慢慢地放下脚至地面，维持双膝的弯曲。

与婴儿同做的另一对角线曲体向上运动

1. 背部平贴于地面，双膝朝向胸部弯曲，将膝盖置于髋部正上方。这时，把婴儿的腹部置于自己小腿上。

2. 以对角线的姿势抬起头部与肩膀，亲吻婴儿的耳朵，然后再亲另一边。

曲体向下

此运动可以取代曲体向上的运动。

1. 保持坐姿，弯曲膝盖，脚掌平贴于地板。让婴儿坐在膝盖上，母子面对着；或让他坐在腹部，背靠着自己的大腿。

2. 吸气再吐气，维持腹部肌肉平稳地收缩，放松并慢慢地放下弓起的身体，成为躺的姿势，直到觉得腹部的肌肉变得十分僵硬，但是仍不会觉得腹部有太大的张力。现在，恢复原先的姿势，重复6~8次。

20　6周后上半身的运动

目的是为了强化胸部上半身与上臂，尤其用来提高携带物品的肌肉力量。当婴儿变得较大和较重的时候，需要拥有更强壮的肌肉，以便带着他到处走。上臂后方的肱三头肌，往往会因为很少使用它，而变得松弛。可以做以下的运动来增强这些肌肉。

墙壁的挺身运动：第1级

双脚分立，与肩部同宽，以一只手臂的距离面对墙壁，双手平贴于墙上，与肩膀同高。在整个运动中，平稳地呼吸，弯曲手肘，放低身体，使下巴碰到墙壁。头部要置于双手之间。紧压并并拢臀部的肌肉，同时使腹部肌肉内缩，脚跟轻微地离开地面，使身体维持一直线的姿势。要注意腰部不要向前倾，或是背部塌陷。将身体推至原先的位置，放下脚跟。重复此动作6~8次，进展至重复此动作16次的时候，再做下一运动。

桌子的挺身运动：第2级

双脚分立，与肩同宽，将双手置于坚固而不会移动的桌子边缘，与肩同宽。身体靠着桌子向前倾，大约成45度角。维持臀部与腹部肌肉的收缩，保持背部的平直，弯曲手肘，放低身体以至胸部靠近桌子。这时，身体在双手之间。用力推至恢复原先的位置，重复6~8次。能做此动作16次时，再进入下一级的运动。

另一方式的第2级运动：与婴儿同做的挺身运动

当你在做桌子的挺身运动时，可以把原本躺在床上的婴儿，或放在与换尿布正确高度的工作台上的婴儿抱到桌子上。

注意事项：

1. 如果肌肉颤抖，或是无法轻松地做重复动作6次，这表示你所选择的运动强度太大，做起来有困难，应该再回到原先的运动。

2. 使臀部保持收缩状态，以确保身体呈一直线。

3. 在整个运动过程中，呼吸要平顺（很可能在呼气的时候，较容易使力，即在做挺身运动时要呼气）。

地板挺身运动：第3级

1. 跪在地板上，手掌平贴于地板，支撑肩膀，而双膝则支撑臀部。收缩腹部肌肉，同时在整个运动过程中，维持背部的平直。

2. 弯曲手肘，使上半身靠近地板。然后，把上半身推回原先的姿势，重复6~8次，进步至可以做此动作16次的时候，开始做下一个运动。

修正的地板挺身运动：第4级

脸部朝下，双脚踝互相交叉，并弯曲膝盖。双手在肩膀下方平贴于地面。身体向上推，使大腿的柔软部位正好超过膝盖。身体由膝盖至肩膀应该成一直线。在这整个运动过程中，要维持腹部的收缩并保持背部的平坦，同时臀部要紧缩，用力并拢。弯曲手肘，使身体几乎贴近地面。重复6~8次，进而至16次。假如无法重复此动作6次，在每个上挺动作中，如果身体无法贴近地板，很可能是这项运动对自己太过困难了。

注意事项：

做挺身运动时，重要的是运动部位应发生于手肘部位，而不是腰部。手肘关节与肩膀关节应该不会感到任何不适。

可选择的挺身运动——肱三头肌的练习：第1级

1. 坐在地板上，弯曲膝盖，脚掌平贴于地面，手掌则置于身后，手指朝前。

2. 弯曲手肘，同时降低身体，使之靠近地板，然后向上推，恢复原先的姿势。不要让手肘僵直，呈现有如直线一般的姿势。重复6~8次，最后进展至重复15次的动作。

肱三头肌的练习：第2级

1. 坐姿与第1级时一样，将体重置于双手，同时抬起臀部，离开地面数厘米。

2. 现在，弯曲并仲直手肘，让肱二头肌得到更多的运动。

21　6周后腿部的运动

为了增强臀部外侧与大腿主要肌肉的强度。

外转肌的上提：第1级

1. 双脚站立并拢，以左手支撑椅背。右腿膝盖部位向后弯曲。

2. 维持髋部的平直，同时双腿保持平行，提起右腿，尽量朝外侧伸。这会使两侧大腿的外转肌都得到运动。右边的外转肌呈动态运动，而左侧的则呈静态运动，要保持与地面呈水平状态。

由于如此，所以不应该只针对某一边的肌肉进行运动，否则很容易疲倦。只要重复6~8次即可，然后要先做以下的运动，再换另一边进行运动。

股四头肌的下蹲运动

站立于椅子旁，以左手支撑椅背，双脚分立约60厘米。背部保持平直，双膝弯曲，宛如要坐于背后的椅子一般。但是，不要完全地蹲坐下来，因为这会使大腿前部分（股四头肌）的肌肉运动过于激烈。接着，恢复站姿。重复6~8次，然后面朝另一方向，在另一边重复相同的动作。

注意事项：

1. 当弯曲膝盖时，背部要保持平直。

2. 膝盖完全弯曲的话，很容易引起膝盖的拉伤。因此，只要做出仿佛要坐在椅子上的动作就可以了。

3. 脚趾要维持在膝盖的正前方，不要让膝盖彼此向内靠拢弯曲，因为这很可能会使膝盖拉伤。

4. 脚跟要贴于地面，因为这可以避免膝盖过于弯曲。

腿后腱的弯曲：第1级

1. 双脚分立，与臀部同宽，面对着椅子，双手置于椅背上。保持臀部朝正前方，并与地面成水平状态。同时，把身体的重量置于双手和右脚上，左脚脚尖尽量往后拉。

2. 使左脚维持某一角度，弯曲膝盖，然后再伸直，这可以使臀肌与腿后腱的肌肉——在左大腿后侧的肌肉得以运动。重复6~8次，然后再换一只脚进行动作。

外转肌的上提：第2级

身体向右侧躺，右手肘伸出，以右手掌支撑头部，髋骨的位置正对着前方。上方的臀部要直直地在下方臀部的正上方。保持身体的平直，使之成一直线，同时要收缩腹部的肌肉。弯曲右膝，同时左手置于身前，以保持身体的稳定。尽量提起左脚，直至最大的幅度，然后再慢慢地放下来。

这运动将会增强臀部与左大腿外侧的肌肉。要保持上臀收缩。向前的姿势，否则虽腿已经抬得够高，但是却用错了肌肉。重复6~8次，然后再进展至16次，两边各做8次。同时，若有需要，可稍作短暂的休息。接着，再换到左侧，做右腿的运动。也可以改变这练习，一次是保持脚踝弯曲，而另一次则是脚尖直立。

❤ **小贴士**

臀部肌肉与腿后腱运动的注意事项

在每一次往上提的时候，都要记得接触到腹部的肌肉，并让背部贴住地面。

臀肌与腿后腱的压缩：第1级

臀肌与腿后腱的运动可使大腿后侧与臀部的肌肉得到运动，其变化包括大腿肌肉与骨盆的肌肉。背部平贴于地面，膝盖弯曲，脚板平贴于地面，微微分开。吸气再吐气，在吐气的同时，收缩腹部，使背部平贴于地面。将臀部紧压并拢再放松。重复6~8次，再进展至16次。

臀肌与腿后腱的压缩：第2级

背部平贴于地面，膝盖弯曲，脚板平贴于地面，微微张开。吸气再呼气，在呼气的同时，收缩腹部的肌肉，使背部平贴于地面。紧压并拢臀部，将臀部上抬，离地面数寸，然后再放松恢复原来的姿势。重复6~8次，最后要进展至16次。

臀部与内收肌压缩的变化

与前面的练习一样，不过这次在压缩和上提的时候，要压着大腿，以运动内侧的肌肉（内收肌）。放下臀部的时候，放松大腿并分开。重复6~8次，最后进步至16次。一旦有了自信，知道如何控制骨盆肌肉的时候，可以将骨盆肌肉的控制也包括在这运动里面，紧缩并上提臀部肌肉，压紧大腿内侧，紧压并拢。当骨盆肌肉向上推时，同时也做这种运动，然后再放松，慢慢地恢复平躺的姿势。

内收肌的上提：第2级

向右侧躺，以右手支撑头部。弯曲左膝，将左脚横跨于右脚之前，而左小腿则平贴于地面。右大腿要维持成一直线，同时右脚踝微微向上，朝着天花板。右腿上举，离开地面数厘米，然后再慢慢地放下。有韵律地重复上提与放下的动作6~8次，能够连续做16次时，再做下一级的运动。

注意事项：

1. 由地面提起脚的时候，要保持膝盖的平直。
2. 将垫子或毛巾铺在地上，可以使臀部的骨骼觉得较为舒适。
3. 使内侧的腿稍微向上，以便内收肌可以正确地运动。
4. 将左手置于前方的地板上，以平衡姿势。

22　6周后背部的运动

直立的骨髓肌分布于整个背部，它们非常重要，因为与腹部的肌肉相连可以维持良好的姿势。两组相对的肌肉能保持平衡与否，这是很重要的。在怀孕以后，骨髓会比腹部肌肉更加强健。虽然腹部肌肉需要更多的密集训练，但是背部的肌肉也一样需要运动。

猫拱背运动：第1级

1. 四肢着地，以手支撑肩膀，双膝微微分开，支撑臀部。
2. 吸气再吐气，在吐气的同时，收缩腹部肌肉，并将头部往胸部方向靠，使背部拱起有如正在生气的猫一样。放松，然后再恢复原来的姿势，做此动作时，抬起头。要小心，不要让背部运动过度。在拱背的时候，可以运动到腹部肌肉；抬起头的时候，则可以运动到脊髓肌。重复6~8次，然后进展至16次。

分娩产后

♥ **小贴士**

　　注意确定是使用腹部肌肉在运动；在整个运动过程中，呼吸要平稳；保持运动的缓慢与节奏感。

前倾跪姿换腿上提运动：第2级

四肢着地，以手支撑肩膀，双膝微微分开，以支撑臀部。弯曲头部，使之朝向胸部，同时弯曲左膝，以左膝向前碰触头部。在这么做的时候，由侧看时，背部呈拱状。这时，抬起头部，使之与背部齐高，在这同时，向后伸直左脚。做此运动时，要缓慢而有节制地伸展肌肉，避免将脚抬得太高，或是拱起背部。重复6~8次，然后再换脚进行。进展至各脚能做两组的8次运动，会比一只脚连续做16次还要好一些。

前倾、平躺、换脚、上下（竖脊肌与臀肌运动）：第3级

面部朝下俯卧，手肘弯曲，将前额置于手肘上。笔直地抬高在身后的左腿。无法提得很高，重要的是要确保臀部前方平贴于地面，并且要感受到背部下方有任何疼痛或受伤的感觉。重复6~8次，然后再换脚进行。最好能进展至双腿能各做8次的两组运动，这会比一只脚连续做16次运动好。

前倾、俯卧、头部与肩膀上提（上竖脊肌运动）：第2级

1. 面部朝下平躺，双手置于肩部两旁。

2. 双手下压，抬起头部与肩膀，离地约25厘米以内。这时，髋部平贴着地板。不应该感到背部后方有疼痛或拉伤的感觉。重复6~8次，进步至能够连做16次，是两组的连续8次，同时中间要有短暂的休息。

前倾俯卧、头部与肩膀上提（上竖脊肌运动）：第3级

1. 面部朝下平躺，前额靠在地板上，双手置于背部后方。

2. 吸气再吐气，在吐气的同时，将头部与肩膀抬离地面，双手向后拉。

(23) 6周后的伸展运动

这项运动会使肌肉轻松，然后可以做最后的缓和运动。

腿后腱的伸展

1. 背部平贴于地面，双膝弯曲，将左膝往胸部方向移，轻轻地抱住左膝后方。使两边的臀部平贴于地面。

2. 可以逐渐地伸直左腿，以强化伸展的力量，但是并不需要让整条腿完全伸直。应该可以感觉到左大腿后方有一股拉力，要确定这是逐渐的伸展，而不是有如弹跳一般剧烈。维持这姿势6~8秒钟，然后在地板上换腿，另一侧重复做相同的动作。

臀部肌肉的伸展

1. 背部平贴于地面，双膝弯曲，将左脚踝横跨于右膝上。

2. 双手置于右大腿后方，把左脚朝胸部方向移。应该会感觉到左侧臀部有一股拉力，保持此姿势6~8秒钟。

3. 重复做另一只脚的运动，然后将双脚平放在地面，渐渐地由平躺的姿势改变为侧躺。

股四头肌的伸展

以身体左侧侧躺，双脚伸直，双膝并拢，然后弯曲右脚。以右手捉住右脚踝，轻轻地后移右大腿，使与左大腿平行。会感觉到右大腿前方有一股伸展的力量。维持骨盆向前的姿势，同时避免拱起背部。保持此姿势数秒钟，然后翻转至左侧，重复做左腿的运动。慢慢地把身体推成坐姿。

内收肌的伸展

以双脚脚掌平贴，各膝盖向外弯的姿势坐着。双手握住脚踝，同时手肘置于膝盖上，微微地向前，将大腿轻松地分开至最大限度。会感到大腿内侧有一股拉开的力量。此动作维持6~8秒钟，随着肌肉的逐渐放松而拉开，但是不要太用力。

注意事项：

1. 假如内收肌伸展时感到不舒服，不妨将大腿稍微向外移。慢慢地把大腿拉近身体，将能强化内收肌伸展的力量。

2. 在做肱三头肌的伸展时，维持头部的正直。在专注地做伸展运动时，不要伸出下巴。

3. 做伸展运动时，要缓慢而平稳地去做，不可以过分用力。

肱三头肌的伸展

双膝交叉盘坐，腹部肌肉向内缩，同时背部保持正直。伸展右手臂，使之越过头部，贴紧耳朵。弯曲手肘，将右手朝下。让左手越过头部，捉住右手肘，轻轻地向左边拉。可以感觉到右手肘的上臂背后肌肉的伸展。维持这姿势数秒钟，然后换边进行此伸展运动。

头部与颈部的运动

1. 双膝弯曲，脚踝交叉呈盘坐姿，双手放松，置于膝盖或大腿上，也可以置于身体两侧。头部慢慢地前点至胸前，直到感觉到颈部后方有一股拉力。

2. 恢复原来的姿势，然后头部小心地上抬。不要用力地把头部向后甩，也不要盯着头部正上方的天花板看，以避免脊椎承受不必要的压力。再重复数次，以平顺为此运动的要领。

3. 肩膀不要动，头部尽可能向左转。

4. 肩膀不要动，头部尽可能向右转。以平稳而温和的节奏重复数次。

5. 接着，向左边注视，同时轻轻地转头向下，朝向胸部，呈半圆形的姿势，再看右边。接着，再回到左边，从每一边开始，各做运动数次。

注意事项：

1. 这些运动应慢慢地做。

2. 在能力所及的范围内，做这些运动。不要勉强地旋转头部，尤其是在向后的时候。

3. 肩膀不要向上耸，要尽量放松。

侧边的伸展运动

仍然保持坐姿，将右手置于身旁的地板上。右手掌向前倾，同时伸展左手臂，使之越过头部。手掌微微地置于头部前方，以避免拱起背部。可以感觉到左侧肌肉的伸展。此动作维持数秒钟，然后再做另一侧的运动，慢慢地恢复站姿。

腓肠肌的伸展

面对墙壁站立，当脚跟置于地板时，将脚尖凑近面前的墙壁，要维持膝盖部位的正直，但是要避免僵直，然后要将身体的重量置于右脚上，靠近墙壁，直到右小腿感受到一股拉开的力量。维持这姿势数秒钟，然后再换左脚重复这些动作。离开墙壁站立，双脚分开与髋部同宽，膝盖保持柔软，腹部收缩，做缓和运动。

24　6周后的缓和运动

手臂的环绕运动

缓慢而有韵律地恢复原先没有做运动的姿态。双脚分开直立，与髋部同宽，保持膝盖的柔软，骨盆向内缩，肩膀向后倾。将双手贴近耳旁，高举过头部，在头上绕1个圈。当放下手，置于大腿前时，弯曲膝盖；再把手高举于头上时，又伸直双膝。在双手到达最上方时，做一深呼吸，有韵律地重复这动作4~6次。

腿部的环绕运动

一只脚平贴于地板上，另一只脚尖着地，环绕这只脚的脚踝数次，要维持脚尖贴于地板上，进行环绕运动。重复另一方向，然后再换脚进行。

骨盆肌肉的倾斜与环绕运动

保持站姿，倾斜骨盆并旋转之，在原地打拍子踏步，要换脚的时候，始终维持一只脚的脚尖贴住地面。

25　产后如何处理妊娠纹

妊娠纹一般在怀孕5~6月以后出现，多在大腿上部、腹部、乳房等处出现，表现为两端细中间宽，弯弯曲曲呈波纹状，长短不一，大小不等，多为平行走向，有时也会相互融合，呈纵行、斜行或放射状。条纹表面光滑，但稍凹处有皮肤变薄感，新的妊娠纹呈粉红或紫红色，常有黑色素沉着。分娩后妊娠纹会逐渐褪色而遗留银白色，纹理逐渐变窄，呈有光泽的瘢痕样浅纹，质地仍然柔软，妊娠纹局部可有轻度瘙痒感，这是正常反应。如果再次妊娠，除旧纹外，可能再添新纹。

妊娠纹实际上是一种萎缩性皮纹。由于妊娠期肾上腺皮质所分泌的糖皮质激素增多，它既能使真皮内黏多糖增加，从而导致皮肤弹性降低，又能使真皮内弹性纤维脆性增加，以致当局部张力增大时发生断裂。在局部皮肤萎缩变薄的同时，其内部的毛细血管也变薄和扩张，血液的颜色因而外露，所以妊娠纹常呈粉红色或紫红色。产后皮肤恢复变厚，纹理又呈银白色，但不能消退，可不必处理。

26　产后如何注意腹部脂肪堆积

腹部是脂肪堆积的主要部位，女性以肚脐下肥胖居多，产后许多女性的体会是腹部脂肪比以前明显增加，因此，要想减肥不如先从减小腹部脂肪着手。

1. 加强锻炼，参加多种形式的锻炼。为使腹部减小而采用无限制节食，或者用裹腹的方法不仅达不到减少腹部脂肪、强健腹部肌肉的作用，反而会影响人的健康。应多参加体育锻炼，如跑步、爬山、骑车、打球等，可使腹部脂肪减少。

2. 适当节制饮食。少吃糖、淀粉、动物脂肪等，以吃七分饱为度，这样可促进体内脂肪的消耗。

3. 做腹部健美操。

①盘腿举物。盘腿而坐，手握一重物置于脑后。举物至头上，同时呼气收腹，上臂放松、将手放回脑后，同时吸气，放松腹肌。反复做8~12次。

②仰卧起坐。两足踝靠紧，平躺在垫子上，双脚固定住。手伸直在头顶处，用力坐起，手触足尖，然后上体缓慢后倒。反复做10次，以至更多。

③悬垂收腹举腿。双手握在门框上，使身体悬空，然后用力收腹，双腿伸直上举，使腿与躯干保持成90度，停留片刻再缓慢放下复原。反复做5~10次。

④腹肌收放练习。人体自然站立，左手轻按腹部，右手放在脑后。慢慢吸气收腹，同时左手向内压腹部，憋一会儿气，再呼出，使腹肌逐渐放松并向前拱起，反复做10次。然后交替用右手按腹，左手放脑后，同样做10次。熟练后可逐渐增加。

4. 指压减少脂肪法。使用指压法主要是指压下腹部，要五指并拢稍用力使手掌充分弯曲，垂下压腹部15秒钟；若指压侧腹部时，须将手掌充分弯曲分别置于左右侧腹上，沿水平方向稍用力缓慢按压15秒钟，一边移动一边指压，压遍全下腹。

5.腹部按摩减肥法。腹部按摩减肥法，是简单有效的方法。它适宜于消化系统、神经系统和泌尿生殖系统的许多疾病，又可作为消除腹部脂肪、强健身体的一种方法。这种操作方法有简单易学、并感觉舒服、见效快等优点。

手法要求：

1. 三指叠按法：按的轻重以手下有脉搏跳动和病人不痛为度。

2. 波浪式推压法：两手手指并拢，向前伸直，左手掌置于右手指背上，右手掌指平贴腹部，用力向里推按，继而左掌用力向后压，一推一按，由上而下慢慢移动，似水中的波浪，不断向前移动。

操作要求：

操作时病人仰卧于床，解开衣扣和裤带，腹部只穿一件薄衣服。术者面对病人坐于左侧床边上。首先用波浪式的推压法从上腹移到小腹3~4遍，然后依此三指叠按法施于上腹正中的中脘、肚脐左侧两指的左天枢、脐下两指的关元3穴，每穴按2~3遍。轻重以病人舒适不痛为准。每次操作20分钟左右，每天1次。但饭后或特别饥饿时不宜操作。有慢性病的产妇在按摩1个月后，休息几天再按摩。

27　产妇需要注意腰臀比例吗

女性的曲线美表现为胸乳丰挺，杨柳细腰，丰满圆臀，产后随着腰部的赘肉、腹部脂肪的沉积将使女性固有的腰臀比例增大，这是她们所不愿看到的。那么改善腰臀比例就成为女性的当务之急。美国某减肥俱乐部的一项科研成果论证了这个耐人寻味的问题。

俱乐部调查了32 856名20~59岁的妇女，测量她们的胸围、腰围、臀围、身高和体重，检查她们全身的健康情况和患病状况。其指标规定：凡腰臀比例小于0.73者为下肢肥胖体形者；腰臀比大于0.80者，为上体肥胖体形者。统计结果说明：腰围大臀围小的妇女，易患高血压病、糖尿病、胆道疾病、多毛症和月经异常等病症；反之，臀围大腰围小的妇女，上述疾病患病率大为减少，危险度也明显下降。这说明不同部位的脂肪细胞存在不同的内在特质，从而影响全身代谢功能。腹部多为大型脂肪细胞，臀部多为小型脂肪细胞。

大型脂肪细胞比小型脂肪细胞更易吸收葡萄糖，大量吸收葡萄糖后，人体将会分泌足量的胰岛素去代谢脂肪酸。当体内脂肪酸沉积过多时，容易增加肾上腺素和胰岛素的负担，造成糖代谢紊乱，严重时，蛋白质、脂肪、电解质、水、维生素等代谢均相继紊乱而发生各种疾病。

小型脂肪细胞不会造成糖代谢紊乱，患病可能性较少。因此，女性保持应有的曲线美不仅是审美观的需求，更重要的是有利于身心健康。

产后女性要想拥有优美的体形,有性感诱人的曲线,必须要抓住胸、腰、臀、腿这4个部位。如果将营造曲线比作一个系统工程的话,那么这4个关键部位就是工程基础。

一个最简单的方法是两肘弯曲,肘部向外侧打开。双手在胸前挤压卷成团的毛巾。一边呼气,一边挤压,挤累时可将胳膊高抬,双手举至头顶稍作休息,一般10次即可。这是锻炼胸肌的动作,作用如同广播操中的扩胸动作,它时时处处都可以做,手中的挤压物也可以是水杯、电线杆、树干等。另外,手掌撑地、撑墙,或举哑铃、举较重的字典等也可扩展胸肌。

在求得胸部丰满的同时,应使腰部瘦下去。许多女性腰粗是因为腰部有赘肉,去除赘肉最简便最有效的运动是仰卧起坐。还有一种变相的仰卧起坐也很有效,就是臀部以上平躺于地面,双肘抱头轻轻抬起,双腿弯曲靠拢,以腰为支点左右摆动,摆动幅度要大,两腿要能挨地。另外,收紧腹肌、增强腹肌力量的运动可随时随地地做,如在上班途中的公共汽车上,坐在座位上挺胸收腹,双脚离地片刻;在办公桌前,双肘撑于桌面,臀部抬起片刻,均可起到收腹作用。

腰以下的臀部又是该求得丰满的地方了。臀部曲线的优美在于臀部肌肉的紧和挺,松弛下坠势必臃肿,而并非我们所说的丰满。这就要求我们站立时要注意提臀、夹臀;坐时注意挺胸收腹,脚尖抬起向回钩,直勾到臀肌有感觉。清晨锻炼时可双手叉腰,前弓步向下压腿,起到增强臀肌弹性的作用。要想使臀部肌肉绷紧,还可通过后踢腿锻炼来达到目的。后踢时双手扶住椅背,支撑腿弯,上身保持不动,腰部不用力,单腿向后踢。

腿部曲线则以流畅为美,大腿和小腿曲线过渡要自然,相配要匀称,大腿过粗或过细,小腿过粗或过细,均谈不上曲线流畅。使腿部曲线优美的最好运动是游泳、爬山或爬楼梯。游泳时腿部运动是大腿带动小腿,使腿得到均衡的锻炼。爬山或爬楼梯亦是如此,只不过向上爬时要抬头挺胸,双臂自然下垂交替摆动,肩膀放松。没有条件爬山或爬楼梯的可将30~40厘米高的废旧书籍捆扎放置于平地,双腿交替上下踩在书上也可起到消耗腿部脂肪的作用。此外,下蹲起立也能起到锻炼下肢肌肉的目的。

总之,女性营造人体优美曲线并不难,关键是持之以恒的锻炼,有些人借助服饰来体现曲线,掩饰缺陷,虽然也能起到一定作用,倒不如做些适当的运动来再造真正的优美曲线好。

产后要瘦身减肥，保持苗条的体形，饮食种类和方法上的选择是绝对不能忽视的，有些尽管是"雕虫小技"也应及时地贯彻执行，这里介绍别人的一些妙计和饮食疗法。

1. 吃得越慢，咀嚼越多，让食物和唾液充分混合，则进食越少。开始吃以后20分钟，大脑便传出信息：饱了，这样可减少进食总量。

2. 每日三餐，一定要吃早饭，否则后来更感到饥饿，而增加进食量。

3. 尽可能少吃那些脂肪、油、糖含量较高的食物和少饮酒。

4. 只有饿时才吃，而不是到时间就吃，到时不饿就不吃。

5. 坐着吃而不是站着吃。

6. 越美观的食品，越贪吃，越易使人饱。

7. 多吃需反复咀嚼的食物，如煎饼、烙饼、纤维多的蔬菜，当你的咀嚼肌疲劳时也就不想多吃了。

8. 每周减肥0.5~1千克为好。吃得太少，每天食物的热量在334千焦以下，可能改变新陈代谢的作用，反而会使体重增加。

9. 每天把已经吃下的东西记下，以便控制自己不过量进食。每天需进食：牛奶、酸奶、肉、禽类、鱼、粗粮、面条、水果或蔬菜。

10. 早餐应吃些耐饥饿的食物，如1个鸡蛋、1个馒头或1块烧饼、1碗稀饭或面条，还可以加上一些水果，但千万不要吃葡萄和香蕉。

11. 为填饱肚子而进餐时，最好吃1个苹果。

12. 产妇休息在家，可把1天2顿主食分成5顿吃最好。

13. 每天应喝包括茶、饮料、蔬菜、水果在内的15千克水，少饮果汁，因果汁中含糖多。

14. 每天锻炼最少1小时，以消耗202千焦热量。若没有1小时锻炼时间，要有意识地加快生活节奏，如快走、快速骑车、快速爬楼梯等。

15. 不要随便相信那些减肥药，因其短时期内有效，但过后更发胖。

16. 进食减肥食物。

①茶叶：茶叶是一种消除油腻、降低血脂、提神醒脑的减肥佳品。其性味苦寒，内含生物碱，能刺激胃液分泌，促进消化；含鞣酸能止泻解油。此外，茶叶还能防止血液中脂肪的沉积，增强血管壁的弹性，降低血压，预防动脉粥样硬化。茶叶中尤以普洱茶和乌龙茶减肥疗效最佳，素有"减肥茶"之美称。

②海带：海带性寒，味咸，具有软坚散结的作用，其所含多种矿物质、微量元素等，能减少人体摄入的动物脂肪在心脏、血管、肠壁上的沉积。试验证明，胖人1个月吃1~1.5千克海带，能达到理想的减肥效果。缺碘会引起甲状腺分泌不足，而这会使身体的基础代谢率明显降低。如果严重缺碘，造成低水平能量输出，诱发肥胖症。海带是含碘最高的食品，因而还能防胖。

③豆类：大豆中含有一种叫皂苷的成分，每千克大豆含约有0.5~0.6克，它具有降低脂肪吸收的功能。几百年的实践证明，赤小豆有利尿除湿和血排、消毒解毒的功效。赤小豆和薏苡仁合用煮粥，是一种良好的减肥食品。

④山楂：山楂是消食开胃常用的食品。山楂善消内积，可消油腻，正像清代章穆所说：楂性善消肉积，攻坚破积，败人津液，耗人腹内脂膏。

⑤黄瓜：黄瓜含有一种特殊物质丙醇二酸，这种物质有抑制糖类在体内转化为脂肪的作用。糖不能转化为脂肪，人就无须为肥胖发愁了。

⑥冻豆腐：豆腐经过冷冻，内部组织结构发生了变化，使其形态呈蜂窝状，颜色变灰，而蛋白质、维生素、矿物质破坏较少。经常食用，可吸收胃肠道及全身组织的脂肪，有利脂肪排泄，从而消减体脂，达到减肥目的。

⑦腌菜：腌菜具有较多纤维素，可吸收消化道脂肪，又可润肠通便，加速排泄。其产生的酸性物质还能溶解破坏体内蓄积的脂肪，增加脂肪消耗，有明显减肥作用。

⑧豌豆苗：古书记载，豌豆苗有"令人面泽的妙用"，是一种美容减肥的蔬菜。

⑨水：水是减肥最重要的催化剂，也是减肥的安全妙药。它促进脂肪代谢，排泄废物。研究证明，人体减少水分的摄入，脂肪就逐渐沉积，增加水分摄入，储存的脂肪就逐渐减少。其他如薏米、萝卜、韭菜、绿豆、魔芋、莴苣叶、荷叶、山芋、山药、猪腰、木耳、鸡血、泡菜、兔肉、木糖醇等都是理想的减肥食品。

30　血型与减肥有什么关系

减肥是好多产后女性的共同愿望，最近又听到新的减肥理念，那就是血型不同，其减肥方法也有差异。我们不妨来看看这种观点：

1. A型血的人其持续性的控制饮食疗法最佳。A型人因很注意周围的人，所以，容易忽略自己的事，因其性情表里不一，所以表面上装着虽然胖也不致力减肥，其实内心想拼命地减肥。因自尊心很强，对自己的肥胖也毫不感到自卑地努力减肥，这就是"不愿被人伤害"的想法非常强烈之故。若考虑从控制饮食、营养方面来减肥，则可发挥效果，不过由于意志坚定，如只实行饮食疗法有危险，需配合运动。此外，想消除全身的赘肉，不如身体局部减肥，更易发挥效果。

2. O型血的人因为容易厌烦，短期集中应用减肥法效果较佳。O型血的人不知从哪儿来的精力，总是精神饱满充满活力，但是，其缺点是具有善变的个性，男女都具有大哥大、大姐大的个性倾向，因此，比起其他血型的人胖子更多，大概是因为个性豪爽容易发胖。因个性善变，所以最重要的就是采取集中、一气呵成的减肥法，因为若时间太长，热度容易降低，导致半途而废，所以，适合应用短时间的减肥法，效果最佳。同时也适合娱乐性的减肥法。

3. B型血的人使用尚未风行的新减肥法最佳。B型血的人对于周围的事物完全不在乎，属于我行我素型，但是若有人对她说："如果你的腰围再细一点就和模特的身材一样了"。此时她受到启发，就会忽然开始减肥，也就是说，若有了解她的个性，而不断诱导的人，就可达到目标。

若对自己的目标没强烈的自觉意识就不会努力实行，因此，最好能将理想体形的人置于眼前，或将身材苗条的明星照片贴在自己房内，告诉自己去努力仿效，当然其前提是必须近于此明星的身材，然后进行减肥就能取得相应的效果。此为B型血的人的最佳减肥法。

4. AB型血的人不需运动疗法，刺激穴道的方法也许最佳。并无助益时，就会立刻打退堂鼓。计划性的长期减肥，由于见效太慢，更易使其厌烦，因此并不合适。而像O型血的人短期集中方式也不易达到效果，所以适合于中期减肥法。其个性上的缺点是以"不要勉强自己"为座右铭，她们对减肥食品，会偷偷地背着人尝试，但无法持续多久。不断地试过各种减肥法，但觉得这也不好，那也无效果，从而放弃。不如使用刺激穴道的针灸经络疗法，也许效果更好。

♥ 小贴士

四种血型的人，由于个性不同，对减肥方法的适应和嗜好也不相同，因此，对于她们来说，按照自己的血型去套固定的减肥模式，似无必要，但根据自己的个性，寻找适合自己的减肥方式倒是值得众多女性思考的。

31 体质与减肥有什么关系

习惯是最好的老师，减肥也是如此，首先要养成良好的生活习惯。但不同体质的人，其减肥期间的习惯是应该有所不同的，而这点恰恰是大多数减肥者所忽视的。不知你听说过没有，体质不同，减肥有别，这里特别向产后妇女作一介绍，你不妨对照一下，看自己属于何种体质？

人的体质可以分为"阴盛型"、"阳盛型"两种。"阴盛型"体质的人，阳气不足，其基础代谢率比较低，能量产生相对较少，活动量亦少，常恶寒怕冷，其体内的脂肪容易囤积无法释放。正常代谢良好的人常常出汗，而阴盛型体质的人怕冷，不容易流汗。至于"阳盛型"体质的人，其肥胖的原因大多是阳气旺盛，胃口很好，饮食过量，又多吃油腻、高热量食物，虽然代谢良好，活动量大，但因吃得较多，热量还是无法完全被消耗，所以才造成典型的肥胖。阳盛型体质的人不如阴盛型体质的人容易降低体重，达到减肥的目的。

32 减肥不当能够伤及元气吗

当代女性以瘦身苗条为美，怕肥怕胖，许多产后女性为恢复苗条的体态而努力减肥。殊不知如果盲目地节食减肥，会伤害身体，造成不良后果。

中医认为，月经的产生，主要依赖于先天的肾精和后天谷气的滋养、支持。气血是月经产生的物质基础，脾胃是气血的生化之源，谓之"后天之本"。过分节食或不适当的减肥，都可影响脾胃功能，导致生化气血不足，血海未能按时满溢，引发月经过少，甚或闭经，成为虚证的主要表现之一。

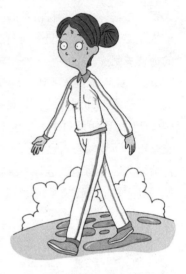

现代医学也认为，营养不良是引起闭经的很常见的原因之一。动物实验结果显示，小动物长期处于饥饿状态，可出现垂体功能不全的症状。其中促性腺激素首先受到抑制，表现为血中促性腺激素减少，继而性腺功能减退或停滞、生殖器萎缩及生育功能降低等。营养不良对人类性周期也有同样影响。通过临床和实验观察，发现长期营养缺乏、慢性消耗性疾病或在机体对营养物质的需要量相对增加的同时摄入不足，都可导致内分泌系统的功能障碍而引发闭经。过分节食减肥可使营养摄入减少，或造成消化吸收障碍，导致人体必需的营养缺乏，使机体处于营养不良、贫血状态，从而引起闭经。

女性进行减肥以后，一旦出现精神倦怠、体虚乏力、食欲缺乏、大便溏薄等症状，便揭示这种减肥方式已经伤及元气了。如果妇女平素规则的月经忽然周期延长、经量减少，那是闭经即将发生的信号。应引起警惕与重视，及早停服减肥药，调整饮食，增加蛋白质及各种维生素的摄入，并就医调经。闭经发生以后，如果长期得不到纠正，则后患无穷。青少年女性闭经不纠正，会影响子宫卵巢的正常发育，将来婚后生育也会有困难。中年女性闭经不予纠正，则可诱发卵巢功能早衰、性器官萎缩、性功能障碍。因此，妇女减肥应适可而止，切忌因小失大。

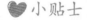 小贴士

　　产后妇女如盲目减肥，导致营养不良，还能减少乳汁的分泌，使宝宝的哺乳发生困难，这是得不偿失的事情。

33 哪些食物有利于消除黄褐斑

皮肤的美在很大程度上来源于营养滋润。产妇由于体内代谢变化，营养素及饮食不平衡，皮肤会发生许多变化，典型的是由于妊娠期雌激素、黄体酮浓度升高，促使黑色素细胞产生色素沉着，形成黄褐斑。由于分布对称，形似蝴蝶，又称蝴蝶斑。故选择一些含特效成分的食物调理，从内入手，表里同治，长期坚持下去，是其他任何美容方法无法比拟的。中医认为，滋阴补肾、疏肝理气、健脾、调和气血的食物有助于产后美肤、护肤、清除黄褐斑。常用食物如下：

1. 猪蹄、猪皮：含大量胶原蛋白，是皮肤细胞生长的主要原料，还可增加皮肤积水，使之细嫩丰满，减少皮肤干燥。

2. 冬瓜子、丝瓜：含多酵素，可分解黑色素，使皮肤变白，丝瓜还含激素类活性物质。

3. 番茄：含丰富的谷胱甘肽，可抑制酪氨酸酶活性，有利于沉着色素的减退。

4. 黑芝麻、松子仁：含丰富的维生素E，可防止皮肤脂质氧化。

5. 富含维生素C的蔬菜和水果，如菜花、青辣椒、猕猴桃、大枣、山楂、柠檬、柑橘等。

6. 柿饼：甘寒，润心肺，使气血运行畅通，黄褐斑不生。

经常食用以上食物，除美肤、消除黄褐斑以外，对产妇的产后脱发也有一定的防治作用。

34 患有哪些疾病的产妇不宜产后锻炼

有些疾病影响产妇的运动能力，在运动过程中有些疾病病情会加重、恶化或出现并发症。因此患以下疾病的产妇不宜产后锻炼：

重要脏器疾病，如严重心脏病、肺病、肾病、肝病。

内分泌及代谢性疾病，如糖尿病、甲状腺功能亢进、高血压、电解质紊乱、急性脂肪肝。

有出血倾向，如紫癜、便血、内脏出血、白血病。

传染病，如开放性肺结核、重症肝炎、伤寒、痢疾。

高热、血栓形成、哮喘。

严重皮肤病，化脓性疾病。

严重外伤、骨折、急性阑尾炎、急性腹膜炎等急性炎症，各种严重肿瘤。

有严重产伤、产后感染、产后大出血、产后贫血、产后体弱者，妊毒症产后恢复期。

35 产后锻炼的自我监护内容是什么

搞好自我监护需注意以下几个问题：

1. 运动中及运动后的自我感觉。一般运动后出现肌肉酸痛、有疲劳感、沉重感是正常反应，产褥期也多有宫缩痛。如果运动中、运动后有头晕、头痛、心慌、心前区疼痛、恶心、呕吐、脸色苍白，运动停止后10分钟以上仍呼吸困难、跛行、会阴及伤口疼痛、肌肉锐痛及针刺痛、关节疼痛等，以及各种异常疼痛、发冷、发热，或很激动、易发火、烦躁不安等，则属不正常反应，需停止锻炼，并找出原因，以防意外。没有特殊原因的食欲缺乏、睡眠不佳，出现几次后也应咨询或调整。

2. 排汗及排汗量。产褥早期，皮肤排泄功能旺盛，排出大量汗液，尤其在睡眠和初醒时更明显，产后1周左右自行好转。产妇刚参加锻炼时会出汗较多，以后随着锻炼的持续会逐渐减少，并且出汗量与运动量、运动强度成正比。如果运动后大量出汗且与运动程度无明显关系，特别是出冷汗、盗汗，则要检查或调整运动。

3. 恶露、月经、尿液等变化。

36 产妇在锻炼之前应做好哪些准备

1. 换好衣服、鞋袜。要选用舒适、方便、柔软、宽松、吸汗、通气性能好且厚薄合适与季节温度相符，或稍偏温、无不良刺激、不影响运动的衣服。注意不要因为出汗多而过早换得较薄，或穿裸露的衣服，以免着凉；也不要怕受风寒而穿得很厚，或把袖口、裤口都扎起来，头也包起来，这样汗会出得更多，产妇会觉得更虚；更不要怕难看而穿很紧的衣服，如穿牛仔裤或束胸、束腹，这样不利于全身血液循环。注意要戴乳罩，保护乳房，以免引起擦伤或乳房下垂。衣服袋里不要放尖锐锋利的东西，以免刺伤。运动中可及时减去衣服，运动后要及时更换衣服。

鞋要轻便、柔软、有弹性。鞋的尺玛要合适；鞋跟要宽大、牢固，不能太高，以3厘米以下为宜；鞋底不可太硬太滑，运动时不方便；外露足跟易使足跟受风寒而疼痛。所穿的袜子是用来减少运动时的摩擦，所以应选用吸湿和保暖性强的棉、毛织品。

2. 选择好运动场所，注意运动环境卫生。产后由床上运动开始，在室内锻炼要注意开窗通风，改掉"月子"里总把门窗关得严严实实、密不透风的旧风俗，以免污浊的空气影响氧气供给和呼吸。不过在产褥期内也要避免凉风直接吹，以防受凉后血管收缩引起偏头痛、腰腿痛。室温最好保持恒定，以20℃~22℃为宜，要避免忽高忽低或室温过高。室内湿度也要适宜，太干燥时可洒些水或用加湿器，以免运动时口干舌燥、咽喉痛，甚至流鼻血；太潮湿可通过开窗换气来调节，否则会诱发肢体关节酸痛、消化功能失调、食欲降低。另外，在室内运动时要有足够的空间，地面平整无障碍物。最好在软质地面或地毯上，以减轻震动，不要在光滑的地板上运动，以免滑倒。

在室外运动时也同样要注意空气流通，场地平整、有弹性、洁净等问题，还要注意预防冻伤、中暑；天气炎热、寒冷或大风、大雨、大雾及空气污染严重时，不要在户外运动。

3. 安顿好婴儿，避免影响运动的连续性。有条件的情况下，锻炼时可以摆放音乐按节奏做操，运动效果更佳。节奏要均匀、合适，不要太快或太慢。

4. 要营造良好的锻炼环境，使体能与身心同时得到锻炼和恢复。

37 产妇锻炼之后要做哪些整理活动

人体从运动状态恢复到安静状态也需要一个过程，这就要做整理活动，以使剧烈运动的机体逐渐趋于平静。锻炼停止后，虽然肌肉中断了剧烈活动，但运动使身体发生的变化并不会随运动的停止而同时消失，如神经系统、心血管、呼吸系统还不能立刻恢复到安静时状态，体内还可能缺氧，心跳还很快，呼吸还比较急促，内脏器官还要继续高强度工作。如果此时骤然不动，立即坐下或躺下，就会干扰血液循环和深呼吸动作，甚至造成暂时性缺氧、缺血，可出现头昏、眼花、心慌、恶心等现象，严重时会发生重力性休克昏倒。另外，运动后紧张的肌肉需要松弛，全身的疲劳需要消除，运动中的代谢物需要加速排泄，这都要通过做整理活动才能实现。整理活动一般包括慢跑和肌肉伸展练习两部分：

1. 慢跑可使心血管系统、呼吸系统均保持在一个较高水平，并逐步降低，避免由于循环障碍而影响代谢过程，促进乳酸等的消除。慢跑一般进行5分钟左右，要尽量自然、放松、轻快，并可结合深呼吸练习。室内锻炼时可原地慢跑。早期锻炼强度、运动量不大时，也可用散步代替。

2. 伸展练习可以消除痉挛，减轻肌肉酸痛和僵硬程度，消除局部疲劳，对预防运动损伤也有很好作用。伸展练习主要是拉伸肌肉和韧带，可通过压肩、下腰等实现，同时要注意根据每次锻炼的内容，重点有所不同，动作要缓慢，不要用力过猛，应边伸展边用力至最大限度，但以不疼为度。每个部位的持续时间要保持在30~60秒钟，可重复2~3次，做完后可适当按摩、抖动肌肉。

做完整理活动可自测一下脉搏，检验其恢复情况。总之，不要忽视整理活动。

38 产妇锻炼时发生扭伤、拉伤怎么办

由于场地过滑，产妇力量差，协调性不佳，若做超幅度、超范围的动作时，可能会发生肌肉、肌腱或韧带的拉伤以及关节的扭伤。最常见的是踝关节扭伤和大腿拉伤。受伤后一般表现为局部疼痛，多呈锐痛、局部压痛、动作时更痛，往往导致不敢动，如不及时处理，过一段时间会出现皮肤红肿。

一旦受伤时不要紧张，应立即停止锻炼，用手指压迫住痛点（疼痛最明显的地方）5分钟，并用冷水冲洗疼处，或用冰块、冷饮在患处冷敷，直至疼痛或麻木减轻，然后抬高患肢进行休息。一般可在扭伤24小时后用热毛巾、热水袋热敷或用热水浸泡患处，同时，轻轻按摩后可贴伤湿止痛膏，或用其他外伤药，达到活血化淤、止痛的目的。肌肉、肌腱拉伤后，伤部要逐步进行缓慢的活动，不要蜷缩起来不动，以免造成受伤的肌肉恢复生长时造成挛缩，这与人们的传统认识是相反的。

❤ 小贴士

　　局部受伤后，其他部位的肌肉也要继续活动，以利于恢复，一般伤后经过妥善治疗1周可痊愈。如果出现剧烈疼痛、肿胀、皮下出血，情况比较严重时，应去医院及时处理。

39　产妇产后的体重有变化吗

　　虽然孕妇分娩后体重会立即减少4~9千克，但一般产后还是比孕前增加6~13千克体重，主要是由母体子宫与乳房的增大、脂肪堆积、血液与水分的增加所致。

　　产后一两周内，由于大量出汗、利尿、子宫复旧、体重可快速减少几千克，以后体重会随着哺乳婴儿开始缓慢地、逐渐地降低，产褥期内稍快一些。但是靠自然恢复很难恢复到孕前水平，特别是如果不注意饮食和运动锻炼，贪睡多吃，一味静养，体内脂肪和体重还可能会增加，形成肥胖。所以，必须要运用一些运动和锻炼的方法来调控脂肪代谢。以使体重恢复到正常水平。

40　产妇产后的体形、体态有什么变化

　　体形变化与体重密切相关。产后与孕前相比多显肥胖，身体各围度增加，特别是腰腹部明显变粗，这是由于此处脂肪堆积较多所致。又因为腹肌及腹部皮肤经过孕期数月的高度伸展扩张，很难立即恢复，还处在拉长状态，这种拉长状态一般要在产后6个月左右才能恢复，单纯依靠自然恢复不仅时间延长，而且难以恢复到理想的程度，所以若不及时加以锻炼，很容易形成产后肥胖症。

　　产妇的体态较孕前也有明显变化，由于妊娠时子宫、胎儿的重量使身体重心前移，为了保持平衡，孕妇的头和肩向后仰，这会使腰椎变形，形成特殊的产后体态。另一方面，因为生产需要，卵巢分泌松弛素，产妇韧带松弛，骨盆及关节周围软组织不能立即完全恢复，甚至出现耻骨联合分离症等；再加上长期运动减少，肌肉张力

降低，产妇动作必然显得无力或笨拙，若体重增加，身体各围度再增加，体态就显难看。如果产妇不通过体育锻炼纠正上述体态变化，形成习惯或身体组织重新定型后就很难改变了。

41　如何判断自己的肥胖程度

体重是反映人体生长发育状况的重要指标。它和身高的比例可以表明一个人的营养状况和胖瘦程度，标准体重通常以体重平均值表示。要想简单地确定一个人的标准体重以及与身高的关系是十分复杂的，因为影响因素很多，比如年龄、种族、性别、体形等，而且整个人类还在不断演变和进化，体重与身高不存在简单的线性关系，当然还是有许多经验公式可供借鉴。

最早的标准体重公式是：成人标准体重（千克）=身高（厘米）－100

目前世界上流行的、适合于各种身高的、更符合科学原理、误差更小的方法是体重指数法（BMI）：标准体重（千克）=身高^2（米）×体重指数，其中标准体重的体重指数是22，结合我国的实际情况，有人将我国成年女性的标准体重指数确定为21，与实测最接近。

即：成年女性标准体重（千克）=身高^2（米）×21

若一产妇身高1.60米，其标准体重为：$1.60^2 \times 21 = 53.8$千克。实际体重与标准体重相差10%为正常，超过10%~20%为超重、偏胖，超过标准体重20%以上为肥胖，超过30%以上为重度肥胖，超过50%以上为极重度严重肥胖。

实际体重少于标准体重10%~20%为偏瘦，少于20%以上为过度消瘦，少于30%以上为重度消瘦，少于40%以上为极度消瘦。

如1.60米的产妇其体重在48.4千克与59.2千克之间都属于正常，若超过64.5千克则属肥胖，超过80.7千克则为极度严重肥胖。若实际体重少于43千克则属过度消瘦。过度肥胖和消瘦均会影响健康，更影响体形、体态。量体重时要注意减去衣服的重量。

还需要明确一点，肥胖是指人体内脂肪过多，从严格意义上讲，判断人的肥胖程度要看她体内脂肪的含量，即体脂法。

我国成年女性体内脂肪含量的正常范围是20%~25%，超过30%为肥胖，超过40%为重度肥胖。当然，测量一个人的体内脂肪含量比较复杂，需特殊的仪器和方法，如皮褶厚度计、B超、水下称重仪、体脂测定仪等，一般人难以实施。

这里谈及的身高体重法，理论上并不能完全确定体内脂肪含量的多少。比如肌肉发达的人体重会很重，甚至达到肥胖程度，但不能说肥胖，而且体形看起来也并不胖。相反，有的人肌肉萎缩，脂肪很多，虽然体重在正常范围内，但从外观看起来却很胖。这是由于肌肉的密度（1.1）比脂肪的密度（0.9）大，即肌肉组织比同等重量的脂肪体积要小。如果经过锻炼肌肉发达了，体重降得就比较少，甚至会增长。

在一般情况下，由于产后锻炼，其肌肉不会明显增加。所以，产妇完全可以根据体重标准、肥胖标准，确定自己的锻炼计划和恢复目标。

42 健美的大腿、小腿是怎样锻炼出来的

健美的腿应是肌肉发达匀称丰满，向下渐细，皮下脂肪少。人是直立行走的，很多行动都用腿，一般走、跑、骑车、游泳、跳舞都可锻炼腿部，若幅度不够，可做如下体操动作强化锻炼。

1. 踢腿。站立位，向前、后、侧踢腿及回摆，每个方向10次。

2. 蹲起。两脚自然站立，蹲下，站起，注意要快，脚跟可抬起，最好20~30次/分，两手可扶支撑物。

3. 仰卧踏车式运动。仰卧，腿用力蹬直、屈曲回转，连续1分钟以上。

4. 交叉摆腿。坐位，手撑地（床）面，双腿伸直抬起悬空，做剪刀式交叉动作，摆动复原，双腿交替上下20次。

5. 侧卧举腿。侧卧，抬起腿，脚尖向上尽量抬高至90度，落下，重复20次。换成对侧卧做另一条腿。

以上是大腿的锻炼方法。在锻炼大腿的同时不可忽视小腿的锻炼，小腿的健美也很重要，小腿的轮廓在穿裙装时多会暴露出来，若不健美会影响人的整体感觉。健美的小腿应肌肉结实、线条柔和、修长。

小腿健美锻炼的首选方法是足尖走，把足跟提起，用脚尖走路，每天走5分钟，行进中保持提踵，身体正直，挺胸，收腹，不要上下左右摆，步幅可比普通步小。也可在原地进行，叫滚动步。还可变化锻炼方法，如用足尖上下楼梯，足跟不着地跳绳。

原地提脚后跟站立3~5分钟，原地弹跳3~5分钟；用脚后跟走（把脚尖勾起）5~10分钟，这些都是较好的锻炼方法。

跳绳可双脚跳，单脚跳，两腿交替换跳，高抬腿跳，后踢腿跳。

上述锻炼也有助于产妇消除产后下肢水肿，跳绳更是全身性锻炼，益处很多。

43 产后腹痛如何按摩

产妇分娩后以小腹痛为主要症状的是产后腹痛，多由子宫收缩、痉挛造成，其特点是呈阵发性，痛势绵绵。一般产后3~4天自然消失，不需治疗，但过期仍不减轻者，应重视并积极治疗，以免淤血、恶露不绝，诱发感染、发热等。中医学认为这与血虚、血瘀、寒凝有关，推拿以调养血气、通络止痛为主，其方法如下：

1. 仰卧，一手掌置脐上，一手掌靠耻骨边，随着呼吸，上下起落，做轻重适度的按摩2~3分钟。

2. 用手掌顺时针按摩腹部3~5分钟。

3. 用拇指按揉关元穴〔脐下正中约3寸（同身寸，下同）处〕分钟。

4. 手掌竖起，用拳根推擦腹股沟1~3分钟。

5. 用拇指按揉双腿的足三里穴3分钟。

6. 用拇指按揉小腿上的三阴交穴2分钟。

7. 俯卧，用双手揉腰骶部2分钟，揉搓腰骶部应有温热感透入腹部。

8. 叩击腰部1~2分钟，还可做仰卧"踏车式"运动1~2分钟。

44 产后按摩时应注意什么问题

1. 注意卫生。按摩的人（产妇自己或家属他人）手要清洁，指甲要剪短，不要戴戒指、手表、镯子等饰物，以免擦伤皮肤。天气寒冷时要注意手的保暖。

2. 体位要舒适、牢靠，或坐或卧，要安排好。不要因为按摩造成疲劳或发生意外伤害。

3. 按摩的力量应由轻到重，有一个试探的过程，不能突然用力，特别是丈夫给妻子按摩时，要充分考虑妻子的承受力和忍耐力，多询问感觉，以便及时调整力度。

4. 按摩部位一般由大到小再到大，要逐步寻找最酸感部位，有严重伤病的地方，不要轻易按摩，须有医生指导。

45 产后痔疮如何按摩

压迫静脉形成淤血，雌激素水平高，造成水钠潴留、血管扩张所致。分娩时用力引起血管壁损伤，出现便秘后用力下迸，使腹压增高，也会使痔疮加重。产后由于卧床时间较长，多数痔疮患者可在2~3周内症状减轻，不适感逐渐消除。

若病情加重，出现肛门红肿、疼痛、下坠，不敢大便，便时出血，形成恶性循环时，必须积极治疗。若用按摩方法治疗，其按摩手法如下：

1. 仰卧，按摩腹部，以肚脐为中心，逆时针环旋，缓慢按摩5分钟，再用手掌从下腹向上边震颤边推动，缓慢地推移至肚脐为止。做10遍。

2. 仰卧，用手在肚脐两侧做拿揉，柔和而缓慢地提拿，持续片刻，突然放手。反复操作10次。

3. 用拇指按揉两下肢足三里、阳陵泉各1分钟。

4. 俯卧，在腰部用力向两侧分推20次，在骶部横向按摩，以热感入内为佳，揉肛门附近的长强穴1分钟。

5. 坐位，用拇指揉头顶最高处的百会穴3~5分钟，并提肛。

分娩以后，除乳房外，产妇全身各器官和组织，尤其是生殖器官，都要回复到妊娠前状态。这种变化相当缓慢，需要6~8周才能完成，这一段时间就叫做"产褥期"。产褥期虽然比妊娠期短得多，它的重要性并不亚于妊娠期，产后康复的好坏，关系终生。

全身变化多端，再加上分娩时的体力消耗，使产褥期的抵抗力大大降低，易于感染疾病。此外，子宫颈口尚未全闭，子宫内又留有胎盘剥离创面，细菌很容易侵入而在恶露（产褥期间的阴道排出物，为血液、坏死蜕膜组织等的混合物）的培养下滋生繁殖，引起炎症。所以，产褥期必须注意以下几点。

饮食

产褥期间的饮食调养和妊娠期间的饮食调养同样重要。因为，产妇需要额外营养以补充分娩和哺乳的消耗。不过，产后头1~2天内，产妇应当吃些清淡而易于消化的食物。以后的饮食以富于营养、能提供足够热能为原则。要多吃富含蛋白质、矿物质和维生素的食物，像鱼、肉、虾、豆类、新鲜蔬菜和水果等。总之，同怀孕期间相仿，不应偏食或挑食，饭菜要多样化，粗细粮搭配着吃，荤素夹杂着吃，只有这样，身体才会康复得快，奶水才会量多质好。如在夏季，尚需多饮西瓜汁，多喝冬瓜汤以清热解暑。

卧室

产妇睡的房间要安静、清洁和冬暖夏凉，不论冬夏，窗户都要常开，使室内空气新鲜。大热天更要注意空气流通，否则容易中暑。

休息与活动

刚分娩后头两天内应当好好卧床休息。虽然卧床休息，但仍须多翻身、多活动。可起床洗漱和大小便，但要先坐起片刻，不觉头昏才可以下床。疲劳已经消除，产后24小时就可起床。至于起床以后的活动量应当慢慢增加。起床的第1天，早晚各在床边坐半小时，第2天可以在房里走走，以后再逐渐增加活动范围与时间。

清洁卫生

产后必须早晚刷牙，注意口腔卫生，否则易患牙病。产后汗多，下身又有恶露不断流出，因此，必须注意清洁卫生。产后可以洗澡，但要看季节、环境条件和产妇身体强弱而定。一般说来，秋冬揩身，春夏洗澡。但是洗澡绝对不能盆浴，以防污水流入阴道引起感染。除了揩身和洗澡之外，必须每天用温开水冲洗外阴1~2次，尤其在大便后，卫生巾更要勤换。

人们往往认为，孕期"宜静不宜动"，因此，不少平常活泼好动的女性，一旦怀孕，就一反常态，变得安静沉默了。其实，孕期"宜静不宜动"并不科学。无论从优生优育的角度看，还是从孕期保持孕妇自身的身体健美来说，运动对母体、胎儿都非常有益。把这些益处归纳起来，大致有以下4个方面。

增强孕妇体质，减少妊娠反应

体力活动、体育锻炼能促进血液循环和体内代谢，增加食欲，帮助消化；能提高母体对胎儿的适应能力，减少初孕时的恶心、呕吐、头晕、厌食等不适。

避免母体、胎儿患软骨病

只有从母体中获得足够的钙质，胎儿的骨骼才能得到正常发育。假若孕期保健不当，母体钙不足，就极易引起母体与胎儿之间发生"争钙"而使胎儿发生缺钙危机。而避免"争钙"现象的最好最方便的办法便是经常进行户外运动，促进身体对钙、磷的吸收，从而达到避免母体、胎儿患骨质软化症、胎儿软骨病，也能保持孕妇体态、步履的健美。

有益于胎儿健康发育生长

户外新鲜空气含氧气和负离子多。孕妇经常到这些地方活动，吸入新鲜空气，对胎儿健康发育生长是最好的保证。

增强母体腹肌、腰背肌和骨盆底肌的弹性和力量

骨盆底肌缺乏弹性和力量，容易造成分娩时宫缩无力、难产、产道裂伤、子宫大出血等症。要避免这些异常，唯一的办法就是积极参加体育锻炼。体育锻炼能有效地增强母体腹肌、腰背肌和骨盆底肌的弹性和力量。

由于体力活动和体育锻炼有以上诸多益处，所以，怀孕早期和中期，切莫静坐安卧度日，不但可以从事一般的轻体力劳动和家务劳动，而且应经常到户外散步、做操、骑车、游泳、划船、短途旅游、跳舞等活动。

当然，孕妇可以参加体力活动和体育锻炼并不等于就可以参加剧烈运动，像下列运动孕妇应严禁参加：快跑、跳高、打球、跳远、滑冰、登山、举重、跳霹雳舞等项目。参加这些运动易跌倒或过分增大腹压而导致外伤、流产或早产。某些体力劳动如抬扛重物、拉车、提重、浸水或高空作业，喷洒农药，因过于激烈，亦须避免。

❤ **小贴士**

也有专家说怀孕之前先减肥，达到理想体重之后再怀孕，更有利于产后体形的恢复。

警惕"生育性肥胖"

女子由于妊娠和分娩，比平常易引起下丘脑功能紊乱，从而导致脂肪代谢失调而发生所谓"生育性肥胖"。初为人母便失去了昔日婀娜多姿的体态、优美的曲线，变得肥胖臃肿了。然而"生育性肥胖"的真正原因是：在妇女产后的产褥期（俗称"坐月子"）期间，全然脱离现代生活的快节奏，闲逸过度，营养过剩，又不做产后保健操，不参加适当的体育运动所致。

产后是妇女改变体形保健的一个重要时期

女性在一生中有3次改善体质的重要机会。第1次是成年前，第1次月经来潮的时候。第2次是妊娠期、产前、产后或流产后，特别是产后。这段时间内的养生情况，都可以影响人的体质。特别是对改变自己胖或瘦的体形，完善自己的健美都是最合适的时机。第3次是绝经期。对于初为人母的女性来说，一定要抓住产后这个健美的最关键期，塑造或保持自己青春的健美风姿。

产后妇女身体变化的机制

10月怀胎，孕妇的子宫从原来鸭梨般大小可增至20倍左右如西瓜般大，使腹内压力剧增。分娩后，腹内压力骤降，所有支持子宫的韧带都松弛，腹壁、骨盆底肌肉也变得无力。这不但使腹部肌肉松弛，皮肤布满妊娠纹，导致腹、腰等处皮下脂肪堆积，使体态失去健美的曲线，而且易导致子宫后倾、腰酸、便秘、痔疮、子宫脱垂、下肢静脉血栓形成、恶露不尽等症，影响身体的健康。

坚持做产后健美操

凡无特殊病情，产后24小时应下床活动，抬抬头、伸伸臂、屈屈腿。产后1周开始做保健操，可以重新塑造或恢复青春的健美身姿。健美操的具体方法如下：

1. 坐位，两膝一分一合。
2. 坐位，右手伸举头后，左手触右脚尖，交换做几次。
3. 侧卧，一腿伸直，另一腿屈往胸部几次，然后转向另一侧，交换做。
4. 仰卧，两脚像蹬自行车般蹬转几圈。
5. 仰卧起坐，反复10次。
6. 仰卧，腹式深呼吸，间做提摄肛门10次。

除了做操以外，产后下床活动也是保持健美的一个重要方式。数千年沿袭下来的传统做法就是产后终日卧床生活，其实，这样做，不但不利于产妇生殖器官的尽快复原，也不利于身体健美的尽快恢复。产后24小时下床活动，从产后第5天起，应做一些轻松家务劳动。这样做也可算是一种健美活动。

49　产妇减肥的几个环节

产妇应从饮食、休息、卫生、运动等方面加以注意，这样才能保持体形美。

饮食调节

产后哺乳期妇女，除了本身需要修复机体外，还要供给婴儿吃奶。所以，应科学地、合理地供给营养。孩子生后1~2天内，产妇应吃容易消化的食物，如鸡蛋、挂面、米粥、蒸鸡蛋糕、面汤之类。3~4天后，即可多吃些富含蛋白质、维生素和矿物质的食品，如蛋、鱼、肉、鸡、豆制品及鲜菜和水果等。要多样化，粗细粮荤素食搭配着吃。这样才能使身体恢复得快，小孩有奶吃。此期不宜吃过多的糖和脂肪，以防止身体肥胖。

休息适当

刚刚分娩后的产妇，像进行了一场运动，身体十分疲劳，所以头两天应充分卧床休息，但是注意变换体位。防止子宫偏向一侧或向后倾。若产妇身体健壮，疲劳很快消除，24小时后即可起床并轻微活动。随着体力的恢复，活动可慢慢增加。产后半月内以卧床休息为主。半月后，可做些轻的家务劳动。但重家务劳动，如洗衣服等应满月以后才做。适当的活动有助于恶露的排出、子宫的复原和预防肥胖。

50　早晨健美操

1. 两腿分开，双手向上伸，弯身，用手指触右脚；直立，再弯身，用手指触左脚。反复做几次。

2. 双手向上伸直，身体向右翻转两次；然后，再向左翻转两次。

3. 身体站直，两腿轮流抬起与地板平行，在原地慢慢下蹲。

4. 在原地跳跃，就像小时候跳绳一样。

5.双手向上伸直，吸气，全身用力，然后全身放松，身体向前倾斜，同时呼气，复原；之后，再吸气……

51　胸部健美操

1. 两手互抱于头的后部，两肘向后猛拉动几次。

2. 两脚分开，坐在地板上，两手向上伸直。全身先向后倾，然后向前倾。当身体向前倾时，使鼻子几乎接触地板。

3. 数1时，两臂在胸前弯曲；数2时，两肘向后扯动；数3时，两手伸向前，数4时还原。

4. 两脚立正，两臂向左右伸，向左、右翻转身体，渐渐加快速度。

52 常规健腰运动

当今的产妇没人想当个虎背熊腰的壮女性，纤细的腰是塑造曼妙曲线不可缺少的条件。细腰女性最让人觉得有女人味。腰部若太粗，则造成圆筒状的身体，俗称水桶腰，不仅难看，同时侧腹与胃部均易堆积脂肪。

因此，就要对症下药在腰部容易囤积脂肪的地方，必须加紧努力运动。扭摆运动可轻松进行，并可提高腰部的柔软性。如提高柔软性后，可增加肌肉与关节的运动范围，并使较弱的肌肉功能恢复，腰部即可拥有吸引人的魅力线条了。这好像很难，其实一点也不难，只要下定决心。依循计划进行，扣上那件你最想穿的裙子的扣扣，可就为期不远了！

下面让我们来做塑腰运动。

1. 小腰、侧腹的有效运动。以跪立姿势，或坐在椅子上也可以。双手撑于腰际，腰部向左扭转，感觉有舒畅感时再返回做。左右各进行数次。

2. 以节奏式的扭转，使腰部舒畅。双手与肩同高并伸直，微侧身向左右扭转。此时手臂与地板平行运动。回转1次2~3秒，左右各反复数次。

3. 使侧腹紧张，腰部纤细。对腰部有效的扭转运动。右手扶左腰，左手由后方持右腰，上半身充分扭转后静止不动。此时，意识集中于腹部。腰部感到有手支撑的力量，脸部则朝与扭转方向的反侧。

53 细腰运动

这里有一套细腰运动，细腰效果也很好。

1. 抬头挺胸站好，左脚大步横向跨出略比肩宽，一面吐气，一面弯腰用右手指尖去碰左脚趾尖。意识想着按压腰部的赘肉，然后吐气。

2. 回复到站直的姿势再换右边。然后再以左手指尖去碰右脚趾尖。左右各做7~8次。

54 喝脱脂牛奶可减肥

哪类人需要脱脂食品？首先是中年人和壮年人需要这种食品．目的是防止动脉粥样硬化；再就是运动员和肥胖的人，他们无论如何应当"制止"体重；最后就是那些懂得长胖就意味着变老的千百万人们。为了这些人，便生产出为通常脂肪含量的1/3的鲜牛奶、乳渣、酸牛奶、炼乳等，而这些脱脂奶品，是中年人和壮年人减肥的最佳食品之一。

有些女性认为不吃早餐可以达到减肥的目的，殊不知这样不仅达不到减肥的目的，还无益于身体。不吃早餐，胃不进食将长达17~18个小时之久。那么整个上午的活动所消耗的能量完全要靠前一天吃的晚餐来提供，这就远远满足不了营养的需要。人体内贮存的能量转化也有限，这就导致血糖降低，出现头晕、眼花、乏力、心悸、饥饿难忍，不仅影响上午的工作和学习，久而久之，会使胃肠功能受损。

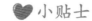

小贴士

正确的做法应是合理分配一日三餐的质与量，早餐摄入全天需要热能30%左右，午餐占40%左右，晚餐摄入热能应不超过全天的30%。

许多不吃早餐的女性，因早餐未进食，午餐、晚餐吃得相对较多，如果计算一下，一天摄入的总量并不少，加之晚间人体消化吸收功能好，所以不吃早餐，并不能达到减肥目的。

56 减肥须防伤及元气

中医理论认为，月经的产生，主要依赖于先天的肾精和后天的谷气滋养、支持。气血是月经产生的物质基础，脾胃是气血的生化之源，谓之"后天之本"。过分节食或不适当的地减肥，都可影响脾胃功能，引起生化气血不足，血海未能按时满溢，导致闭经，多为虚证。

现代医学证实，营养不良是引起闭经的很常见和主要原因之一。动物实验结果显示，小动物长期处于饥饿状态，可出现垂体功能不全的症状。其中促性腺激素首先受到抑制，表现为血中促性腺激素减少，继而性腺功能减退或停滞，生殖器萎缩及生育功能降低等。营养不良对人类性周期也有同样影响。通过临床和实验室观察，发现长期营养缺乏、慢性消耗性疾病或机体对营养物质的需要量相对增加而摄入不足的情况下，都可导致内分泌系统的功能障碍而引发闭经。过分节食减肥可使营养摄入减少，或造成消化吸收障碍，导致人体必需的营养缺乏，使机体处于营养不良状态，从而引起闭经。

进行减肥以后，一旦出现精神倦怠、食欲缺乏、体虚乏力、大便溏薄等症状，便提示这种减肥方式已经伤及元气了。如果妇女平素规则的月经周期延长、经量减少，那是闭经即将发生的信号。应引起警惕与重视，及早停服减肥药，调整饮食，增加蛋白质及各种维生素的摄入，并请教医生。闭经发生以后，如果长期得不到纠正，则后患无穷。青少年女性闭经不纠正，会影响子宫、卵巢的正常发育，将来婚后生育会有困难。中年妇女闭经不予纠正，则可诱发卵巢功能早衰、性器官萎缩、性功能障碍。因此，妇女减肥应适可而止，切忌只顾小利而损害身体健康。

57　大腿健美按摩

双腿浸于热水中，待身体温暖，肌肉变软后再行按摩。将涂有浴皂的毛刷由膝盖向上至腹股沟做均匀轻柔的螺旋状按摩。如有血液循环不良，应将足尖抬高，离地面约30厘米再进行。左右腿交替进行，重复数次，直至大腿部有麻热感为宜。

58　小腿健美按摩

将双腿浸泡于温水，使肌肉松弛后按摩效果较佳。

将浴皂擦在手掌中或毛刷上，由膝盖向足跟方向做有节律的螺旋状按摩，由上而下再由下而上，反复数次。

用清水将皂液冲洗干净，用干毛巾将腿上水分拭干后均匀地涂抹上润肤油，再由膝盖向下至足跟做环状按摩1次。按摩后平卧15~30分钟。

59　中药茶疗减肥法

孕妇产后，如果身体过于肥胖，也可采用茶疗法。

健美茶

I号方：山楂、泽泻、莱菔子、麦芽、神曲、夏枯草、陈皮、炒二丑、草决明、云茯苓、赤小豆、藿香、茶升各7克。具有消积利湿之功效。适用于饮食、二便、睡眠均正常的近期肥胖者。

II号方：生首乌、夏枯草、山楂、泽泻、石决明、莱菔子、茶叶各10克。具有平肝息风、理气化湿之功效。适用于肝阳上亢、性情急躁的肥胖者。

III号方：苍白术、泽泻、云苓、车前子、猪苓、防己、茶叶各10克。具有健脾燥湿、利尿消肿之功效。适用于伴有下肢水肿之肥胖者。

IV号方：大黄、积实、白术、甘草、茶叶各20克。具有消积通便之功效。适用于大便秘结之肥胖者。

V号方：法半夏、云茯苓、陈皮、川芎、枳壳、大腹皮、冬瓜皮、制香附、炒泽泻、车前草、炒苍白术、茵陈、茶叶各5克。具有健脾祛湿之功效。适用于无任何不适，一切正常的肥胖者。

VI号方：山楂40克加I号方。具有软化血管，降脂之功效。适合于伴有甘油三酯增高之肥胖者。

以上6个方剂，每个方剂研成细末。无论选用哪号方剂，都要分成7份，每日饮服1份。

荷叶减肥茶

鲜荷叶5克，山楂5克，生薏仁3克，沸水沏饮。具有化食导滞、降脂减肥之功效。适用于高脂血症、肥胖症。

决明茶

草决明6克，茶叶6克，开水浸泡如茶饮。适用于大便干、口舌干燥者。

海藻虎杖饮

海藻4克，虎杖6充，陈皮6克，加水适量煎煮取汁饮。每日1~2次。

山楂蒲黄饮

山楂10克，玉竹6，、蒲黄3克，水煎煮，前2味20分钟，加蒲黄搅匀后饮汁。适用于冠心病患者。每日1~2次。

芹菜饮

鲜芹菜带根去叶适量，洗净后用开水烫一下，捣烂绞汁饮用。每日1~2次。适用于目赤肿痛、头晕头痛及有高血压的患者。

枸杞饮

枸杞子10克，何首乌10克，炒泽泻10克，广陈皮10克，加水适量煎取200毫升，分两次服。适用于腰酸痛、咽干颧红等阴虚的患者。

60 中药粥疗减肥法

利用中药粥减肥也不失为一种好方法。

冬瓜粥

新鲜连皮冬瓜80~100克，粳米100克。将冬瓜用刀刮去皮后洗净，切成小块，再同粳米一起置于沙锅内，一并煮成粥即可。每日早晚2次食，常食有效。具有利尿消肿、清热止渴之功效。

荷叶粥

鲜荷叶1张（重约200克），粳米100克，白糖适量。米洗净，加水煮粥。临熟时将鲜荷叶洗净覆盖粥上，焖约15分钟。揭去荷叶，粥呈淡绿色，再煮沸片刻即可。服时酌加白糖，随时可食。具有清暑、生津、止渴、降脂减肥之功效。

什锦乌龙粥

生薏苡仁30克，冬瓜子仁20克。洗净，合在一起，放入锅内加水煮至豆熟，再放入用粗纱布包好的干荷叶及乌龙茶，再熬7~8分钟，取出纱布包即可食用。具有健脾消肥之功效。

薏米粥

薏苡仁30克，白糖适量。将薏苡仁洗净，置于沙锅内加适量清水，先用大火烧沸后再用小火熬，待薏苡仁熟烂后，加入白糖即成。薏苡仁有补脾和胃、利湿止泻的作用，可对于有水湿肿满、脾虚不运等症的肥胖者产生较好的效果。

赤小豆粥

赤小豆25克，粳米100克。将赤小豆浸泡半日，淘去豆中杂质，与洗净的粳米一同放锅中，以小火煮煨成熟即可。赤小豆甘酸，可清热利水，散血消肿。此粥常服对湿热久蓄的肥胖肿胀有一定效果。

61 减肥药膳秘方

莲子百合汤

原料：莲子50克，百合50克，猪瘦肉250克，葱姜、盐、料酒、味精各适量。

制法：将莲子去心，用清水把莲子、百合洗净；猪瘦肉洗净；切成长3厘米、厚1.5厘米的块。将莲子、百合、猪瘦肉放入锅内，加水适量，再加入葱、姜、盐、料酒。大火烧沸，小火煨烧1小时即可。食用时，加入少量味精，吃莲子、百合、猪肉，喝汤。适用于心脾不足的心悸、失眠，以及肺阴虚的低热干咳的肥胖症病人。具有益脾胃，养心神，润肺肾，去热止咳之功效。

三色糯米饭

原料：红豆、薏苡仁、冬瓜子、黄瓜各适量。

制法：将红豆及薏苡仁用水淘洗干净并放入锅内先蒸20分钟，然后放入洗净的糯米及冬瓜子加水蒸熟，起锅后撒上黄瓜丁即可食用。具有健脾利尿、减肥之功。

茯苓粉

原料：茯苓粉、米粉各等份，白糖、素油各适量。

制法：将茯苓粉、米粉、白糖加水适量，调成糊状，置小火平锅内煎烙成薄饼。经常食之有补气益胃、健脾消肿之功效。

62 形体健美妙方精选

<丰乳>

大建中汤

原料：蜀椒9克，干姜15克，党参6克，胶饴60克。

制法：前3味加水煎，去药渣，取汁。另将饴糖蒸化备用。用饴糖冲服，每日3次。

功效：丰乳，强体，治消瘦。本方对气血不足，体弱消瘦而胸乳不丰者有较好疗效。内用饴糖甘湿入脾，《千金要方》谓其可以"补虚冷，益气力"。党参亦能补气益中，蜀椒、干姜能温中祛寒。诸药合用，服之可令气血旺盛，形体充盈，乳房丰满、健康。

清心莲子饮

原料：石莲肉、白茯苓、黄芪、人参各24克，黄芩、麦冬、地骨皮、车前子、甘草各30克。

制法：先将黄芩蜜炙过，车前子炒一下，与其他药共研细末。食前空腹服，每服6~15克，每天3次。

功效：丰胰乳房，消除体臭。本方适于精神不振，胸闷烦躁，失眠尿频，舌苔厚腻者服用。中医认为，肝经及乳，人的情绪与精神状况与肝也有密切关系，肝经不舒则湿热郁结，影响精神状况，也间接影响乳房。

本方舒肝行气，养阴清热利湿，从而达到丰乳保健的目的。

四物汤

原料：当归、白芍各10克，川芎6克，熟地15克。

制法：以上4味，加水煎取汁。饭前服用，每日3次。

功效：丰乳，并治面色无华。此方用熟地能"填骨髓，长肌肉，生精血，补五脏内伤不足，通血脉"（《本草纲目》），还能治月经不调；当归可补血活血调经，是妇科要药。4药配伍能补益、疏通气血，使胸部发育丰满。

六君子汤

原料：人参15克，白术10克，茯苓、陈皮、半夏各12克，甘草（炙）3克。

制法：上药共加水煎之，滤渣。饭前服，每日3次。

功效：丰乳，健体。本方适于脾胃虚弱，四肢乏力，面色萎黄者服用。通过健脾益气，燥湿化痰，调理脾胃功能，使人形体丰盈，胸乳发育成长。

<细腰>

葛氏服药取白又方

原料：桃花。

制法：取3树桃花阴干，制为末。每于饭前服3克，日3次。

功效：细腰身，且使人面白。桃花苦平无毒，利水、活血、通便。服之血脉通畅，浊秽尽除。因其服后利水通便、增加代谢，故可收减肥之效。《太平圣惠方》中也有本方，服法为每次6克，以粥调下。

新制双术法

原料：白、苍二术各500克。

制法：选白、苍二术坚实而肥鲜者各500克，以米泔水浸之，换水浸至透。去皮切片，用黄芪、沙参、生姜、半夏250克煎浓汁浸白术。大枣、龙眼、砂仁各250克煎浓汁浸苍术。各用瓷盘隔布铺盖湿米，以沙锅蒸透，晒干，再浸再蒸，汁尽为止。

功效：减肥。本方功用主治见[清]《五氏医存》一书中。书中道："肥人多痰，大半因湿"。"欲治此痰，当早健其脾，使不伤湿，痰无由生"。本方炮制苍术、白术具有补脾益气，燥湿利水之功。加入少量干姜、高良姜、吴芋等温中之品，使脾气得健，水湿得以运化，而奏减肥之功效也。

荷叶灰方

原料：鲜荷叶。

制法：鲜荷叶洗净，去蒂及边后晒干，撕成碎片入锅，锅上覆盖一小锅，用盐水调泥封接口，小锅上贴一纸条观察火候。点火煅至纸条焦黄时止，取出研末。每日3次，米汤调服。

功效：减肥。荷叶健脾、利湿、消肿去腻，能清除人体内多余的水分脂肪，是一味减肥的良药。

冬瓜食疗方

原料：冬瓜。

制法：作羹，作菹（腌菜）。经常食用。

功效：轻身减肥。冬瓜味甘，微寒无毒，能"除小腹水胀又利小便"（《名医别录》），具有显著的健脾益气利水作用。长期食用，可消除体内多余的水分，从而达到减肥的目的。

大柴胡汤

原料：黄芩、芍药各9克，柴胡、半夏各12克，生姜、枳实、大枣、大黄、薏仁各6克。

制法：上药切，加清水煎取200毫升。每次服100毫升，早晚各1次。

功效：减肥，利尿，消除脂肪。此方和解枢机，兼攻里实。适用于实证而生肥胖者，或躯体魁梧腹壁肥厚，上腹角成钝角，肋缘下紧张、压痛，胸胁苦满湿著，即所谓实胖者，由于多食甘肥、运动不足，以致皮下脂肪堆积，常伴有便秘，脉象沉迟有力者，用此方时，便秘者大黄可后下，无便秘者诸药同煎。

泽泻汤

原料：泽泻15~30克，白术10~30克。

制法：上2味，以清水煎成药汁200毫升。每服100毫升，1日2次。

功效：健脾化湿，减肥。泽泻经过临床实验证明，确有减肥降脂的功效，与他方共用（如防己黄芪汤）更增其效。

治肥化痰方

原料：苦参、半夏各4.5克，白术7.5克，陈皮3克。

制法：制上药为精末，作1服。姜3片，竹沥35毫升，水煎，滤清取汁。每日食后，以药汁吞三补丸15丸。

功效：化痰、燥湿、减肥。本方适用于湿痰壅盛而致肥胖者。三补丸是用黄芩、黄柏、黄连3味调配而成，能治上焦积热，泄五脏之火。两者结合，可燥湿去痰，达到减肥的作用。

白金丸

原料：白矾、郁金各适量。

制法：上药研为末，炼蜜为丸。每日3次，每次6克，餐后口服，20天为1疗程，连服2~3个疗程。

功效：祛痰安神，降脂减肥。此方祛痰安神、降脂减肥，用治高脂血症、脂胖症有效。少数病人服药后出现轻微的恶心、胃部不适等胃肠刺激症状，一般不需要处理，均可自行消失。

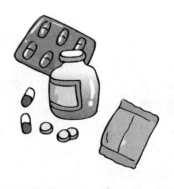

夏季是减肥的大好季节。夏季减肥的诀窍是要知道做什么和不做什么。

早起。夏天天亮得很早，清晨要抓紧时间散步、运动的最佳时间是早上9点之前和太阳落山之后。

多饮水。天气凉爽时，你的身体每天需要7~8杯水。而在炎热的夏天，你还要再多喝2~3杯。但遗憾的是，许多人喝加糖的软饮料或啤酒来补充消耗掉的水分。一罐340毫升的啤酒含有627千焦热能。你若1天喝上几罐啤酒，身上就会储有许多仅靠天热出汗散发不掉的热能。水是最好的饮品。

饮食清淡。你可以尽情尽兴、大吃特吃新鲜水果和蔬菜，以减少你对其他食物的需要。

少吃多餐。炎热的天气会抑制食欲。由于并不觉得怎么饿，白天可能吃得很少，但一到太阳落山，气温下降，便会食欲大增。可以每天吃5次饭，每次吃的数量要少，时间要均匀，这样就能起到减肥的作用。

❤ 小贴士

激发自己夏天拖着肥肥胖胖的身体走来走去，实在是一件痛苦的事情，特别是哺乳期间。夏天衣着单薄，一身的肥肉无以遮盖。而对大多数人来说，与健康相比，虚荣是一种更大的刺激。所以，夏季你可以多照照镜子，强迫自己看不愿意见到的"赘肉"，这或许能增强你对减肥的决心。

入秋后，气温下降，散发热量少，食欲好，睡眠时间增多，在夏季萎缩了的脂肪细胞又开始活跃起来。如果这时不加以抑制，人体就会随之发胖。

为了防止秋天发胖，应当注意：

合理调节饮食。少吃脂肪、油炸食品、巧克力、奶油甜饼等热能高的食品。多吃低脂肪低热能的五谷杂粮、土豆、新鲜蔬菜和水果。戒除零食，一日三餐准时，正餐七分饱，晚餐吃少，细嚼慢咽，养成良好的饮食习惯。日本专家研究发现，秋季开始用适量胡椒和辣椒佐餐，其中所含丰富的辣椒素能抑制体内脂肪的存积。美国专家还发现秋季多饮水也是防止肥胖的一项有效措施。

进行自我按摩。用右手掌置肚脐周围，按顺时针方向在腹部揉压50次，用左手按同样的方法以逆时针方向揉压50次，直到腹部有热感为止；加强体育锻炼，以运动量和强度中等、维持时间较长的快走、慢跑、骑自行车、爬山、跳绳等全身性活动为主，结合各种仰卧起坐等运动，以减少腹部脂肪，增强腰腹、背部肌肉力量，缩小腰围。

分娩产后

65　减肥要保持体内维生素

孕妇分娩后，体形大多变得肥胖，有些人肥胖的原因是由于饮食中缺乏能使脂肪转变为能量的营养素。这些营养素就是烟酸、维生素B_2、维生素B_6等。所以，只要在日常膳食中增加富含上述营养素的食物，应能促使体内脂肪释放能量而达到减肥的效果。

66　经常洗热水澡可减肥

洗热水澡不但可以消除身上的污垢，解除疲劳，而且还有很好的减肥作用。

进行热水浴时，体温逐渐上升，升到38℃左右时，便开始出汗。出汗可把大量的水分排出体外，同时，也消耗掉大量的热能。

一般来说，池浴浸泡要比淋浴消耗体内的能量大一些，减肥效果也好些。所以，能池浴浸泡的肥胖者，最好选用池浴。

热浴减肥要正确进行，不要在饭后1小时内和饥饿时进行热浴。最好在饭后2~3小时内进行。因为，这时消耗能量较多，还可避免发生低血糖性虚脱。

热浴减肥，一般1周可减体重1千克左右，1月可减体重4千克左右。如结合运动法减肥或自我按摩法减肥效果更好。

67　正确使用乳液

乳液是一种液体，是一种具有流动性的乳化体。主要成分是硬脂酸、单硬脂酸、甘油酯、蜂蜡、羊毛脂、白油、三乙醇胺、乳化剂、香精、蒸馏水等。其特点是较强渗透性，易被皮肤吸收。乳液的性质介于膏霜和化妆水之间，由于不受年龄、季节的影响，在身体任何部位都能使用，所以深受产妇欢迎。乳液化妆品名目繁多，有各种奶液、润肤蜜、营养蜜、杏仁蜜、柠檬蜜、西林蜜等。洗面奶是用得较多的一种。乳液采用和膏霜几乎相同的油分。含量比例占制剂的5%~15%。这些油分在水中乳化、分散即成乳液。用后感觉舒适，对皮肤亲和性强。乳液中均含表面活性剂以稳定乳液中各种成分，防止互相分离。

乳液根据其油性分类，有以脂肪酸为主体的弱油性乳液和以高碳醇为主体的相当于中性膏霜的中性乳液，以及相当于油性膏霜的油性乳液。根据其用途分类：有脱污除垢的清洁乳液、营养乳液、手用乳液等，洗面奶即清洁乳液，它能溶解油污，去除皮屑、异物、灰尘等。一般用于产妇每天早晚1次清洁皮肤。用法是以手掌或手将洗面奶均匀涂于面颈部，同时以手指按摩。目的是将皮屑、油垢、粉质等转移到奶液中，然后用面巾或软纸将奶液抹净或用清水洗去。奶液不刺激皮肤。用后皮肤润滑、清爽、光洁，还可遗下一层脂膜以滋润保护皮肤，而且对婴儿没有不利影响。

68　正确使用洗面奶

洗面奶含有油脂，能有效地去除面部和手部的污垢，且不伤皮肤，也是深受产妇钟爱的化妆品。如果手部和面部不需做特别的清洁，使用洗面奶是比较合适的。它能适应一般类型的皮肤，而且不论任何季节，一年四季均可使用。洗面奶的品种很多，有肤美灵洗面奶、人参洗面奶、增白洗面奶、珍珠洗面奶、黄瓜洗面奶等。在选购时，应根据自己的皮肤性质，挑选合适的洗面奶。

使用时，以少许洗面奶涂抹于面部、手部，可适当按摩，保留5分钟左右，再用清水洗净即可。洗后面部即感到洁净舒畅。所以说，为了恢复产后皮肤整洁、滋润、细腻，洗面奶是良好的洁面用品。

69　正确使用粉底用品

化过妆的女性朋友肯定会有这样的经验，简单的面部化妆，特别是不干不油的中性皮肤化妆，早晚搽些霜类或蜜类化妆品可以爽心惬意。但对油性皮肤，干性皮肤，有粉刺、褐斑、雀斑、疙疙瘩瘩、坑坑洼洼等缺陷的皮肤，单靠涂点油，抹些霜已无济于事。随着生活水平的提高和人际交往的日益广泛，简妆、淡妆已不能适应她们在大庭广众场合的需要。因此，分层次、分阶段、分等级的面妆已必不可少。而化妆的第一步就是化好底妆，打好底色。这正是粉底用品（简称粉底）的职能和任务。

粉底是在乳膏或乳液中掺和香粉的化妆品，常用于化妆时打底色，主要成分是油脂、水分和色粉等。油脂和水分是皮肤必不可少的基本成分，它可以使皮肤滋润、柔软，并富有弹性。色粉则决定粉底的颜色。它能够掩盖皮肤上的瑕疵，调整皮肤的色调，使皮肤的质感更加光泽润滑。

涂粉底和画家作画的道理一样，第一步工作便是涂布底色，这就是整幅画的格调，化妆所使用的粉底有着相同的作用，归纳起来大致有四：一是粉底能够协调面部色彩，改变皮肤色素不均匀的状况；二是粉底是化妆品与皮肤之间的缓冲层，既可吸收皮肤的分泌物，还能防止外界灰尘与皮肤接触；三是有了粉底，可大大增加化妆品的附着性，而目的在卸妆时也更为容易清洁；四是粉底有保养和滋润皮肤的功用。大多数粉底都含有羊毛脂或植物油成分。可补充皮肤油脂，抵御环境刺激。粉底按其剂型，大致分为4种：

粉底化妆水（白粉含量10%～20%）

多将白粉分散于乳液状产品中制成。优点是使用方便，感觉舒适，不油腻，宜于快速简易化妆。由于是液态，黏着性好，不易散落。缺点是白粉易从乳液中分离。

粉底膏霜（白粉含量30％～50％）

可分为两种：

膏状白粉：将白粉分散于霜剂（雪花膏）或中性膏霜中制成。黏着性及伸展性都好，用之舒适。

油性膏状白粉：将覆盖力强的粉末分散于无油性膏霜（非乳性膏霜）中制成。其伸展性和黏着性均佳，不易被汗冲掉。舞台用的油彩即属此类。这一类制品经改良后还可用于掩盖瘢痕和色斑。用前要保养好皮肤；底层先用油性膏霜，再涂油性膏状白粉；卸妆时，先以无水油性清洁霜清除。

粉底条（白粉含量约50％）

将油性膏状白粉制成条状。携带时盛于方便容器中，可随时备用。本品可含多种成分如二氧化钛、高岭土、滑石粉、氧化锌等，能遮断紫外线，故可防晒，因而有利于防治浅色雀斑、色素痣等。

粉底饼（白粉含量80％～90％）

是一种水湿润海绵而进行化妆的制品。黏着力强，即使流汗也不脱落，又不黏腻，故颇受欢迎。主要成分近于粉底条。

女性朋友在了解粉底的类型之后，使用时应注意哪些问题呢？要选用和肤色接近的粉底霜，例如肤色偏黑者用肉色，肤色青者选用粉红色，肤色偏黄则可用棕色，最好选择与自己的肤色差距不太大，又比原来的肤色略浅一点的颜色。否则会产生像戴一副假面具似的不自然。

涂敷粉底时分布要均匀，不隆起或起块条，不能引起皮肤过分的干燥。

粉底霜

粉底霜的类型与皮肤的类型相反。干性皮肤要用湿润型的雪状粉底，油性皮肤要用乳剂型或香粉状粉底霜。粉底霜必须有一定的遮盖能力，使人搽后既调整了肤色，又能掩盖面部瑕疵。使用粉底霜还应注意自己年龄、皮肤的性质及季节的变化。一般来说，年龄大的、干性皮肤、冬季适合用湿润型雪花状粉底霜，而年龄小的、油性皮肤，夏季适合用清爽型的香粉状粉底霜。

另外，还要注意自己的脸型，比如脸型很胖的人，选择一种比自己肤色暗一点的粉底霜，让脸收敛一点；脸瘦小的人，可选用一种比自己肤色浅一点的粉底霜，让脸显得宽大一点。

70 黑眼圈中医防治法

眼眶有一圈黑晕本来是非常普通的生理现象，特别是孕妇产后这一现象更为多见，但现在社会上有些人错误理解这一现象，甚至给它套上一些可怕的字眼。说：

"有黑眼圈的女人命有忌煞，不宜与之结婚。"又有的说："眼眶有黑晕的人，婚后性欲旺盛，女的多沦为淫妇。"这些不实之词使一些眼圈有黑晕的人心理压力特重。其实这些都是毫无根据的说法。

中医学从五行学说出发，按五脏配五色的理论产生一种五色主病的望诊方法。这种方法认为黑色属肾，其性属寒，与肾精不足、寒邪凝聚有关。其中肾精不足又包括肾阴不足与肾阳不足两种。一般来说，眼眶有一圈黑晕主要与肾虚有关。

引起肾虚的常见原因有下列几种：

1. 先天不足，自小身体虚弱，因而内脏功能不足。

2. 由于工作或学习过度紧张劳累，休息不足，长时间恢复不了。

3. 各种原因引起情绪不稳，忧郁不舒。精神委靡，睡眠不足，阴血暗耗。

4. 各种急慢性疾病致肾精受损等等。

当眼眶出现黑圈时，不要惊慌，可采用下列方法消除：

1. 注意劳逸结合。工作与学习要适度，避免过度劳累。若一段时间劳累后就要尽快休息，保证足够的休息时间让身体尽快恢复。

2. 注意情绪要安定，心胸要舒畅，遇事要镇定，做到自我放松，保证时间足、质量好的睡眠。

3. 及时治疗各种疾病，特别是易伤肾精的疾病。

4. 体质虚弱时，可采用食疗或药疗，并注意区分是肾阴虚或肾阳虚的不同。

肾阴虚者食疗可用鳖鱼汤、干带子汤、炖雪蛤油、马豆塘虱鱼汤等；

成药可用龟鹿补肾口服液、滋肾宁神丸、大补阴丸、知柏地黄丸、左归丸、六味地黄丸；

煎剂为：山萸肉15克，龟板（先煎）30克，鳖甲（先煎）20克，女贞子20克，天冬12克，枣仁20克，泽泻12克，玄参12克，杞子15克，淮山20克，麦冬15克，五味子10克，阿胶（烊化）12克，夜交藤30克，桑葚20克，煎水内服（复煎），也可制成药丸内服。

孕妇产后肾阳虚者食疗可用冬虫夏草汤、炖鹿茸、蛤蚧汤、煲海狗肾、鸡子酒等；

药疗可用右归丸、附桂八味丸、壮腰健肾丸、十全大补丸；

煎剂为：鹿角霜先煎30克，肉桂4克，仙茅15克，熟地15克，山萸肉12克，熟附子15克，巴朝15克，锁阳15克，枣仁15克，圆肉15克，核桃肉15克，紫河车12克，淮山15克，煎水内服。

我国中医源远流长，博大精深，具有西医不可比拟的特殊疗效，以上介绍的几种治疗黑眼圈的方法效果不错，该病患者不妨一试。

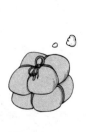
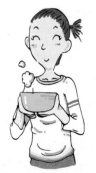

71　多饮水可使肌肤光洁

皮肤的水分，主要来自体内，体内的水分主要靠饮入。只有体内充足的水分才能保护皮肤光滑而富有弹性。一些国家近年来兴起"饮水美容法"，由于价廉省时，颇受人们欢迎。在考虑到增强皮肤角质层保持水分功能时，还可以考虑同外界"直接"给表皮细胞增加水分，让水进入表皮细胞内外，以增加其弹性。其做法一是面部蒸气美容，即利用水蒸气的热力作用，软化毛孔内的堵塞物，扩张毛孔和毛细血管，使水分子透过毛孔、毛囊壁渗透到表皮细胞，从而达到补充水分及促进血液循环、减轻起皱的目的。在家庭可用电热杯烧水，待水蒸气上冲时即可蒸面。若用市售的蒸气美容机，效果更为理想。

每天熏蒸时间是：干性皮肤3分钟，中性皮肤5分钟，油性皮肤7~10分钟。另一种方法是用瓜果汁涂脸。瓜果汁所含糖、维生素及矿物质等成分，可能通过渗透压的作用将水分带到表皮细胞内，由此使细胞含水量增加，使皮肤更具弹性。凡带酸性的瓜果汁均可应用，但每次都应用鲜品，且一次不可涂得太多，仅轻轻一层便可，每日早晚各1次，用前须先洗净皮肤，用后可不必洗去。

皮肤要保持有足够的水分还需要平时的静心保养。比如洗脸，因是生活小事，往往不被重视。其实每天洗脸是调节皮肤含水量的一种护肤措施。因为恰当的洗脸能洗去皮肤表面的污尘面垢，使表皮保持一定温度。但是洗脸用水温度不可太高，因为水温过高易使皮肤干燥脱皮。常用温水（25℃~30℃）洗脸，最能软化角质层，使皮肤保持清新润滑。其次为了保持皮肤，不要洗澡过多。因为皮肤表面有天然含油脂的保护层，洗澡过多，特别是水温太高，使用碱性香皂等，会使皮肤表面的油脂丧失而变得过于干燥。因此，即使是夏天，每天沐浴一次也足够了。如果皮肤本来就是干燥的人更需注意。另外，女性因为使用化妆品，在晚上入睡前常需使用卸妆品清除化妆，并用洁脸剂等清洁面部。但洁脸剂不仅会洗去面部皮肤分泌的油脂，也会洗去天然的保湿因子，因此须正确使用。若洗脸后肌肤绷紧感觉持续长久，表示过多的皮脂被洗掉；如果洗脸后完全没有绷紧的感觉，则表示洁脸剂的洗净力不够，脸上仍留有污垢。正常情况应该是有轻微的绷紧感，且持续2~3分钟为宜，否则需考虑调换另一种洁脸剂。

72　治疗雀斑

雀斑常见于皮肤白皙的女性，有的女性在产后容易产生活雀斑。目前治疗雀斑还没有特效药，但采取一些预防和治疗措施还是有一定效果的。

每天早晚在患雀斑的部位，薄薄涂一层2%~5%的氧化氨基汞软膏；或3%氢醌霜软膏、3%过氧化氢等，坚持数周或数月，直到皮肤起红斑、皮屑脱落时停药。但须注意，使用氧化氨基汞软膏等对皮肤刺激性大，腐蚀性强的药物时，一定要小心，防止损伤皮肤。

夏季外出时，一定要戴草帽或打遮

阳伞，避免阳光对皮肤的直接照晒。

用液氮冷冻法治疗雀斑，能取得较好的疗效，可到医院去治疗。在暴露的皮肤上，搽一些含有氧化锌等具有反光作用的护肤脂，对皮肤具有一定的保护作用。颜面部的雀斑还可用皮肤磨削术进行治疗。磨削术是将患雀斑处的皮肤磨削至真皮浅层，达到对一部分黑色素细胞破坏的目的，以减轻雀斑颜色或使雀斑消失。

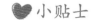 **小贴士**

多吃含维生素C丰富的蔬菜和水果，如柿子椒、菜花、苦瓜、油菜、卷心菜、番茄、鲜枣、山楂、柑橘、草莓等。可服用维生素C片剂，每日3次，每次100~200毫克，能使雀斑减轻，或控制雀斑加重。

73 治疗蝴蝶斑

蝴蝶是美丽的，但是，产前原本光滑白净的脸上来一只"蝴蝶"，恐怕令许多产妇惊恐不安。不过，这也是完全可以治疗的。

搽用外用药

2%~3%氢醌霜，15%壬二酸霜，此二药可合用；类固醇激素制剂，如倍他米松，也可配成复方制剂如0.1%地塞米松、5%氢醌、0.1%维A酸置于亲水软膏中，外用，1日2次。3%过氧化氢溶液（即过氧化氢）；5%氧化氨基汞软膏；复方当归糊加穴位按摩；柠檬汁外用；康舒达（SOD）霜；化学剥脱术，可用30%~50%三氯醋酸、80%酚巴豆油等。

服用内用药

维生素C大剂量；维生素E，麦绿素4克，1日3次，饭前半小时服；丹参制剂口服或注射；中药如六味地黄丸、逍遥丸、桃红四物汤加减。

74 消除抬头纹

女性产后出现抬头纹，便预示着她的皮肤开始走向衰老，事实上，任何一个女性都希望青春永驻。然而，青春毕竟是无法挽留的，产妇额上出现了抬头纹，也只能通过美容来加以掩饰，毕竟活着就是为了寻求一种感觉。

额纹的除皱，是利用美容外科手术方法，将前额面部松弛的皮肤提紧移位，并去除多余的皮肤和少量的额肌，从而使皱纹展平。该手术应在局部麻醉下进行，产妇需量势而行。手术切口一般在发际内5厘米左右。这样术后中间部可分离至鼻根部，两侧达眉弓上方，然后将多余的头皮、额部皮肤向后上提紧。分段切除多余的头皮和一条额肌，再行缝合即可，该手术可输血也可不输血。术后10天左右拆线即能恢复。

75　消除鱼尾纹

鱼尾纹就是外眼角显现的鱼尾状皱纹。它与抬头纹一样，均是面部衰老最早出现的皱纹，有的产妇在经过产褥期后会突然发现脸上多了鱼尾纹。在初为人母的幸福之余，会平添烦恼与悲伤，有条件的产妇不妨做一次除皱纹手术。

鱼尾纹除皱术，可在门诊施行。术前彻底洗干净头发、头皮，用1/5000的新苯扎氯铵浸泡头发10分钟。手术在局部麻醉下进行，一般是沿发际内4厘米处和耳前皱襞切开，即作皮肤分离，然后提紧眼轮匝肌，调整眼角位置使两侧对称后，切除颞部多余皮肤，提紧后将切口缝合。由于美容外科医生无创缝合的是细针细线，一般不留瘢痕。至于美容效果，这主要取决于分离皮肤、皮下组织范围的大小，分离效果越大效果也越满意、越持久。手术区术后可能有暂时性感觉减退，但一般术后3个月左右即可恢复正常。

76　油性皮肤不宜用晚霜

孕产妇皮肤呈油性大多是由于内分泌稍有失调所致，一般是雄性激素分泌稍旺盛，雌性激素分泌欠缺。这种情形应逐渐有改善，但也有人30岁以后仍为油性皮肤。

油性皮肤的人在洗脸后半小时面部即会有皮脂分泌，要减少出油，应选用一些只会增加面部水分，而不含油脂的面霜，晚上洗过脸后，因不再外出，不受到冷空气的刺激，以不用晚霜为好。

♥小贴士

油性皮肤分泌较多，用过晚霜会阻碍皮脂腺分泌，也易使细菌滋生，诱发痤疮。

77　掌握皮肤干刷法

皮肤是人体最大的排泄器官，它一天的排泄量与肾脏及肺脏相同。孕产妇由于体内的毛细血管不能及时将体内废物排出，致使废物滞留于体内，加重了代谢器官的负担，从而引起肥胖症或其他疾病。所以要使淋巴系统工作正常化，才能及时将废物排出，要达到这个目的，皮肤干刷法是最有效的。其法是用毛刷在皮肤上干刷以除掉皮肤上已死掉的细胞和其他污物、帮助消化、促进新陈代谢的方法。要注意的是毛刷的选择，它应该是天然纤维制成的，毛好质坚硬，刷柄要直且是木制，毛行间应有窄布带。初次使用干刷，不宜用力过大，要循序渐进，如果发现皮肤上留下了长长的抓痕，就说明刷得太过火，或是刷子太硬需要再浸泡些时候。但不管什么情况下，切不可在刷破了的皮肤上再进行皮肤干刷。

78 不必担心自己的皱纹

一般来说人的皮肤从30岁起即开始出现老化，但每个人之间各有不同，所以老化速度也各不相同。于是，有的孕产妇未老先衰，而有的则依然保持着产前的面容。

通常，皮肤老化的迟早程度受到遗传因素和外在环境的影响，其中某些外在环境的影响已引起人们的关注。如阳光，阳光中紫外线对皮肤的伤害，在脸部、颈部及身体暴露部位，若经常遭到强烈阳光曝晒时，就会表现为加速老化。因此，很多产妇在外出时已学会以衣着遮蔽阳光。

然而一提到老化，无论是美容师或普通人，很容易把它同皱纹联系起来，视脸上的皱纹为美丽的"大敌"。实际上，皮肤有皱纹是很正常的现象，关节部位的皮肤皱纹便是一例，笑纹和抬头纹也是因为动作、表情变化使得弹性的组织松弛而致。

皱纹，一般是含有脂肪的皮下组织无法控制身体外表时产生的。当脸部表情变化，颜面部肌肉舒缩也会拉出如肌肉纹路般、横向发展的皱纹。脸部肌肤油脂愈来愈少，愈易产生皱纹。而皱纹纹路也较深，十分明显。肌肉因持续或舒张动作，可使皱纹成为脸部极为典型的外观。

所以，完全没有必要担心皱纹，为皱纹烦恼。进行恰当的护肤保养，预防肌肤过早老化，就能不让皱纹说出真实的年龄。虽然说自然老化的规律不可违背，但是环境因素导致的过早老化却有很多方法来预防和治疗。

79 护理中性皮肤

早上在净面后可用收敛性化妆水收紧皮肤，涂上营养霜，再将粉底霜均匀地搽在脸上；晚上净面后，用霜或乳液润泽皮肤，使之柔软有弹性，并且可以使用营养化妆水，以保持皮肤处于一种不松不紧的状态。中性皮肤的产妇饮食要注意补充皮肤所必需的维生素和蛋白质，如水果、蔬菜、牛奶、豆制品等。

80 护理干性皮肤

干性皮肤的产妇早晨宜用冷霜或乳液润泽皮肤，再用收敛性化妆水调整皮肤，涂足量营养霜。晚上，要用足量的乳液、营养化妆水及营养霜。使用成分大致相同于人类皮肤最表层之皮脂膜的化妆品，也就是用乳化过的化妆品，然后再逐渐增加其他系列化妆品。干性皮肤的女性应多喝牛奶、牛油、猪肝、鸡蛋、鱼类、香菇及南瓜等。

分娩产后

81 护理油性皮肤

早上洗脸后可用收敛化妆水整肤，然后用清爽的营养奶护肤；晚上洗脸后，可加用按摩的方法以去掉附在毛孔中的污垢，然后用棉花蘸收敛性化妆水在面上扑打，最后涂营养蜜以保养皮肤。这种类型皮肤的女性饮食应避免吃动物油及辛辣食物，不吸烟，不饮酒，多吃水果、蔬菜。

82 不同季节的皮肤护理

不同季节，有不同的气候特征。人就如生活在大自然的一棵植物，空气、阳光、水分在不同的季节各有异同。其生活状态需要调整，皮肤护理也是如此，随着外界条件的改变，护理方法也不尽相同。

春季

春季，由于气温上升，人的血液循环顺畅，新陈代谢活跃，汗水和皮脂分泌也开始旺盛。另一方面，由于身体适应季节的缘故，皮肤变得兴奋，不够稳定，分泌量忽多忽少，因此，在这季节便很容易患上湿疹和皮肤病，产妇一般体质较弱，尤其要当心。

💛 小贴士

　　切莫忘记饮食中的营养摄取，多摄取鸡肉牛肉的动物性蛋白质以及B族维生素，这对于保养皮肤有很大的裨益。另一方面，尽可能在睡觉时关上抽湿机，如果为了哺乳需要，则应将它放在距离自己较远的位置。

在春季，对于皮肤来说，最明显和直接的外界刺激就是阳光。由于在冬季，直接受阳光照射的机会较少，所以皮肤炎症的患者，会因接触阳光的时间多而自然痊愈，且抵抗力会转强，然而谁也不喜欢带着一张又红又痒的脸庞让初生的婴儿看。所以，在冬季的日常生活中，清洁皮肤是首要的工作，在春季自不例外。脸部获得清洁后，勿忘记拍上爽肤水和适当的面霜做保护。此外，防晒工作也不容忽视。至于定期做水分面膜和清洁面膜，都能使皮肤清爽和洁净。

夏季

进入夏季，耀眼的阳光和汗水正是肌肤的头号敌人。皮肤往往因紫外线的直接照射而产生雀斑和黑斑，甚至连白皙的肌肤也变得黝黑。

很多女性只将夏日的强烈阳光列为皮肤克星，却忽视了汗水的可怕。而产后的妇女最容易出汗。pH值属于弱酸性，有阻碍细菌发育和繁殖的功效。健康正常皮肤的pH值在5.5~6.5度之间，此弱酸性有中和碱性和防止皮肤受伤害的作用。

一般来说，汗水的pH值在4~5之间，当汗水接触皮肤后，会使皮肤的pH值提升呈现碱性，抑制皮肤表面细菌衍生的功能便会减弱，因此皮肤炎、斑疹等症状在夏日最是常见。夏日洁肤是不容忽视的常规行为。除了早晚的脸部清洁外，如有需要，也可以于户外活动后做面部清洁，再拍上酸性化妆水，以中和皮肤的碱性和补充水分。

很多女性朋友认为大暑天涂上面霜，只会令皮肤油腻，更容易沾上灰尘，事实上，面霜除了有滋润皮肤的作用外，也有防止皮肤水分流失的功能。只要挑选水分较高的面霜，便不会有油腻的感觉。现在很多面霜都兼具防晒功能，不妨根据防晒指数（SPF）的数值作出选择，数值愈大防晒效果便愈好，有效时间亦较长。

夏季度过产褥期，大汗淋漓是免不了的，有些人为了抑制流汗而刻意浓妆艳抹。不断分泌的汗水因各孔道被化妆品堵塞而积留在皮肤和化妆品之间，使皮肤受到损害，也容易感染婴儿。所以，夏日要尽量避免浓妆，即使单为了孩子，也尽量不要化妆。

夏日炎炎，除了面部皮肤会冒汗水，身体每寸肌肤，都会在不知不觉中被汗水侵蚀。汗水长时间停留在皮肤表面，被皮肤上的细菌所分解，就会发出恼人的异臭。每天必须给身体肌肤作彻底清洁，洗个温水浴。沐浴的同时，对于一些较隐蔽的部位如腋窝、两腿间、阴部、足部等应小心清洗。洗澡以外，也可利用一些止汗剂和除臭剂以消除或减轻难闻的汗臭。

秋季

秋季，发觉皮肤颜色容易变黑，同时皮肤长时间抵御紫外光的侵袭而使角质变厚，肤色黯淡无光彩。又由于汗水令角质层膨胀，所以造成角质层松弛无弹性的现象。因此，夏季过后，皮肤会变得粗糙，所受的伤害也比其他季节大。

由于秋季接触直射阳光的机会减少，所以已变厚的角质层会渐渐回复本来的厚度。此时，多余的角质层会剥落而在面上形成脱屑现象，很多人却误会是天气转凉，皮肤缺乏水分而产生脱皮。

要使受损的肌肤回复光彩，便要加强新陈代谢的功能，使皮肤恢复正常状态。磨砂有助于去除死皮，按摩和做面膜可促使血液循环，增强新陈代谢。此外，充分摄取维生素A和蛋白质，可加速恢复原来健康的皮肤状态。

冬季

秋季是皮肤休养生息的最好时刻，好不容易才恢复正常状态的皮肤，不过这个季节要面对凛冽寒风的考验。

在冬季，皮肤会因为寒风、冷水和室内暖气等交替影响，而使微血管收缩，养分便不能充分地输送到皮肤；同时，汗腺和皮脂腺的功能减弱，分泌减少，皮肤因缺乏滋养而变得粗糙，容易产生皱纹，肌肤异常干燥，缺乏弹性，甚至有皲裂的现象。这种情况对于干性皮肤的人而言，最为明显。护理冬季的皮肤，必须在脸上涂抹保湿性强的营养霜，略带油分也无妨。而手部、足部以及全身皮肤也应擦上适量的润肤霜以防止干燥。与此同时，可借助按摩促进血液循环，使养分能充分送往皮肤的表层。此外，冬季多做水分面膜和滋养面膜，也可促进皮肤的新陈代谢。

83 过敏性皮肤保养

所谓过敏性皮肤，指的是对外界多种因素非常敏感的皮肤，尤其是对一些化妆品，极易产生变态反应，产妇在这点上表现得尤为突出，因此需要很好保养。过敏性皮肤护理应做到以下几点：

1. 产后初次使用化妆品应事先进行适应性试验，其方法可以在手背处或耳坠处涂少量化妆品，如无反应，方可使用，否则不能应用。

2. 不要频繁更换化妆品，并且不能用含香料过多及过酸过碱的护肤品。

3. 用温和的洗面奶洗脸，洗脸水不可过热过冷。

4. 早晨可选用防晒霜，以避免日光伤害皮肤，晚上可用营养化妆水增加皮肤的水分。适当外用氧化锌软膏、维生素B_6霜，以改善皮肤过敏性质。

5. 多吃蔬菜、水果，避免吃鱼、虾、蟹等易引起过敏的食物。

84 全面保护皮肤

正常皮肤的保护内容非常广泛，甚至不同护肤法有时完全相反。干皮肤和油皮肤、白皮肤和黑皮肤、颜面皮肤和手足皮肤，保护方法就大相径庭。工人皮肤、农民皮肤、产妇的皮肤更是变化多端，医生护士的皮肤、音乐家的皮肤和运动员的皮肤，在不同季节和不同环境里，也得采取完全不同的护肤方法。这也是皮肤护理复杂性的原因。

因此，除了涂护肤霜，为了保护皮肤，有时也得服药打针，也得做理疗，也得搞美容。随着食疗热的兴起。在保护和美化皮肤方面，食疗迟早也将迅速发展。

皮肤的保护还因人、因地、因时而异，绝非一成不变。这即使皮肤保护变得更复杂，又使它的内容显得丰富多彩。皮肤保护实际上是一门专科学问，产褥期皮肤护理更是大学问。而人们偏爱的美容学，则只是它的一个分支。

怎样根据不同部位来保护皮肤？

一般部位

躯干部、四肢伸侧等处的皮肤比较平展和厚实，或不易受损，或虽易受伤但对损伤有一定的抵抗力。如没有特殊需要一般不采取特别护肤措施。

柔细部位

颈两侧四肢屈侧、手足背等处皮肤虽也平展，但较细嫩。皮肤保护以防刺激、防外伤为主。

皱褶部位

腋、肘窝、腹股沟等部位皮肤易相互接触、摩擦，污物易蓄积，汗液难蒸发，易潮湿、糜烂甚至感染。因此，产褥期皮肤保护要着重保持局部清洁、干燥；还要防止衣裤等对这些部位的紧束的压迫。

粗厚部位

手掌、足跖皮肤角质层很厚，这与它们经常接触外物并与外力作用相适应。厚实的角质层通常足以缓冲机械力对皮肤的损伤，但这些部位也是多汗部位，所以保护掌跖皮肤既要针对过于潮湿而浸渍，也要防备过分干燥而开裂。还要提醒一点：掌跖角质层厚，受摩擦刺激后发生的疱多较深且为大疱，不易及时察觉，一旦损伤容易感染婴儿。选择适当的鞋袜对跖部皮肤保护十分重要。

受压部位

如脚跟、臀部、背部，隆突部位如关节表面皮肤（肩、肘、腕、指趾背、髋、膝、踝等）应小心防止外伤，尤其撞击伤、磨损、角化增生和血液循环障碍，产妇在产后休养时应注意避免受到这种伤害。

肢端部位

指的是末端手指、足趾和指（趾）甲。保护措施是预防外伤、冻伤、烧伤、烫伤和感染。

多毛部位

多毛部位的皮肤保护主要是保持毛发洁净、整齐、不过长，防止感染，特别是毛囊炎和疖肿一类的化脓菌感染，产妇要提前把头发剪短，并注意头皮的清洁。

多脂、多汗部位

除头皮外，还有面部、上胸、上背部，掌跖多汗无脂。多汗主要防浸渍和汗疹如痱子等；多汗多脂部位要防细菌、真菌感染和某些化学物质如油脂类的刺激。毛囊虫以食皮脂碎屑为生，皮脂分泌过旺利于毛囊虫繁殖，导致或加重毛囊炎、痤疮、酒渣鼻等病态，故应积极治疗。

腔口部位

指眼、耳、鼻、口、尿道口、阴道口、肛门等部位。这些部位的皮肤多较细薄、柔软，又潮湿多皱。皮肤保护应着重避免摩擦、压迫，防止过干而致裂口，过潮引起浸渍、糜烂。还要注意口腔分泌物、排泄物对皮肤的刺激以及由此而来的炎症和感染，产后恶露要及时擦净。

暴露部位与遮盖部位

暴露部位皮肤的保护主要是防晒、外伤、过敏物接触和微生物侵扰；遮盖部位则要防止分泌排泄物，尤其汗液的有害作用，注意皮毛、化纤织物对皮肤的刺激和致敏。足部特别是足趾间更要保持清洁干燥，防患足癣。

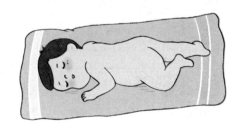

---

(85) **肌肤保养要素**

要使产后肌肤仍然保持洁白光滑，就要在恒心、规律、睡眠等方面加以注意，这就是产妇肌肤保养的3要素。

恒心

美容护肤应当持之以恒，来不得半点马虎，只是偶尔高兴时才对皮肤进行一些必要的护理是不够的，因为使用1~2次某种化妆品不可能立即改变皮肤的性质。

规律

每个人的皮肤性质不可能完全相同，必须自己摸索出适合自己的规律，而且在不同生理周期和不同季节都有规律可循，美容护肤程度也必须因时而异。

睡眠

充足的睡眠既可以恢复体力，又可以消除神经紧张，而后者是肌肤健美的大敌。人处在睡眠状态下，面部及全身的肌肤都得到放松，有助于恢复肌肤的弹性，改善血液循环。

86 预防紫外线侵害

为了防止紫外线的伤害，产妇应注意以下几个方面：

时时提高警觉

许多人以为，紫外线伤害是因为直接日晒造成的，而在阴雨天是没有紫外线的。其实并非如此，紫外线辐射不分季节，不分阴晴，时时存在。晴天时由太阳辐射出的紫外线到达地表会多些，在阴天虽然有部分紫外线被云层吸收，但仍有60%到达地面，即使在雨天也还有20%~30%的辐射穿透云层。所以，预防紫外线的伤害要时时提高警觉。

根据肤质选择皮肤保养品

东方女性肤质较油，毛孔细小，如果使用油质含量高的保养品，反而会造成皮肤负担及不适。轻者可能使毛孔阻塞，形成粉刺、面疮，严重时残留在毛孔里的油脂经紫外线辐射后，可能会刺激黑色素的产生，进而形成黑斑。

用防晒系数恰当的防晒品

市场上的防晒增白保养品，通常都标有防晒系数（简称SPF）。SPF值的高低，意味着防晒效果的强弱，如SPF15表示可以阻隔14/15的中波紫外线：SPF8则表示可阻离7/8的中波紫外线。大多数人都认为，SPF值愈高，保护力愈好，其实这是错误的观念。因为日光中有些波长的紫外线对人体是有益的，如果SPF值过高，会完全阻隔日光；同时也会妨碍皮肤的正常分泌与呼吸功能。所以，根据环境的不同，选用不同SPF值的防晒品，对皮肤的健康及美感才是最适宜的。如低SPF值的防晒品，可当做全天候的日霜使用，高SPF值的则是适合上午10点钟至下午3点钟在太阳底下使用的防晒品。

还有一个问题，就是如何选择适合自己的防晒品。这除了看SPF值外，还须依你的肤质、活动、出汗情况，以及空气的温度、光源强弱、皮肤厚度来决定。以东方人的肤质而言，皮肤科医师通常会建议使用SPFl5的防晒增白保养品。

小贴士

在日常生活中，人们普遍采用的是阳伞、草帽等遮阳工具。这些遮阳工具虽能挡住来自高空的紫外线，但是对水面、地面、墙面等四面八方反射来的紫外线就没有办法了。就遮挡紫外线来说，那些色彩艳丽的花伞远不如黑布伞。因为黑色具有良好的吸收光线的作用。因此，我们选用遮阳伞时最好选择一顶黑色的。

87 预防皮肤变黑

孕产妇皮肤黑变的部位多在颜面、额部及颈部。表现特点为：不对称的黑色或黑褐色的色素沉着斑块。如利尔变黑病，则开始时斑的部位有些发红，以后逐渐变为暗褐色及青灰色，有时皮肤粗糙、脱屑，有时伴随全身症状。席瓦特异色症则多见于中年妇女，特点是皮肤黑变处同时有毛细血管扩张及色素脱落的白斑。色斑形同网状，往往大片出现。焦油性黑变病，开始时可出现红斑，轻微痒感，随之出现色素沉着，大多数则伴有明显的毛囊角化，以后则色素沉着呈弥漫性，还可见表皮萎缩及毛细血管扩张，或伴随痤疮。妇女颜面黑变病开始时瘙痒、潮红，随后逐渐出现黑色素沉着斑。

皮肤变黑病可由使用粗劣化妆品引起，或是长期接触石油类或润滑油有关，或是内分泌功能紊乱，妇女卵巢功能障碍所致。不论何种原因所致，或何种表现，有人认为都是与碳氢化合物中毒有关。

皮肤黑变治疗，并非一朝一夕就能收效，因而要有足够的耐心，这一点至关重要。

维生素C，每日1~3克，静脉点滴，或长期口服。

外用3%氢醌霜，或5%~10%氧化氨基汞霜，也可收到一定效果。

较长时间内服六味地黄配合逍遥丸。

生白术100克，经年陈醋200毫升，放于密闭容器中（忌铁）浸泡1周后，局部涂搽1日3次，较长时间使用有效。

红糖20克，鲜牛奶15毫升，加热溶化搅拌均匀，涂于脸上，10~15分钟再以清水洗净，每天1次，连用30~50天见效。

牙皂、绿豆粉、花粉、白附子、偶蚕、藁木、防风、白薇、白芷、香薷、山奈、甘草各25克碾磨为细末，每日晨起洗完脸，以5份香脂，1份药末的比例调涂于面，有良好效果。

在治疗的同时，还要注意病人的生活要有规律，心情要愉快，尽量避免情绪的过大波动，并注意多食高蛋白和高维生素的食物。

88 饮食疗法消除皱纹

饮食疗法对于消皱、防皱有一定作用，现介绍如下：

1. 有些食物富含某种特殊成分，这些成分或能延缓皮肤老化过程，或能强化弹力纤维构成，因而有助于消减皱纹。如：

①富含硫酸软骨素食物，如鸡皮、鱼翅、鲑鱼头、鲨鱼软骨等。弹力纤维的最重要构成物是硫酸软骨素。

②富含核酸食物，如鱼、虾、动物肝、酵母、蘑菇、木耳及花粉等。同时服用维生素C或食新鲜蔬菜、水果，有利于核酸的吸收。核酸是一种生命信息物质，有人美其名曰"葆春药物"。它能延缓衰老、健肤美容，使原本干使粗的皮肤变得光滑。

③酸牛奶和肉皮。酸奶中含有氢氧酸等物质，有助于软化皮肤的黏性表层，除去死亡旧细胞，因而皱纹随之消失。肉皮能改善皮肤贮水功能低下的组织细胞活力并促进胶原蛋白的合成，通过体内与胶原蛋白结合的水去影响某些特定组织的生理功能，达到滋润肌肤、消减皱纹的目的。

2. 一些复方、成方，有美容去皱功效：药肉粥：羊肉1000克，当归（捣碎，微炒）、白芍、熟地、黄芪各25克，生姜块0.5克，粳米300克。羊肉切细，先以水5000毫升加药煎取汁300毫升，下米煮粥，将熟时放羊肉857克，再煮至熟，调味，空腹食；枸杞子50克（干者捣碎）、生地（块）30克、火麻子50克（捣泥）。先将火麻子煮熟，摊开散热，将生地、枸杞子装入生绢袋中，以酒500毫升浸之，密封（春夏7日，秋冬27日），适量服用；茯苓方（云苓较佳）：云苓研制成枣大小，四方块，入干瓷瓶中，用酒浸泡，3层纸封口，100天后取出，包以饴糖，日食2块，常吃有效。

89 通过按摩消除皱纹

按摩对消除皱纹有很好的疗效，产妇有时间可以学习一下，现就3种常见的按摩除皱法介绍如下：

前额皱纹

1. 两手四指并拢，手指向上，用四指指腹从眉上向上轻推额部至前发际，重复10次。

2. 两手示、中指并拢，用指腹按于额部中央，向两边做柔和的按揉，至太阳穴时轻轻按压一下，再接揉返回至额部中央，共做5个来回。

3. 两手示指、中指并拢，右手在上，左手在下，两手相贴按于额部中央，两手同时向远离中央的方向（即右手向上左手向下）对抗按压额部皮肤，直至按压整个额部。

4. 左手中指置于眉上，示指置于前发际下，两指轻轻用力将额部皮肤撑开，右手示、中两指并拢，在皱纹上轻轻地纵向按揉，直至整个额部。

5. 一手四指并拢，用指面拍打额部皮肤1分钟。

眼周皱纹按摩法

1. 用双手示指指端按于双眼内角的睛明穴，每秒钟做强按压1次，共按压5次。

2. 用双手示指指端垂直按于眼眶下承泣穴，每秒钟按压1次，共按压5次。

3. 用双手示指指端按于双眼外角的瞳子髎穴，每秒钟按压1次，按压5次后闭上双眼，仍按住此穴，向外侧按压，随后放松，共重复10次。

4. 两手示指指腹沿眼眶周围做小幅度按揉，共按揉5圈。

5. 用左手示、中指将眼周有皱纹处的皮肤撑开，右手示、中指并拢，用指腹在皱纹处做轻轻按揉，直至整个有皱纹处。

6. 用示、中、无名3指腹轻轻拍打眼周围皮肤1分钟。

整体按摩消皱法

1. 由上而下用手指推擦按揉或用毛刷推擦膝以下足阳明、胃经线5遍，并按揉足三里穴1分钟。

2. 用手指推擦按揉或用毛刷推擦膝以下足三阴经（脾经、肝经、肾经）线，由上而下进行5遍，并按揉三阴交和血海穴各半分钟。

3. 从上向下用手掌或毛刷推擦腰背部督脉经线，然后按揉脾俞、胃俞、肝俞、肾俞穴半分钟。

4. 以中脘为中心摩腹，顺时针方向，手法柔和，共旋摩5~10分钟。

上述消除皱纹按摩法宜用于20~40岁之间的患者，超过40岁后按摩消皱效果即不太显著，40岁之前均可使用。也可用上述"整体按摩消皱法"配合面部保健按摩预防和延缓面部皱纹的出现。只要正确保养面部皮肤，就可防止皮肤衰老，令你青春永驻。

90　消除皱纹小妙招

皱纹是美容的克星，特别是眼角的鱼尾纹最能表明一个人的衰老。产后出现皱纹能不能消除它呢？答案是肯定的，下面介绍几种简便易行且效果较好的方法：

1. 用熟蛋黄炼成油，在皮肤上擦抹，每日1次，早晨擦抹较好。

2. 用猪蹄数只，洗净后煮成膏，晚上睡觉时搽脸，第2天早晨洗去，连续使用15天有明显去皱效果。

3. 用蛋白和乳酪各等份，混合均匀，涂在皮肤上，20分钟后用温水洗去，隔日1次。

4. 栗子的内果皮捣为末，以蜂蜜调匀涂面，能使面部皮肤光滑细嫩，皱纹舒展。

5. 在吃鸡时，把剩下来的鸡骨头熬汤（鸡皮最好加在一起熬），营养丰富，常喝这种汤能消除皱纹，使肌肤又白又细嫩。

91　按摩治疗面色晦暗

孕产妇产褥期休养不好的产妇，容易显得面色晦暗，无光泽，当然也谈不上什么精神饱满。那么，应如何防止这种情况的发生呢？

应从以下4个方面预防面色晦暗：

1. 两手指掌面贴于面部，做上下往返推摩，状如洗脸，共10~20次。

2. 用拇指指端按揉背部肺俞、脾俞、胃俞、肾俞穴各半分钟。

3. 按揉足三里、三阴交各1分钟。

4. 双手四指交拢用指腹轻轻拍打额头和面颊部皮肤1~2分钟。

除上述按摩外，还应避免过度日晒和风吹，注意休息。

92　按摩治疗面色苍白

面色苍白者可用以下按摩方法加以治疗。

1. 摩面10~20次。

2. 掌摩腹部，手法宜缓慢，顺时针方向轻摩，时间宜长，按摩10~15分钟。

3. 用拇指按揉背部脾俞、胃俞、肝俞、肾俞穴，每穴半分钟。

4. 按揉足三里、三阴交各1分钟。

5. 捏脊。取俯卧位，背部肌肉放松，用两手拇指桡侧面顶住其脊柱棘突两侧皮肤，示指和中指前按，三指相对用力提捏皮肤，双手交替向前捻动，从长强穴沿脊柱向上捏至大椎穴止，此为1遍，重复3~5遍。

对于面色苍白者，除做上述治疗外，还应加强营养，及时治疗各种慢性病。

红润的面颊是容貌美的重要标志之一。它会使年轻妈妈更添姿色，更加妩媚，所以，大部分妇女在搽粉前都要先在两颊搽上一点胭脂，使皮肤显得白里透红。但这毕竟是外源性的。如不经化妆便能使两颊经常保持红润，表现出更多的天然、羞涩之美，那不是令少妇锦上添花了吗？

面颊红润的皮肤一般比较细嫩，它与微血管的分布、数量、血管壁的弹性和通畅情况有很大关系。胶原蛋白较多不仅保持了微血管的通透性，也增加了血管壁的弹性，从而使更多的血液流向皮肤，特别是面部皮肤，这是面颊红润的重要基础。再说，胶原蛋白能营养、修补皮肤，是使皮肤滋润滑嫩的重要物质，这就更增加了红颜的"透"性。因此，注意摄取胶原蛋白是保持面颊红润的首要条件。

由于怀孕、生育等原因，女性患缺铁性贫血的一般较多，因而注意铁的补充和提高铁的吸收利用也是保证面颊红润的必要条件。含铁丰富的食物有动物肝脏和动物血。比如，每100克猪血含铁量高达45毫克，是一般肉类含铁量的90多倍。其他如肉类、淡菜、虾米、蛋黄、黑木耳、菠菜、小米以及红枣、紫葡萄、红果、樱桃等含铁也比较丰富。其次，用铁锅烹调食物也能补充铁质。在玻璃器皿中烹调炸酱面100克含铁仅3毫克，铁锅烹调的100克面含铁达87.5毫克。用铁锅炒100克葱头，加油加热5分钟炒熟后，葱头中含铁量增加了1~2倍，如再加上盐和醋，含铁量则提高15~19倍。动物肝脏、血和肉中的铁，是以血红素形式存在的，最容易被吸收、消化，吸收率一般为22%，最高达25%。植物中含的铁大多是植酸铁、草酸铁等不溶性的盐，难以被人体吸收、利用，吸收率一般在10%以下。铜也参与人体的造血过程，并影响铁的吸收、运送和利用。含铜丰富的食物有猪肉、肝、芝麻、大豆、马铃薯、芹菜等。

第三是要加强造血功能。红细胞、白细胞等都是在骨髓中形成的。随着年龄的增大，骨髓的造血功能逐渐减退。若能强化这种功能，不仅能使面颊长期保持红润，还能延缓衰老，青春常驻。补充富含类黏朊和骨胶原的食物则是延缓骨髓老化的有效方法之一。判断骨髓情况最简单的方法是观察头发、皮肤和指甲。头发脱落，指甲长得慢了，身上和脸上出现斑点，经常患伤风咳嗽等，是骨髓功能开始衰退的表现。

富含胶原蛋白的食品有猪、鸡、鱼皮，猪蹄胶冻，鸡胶冻，鱼胶冻，以及甲鱼、乌龟甲壳及胶冻等。类黏朊主要来自动物脊髓和骨髓。煮猪骨汤时加少许醋及生姜、胡椒，有利于骨髓的溶出，又不伤脾胃。炖肉骨头汤的方法是，先将牛或猪骨头砸碎，以1份骨头加5份水的比例，用文火煮1~2个小时，以尽量使含有类黏朊和骨胶原的髓液溶解，忌用强火，否则髓液容易凝固。

分娩产后

💗 小贴士

维生素C除了能使皮肤白净外，还能促进肠道对铁的吸收，在膳食中加入50毫克的维生素C，便能将铁的吸收率提高3~5倍。维生素C又是胶原蛋白合成时辅氨酸和赖氨酸羟化转变时的必需物质，如果维生素C缺乏，羟化过程便要受到阻碍。因此维生素C被称为美容维生素。富含维生素C的食品有小青辣椒、大辣椒、菜花、苦瓜、芥菜和其他深色菜，以及鲜枣、酸枣、山楂、柠檬、草莓等干鲜果品。

94 养血调经与美容

女性都有月经，月经是妇女的正常生理现象，也是反映女子是否健康的一个标志。一般来说，月经规律、经量适中、经色鲜红的女子，肤若凝脂，容貌美丽，眉黛含春，不施脂粉也添娇；反之，月经失调，经量过少或过多的女子，容颜暗淡失华，皮肤粗糙，眉宇间缺少神韵。

研究发现，性激素与女子的容貌密切相关。女性性激素主要指雌激素和孕激素，这两种激素的分泌量随年龄和婚育而发生变化。同时性激素的分泌水平与月经周期也有着千丝万缕的联系。如在排卵前后和月经期前，女性体内的性激素分泌最旺盛，使肌肤格外光润细腻，肤色十分艳美。

有人说，18~35岁女子的皮肤是其一生中最柔润细腻的时期，因为这一时期性激素分泌最旺盛。那么究竟"红颜"能留驻多久，则要看怎样保养。如有月经不调应进行调经与养血，这不仅为了女子的健康，也为了女子的美貌。

传统医学根据人体五脏六腑和虚实寒热，采取辨证论治，可服用女金丹、人参养荣丸、八珍益母丸、乌鸡白凤丸、安神赞育丸等调经中成药，都具有卓著的疗效。《红楼梦》中的香菱、王熙凤、晴雯等佳丽，服用了人参养荣丸、乌鸡白凤丸，调经效果良好。这些药至今仍受到产妇们的欢迎。

调经宜注重养血，使经血得以调和。须知，女性在"经、孕、产、乳"4期里，有耗血和失血的特点，性激素的分泌也相应受到影响。若不善于养血，很容易引起贫血，出现面色萎黄、唇甲苍白、肤涩发枯、头晕眼花、心悸失眠等血虚证。严重贫血者，因各器官组织功能减弱，将过早地发生颜面皱纹、白发，走路似"弱柳扶风"等虚证。化验结果也表明，正常女性血液中的红细胞、血红蛋白均低于男性，仅为男性的4/5。在"经、孕、产、乳"4期里，因耗血和失血过多，血液中的红细胞和血红蛋白更低于男性。所以，若欲女性容貌健美、肌肤柔润，更应注意养血。

黄瓜

黄瓜又名胡瓜、王瓜，清香脆美，生吃、凉拌、炒食均可，并可腌食酱制。它也是重要的美容食品之一。

黄瓜含水分96％，含较多的维生素和丰富的钾盐及糖类、钙、磷、铁等，并且含有柔软的细纤维素，具有促进肠道腐败物质排泄和降低胆固醇的作用。鲜黄瓜中还含有抑制糖类物质转化成脂肪的丙醇二酸，久食对抑制身体肥胖有好处，所以说黄瓜是人体健康美容不可缺少的食品之一。

那么，怎样利用黄瓜来美容呢？

1. 可以生吃。用黄瓜拌粉皮、拌面、拌海蜇、拌肚丝，拌鸡丝. 也可拿整根黄瓜当水果吃。

2. 把黄瓜绞成汁，黄瓜汁有舒展皱纹、保护皮肤的作用，是美容术中常用的汁液。可饮用也可直接擦面，如皱纹较多，可1天1次，生效很快。

3. 把黄瓜切成薄片，可临睡前贴在脸上，第2天早晨去掉，就会发现皮肤比昨日光滑、润泽多了。

番茄

番茄，俗称西红柿，汁多爽口，风味颇佳，生食熟食皆可，也可加工成番茄汁和番茄酱。番茄除了能食用，还有很好的美容功能。这是因为番茄营养丰富，每100克中含蛋白质0.8克，脂肪0.3克，碳水化合物2.2克，钙8毫克，磷24克，铁0.8毫克，胡萝卜素0.37毫克，硫胺素0.03毫克，抗坏血酸8毫克。抗坏血酸的含量虽然不很高，但由于有机酸的保护，烹调时损失较少。所以，常吃番茄，不但能美容，而且对高血压、心血管病以及眼底出血等也有一定疗效。中医认为，番茄味酸、微甘，性平，有生津止渴、健脾开胃、消炎等功效。

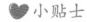 **小贴士**

那么，怎样用番茄来美容？

1. 番茄可以鲜食，也可与糖拌食，或与茄子、土豆等一起烹制，也可吃番茄酱。

2. 将番茄切碎，盛在碗内，用汤匙压出汁，加入少许蜂蜜，涂于面部、双手及手臂，对皮肤有极好的保养作用，可使肌肤洁白，消除面部皱纹。

胡萝卜

胡萝卜是一种含糖较多的植物，营养丰富，物美价廉，可健身美容，而且有治病作用；再者胡萝卜的形状同高丽参相似，胡萝卜中含有丰富的胡萝卜素，在肠道中经酶的作用后可转变成人体所需的维生素A，也称"抗眼干燥症维生素"。人体缺乏维生素A易患眼干燥症、夜盲症，易引起皮肤干燥，儿童缺乏维生素A，牙齿和骨骼发育会受到影响。中医也认为，胡萝卜味甘、性平，有补中下气、利胸膈、调肠胃、安五脏等功效。此外，还有降血压、强心、抗炎症及抗过敏等作用。胡萝卜中含有微量元素铁、钴，这是人体造血的重要原料，对产后贫血患者及哺乳妇女是理想食品。胡萝卜中还含有维生素B$_1$、维生素B$_2$，对高血压、心脏病患者也有裨益。由于胡萝卜中的粗纤维很少，适于胃和十二指肠溃疡、慢性胃炎等患者食用。

在美容上，由于胡萝卜具有滋润皮肤和治疗皮肤干燥症的功效，被称为"美容保健食品"，受到干性皮肤的人特别是产妇的喜爱。又因其有乌发的功效，又叫做"美发食品"。其实胡萝卜的价值还不只如此，还具有预防癌症的特殊功能。常吃这类含维生素A食物的人，比之不吃或少食这类食物的人，得肺癌机会要少40％。

关于胡萝卜，既可生食，也可炒食或煮食，与羊肉红烧其味尤佳，还可干制、腌制、糖渍等。

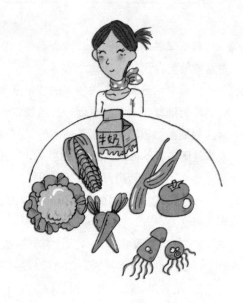

苦瓜

苦瓜又名凉瓜，嫩果可食用，因味苦而得名；苦瓜虽苦，但苦中有甜，深得人们的喜爱。

苦瓜与其他瓜菜相比，营养成分略胜一筹。它含有多种氨基酸、苦瓜苷、半乳糖醛酸、果胶、矿物质和首屈一指的维生素等营养物质。其中维生素C的含量在瓜菜中丰富。每500克苦瓜含维生素C达420毫克，是西红柿的7倍，苹果的17倍。丰富的 维生素C能调节身体功能，增强免疫能力，增强皮肤的活力。苦瓜中能提炼出一种其味极苦的奎宁精。这种物质含有明显的生理活性蛋白质类成分，有利于人体的皮质新生和伤口愈合。所以，常食苦瓜能增强皮层活力，使面容变得细嫩，容光焕发。

另外，苦瓜对防治多种疾病都有好处。苦瓜能消暑除热，补肾清肝火。苦瓜能提高人的免疫能力，降低血糖，有利于糖尿病人。中医也认为，苦瓜味苦、性寒，有清暑、明目、止渴、解毒等功效。故可用于中暑发热、牙痛、肠炎等。苦瓜中还可能含有抗癌物质。

苦瓜的苦味与所含的苦瓜苷有关。将苦瓜切片挤出汁液后炒食，可减少其苦味。

丝瓜

丝瓜，不但能食用、药用，而且还是一种美容佳品，有消除皱纹的奇效。

丝瓜水为什么能消除皱纹呢？据《本草求真》上说，"丝瓜水和脉、活筋络……消水肿，治血枯少"。这可能是丝瓜美容的药理机制。那么怎样制作丝瓜水呢？具体方法：在丝瓜还未挂瓜时，在距地面60厘米处切断瓜茎，将切口朝地，再用一个干净的玻璃瓶套在丝瓜茎的切口上，并把瓶子下半部埋在土里固定。一般一夜可提取一瓶（约0.5千克）。采得的丝瓜水，要放置一夜，用纱布过滤后，加入少许甘油、硼酸和酒精，以便增强润滑和防腐作用，用后要拧紧瓶盖，置于阴凉处或冰箱中，可长期使用。

提取丝瓜水的时间，最好在盛夏丝瓜尚未成熟时，此时提取的水较多。

另外，丝瓜是传统的中药材，瓜、丝络、子都能入药，可治疗热病烦渴、咳喘、肠风痔疮、白带、疔疮以及乳汁不通，还可用于治疗虫症。

冬瓜

冬瓜绝大部分是水分，营养素含量相对较低，不含脂肪。它有个独特之处，就是有美容健身之妙用。

身体肥胖，显得臃肿，不但影响身材美，而且有时还会引发疾病。古人用冬瓜减肥美容有着悠久的历史。明代李时珍说："冬瓜令人好颜色，益气不饥，久服轻身耐老。"《食疗本草》上也说过："欲得体瘦轻健者，则可常食；若要胖，则勿食也。"可见吃冬瓜是简便易行的减肥妙法。冬瓜含有减肥物质，这就是葫芦巴碱和丙醇二酸。前者对人体新陈代谢有独特作用。后者可以有效地阻止糖类转化成脂肪，从而达到减肥轻身作用。

另外，冬瓜为清热防暑佳品，夏天经常吃些冬瓜有利尿去湿、防暑除烦之效，外用也可治疗疖肿。

扁豆

扁豆含锌、铜、铁、钙、磷、蛋白质、磷脂、豆甾醇、血球凝集素A、血球凝集素B、呱啶酸、淀粉酸抑制物、蔗糖、葡萄糖、半乳糖、果糖、胡萝卜素、维生素B_1、维生素B_2、烟酸、维生素C等营养素。中医药学认为，扁豆味甘，性平，有健脾化湿、滋润肌肤、清肝明目等功效。

扁豆中的铜、锌、半乳糖、胡萝卜素、维生素B_2、维生素C等，都有护肤美肤作用。锌与铜在维持皮肤的弹性、润泽方面有特殊的作用。

莲藕

中医药学认为，莲藕味甘，无毒，生则性寒，熟则性温。生者能凉血止血、清热润肤，熟者可健脾和胃、补血泽肤。《日用本草》说："莲藕生用，清热除烦，生肌，润肤。"莲藕具有促进肌肤的伤口愈合、光滑皮肤等作用；还可用于治疗热病口渴、情绪不安、肺热咳嗽、支气管扩张、膀胱炎、更年期综合征等病症。

在夏天，可取新鲜莲藕，洗净，刨皮，切片（或切丝），加醋、麻油及适量盐、味精，生拌，作为消暑生津及护肤、美容的家常食品。

芋艿

芋艿可作为治疗一些皮肤病的食品。它通过治疗皮肤顽疾，改善皮肤弹性，提高皮肤的抗病能力而起到护肤的作用。常食芋艿，有使皮肤变得更光洁的作用。

用芋艿外敷、涂搽可治疗皮肤疣、热疖、牛皮癣、鸡眼等皮肤疾病。芋艿还有辅助治疗慢性肾炎、产后子宫脱垂、恶露排出不畅、痔疮、淋巴结肿大、乳腺炎等病症。

芋艿不能生吃，也不宜多食；吃多熟芋艿会闷气，产妇往往脾胃功能不太好，所以一次不能多吃。

魔芋

中医药学认为，魔芋性寒，味辛，有毒，具有化淤消肿、清热解毒、活血通经、散积化痰等功能。研究发现，魔芋可以促进肠蠕动，改善胃肠道环境，使胃肠道各种酶的活性、分泌功能加强，能够有效地防治胆石症、便秘、胃肠道癌，可治疗疖疮等皮肤感染性疾病；还可改善皮肤血液供应，维护皮肤弹性、光泽；能抑制人体对胆固醇的吸收，预防高血压、心血管疾病的发生；有减肥作用，可改善人的形体美。

魔芋全株皆有毒，用作食品时必须在加工后方可食用。产妇最好在给婴儿断奶后再用。因为魔芋的主要成分是葡萄甘露聚糖，而葡萄甘露聚糖与水调和可使其体积膨胀约100倍，故人们一般将魔芋磨粉，加工成魔芋豆腐、魔芋丝、魔芋面条、魔芋糕、魔芋片等。这些魔芋的加工食品，具有护肤美容、减肥、防癌、抗高血压等作用。吃魔芋制品时，同时喝一点米醋，既助消化，又可解除魔芋中的一些毒素。

菠菜

中医药学认为，菠菜性凉、味甘，补血润肤，有凉血止血、敛阴润燥、下气通肠、疏通血脉等功效。产妇食用最佳。

菠菜是护肤美容食品，尤适用于缺铁性贫血的产妇食用。菠菜还有辅助治疗巨幼红细胞性贫血、糖尿病、夜盲症、便秘、便血等病症的作用。

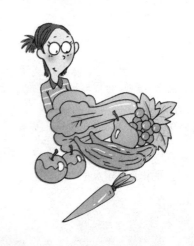

大白菜

大白菜含胡萝卜素、维生素B_1、维生素B_2、维生素C、烟酸、钾、钙、磷、蛋白质、糖类、脂肪等。

中医药学认为，大白菜味甘、性平，有利五脏、润肌肤、养胃利水、解热除烦、化痰清音等功效。《本草纲目拾遗》说："食之润肌肤，利五脏，且能降气，清音声。唯性清泄，患痢人勿服。"

大白菜是最廉价的美容食品之一，有改善皮肤弹性、增加皮肤光洁度、延缓皱纹产生等作用。大白菜还有辅助治疗感冒、咽喉肿痛、风热咳嗽、支气管炎、急性肝炎等病症。

大白菜的吃法很多，可素炒，可荤做，可作水饺、包子的馅，亦可制成酸菜、酱菜及脱水菜等。

芹菜

中医药学认为，芹菜味甘、性凉，有调经止带、平肝息风、清热润肤、养神益力、健脾利湿等功效。《神农本草经》说芹菜："主女子赤沃，止血养精，保血脉，益气，令人肥美。"

芹菜是女性的重要美容保健食品。这是因为，芹菜不但有美容润肤作用，还可治疗月经不调、白带过多等妇科病。芹菜还可辅助治疗高血压、膀胱炎、糖尿病、肾盂肾炎、性冷淡、黄疸型肝炎、产后腹痛等病症。

96 利用水果美容

苹果

中医药学认为，苹果味甘、酸，性平，有补心益气、止渴生津、和血润肝、解毒除烦、涩肠止泻、健脾和胃等功用。

研究发现，苹果的果肉营养丰富，有补血及美容作用，可增加血色素，使皮肤变得细嫩红润。苹果是普通人的美容、补血、健身佳品，更是有轻度贫血的产妇首选的补血美容护肤营养食品。

苹果中的苹果酸可使积存在体内的脂肪分解，降低血中胆固醇的含量，因而，常吃苹果，有防止体态肥胖、血管壁硬化的作用。肥胖体形、血中胆固醇过高及高血压的产妇，每日吃3~5个苹果，既有护肤美容、减肥健体效果，又可以减轻病症，一举两得。

苹果还是胃酸过少及慢性胃炎病人的保健与美容食品。于中、晚饭的前后各吃半个苹果，可取得良好的治病及美容护肤效果。

柠檬

柠檬是南方出产的一种水果，营养丰富，味道酸甜。皮肤的洗濯、保护剂，都以柠檬为基剂。

柠檬每百克含水80多克，含蛋白质1克，脂肪0.7克，碳水化合物8.0克，铁3毫克，钙33毫克，磷34毫克，还含有大量的维生素A、维生素C、维生素D、B族维生素，其中以维生素C最多。

它能使血管壁增强弹性，血液循环加快，皮肤的新陈代谢旺盛，皮肤变得光滑、细腻、白嫩，从而达到美容的目的。

另外，柠檬的去污能力很强，但又不伤害皮肤，而且对皮肤有滋养作用，所以柠檬备受人们喜爱。那么，怎样用柠檬美容呢？

1. 吃柠檬。每日早晚各吃2个柠檬。

2. 喝柠檬汁。将柠檬绞成汁，加入少量糖或蜂蜜，用温开水冲服，每日1~2次。

3. 柠檬切片贴面。将鲜柠檬切片，贴在脸上，外面再捂上1块湿毛巾，5~10分钟后，再换上新的柠檬片，每日1~2次。

4. 柠檬浸水洗脸。将柠檬切成薄片，浸入温水中，10小时后用浸泡柠檬的水洗脸，每日1次。

5. 使用含柠檬的化妆品。将柠檬中美容的有效成分提取出来，制成柠檬护肤脂、柠檬美容霜、柠檬洗发膏等，经常使用对美容美发有一定的帮助。

大枣

枣的果实是我国最古老的药用及美容果品之一。《本草备要》说大枣能"补中益气，滋脾，润心肺，调荣卫，缓阴血，生津液，悦颜色"。民间流传有"每天三个枣，活到九十九嫌少"的说法，大枣的功效由此可见一斑。大枣的营养很丰富，含较多的糖、脂肪、蛋白质、淀粉、多种维生素及胡萝卜素、单宁、硝酸盐、有机酸和磷、钙、铁等成分。

大枣是生肌长肉、润肤悦颜的佳品，它健脾益气，养血润肤，长期食用可以使皮肤红润、容颜光亮。大枣还可

以保护肝脏，增强肌力，降低胆固醇；另外，大枣在补血的同时还有止血的功能，故对各种皮肤紫癜有明显的治疗效果。因大枣含有丰富的维生素，对治疗因维生素缺乏而引起的口角炎、唇炎、角膜炎、舌炎、脂溢性皮炎等均有效。

葡萄

中医药学认为，葡萄味甘、酸，性平。有滋肾益肝，补血悦颜、强筋健骨、通经活络、补气和中等功效，可用于治疗气血虚弱、肺虚咳嗽、风湿骨痛、心悸盗汗、小便不利、面黄肌瘦诸症。葡萄可辅助治疗血压偏低、贫血、内脏下垂、慢性胃炎、风湿性关节炎等病症。

每100克新鲜葡萄果肉中含铁0.6毫克。有改善产后贫血症状，增加皮肤红润、细腻的作用。血压偏低、体质虚弱、贫血、体形瘦长者，每日于饭后吃些新鲜葡萄、葡萄干或喝些葡萄酒，既能强身健体、治疗疾病，又可护肤美容，使肌肉更丰满、形态变美，皮肤变得白嫩、细腻。

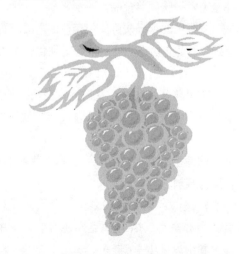

芒果

芒果果肉多，果汁亦多，味美诱人，被誉为"热带果王"，是夏季里许多人喜爱的一种水果，产后宜多食芒果。

中医药学认为，芒果，性凉，味甘、酸，有生津解渴、和血润肤、益胃止呕、清热利咽及止眩晕等功用。

芒果可改善皮肤血液供应，有光滑皮肤的作用，还可以治疗许多影响美容的皮肤疾病。

皮肤多发性疣的人，每日吃芒果2~4个，同时用芒果皮擦患处，往往可取得较好的疗效。每日用芒果皮煎水外洗可以治疗湿疹、神经性皮炎等皮肤病。

❤ 小贴士

芒果的吃法有一定的讲究：芒果大都用于鲜食，遇鲜芒果有酸味时，可以加入少许食盐同食，既可中和酸味，并使之更为甘美可口，还可将芒果的果肉切碎，略加些奶油，拌匀，置冰箱中，制成芒果雪糕，其味鲜甜爽口，是夏日降温去暑的佳品。

樱桃

樱桃含有丰富的铁质，每100克樱桃含铁质约6毫克，是橘子、苹果、梨含铁量的20倍。中医药学认为，樱桃味甘、酸，性温，有补血益颜、健脾和胃、滋肝养肾、生精止泻、祛风除湿等功效。含有较多铁质的樱桃，有促进血红蛋白生成的作用，故能补血，可使颜面红润。

樱桃，不但是色、香、味、形俱佳的鲜果，还是妇女的护肤养颜的食品。除热病者外，任何体形的人都可食樱桃，尤以妇女吃樱桃为好。每于经期过后吃些樱桃，既可及时补充月经期间失去的血液，达到强身健体的目的，又能使皮肤变得美艳动人。对缺铁性贫血的产妇而言，樱桃是健体与护肤美容的首选水果。

草莓

中医药学认为，草莓味甘、酸，性凉，无毒，有清热除烦、和血润肤、健脾益胃、止咳化痰、生津止渴等功用。

因草莓中含有大量的维生素C（其含量为苹果、葡萄的10多倍），故能促进机体组织中的细胞间质的形成，维护牙齿、血管、骨骼、皮肤、肌肉的正常功能，促进皮肤伤口愈合，帮助体内抗体的形成，提高免疫功能，从而增进人体的抗病能力。经常吃一些新鲜草莓和草莓制品（如草莓酱、草莓果汁、草莓果酒等），有护肤美颜、增加食欲、强身健体、降低血中胆固醇、通便、补血、除烦躁、解渴、止咳化痰等作用。

在初夏，每日取新鲜草莓200克，挤汁，加少量盐，内服，既是一种享受，又可达到补血益颜的目的。产后妇女常吃鲜草莓、草莓制品（如草莓酱），不但有延缓皮肤衰老的作用，还可同时降低血中胆固醇，调节血管弹性，益寿养颜。

椰子

椰子盛产于热带、亚热带地区，有"热带巨果"的美称。

椰子大似西瓜，外皮较薄，呈暗褐绿色，中果皮为厚纤维层，内层果皮为角质。果内有一个贮存椰浆的空腔，成熟时，其内贮满了椰汁，清如水，晶莹透亮，是极好的清凉解暑之品，也是极好的护肤养颜、补益气血的美味佳果。

中医药学认为，椰汁与椰肉味甘、性平，无毒，有益气生津、丰肌美肤、消疳杀虫等功效。

常吃椰汁、椰肉，能使人的面色润泽红艳，增气力，耐饥饿，还可增强胃肠道吸收消化功能，强身健体，增强机体抗病力。

喝椰汁，是一种极妙的享受。取一成熟椰果，先用双手捧住摇晃，听听那清凉果汁在果内腔中的撞击声，"声中有味"，令人食欲大增。然后戳破椰壳上端的芽眼薄层，端起来畅饮，或用吸管慢慢吮吸，皆令人陶醉，沁人心脾，令人难以忘怀。

❤ **小贴士**

脾胃功能差者，可选用椰子做护肤美颜食品。取椰子肉500克，切成小块状，加鸡肉丁、糯米各适量，放在瓦罐中，隔水煮，喝汁吃肉，每日1次。有肾炎水肿的病人，最适宜选食椰子汁，每日早、中、晚各饮椰汁1杯，有强心利尿作用，可减轻妊娠期遗留的水肿症状，甚至达到治愈疾病的目的，还可能收到护肤美容的功效。

柚子

中医药学认为，柚子味甘、酸，性寒，有健胃化食、下气消痰、轻身悦色等功用，可用于润肤乌发，治疗气郁胸闷、脘腹冷痛、咳嗽痰多诸症。《滇南本草》推荐"柚子驻颜酒"：取柚子6个，熟地50克，白芍50克，全当归50克，白蜜适量。白酒5000克，浸泡100天，即成，每日饮之，可养血驻颜、祛皮肤黑斑。

柚肉中含有非常丰富的维生素C，每100克柚肉中含123毫克以及胰岛素等成分，故有降血脂、降血糖、减肥、美肤养容等功效。经常服用，对高血压、糖尿病、心血管硬化等疾病有辅助治疗作用，对肥胖者有健体养颜功能。

除柚肉外，柚皮、柚花等亦有美容作用，如用柚花蒸麻油作香泽面脂，能乌发悦色。

猕猴桃

猕猴桃的营养极丰富，含大量维生素C及葡萄糖、果酸、果糖、蛋白质、脂类、维生素B$_1$、钙、磷、铁、猕猴桃碱等成分。

猕猴桃既可鲜食，也可加工成果汁、果酒、果脯、果干、果酱、果粉等。

中医药学认为，猕猴桃味甘、酸，性寒，有解热除烦、生津止渴、调中下气、驻颜防衰等功效，可用于防止衰老、润肤美容及治疗消渴、烦热、痤疮、黄疸、石淋等病。

猕猴桃有以下作用：提高机体免疫功能，对癌症有辅助治疗作用；有抗衰老作用，可改善皮肤（包括头皮）血液循环与营养供应，故有乌发、抗皮肤皱纹及益肤美容功能；能改善肝脏功能，促进肝细胞再生，因而，它可以辅助治疗急、慢性肝炎。

产妇常服猕猴桃酒、猕猴桃粥等，有较好的养生保健及护肤益颜作用。

西瓜

西瓜汁甜味美，凉爽可口，是夏日解暑止渴的佳品。古人称之为"天然白虎汤""夏日瓜果之王"。民间则有"夏吃三块瓜，药物不用抓"的美誉。

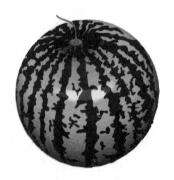

中医药学认为，西瓜味甘、性寒，有清热解暑、通利小便、除烦止渴、轻身益颜等功效，可作为减肥益颜健体水果；亦可治疗肾炎水肿、咽炎、高血压等病症，对产后恢复极有帮助。

西瓜中含糖类、矿物质、维生素、游离氨基酸等，有改善肾功能、降低血压、利小便、润泽皮肤、减少人体多余脂肪等作用。西瓜是肥胖妈妈的强身健体及护肤益容佳品。

除西瓜瓤外，西瓜皮也是很好的保健佳品。在秋冬季节，天气干燥，服用西瓜皮水尤为适宜，可以润泽皮肤，防止皮肤干裂，使之保持红润细嫩；同时还可防止唇黏膜干裂，预防咽喉炎。

桂圆

中医药学认为，桂圆肉味甘、性温，有益气壮阳、养血安神、健脾和胃、丰肌泽肤等功效，可用于润肌美颜及治疗气血双亏、心脾两虚所致的惊悸怔忡、失眠健忘、白发脱发、产后水肿。

桂圆肉对人体有以下作用：能增强血管弹性、张力、收缩力，保持血管的良好功能，改善心脏、皮肤的血液供应，因而有强心及润肤美发作用；有延缓衰老作用。桂圆肉能抑制黄素蛋白脑B型单胺氧化酶。这种酶与机体的衰老有密切的关系，它的活性升高会加速机体的老化过程。由此，桂圆肉可能会成为潜在具有B型单胺氧化酶抑制活性的抗衰老食品；有强壮身体及补血作用，是体质虚弱及贫血产妇较理想的保健食品。身体虚弱、产后贫血的病人，可取桂圆干12克，红枣10个，花生米15克，糯米50克，红糖适量熬粥，早晚各1次。长期服用，不但可改善贫血症状、强壮体魄，还有延缓皮肤衰老，使颜面红润、细嫩等作用。头发早白、脱发而有虚证者，可取桂圆肉10克，黑木耳5克，加冰糖适量，煨汤，每日1次。以30克桂圆肉（干品），白糖20克，西洋参3克，一同置于瓷碗内，加盖，密封，在饭锅上蒸熟，制成玉灵膏，每日1次，每6剂为1疗程，有润肤美颜作用。此膏也适用于临产的产妇。

桂圆性温，多食，易生内热，故一次不宜多食。素有痰火及湿滞者，性欲功能强者应忌食桂圆，体壮者应少吃桂圆，最好不吃。

荔枝

中医药学认为，荔枝味甘、性温，有补益气血、生津和胃、添精生髓、丰肌泽肤功效，是健身益颜的保健水果，又可用于治疗产后津液不足、脾虚泄泻、产后血亏、健忘失眠诸症。

荔枝可改善人的消化功能，可用于治疗消化不良等病症；可改善人体皮肤（包括头皮）血液供应，故有润肌美容作用；可改善人的性欲功能，用于治疗性冷淡诸症；可改善机体的贫血状况，用于辅助治疗产后贫血等病症。

腰膝酸痛、失眠健忘、体瘦肤黑者，可取荔枝干（连壳）10个，五味子10克，金樱子15克，水煎服，每日1剂。久服，既可强身健体，治疗疾病，还有润肤美容之作用。

皮肤较粗糙、体质较瘦弱的产妇欲丰肌美容，可经常吃荔枝粳米粥，每日取荔枝10个（去壳）、粳米50克、红糖适量，熬粥，当早餐。

有产后贫血症状、面色无华、体质瘦弱者可取荔枝干10个、红枣12个，水煎服，每日1剂，15剂为1疗程，间隔10天后可以接着服用下1疗程。身体健康欲使皮肤更红润细嫩的产妇，可每日取荔枝干（去壳）6个，用沸水冲泡，当茶饮，每日1剂。

97 利用饮料美容

蜂蜜

由于各种植物开花季节及植物种类不同，蜂蜜在质量上也略有差异。其中以枣花蜜质量为上品。蜂蜜不但气味芬芳，而且营养价值很高，对身体有滋补作用，是使人体保持青春、健康美容的一种食品。自古以来它就是滋补益寿上品，也是治病良药。

蜂蜜中含有60多种有机和无机成分，主要成分是糖类；另外还含有丰富的维生素、酶、氨基酸、激素等成分；有的可直接被皮肤吸收利用，起到营养皮肤、促进皮肤生理功能的作用。另外，蜂蜜还含有抗生素和维A酸，可杀灭或抑制附在皮肤表面的细菌；还能消除皮肤的色素沉着，促进上皮组织再生，所以有"令人容颜不老"的说法。那么，怎样用蜂蜜来美容呢？

蜂蜜养肤法：取蜂蜜和醋各1~2汤匙，温开水冲服，每日2~3次，如能坚持服用，可使粗糙的皮肤变得细嫩润泽。

蜂蜜洗浴法：入浴前，用蜂蜜涂遍全身，脚底、膝盖、手肘部位要多一点。10分钟后，进入浴缸中浸泡，然后用香皂洗1遍，顿觉全身滑爽、润泽。

蜂蜜美容剂：因蜂蜜含大量可被人体吸收的氨基酸、酶、激素、维生素等，所以用蜂蜜加2~3倍水稀释后，每日敷面，可使皮肤光洁、细嫩。

蜂蜜敷面剂：将1个鸡蛋、1汤匙全脂牛奶、1茶匙蜂蜜相混均匀，放入冰箱中，每日用时取出敷面，对皮肤有良好的美容作用。

另外要指出的是，工蜂咽腺还能分泌出一种浆液，称蜂乳，是蜂王的食品，故又称蜂皇浆或王浆蜜。蜂乳色乳白、略带微黄、半透明，味略酸，有促进新陈代谢、增加机体抵抗力、刺激生殖功能、促进造血、调节神经、降低血糖及灭菌等作用，还具有抗癌和抗衰老、美容作用。

鲜牛奶

牛奶含有蛋白质、磷脂、乳糖、维生素A、维生素B_1、维生素B_2、维生素C、维生素D、钙、磷及8种人体必需氨基酸。每100克牛奶含蛋白质3.1克，脂肪3.5克，碳水化合物6克，维生素A140毫克，维生素$B_1$0.04毫克，维生素$B_2$0.13毫克，烟酸0.2毫克，维生素C1毫克，铁0.1毫克，钙120毫克，磷90毫克。

牛奶中所含的赖氨酸和蛋氨酸是植物食品中所缺少的。它们对人体有重要作用，可改善人体细胞活性，延缓衰老，有丰肌美颜等功效。

牛奶中所含的乳糖可分解为葡萄糖和半乳糖，而半乳糖是最容易被人体吸收的单糖，有促进人体对钙的吸收作用，有利于脑髓神经的形成与发展，有利于皮肤的发育。

牛奶中还含有3羟-3甲基戊二酸，它能抑制肝脏合成胆固醇，从而降低血液中胆固醇的总量，有延缓人体及皮肤衰老的作用，故最适宜产妇的身体调养与皮肤保养。

牛奶中还含有棕榈酸、硬脂酸、甘油酸、卵磷脂等营养成分。其中卵磷脂有延缓皮肤衰老等作用。

牛奶中含有较多的维生素A、维生素B_1、维生素B_2、烟酸、维生素C等，这些维生素对护肤、美肤无疑有不可忽视的作用。

《本草纲目》的作者李时珍对牛奶延缓衰老的作用十分重视，称："清晨能饮1升余，返老还童天地久。"中医药学认为，牛奶味甘、性微寒，具有养肺润肤、补虚益体诸功效。

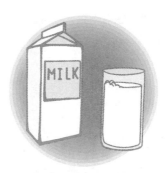

酸奶

酸牛奶是牛奶经过乳酸杆菌发酵后制成的，它的营养价值远远超过鲜牛奶本身。酸牛奶含糖量低，不仅保存了原来新鲜牛奶的一切营养素，而且乳酸使蛋白质结合成微细的凝乳，能够增加消化吸收率，同时钙质的吸收率也比鲜奶高，所以长期饮用酸奶不仅可以预防癌症、脑出血、心脏病、高血压等疾病，而且还具有润肤美容、明目固齿、健发等功效。

酸奶除含丰富的维生素外，还能强化各种维生素，特别是可强化B族维生素、维生素A、维生素C，降低皮肤中黑色素的生成，而黑色素能引起皮肤着色。由此可见，经常喝高质量的酸奶可以使产妇皮肤白皙而健美。

另外，在喝酸奶时不妨剩一点，用手指均匀地抹在洗过的脸上，一般可敷面10分钟左右，最多也只要20分钟。然后洗净脸部，这时皮肤会变得非常柔嫩，富有光泽。但最重要的一点是敷面前一定要洗净脸面。

总之，常喝酸牛奶（加之外敷）可以使皮肤保持滋润、细腻、有光泽，防止衰老，对人健康美容亦很有益。

母乳

这是所有食品中营养素最全面、最易被人体所吸收的健身养颜品。

中医药学认为，母乳性平、味甘，有补气益血、安五脏、延年防老及令人肥白润泽等功效。

母乳含蛋白质、脂肪、碳水化合物、多种维生素、钙、锌、铜、铁、抗体等。母乳中各营养成分的比例都最符合人体的需要。

母乳中的蛋白质，约2/3为乳白蛋白。这种蛋白质在胃内凝块小，最易被人的胃肠所吸收。母乳中所含的氨基酸种类多，特别是必需氨基酸含量高，有益于人体的健康与美。母乳中所含的必需脂肪酸亦较多。必需脂肪酸有营养大脑、润泽皮肤等作用。母乳中的乳糖多为乙型乳糖，这种乳糖对改善人的胃肠功能很有作用。

母乳中含矿物质虽不太多，而比例适当，有利于吸收，故其补气血、营养肌肤作用大。母乳中含有锌等微量元素，其含量较牛乳高。微量元素在营养肌肤方面有其独特的功效，母乳的养肤作用较牛奶好。

母乳中还含有许多能抵抗疾病的抗体，特别含有一种被称为分泌型免疫球蛋白A的物质，能保护人的胃肠功能，抑制病菌，从而起到保护人体健康、光洁肌肤的作用。母乳中还含有很多消化酶，如鲜脂酶、水解蛋白酶、溶菌酶等。这些酶可增强人的消化功能，增强人的体魄，使人健美。

 小贴士

由伟大女性之精血所化生的母乳，无疑是美容护肤、强身健体的上乘之品，产妇在哺乳之余，不妨为自己挤取一些试试。

银耳

银耳又名白木耳，生于腐朽的树木上，色白如银，状如人耳，故称银耳，是著名的滋补食品。银耳的营养价值和药用价值是很高的。

银耳中含有大量的蛋白质、脂肪、碳水化合物、维生素A、维生素C、维生素D、维生素E、B族维生素，及矿物质、钙、镁、磷、铁等。银耳不但能滋阴润肺、养气和血、补脑提神，还有"润泽肌肤、容颜悦色"的作用，经常服用银耳，能使人的新陈代谢增强，血液循环旺盛，各个组织和各个器官的功能得到改善，皮肤弹性增强，皮下组织丰满，皱纹变浅甚至消失，皮肤显得细嫩光滑。如果外用，也能被皮肤吸收，产生同样的作用。怎样用银耳来美容呢？下面介绍几种方法：

银耳大枣汤：银耳10~15克，大枣10枚，小火煎熬半小时，加适量的糖服用。隔日1次。

银耳枸杞汤：银耳10~15克，枸杞子25克，小火煎半小时，加适量糖服用。隔日1次。

银耳面膜：银耳10克，研成极细面，配500克精细白面混合均匀。每天取10克，用水调成糊状，涂在脸上半小时后，用水洗去。

银耳浓汁：将银耳熬成浓汁装入小瓶贮存。每次洗脸时，往洗脸水中滴几滴即可。

银耳甘油搽剂：银耳5克，浸在60%的95毫升甘油中，1星期后可供搽面用，具有良好的美容效果。

食用菌

食用菌的种类很多，有银耳、黑木耳、蘑菇、香菇、平菇、草菇和金针菇等。它们不但营养丰富、味道鲜美，而且可延年益寿、美容驻颜，素有"保健食品"之称。

食用菌含有很高的蛋白质，而含脂肪低，如香菇每100克干品中含蛋白质12.5克，含脂肪才1.8克，与人体需高蛋白、低脂肪要求正好相符。所以经常食用含丰富蛋白质的食用菌会有益于健康。另外，食用菌还有美容作用，如银耳中类阿拉伯树脂胶，对人体皮肤的角质有良好的滋养和延缓老化作用。

另外，食用菌还可用于治疗各种癌症、心血管疾病、麻疹、小便失禁和糖尿病等。

花生

花生，肉质味美，它的营养价值之高令人惊叹。花生的营养价值不但比粮食类高，而且被称为高级营养品的一些动物性食品如鸡蛋、牛奶、肉类在花生面前也不得不甘拜下风，被人誉为"植物肉"，具有较高的食用价值及药用价值。中医认为，花生味甘、性平，具有润肺、和胃、补脾等功效。可用于烦咳、反胃、乳妇乳少等症。

花生衣对治疗各种出血性疾病，如血小板减少性紫癜、再生障碍性贫血等有良好的止血效果，但需注意不要吃发霉的花生，因发霉的花生中含有一种"黄曲霉毒素"，可引发肝癌。

分娩产后

核桃

核桃又名胡桃，是果类食物中有美容作用的一种干果。核桃中含脂肪最多，其次是蛋白质和碳水化合物，还含有大量的矿物质和各种维生素。明代著名药学家李时珍在《本草纲目》一书中指出核桃能补下焦肾脏，食之精气内充，肠润血脉通，使枯瘦之人肥健，肌肤润泽且脱发重生，使白发重变乌黑。

核桃的美容价值，主要是因为其中含多价不饱和脂肪酸比较丰富。食物中的饱和脂肪酸与多价不饱和脂肪酸的比值大小，同人的皮肤健美关系密切。比值越大，对皮肤健美越有好处，而核桃油的比值是猪油的60倍，是豆油的2.8倍，是香油的3倍多，所以核桃有很高的美容价值。

另外，核桃中还含有大量蛋白质、微量元素及维生素。蛋白质是皮肤健美不可缺少的物质；微量元素锌、锰是内分泌系统的重要原料，如体内缺乏时，可使人体过早衰老；磷和铁是滋补神经系统和造血系统的重要物质，缺乏后容易引起神经衰弱和贫血，使人显得精神不振，面黄肌瘦；维生素A、维生素D、维生素K、B族维生素，对皮肤有保护作用，可使皮肤的新陈代谢增强，防止皮肤粗糙干燥以及出现皱纹，还可增强皮肤的韧性和弹性，防止破裂出血。

常吃核桃，除能治疗神经衰弱、消化不良等病外，对干裂性角化性皮肤病、皮肤早衰、脱发和白发，也有很好的疗效。不过需注意核桃属于温性，中医说它能促阴血，所以阴虚烦躁、身体易出血的产褥期最初几天，不能多吃核桃；稀便、腹泻时须忌食。

芝麻

芝麻有黑芝麻、白芝麻之分，食用以白芝麻为好；药用以黑芝麻为良，但二者的性质基本相同。

芝麻之所以能美容，是因为芝麻含有丰富的营养，其中含脂肪油达60%以上，油中主要成分为油酸、亚油酸及甘油酯，含蛋白质20%左右，且含有钙、磷、铁等元素及糖分、烟酸等对人体极其有用的成分。此外，芝麻中还含有丰富的B族维生素（每100克中含量为5.14毫克）、芝麻素、芝麻油酚、多糖、戊糖等。从这些成分来看，芝麻有较好的美容作用是不奇怪的。

中医认为芝麻味甘性平，为滋养强壮食品，有补血、润肠、生津、通乳、养血、养发等功效，对于因肝肾精血不足而引起的身体虚弱、眩晕无力、黑发早白、腰膝酸软、肠燥便秘、皮肤枯燥等疾病，有很好的疗效。尤其是芝麻的含油量高

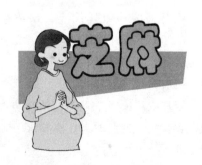

于一般食品，因此能够养血润肤，使皮肤光泽、润滑，对那些因皮肤干燥而影响美容的，效果甚佳。但须注意如为脾虚溏泻、赤黄带下者均应忌食。

黑木耳

黑木耳是一种优质食品，含有丰富的对人体健康有益、美容护肤、强身健体的营养成分，是"黑色美颜佳品"之一。

黑木耳有护肤、美肤及补血、调经、镇静、益智等作用，可用以辅助治疗产后贫血、胃出血、高血压、冠心病、四肢麻木、月经过多、痔疮出血等病症。黑木耳是产妇可选食的最佳美容护肤食品。

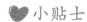

小贴士

黑木耳可用来凉拌、素炒、荤食、入汤，皆滑嫩爽口。用黑木耳做主料制成的家常菜有香辣木耳豆腐羹、黑木耳炖老鸭、炒木须肉片、黑木耳荸荠炒猪肉片等。

99 利用调味品美容

大蒜

古称葫、葫蒜，明代著名医学家李时珍，认为大蒜"夏日食之解暑气，北方食肉面尤不可无，乃食经之上品"。按皮色不同，分为紫皮蒜和白皮蒜两类。紫皮蒜的蒜瓣外皮呈紫红色，瓣肥大、瓣数少，辣味浓厚，一般在春季栽培，故又名春蒜，适合生食或作调味品。白皮蒜的蒜瓣外皮呈白色，辣味小，一般秋季栽培，故又称秋蒜，适于腌制糖醋蒜。此外，还有一种蒜瓣小而多的白皮蒜，俗称狗牙蒜，适合生食。

大蒜是一种营养较丰富和疗效较高的食品。每100克鲜蒜含蛋白质4.6克，碳水化合物29.3克，钙10毫克，磷75毫克，维生素$B_1$0.03毫克，维生素$B_2$0.04毫克。青蒜和蒜苗中还含有丰富的维生素C，前者每100克中含37毫克，后者可高达120毫克，是补充维生素C的极好蔬菜。

大蒜对皮肤有刺激末梢神经、改善表皮血液循环、增强皮肤活力，使网状细胞活跃、促进新陈代谢等作用，故能使皮肤滋润、光滑。近来已配制出各种大蒜化妆品，如大蒜指甲油、大蒜润肤膏等，深受人们的欢迎。

另外，大蒜具有增强抗菌能力，对多种细菌、真菌和原虫都有抑制作用，可用于防治痢疾和肠炎，并且还可以治疗高血压、动脉硬化症等病。若把大蒜放在口中嚼食3~5分钟，可杀灭口腔中的全部细菌。大蒜可阻断亚硝胺在体内的合成，因此具有防癌功效。

醋

醋的主要成分是醋酸，它有很强的杀菌作用，对皮肤、头发能起到很好的保护作用。另外，醋还含有丰富的钙、氨基酸、B族维生素、乳酸、葡萄酸、琥珀酸、糖分、甘油、醛类化合物以及一些盐类，这些成分对皮肤极其有用。用加醋的水洗皮肤，能使皮肤吸收到一些需要的营养素，从而起到松软皮肤、增强皮肤活力的作用。下面介绍几种用醋美容的方法。

1. 如皮肤粗糙者，可将醋与甘油以5∶1的比例，混合涂抹面部，每日坚持不辍，容颜就会变得细嫩，皱纹减少。

2. 如果想要手指甲和脚趾甲光亮晶莹，可在温水中加进半茶匙醋，用其浸泡手指甲或脚趾甲，然后再进行修剪。此时，不但甲皮柔软易于修剪，而且甲缝中的污垢也容易清除。

3. 可在水中放点醋浸浴，浴后会使肌肉放松、疲劳消除、皮肤光滑。

4. 可在洗脸水中，加一汤匙醋，洗毕后用清水反复洗净，也有美容之效。

5. 用醋200毫升加水500毫升，烧热洗头，每天1次，对防脱发、头痒、头屑疗效显著。

100 其他美容食品举例

桑葚

桑葚是桑树所结的果实，嫩时色青，味酸，老熟后变为黑紫色，味甜汁多。它含有丰富的葡萄糖、蔗糖、果糖、鞣酸、苹果酸、钙、磷、铁等矿物质。

据《唐本草》载：食桑葚"久服不饥，安魂镇神，令人聪明变白（变白发为黑发）不老。"《滇南本草》中述："益肾脏而固精，久服黑发明目。"《千斤食治》中写道："令人好颜色，美志性。"历代养生家都是把桑葚当做一种健美抗衰的果实来食用。实践证明，它对防衰驻颜确有疗效。桑葚还具有补血功效，血虚体弱者适宜食用。

菠萝蜜

菠萝蜜为桑科植物木菠萝的果实。味微酸、性平。含有糖、蛋白质、维生素B_1、维生素C、钙、磷、铁等，并含有脂肪油。功效生津、益气、消炎。近代医药学从菠萝蜜汁液中提取出一种能够消炎和去水肿的蛋白水解酶。菲律宾人还以菠萝蜜的树液外涂治疗疮疖红肿。《本草纲目》认为"菠萝蜜止渴解烦，醒酒益气，令人悦泽"。所以，食用菠萝蜜在一定程度上有滋润皮肤，保护皮肤健康的作用。有一些人吃菠萝蜜可能会引起变态反应，主要表现出皮肤症状，也可能出现消化道症状，甚至会发生休克，这时要送医院急救处理。过敏可能与菠萝蛋白酶有关。因此，食前将菠萝果肉用盐浸一下，不但味道醇美，又可以防止变态反应的发生。

植物油

植物油主要包括葵花子油、玉米油、豆油、棉籽油、芝麻油、米糠油、花生油、菜子油等。植物油中主要含有中性脂肪，其次是磷脂、固醇和维生素A、维生素D、维生素E等。植物油不仅是烹调的主要调味品，而且具有健美作用。

植物油具有润泽皮肤的作用。这是由于植物油中含有大量的不饱和脂肪酸，如芝麻油含量为87.5%，菜子油为95.5%，花生油83.3%，当人体内不饱和脂肪酸供应充足时，人体的皮肤就会光滑润泽，头发乌黑发亮，面容更加美丽，所以有人称之为"美容酸"。当产妇人体缺乏不饱和脂肪酸时，皮肤就会变得粗糙、脱屑，头发变得干、脆，易脱落。植物油中主要成分是脂肪，当其贮存在皮下时，可使人体变得丰满，皮肤弹性好，且光泽润滑。如果长期饥饿或患某种慢性病时，就会把体内75%的脂肪消耗掉，从而使人消瘦，皮肤出现皱纹。

松子仁

松子仁是松树的果仁，其特点是脂肪含量特别丰富，每100克果仁中含脂肪63.5克。这种脂肪大部分为油酸、亚麻油酸等不饱和脂肪酸，对人体有很好的保健作用。尤其对预防心血管疾病有良好作用。常食松子仁可以滋补强身、延年益寿，古人称之为"果中仙品"。松子仁具有较好的润肤作用。《名医别录》载：松子仁"可以润泽皮肤，去除死肌。"产妇往往面容憔悴，肌肤粗糙，形神枯槁。这往往不是由疾病引起，而是因为脂肪缺乏所致。如能经常食用松子仁，其中的油脂能营养肌肤，若每天吃数粒，坚持下去，皮肤就会渐见润泽，容光焕发，皱纹也可减少。

枸杞子

枸杞子味甘、性平，是人们喜爱的益寿美容佳品。枸杞子所含脂肪的主要成分为亚油酸，它不仅对防治高血压、动脉粥样硬化等的心血管病有重要意义，也是滋润皮肤、防止皮肤老化、轻身不老、容颜不衰、延长青春的妙品。枸杞子含有美容所必需的维生素A、维生素C、维生素B_1、维生素B_2及多种氨基酸，是促使眼睛更加明亮、皮肤更加健美的美容佳品。因此，久服枸杞子能让初为人母者面色红润，须发黑亮、延缓衰老。

百合

百合味甘、性平，不仅是治疗良药、营养佳品，也是一种美容珍品，百合具有使容颜减皱及防治皮肤病的作用，产妇常吃百合，可增加皮肤的营养，促进皮肤的新陈代谢，使皮肤变得细嫩、富有弹性，可使面部原有皱纹逐步减退。尤其对产后休息不好遗留的面容憔悴，长期神经衰弱、失眠多梦，有较好恢复容颜色泽的作用。

冬瓜子

冬瓜子为戎芦科植物冬瓜的种子。又名白瓜子、冬瓜仁、瓜子等。性味甘、凉，无毒。含有皂苷、脂肪、尿素、瓜氨酸，还含微量元素锌、镁等。功效润肺、化痰、消痈、利水。炒熟久食，令人颜色悦泽。面色黝黑与痰饮浸渍于面部有关。冬瓜子能化痰利水，使面黑变白，故可使人面白净如玉。另外，锌和镁是维持人体健康不可缺少的微量元素，经常食用冬瓜子可使人精神焕发，面色红润。据《食经》云：冬瓜子"利水道，祛斑。"《千金食治》称其："令人光泽，好颜色，益气不饥，久服轻身耐老。"《日华本草》说："去皮肤风剥黑黯，润肌肤"。古代名医葛洪、孙思邈、孙诜、李时珍等均将冬瓜子视为美容要药。现代临床施用也确实疗效显著。

薏米

薏米，学名叫薏苡，俗称药玉米、苡米，医书上称为薏米仁。民间常作为滋补食品，并视为是一味名贵中药，古代把薏米作为宫廷膳食之一。

薏米的营养丰富，蛋白质含量为13.7％，脂肪含量为5.4％，钙0.07％，以及维生素B_1、维生素B_2、维生素B_5。此外，它还含有薏米仁脂和薏米仁素这两种特殊的物质。薏米仁脂具有抗癌作用，薏苡仁素具有抑制横纹肌的作用。此外，薏米对防治胃癌和子宫癌有良好的疗效。同时对慢性肠炎、消化不良症也有显著疗效。

薏米粥在薏米制品中的保健价值最高，食用最广。宋代的《食医心镜》认为"薏米粥治久风湿痹，补正气，利肠胃，消水肿，除胸中邪气，治筋脉拘挛"，它对食欲缺乏、慢性溃疡有明显疗效。近年来发现，薏米粥对肾炎和肝炎也有一定食疗效果。

薏米又是一种很好的美容佳品，它能使人的皮肤光泽健美，能消除粉刺、雀斑、妊娠斑。

尤其是对疣疱，薏米有"疣疱之敌"美称。对扁平疣和由病毒染引起的赘疣都有治疗作用。

米糠

美容专家研究发现，将天然纯米糠研磨成极其细微的粉末用于洁肤，可收到意想不到的美容效果，使用时先将装满米糠粉末的小棉布袋浸湿水，米糠细末便缓缓渗出，然后用布袋轻拍额面部等处，再用清水洗净便告完成。棉布袋可以重复使用。

米糠何以能洁肤美容呢？这是因为人的肌肤主要成分是蛋白质，其氨基酸呈锁链状联结在一起。米糠内含有一些特殊的酶，可以切断各个氨基酸的锁链，即把老死的表皮角质层切割成细屑状，使得它们很容易脱落下来，从而加速皮肤细胞的新陈代谢，保持皮肤的光洁润泽。此外，米糠内还含有丰富的细胞营养成分，比如维生素B_1、维生素B_2、维生素E等，在洁肤时能强化肌肤的抵抗力。米糠美容法对长有暗疮、皱纹、雀斑或表面水分不足的干性皮肤有效，持续使用效果尤其显著。

由于米糠粉末为纯天然产物，没有其他化学品，故不会引起皮肤过敏反应。年轻的妈妈可放心使用。

乌梅

乌梅为蔷薇科植物的干燥或未成熟的果实。又名梅实、熏梅及橘梅肉。性味酸、温，含柠檬酸19%，苹果酸15%，还含有琥珀酸、碳水化合物、蜡样物质及果酸样物质、甾醇、维生素类、三萜、糖分等。功效止渴生津、敛肺止咳、消肿解毒。经常食用能促使腮腺分泌腮腺素，使面色红润，肌肤光泽。外用对湿疹、癣病、鸡眼等有效。

桃花

桃花为蔷薇科植物桃树或山桃树的花。性味苦、平，无毒。含山柰酚、香豆精。白桃花含三叶豆苷，花蕾含柚皮素。功效利尿活血，红颜泽面。最近据日本学者研究证明，桃花有预防人体皮肤产生皱纹的作用。桃花能活血，改善面部细胞，充分滋养面部使其不易衰老，产妇久食可润泽红颜的功效。据《肘后备急方》云："令人面洁白光泽，颜色红润。"

白僵蚕

白僵蚕为蚕蛾科昆虫蚕蛾的幼虫感染白僵蚕菌后僵死而成的干燥全虫。又名僵蚕、天虫。性平，叶辛咸，白僵蚕体内的白粉中含草酸铵、大量脂肪。脂肪中的脂肪酸组成主要是棕榈酸、油酸、亚油酸、少量硬脂酸，棕榈油酸和α-亚麻酸。功效祛风解痉、化痰散结、祛黑斑。对面部雀斑、面呈黑色均有较好的美容作用。据《神农本草经》云："灭黑黯，令人面色好。"《名医别录》说："灭诸疮瘢痕。"《医学启源》也称其："去皮肤间诸风。"《本草经疏》认为："肺主皮毛，而风邪客之，则面色不光润，（白僵蚕）入肺去皮肤诸风，故能灭黑黑干及诸疮瘢痕也。"由此可见，古人将白僵蚕作为治疗有碍美容疾病的要药应用已久，而且具有较好的效果。

101 新法护肤护发

香蕉护发

香蕉具有丰富的润性，对枯干、缺少光泽的头发有很大的帮助。

先把香蕉捣成泥状，加入2滴杏仁油或椰子油，然后搅匀，从头发根开始揉搓到发梢，再用塑料和热毛巾裹住所有头发，10分钟之后。用温水洗干净即可。这种护发每个月只能做2次，以免造成头发过分黏腻。

柠檬皮做天然香水

柠檬淡淡的清香，最适合年轻的你了。把柠檬皮薄薄地切下来，把它的香味擦在手和耳朵后面，就可以使你一整天神采奕奕。

婴儿油的应用

冬天干燥冰冷的寒风，对皮肤的伤害很大。随时准备一瓶婴儿油擦用，不仅可以防止皮肤粗糙干裂：洗澡、洗脸时，在热水中滴入2~3滴，也可以使皮肤更为柔嫩。

蛋清的利用

打鸡蛋的时候，蛋壳里面总还会有一些残余的蛋清，这些蛋清便可拿来敷脸。但要小心不要涂到眉毛。蛋清干掉后会渐渐紧绷，所以面部尽量不要有任何表情，也不要开口说话，以免产生皱纹。4~5分钟后，把蛋清洗掉，你会发觉皮肤的感觉不一样了。

自然美

其实使自己肌肤美丽的方法，不一定要靠化妆。充分的营养，足够的运动，适量的睡眠，自我的充实，再加上一颗年轻的心，这是谁也无法创造的青春之美。

保养品的使用，有时对年轻的肌肤反而是一种负荷，化妆品更会遮掩你年轻的光彩，不如让年轻展露它的自然风貌吧！

102 梳子的妙用

梳子的功能远不止梳理头发，它还可在你的手中充当一件小小的保健用品，发挥养生、健美功效！

梳发养生

头部居人体最高部位，有百会、风池、哑门、翳风、太阳、印堂等人体重要穴位。用梳子经常梳理头发，能疏通经络，活血化淤，改善头皮及颅内营养。用脑过度感觉疲倦时，梳头数分钟即会感到轻松舒适。梳发对偏头痛、神经性头痛、顽固性失眠症以及颈部酸痛等症也有一定疗效。梳发要顺经络走。以额前正中开始以均匀的力量向头顶、枕部、颈项顺序梳理，然后再梳划左右侧头顶，并使梳齿与头部表面垂直动作稍快为好，一般每次梳100下左右。使用的梳子以木制品最好。

梳乳健美

保持乳房健美的简易方法。临床经验表明，梳乳能促使乳房血液循环加快，具有增强乳腺分泌和排泄潴积乳汁之功能：对产后缺乳、积乳、乳痈、急性乳腺炎以及乳腺小叶增生等疾病均有积极的治疗作用。梳乳时若先热敷或用药物煎液外洗效果更好。例如，治疗乳汁不通、局部肿痛及乳腺炎初期症状，可用赤芍20克，夏枯草、蒲公英各30克，水煎外洗并做湿热敷。然后一手托起乳房，一手持木梳由乳房四周轻轻向乳头方向梳去，每次梳10~15分钟，在梳乳的同时再轻拉乳头数次，以扩张乳头部的乳腺管，使乳汁分泌通畅。

梳浴美肤

沐浴时用软毛刷子擦拭体肤，能清除体表老化的组织细胞，使汗腺、皮脂腺排泄通畅，还能促进皮肤的血液循环，增强抗病能力，并可防治某些顽固性皮肤病。离开浴缸1~2分钟后开始梳洗身体，选用具有按摩作用的长柄梳子，从远离心脏的部位开始，不能用力梳的部位可用化妆棉擦拭，脂肪堆积的部位，要重点梳理；最后，再进行1次水浴，以便毛孔清爽。梳浴每天进行1次即可，在早起时或晚睡前进行。每次梳浴后会感到皮肤温热、肢体舒适、神清气爽。

103 不同体形产妇的着装

娇小玲珑的体形

这种体形的女性，即使在产后身材也变化不大，如果穿着深色的衣服，会显得更为瘦小。所以，应该选择淡色或小型花纹、且质地柔软的衣服。此外，上衣可以采用镶边的样式，裙子则不妨在腰际打碎褶，使身材显得较丰满。帽子、提袋和项链等配件，则尽量选用小而可爱的类型。

矮小而丰满的体形

身材本不高，产后更变得体态丰盈，只要在上半身或下半身的某个部位，裁剪得贴身合适，其他的部位，则可以略显宽松，这样可使身体的感觉衬托得更为平衡。穿着蓬裙或长裙会显得更为矮胖，所以在穿着裙子的时候，应该尽量选择合身的短裙。此外，也可以选择色彩明朗的运动衫，细小花格的洋装。打结的围巾，或装饰领口的小胸针，都是理想而可爱的配件。总之，体形矮胖的人，在穿着方面，应该尽量表现得清爽而且充满活力。

高而瘦削的体形

这种体形，是最理想的"衣服架子"，产后一般对穿衣也没什么影响，适合各种样式的服装。但如果穿着太古板的衣服，会让人觉得老气横秋。因此，在选择衣服的式样时，应特别注意"新鲜感"，最好是穿着大型花纹且曲线丰富的洋装。布料方面，则以舒适、柔软的质地最为适宜，如果衣服上有横向的花纹，会显得更为丰满动人。另外，选择宽边帽、大的手提包和能叮当做响的耳环或项链，更会显得大方、俏丽。

高而粗壮的体形

这种体形的人，产后通常腰部较为粗大，会变成一个粗壮的"胖妇"。所以，掩饰的重点应该放在腰部。如果体形略胖，裙长应该垂膝。此外，各种式样的迷你裙，也适合这类体形的人穿着。服装的款式，以趋向运动装的样式最为合适。布料则以不要太显露体形的质料为主；色泽方面，则应选择深而鲜丽的色彩。在配件方面，也以大型的东西较为合适。在举止方面，一定要注意细节，不要做出和身份不相称的举动。

104 下半身肥胖产妇的装扮

秘诀在于上半身穿有腰身的外套，搭配圆裙，使身材看起来苗条；又或者以直筒裙，将重心放在上身的穿法，等等，都可以巧妙地隐藏肥大的臀部和腰部。用有腰身的短外套搭配黑色大圆裙，能轻缓地掩住腰部，使下半身的重量感消除。

穿高腰的吊带裙使身材更纤细

高腰的吊带裙颇适合下身较胖的人穿着。在冷色系的裙子的衬托下，淡雅的衬衫，领口的蝴蝶花结，使上半身成为焦点。衬衫的细直条纹也是纤细身材的要诀。

以棉质针织衣料的粗犷掩饰肥胖的下半身

轻便淡雅的条纹T恤，搭配系绳的宽松八分裤，可掩饰肥胖的下半身，重获自信。上身轻便的条纹T恤与深色的条纹裙子的组合，可掩饰过粗的腰和臀部。皮带束在T恤外，是装扮的要诀。

以黑色的窄裙和同色系的饰件强调修长感

下半身肥胖者，最适宜穿着冷色系的裙或裤。黑色的窄裙具有收缩感，使腰部和臀部变得细些，搭配淡雅的细条纹衬衫更能使视线往上移。其他饰件如皮带、手袋、鞋子、手镯等均采用黑色，可强调修长的效果。

穿着宽肩的上衣，掩饰过胖的下半身

下半身肥胖的人穿着裙摆宽的裙子时，可搭配宽肩的上衣使重心置于肩膀，以掩饰身材的缺欠。

下半身衣物有褶缝，可掩饰过胖的腰和臀

在意掩饰粗腰肥臀的人，与其用上衣直接盖住，不如将上衣束入有褶缝的裙子或裤子内，使腰部有宽松感。

105　胖人变瘦的装扮

产后做了妈妈会尴尬地发现，自己常因服装选择的不合适而显得臃肿，过早地显露老态。为弥补这一缺陷，要从面料的质地、色彩，衣服的款式等方面挑选服装。

面料

衣料宜用薄的或中等厚薄的、质地光滑的织物，避免用厚的花呢。否则，会给人以肥厚感。

色彩

以深色为佳，但不能暗淡无光，即使在夏季也不要选择过于浅淡的服装，而以深窄条或印花的为宜。上衣和裤子或裙子偏差不宜过强，否则，容易使别人的注意力转移到体形上。

款式

领型以开门为好，领角不宜过宽，但也不宜太窄；胸转不宜肥大，中腰稍收进，以适体为佳；式样不宜繁杂，力求简洁、朴实；上衣破纹不宜横破。运动衫或厚毛衣是胖人最理想的服装，它能掩饰大肚子，但切忌太短或太紧。胖人穿短上衣或用垫肩能产生长线条的错觉。

106　腿粗者穿衣要领

孕妇产后，腿部往往会变粗，但只要懂得衣服的搭配，慎重选款式和花样，即使是穿迷你裙、格子裙或短裤，也能展现　出一份修长感，体会下半身穿衣的乐趣。这时，紧身袜裤能助一臂之力。

百褶裙配上紧身袜裤

紧身袜裤与上半身的毛衣同是深褐色，可显现苗条的身段。下半身的黄褐色格子裙也是引人注目的焦点。围巾的颜色与裙子中明亮的黄色同色，使整体更生动，视线也往上提升。简单的鞋子也十分帅气。这样的穿扮，可掩饰过粗的双腿。

长圆裙配上紧身袜裤

深蓝色的套装散发着一股清新的气息。有腰身且下摆圆弧设计的长外套与过膝圆裙的组合，配上黑色的紧身袜裤，能使过粗的双腿看起来纤细。

使用窄裙上醒目的口袋和皮带等装饰物

双腿粗的人，常不敢穿窄裙。其实，完全可以选择有口袋且袋口有金质亮片装饰的窄裙；腰部的粗皮带及皮带扣也能转移别人的视线，这样，就可以轻松地穿窄裙了。

穿至膝盖上方的短裤，展现修长的双腿

穿着膝盖上方的阔摆短裤，显得健康明快，配合条纹外套和白色的T恤，使视线向上移，双腿也因此而显得修长。

方格长裤与上衣及其他饰物同一色系

全身穿着同色系的服装，可强调身材的曲线，穿着酒红色的方格长裤时，上衣也应搭配同色系的，加上同色系的帽子、丝巾，十分醒目，能让人的视线往上移，可产生修长之效。

107 令腹部平挺的穿衣技巧

平挺的腹部让人感到精神，但不是人人都保持着这种优势，孕妇在妊娠分娩期会使腹部的脂肪多了些，通过一些小小的窍门，也看起来腹部平挺不显眼。

松紧的、大小合适的裙子或裤子，深色调有压缩视觉的效果；长度超过腹部的罩衫、或是束腰外衣是最佳选择；拉链尽可能装在身后，前面只能用隐形拉链。贴身窄裙、双片裙、包臀裤使凸出的腹部曲线毕露，碎褶裙、大圆裙令体态更显粗大，腰间的松紧带或是宽皮带更突出腹部，很显然，应避免这些款式。走路的姿态更要昂首挺胸，步履洒脱大度，充满足够的信心享受人生。

108 胸部太大且下垂者的穿着

要诀：穿胸前有大开口的服装

从婴儿健康方面而言，胸部大是件好事，可是，从美容而言，容易令人感觉不雅，这也许会让部分产妇头痛。

胸部太大而下垂的人无须勉强掩饰胸部，应巧妙地设法使之显得优雅，譬如说，穿着领口略低或胸前有宽大开口的衣服，也可选穿胸罩与束腹连接的内衣，如此，有某种程度的掩饰之后，再着毛线衣，即可显得很美感。

若毫无掩饰而让下垂的大胸部任意摇动，甚至下半身也显得粗大，则会给人以不好的印象，应注重这一问题。

日常生活应注意之事项

人的身体由于受到地球万有引力的影响，便很自然地往下垂，尤其肌肉力量弱小的部位或脂肪多的部位更容易下垂。

所以，自认胸部大者应从孕前、产前就经常锻炼胸大肌的部位。平时可用瑜伽功的合掌姿势或眼镜蛇姿势来锻炼身体，如此才有利于胸大肌之结实。

109 首饰服装巧搭配

首饰与服装搭配大有讲究，搭配得好，能增添年轻妈妈不少亮色。

首饰与服装的颜色

色调的和谐统一是首饰和服装搭配合适与否的重要因素。同色调的配合如深红与浅红、白与粉、蓝与绿等，可使首饰与服装相辅相成。而对比色调的配合，如黑与白、红与紫等，可使首饰和服装达到相得益彰的效果。

首饰与服装的面料的搭配

首饰的材料与价值应当与服装相匹配。一件雍容华贵的裘皮大衣配上黄金、钻石材料的首饰，就会相得益彰、华贵高雅、气质非凡；如果配上玻璃、塑料为材料的首饰，就会使裘皮大衣黯然失色，显得很刺眼。

首饰与服装的款式的搭配

为了充分展示首饰的魅力，佩戴时应注意与服装款式的协调。一般认为，宽松的服装可配粗犷、松散的首饰；紧身显露体形的服装，可选用结构紧凑、细小的首饰。比如，连衣裙的领子开口大的，可选择长项链；开口小的可选择短项链，鸡心领可选择带挂件的项链。旗袍及婚礼服的领子无开口，也宜配上较长的珠式项链，这样显得端庄大方。如果服装是钩织的露透式，首饰最好选金丝编织或雕琢的剔透式的，如金丝项链、绳索式手链、雕花戒指等比较合适。

总之，首饰佩戴是十分讲究的，它需要佩戴者具有一定的文化和艺术素养。不然就会适得其反，与初衷相悖。

110 产后胸小臀大的装扮

这种类型的产妇穿着，上衣袖子应蓬松、打褶，这样可以产生宽肩的感觉。这类产妇穿裙子可以采取斜裙的设计，不妨加上一点细褶，裙子的长度盖在膝部或低于膝部为宜，为了转移别人的注意力，裙子可采用暗色调，而上身用浅色和明亮的颜色。

这类产妇由于全身的体形重心较低，所以不要穿太高的高跟鞋，适中即可。裤子的裤管应该裁得较宽较长，不能顺着体形剪，避免裤角有任何褶边。

为了使得上身显得较宽，这类产妇可以作一个蓬松的发型，发梢向外梳可加强宽度感。臀部大的产妇，应避免穿短而贴身的上衣，因此，外衣以宽松而且盖过臀围为原则，亦可加上一条较松的腰带，别人就不易看出臀部比腰粗多少了。

111 腰短腿长产妇的装扮

这类产妇为减少上身短的感觉，上身不宜穿贴身款式的上衣，腰带要松松地系在腰下，或是刚好附在臀骨附近。外衣可以采取肩到臀以直线剪裁的对襟款式，看起来就不会觉得腰线那么高了。如果在颈部配上别致的领子、围巾或项链，将使这类产妇的颈部看起来特殊而引入，别人就不会太注意到她上身过短的缺点了。

这类产妇的上衣可以选择浅色而稍长的款式，长度盖住臀部为宜。外套要合身但不能太贴身，若配上一顶宽边的帽子则能收到平衡体形的效果。

这类产妇选用皮包应尽量选用背带式的，这样可以给予上身较长的感觉。穿鞋子的式样宜求简单、低跟，因为这类产妇不需要再穿着高跟鞋来强调腿部的长度了。这类产妇的头发以短发或长度不超过下巴的发式为宜，如果上身短又披着一头瀑布似的长发，只会显得上身更短小了。

在夏天，这类产妇可以好好把握机会穿着迷你裙，以展示她修长的玉腿。

112 产后粗腰突腹的装扮

这种身材的产妇可以选择较宽大、不贴身、裙摆呈A字形、不系腰带的罩衫式设计的服装，这类服装最能遮饰这类产妇腰腹部的缺点。

这类产妇穿毛衣和外套以盖过臀部为佳。不要穿太紧和太短的上装，否则会更加暴露身材的缺点，因此绝对要避免。

这类产妇穿裙子裙摆的宽度要够，合身的剪裁是很重要的，应顺着腰部剪裁，这样，这类产妇过粗的腰部就不至于过分突出了。

这类产妇留头发以不及肩为宜，到达下颌的长度最好，高蓬的发式，可以提高人们的视线，不妨戴一顶斜斜的小帽，这是一种有效的转移视觉办法。

113 下肢粗短产妇的装扮

这类产妇穿长裤和长裙是掩饰粗腿身材的最好款式，并且一年四季都可以穿着。这类产妇穿上身的衣服一定要注重设计与花样，颜色选择以较浅的色调为好，这是因为上身越突出，下身就越不易惹人注意。衣领、围巾、帽子要加以强调。

穿鞋应该考虑穿面较宽而式样简单的鞋子，过于秀气的鞋子只会衬得两腿更粗更短。

穿裙子长度最好能超过膝部，及小腿一半的长度更佳。在正式的场合，更可以穿长及脚踝的裙子。若是穿长裤的话，注意上衣的花色要比长裤明显，裤腰部分顺着身材柔滑地剪裁，可以稍微掩饰粗短的腿部。

要注意尽量避免系与衣服成对比色的腰带，它只会更强调身材的缺点。穿着衣服时宜穿着高腰式的服装，这类服装可以给人一种明快的比例，并可掩饰此类产妇过低的腰线，不易看出腿部的缺点。如果穿着蓬蓬袖或短而相称的夹克上衣，有产生错觉提高腰线的作用。

这一类型的产妇穿着裙子时，注意要与丝袜的色调相调和，不可用对比色，如穿一件浅色裙子，却配一双深色丝袜，看起来仿佛把已嫌过短的下身一切为二，更觉得短了。所以裙色深则丝袜颜色亦同属深色较好。

这类产妇穿高跟鞋可以增加腿的长度，所以应尽量避免穿平底或厚重的鞋子。

不论是穿洋装或长裤套装，颜色一定要尽量和谐，产生立体的感觉，才能弥补低腰的缺点。

臀部是腿与躯干连接的枢纽，主要由臀部皮肤、皮下脂肪及大小臀肌构成，是产妇下部曲线美的"热点"。臀的宽窄、大小、丰满程度构成臀围，与胸围、腰围合称三围，是产妇体形是否美的标志。臀围与腰围粗细互相影响，关系十分密切。

一般女性的臀可分为大、小、下垂、上翘等类型，结合腰部的长短、粗细，又可进一步分为粗腰小臀、粗腰大臀、细腰小臀、细腰大臀、细腰上翘、粗腰下垂等类型。腰部较细，臀部成一对弧形半球状，半圆、稍上翘，富有弹性，被认为是最美和最富有吸引力的臀部。但并非所有女性的臀部均属此类型，且随着分娩和哺育婴儿，臀部肌肉多数会松弛并程度不同地有所下垂。健美锻炼可使臀部肌肉发达，并使臀部有一定程度上翘的效果，还可通过外科切、补、刮、吸等手术修改臀部的形状，美化臀部。但最简易的一种办法是通过衣着打扮"扬美遮丑"，使体形达到相对的美丽。

拥有较大的调整和遮掩臀部缺点的服装，首推裙装和裙裤。例如，臀部扁平的产妇缺乏立体美感，影响了曲线美，要选择带褶的裙，切忌穿紧身裙和紧身裤，否则会使臀部扁平的缺陷更加明显。臀部低垂，腰部偏长的产妇，应选择松腰连衣裙或者长外衣，贴身的裙子会突出不雅的臀线，不宜选用。臀围大的产妇则应穿裙裤或者大摆动裙，它能掩盖臀围大的缺点，不要穿过分苗条的款式。腰围较粗和腹部稍突出的产妇，一般应穿较长的上衣，下面配以较长的带褶裙，而不宜穿连衣裙。腿短的产妇上衣不应太长，下身穿的裤子还要注意立裆不能太长，裤腿不可太宽，以筒裤为宜。

至于裙装和连衣裙的颜色，一般来说臀大的产妇宜深不宜浅、宜素净不宜浓艳，更不宜穿大图案及横条纹的裙或裙裤。臀小的产妇则宜选用浅色的衣裙，因为深色使人感觉集中，似乎面积缩小了，浅色会使人感觉分散，面积似乎扩大了。

分娩产后

大腿是与臀部下连并构成腿部曲线美的主要部位。小腿除了自身的美点外，还具有与大腿相辉映的作用。一般来说，除萝卜腿（小腿特粗）不适宜穿裙装，应穿裙裤外，其他腿形的产妇都可以穿裙装。身体较矮小的女性穿上短裙或超短裙并配上相宜的高跟鞋，可给人一种身材变长的感觉。修饰双腿的最简便方法是有一双合适的袜子，因此，在选择裙装时还须注意选择袜子。腿较粗的产妇宜穿粗直条的深色袜，以使腿显得苗条些。腿过细的产妇应选择白色或其他浅色丝袜，可使腿显得稍粗一些。穿与皮肤同样颜色的长筒袜会给人一种真切的皮肤感，但对腿过粗的产妇来说则会过分强调腿的肉感，不宜适用；黑色丝袜既美丽又性感，但不适于腿细的产妇穿；一般腿形的女士穿薄的黑色裙或连衣裙，配上黑色丝袜和黑色高跟鞋，则更具魅力。为了显示穿着的文明典雅，袜筒的上口应由裙装的下摆遮住。

116 暖色皮肤打扮要领

　　孕妇产后的皮肤常有金褐色、灰黄色、桃色、瓷色、有斑点的象牙色等。

　　这类女性在服饰颜色的选择时不适合一些传统商业色彩，如灰色、海蓝色，它们不能充分显示她们的自然色彩。相反，金棕色、黄色、驼色、铁锈红则会有效地突出她们的自然色彩。

　　黄色、红色或淡绿色都比较适合她们，但尽量不要穿白色的服装，奶色的服装也可以。应选择红色而非紫红色的服装。如果肤色是略带蓝色，选择绿色的服装会使你看上去特别漂亮，比如天蓝色。如果不需要特别强调她们的脸，那她们就不要穿黑色裙装或长裤。

　　它既然与这类女性的本色——漂亮的金黄色不相配，为什么还要买它呢？

　　这类女性在化妆时要注意：赤褐色或黄棕色口红和腮红与所有的服饰都很相配。当穿红色衣服时，应使用深砖红色口红，而不应该使用蓝红色，它会使你看起来像得了瘟疫一样。用咖啡或草绿色眼线笔勾出眼睛轮廓将会使眼睛很好看。如眼睛是蓝色的，则应用纯蓝色线笔。当需要描眼影时，眼皮应用杏黄色或金色，并用青铜色或棕色眼线来突出这种化妆效果。

117 明亮皮肤打扮要领

孕产妇的皮肤常有瓷白色、暗棕灰色、米黄色等。如果属于这类肤色的女性穿戴深颜色的服装或仅用一种颜色如黑色、巧克力色、品蓝色作为基色并与其他暗淡的颜色搭配的服装都能起到很好的效果。柔和的单一色服装对别人来说可能很雅致，但对这种女性来说就可能不太合适，不管这个类型的服装价格如何，看上去都会令人反感。

个人喜欢的颜色可能会令其他人讨厌，特别是服装仅限于强烈的中性色彩如黑色、海蓝色时尤其如此，应该使用多种颜色搭配的服装来改善形象。艳黄色的上衣将会削弱黑色服装给人带来的不舒服的感觉，热烈的粉红色比海蓝色更加女性化，但仍然适于在商务场合穿着。化妆时，由于大多数服饰应该是纯红、稻草黄和明快的品红色，可以通过冷色调和暖色调的对照看出化妆时哪种颜色更适合你。如果眼睛是蓝色的，应使用柔和的暗色彩（如巧克力色、海蓝色）的眼影和眼线；如果眼睛是淡褐色的或棕色的，则应使用强色眼影，如杏黄色、棕红色。

118 淡色皮肤打扮要领

如果孕产妇的肤色常以象牙白、瓷色、桃色为主，这类女性可谓天生丽质，然而也得会穿着、会化妆，只有这样，才能使你的美丽更胜一筹。

这类女性，应穿中性颜色的服饰，如驼色、石青色、灰褐色、柔和的蓝灰色和浅蓝色。应避免穿黑色的服装。黑色和巧克力色会看上去苍白无力，象牙白则比较适宜。如一定要穿海蓝色的服装，那最好选择柔和一些的淡颜色，如杏黄、浅黄、柠檬、玫瑰红或天蓝色与之相配。如果喜欢艳丽色彩的服装，也未尝不可，但不要给人太招摇的感觉。不要穿强烈的品蓝色服装，试试浅蓝色、深紫色的如何？深紫色的服装也许会显得过于惹眼，但如果用蓝色与之相配成海螺色的效果，看上去很漂亮。蓝绿色对浅色型女士来说是最好不过的颜色，并且它也是最易于让人接近的颜色。

如果肤色非常清晰，不太蓝也不太深，那么红色最适合。当你需要一件新的上装来突出裙子或裤子时，芒果色和橙红色是最好的选择。这类女性在化妆时，应用浅橙色或暖色（如果认为这种颜色看起来很自然的话）、棕红色（如果认为蓝色调最适合的话）的口红和腮红。

119 深色皮肤打扮要领

深色皮肤孕产妇给人的感觉充满活力，这类女性在进行服饰选择和化妆时应注意这一点，可以因势利导，而不可违拗改变，否则会弄巧成拙。

这类女性可穿强烈中性色彩的服饰，如黑色、巧克力色、海蓝色，并用鲜艳的颜色来衬托，如品蓝色、红色、艳黄色、青绿色等。如果这类女性喜欢相反的颜色，则应穿浅色的服装时用黑色来反衬单调的色彩。这类女性穿淡色的服饰会看上去呈病态。如果这类女性一定要穿浅颜色的服装，可以采用白底浅色——我们称此为冷色调，如最淡的品红色、蓝色和柠檬色，但这些浅色最适合罩衫或运动衫，职业套装则不宜采用这种颜色。

如果这类女性想选择色彩较为丰富，赤褐色、紫色、橄榄色、深绿色均可，就应该大胆地充分展示出真实色彩。

当这类女性穿红色服装时，应使用纯红的口红；在平时，可更多地考虑使用半透明的红色（红葡萄酒的颜色）、黄棕色。这类肤色女性化妆不要忽略眼睛的颜色，要设法突出眼睛，通过眼线描出它的轮廓，如巧克力色、棕红色、灰绿色或棕色，不应该使用过于严肃的黑色，再用柔和的中性色彩来描画眼影，如品红色和灰色。

120　柔和皮肤打扮要领

如果孕产妇的皮肤呈现玫瑰红、棕色、浅橄榄色，很难说应该穿戴浅色还是深色的服装。从某种程度上来说，这两类颜色都适合。鲜艳的服装使人看上去非常漂亮，但这并不意味着只能穿这类颜色的服装。

如果属于柔和型肤色的女士，那必须穿颜色强烈一些或与浅色搭配的服装。如果试图穿单一色调的服装，那只有特别浅或特别深的颜色才会使其看上去很漂亮。如果喜欢品红色、玫瑰红和果酱色，肤色是冷色调的，可以穿粉红色或棕红色的服装。如果你的肤色是暖色调的，那么金色和奶油色更适合你。

化妆能使这一类型的女性看上去更有活力。使用浓颜色不太妥当，它会使人看上去过于浓妆艳抹。必须采用柔和的或混合色调的颜色来化妆。眼影不要用彩色的，而应该采用中性颜色。从眼睛可以看出自然色彩，所以眼线和眼影应使用柔和的可可色、灰色或蓝灰色和无色的轮廓色，例如无色水果色。

121　冷色皮肤打扮要领

冷色孕产妇的皮肤常为淡红色、棕红色、棕灰色、中度橄榄色。如果肤色属于这一类型的女性，选择服饰颜色时应注意不要穿棕色、米色、土黄色和奶油色服装，穿蓝色或品红色服装将使冷色彩看起来很合适。中性色调的海蓝色或巧克力色也可以。如果用紫红色、淡黄色、玫瑰红来衬托白色服装，将有损形象的严肃性。穿上浅色的罩衫、衬衫和上装非常优美。虽然如此，如果服装和化妆的颜色都是浅色的，那也不见得多么好看。如果本色——红色里含有一种蓝色的色调，在确认不会使自己看起来太成熟的情况下，可以选用透明的红色服装。不适合穿戴鲜艳的服饰，所以不应该选择敏感的深颜色服饰。

化妆时，需要注意发光的口红会使你看起来很老，口红颜色应与眼睛的明暗度相符合。棕色眼睛的冷色女性可以使用蓝红和砖红色的口红和腮红；蓝眼睛的冷色女性最好使用柔和的玫瑰红。眼线应使用柔和的品红色，再用灰色、海蓝色眼影来增强效果，用同样颜色的眼线会使眼眶轮廓显得更为突出。

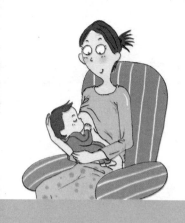

第三章

育儿

新生儿期

1　坚持母乳喂养的重要性

新生儿刚刚脱离母体，需要吸收大量的水分和营养，但婴儿在这个时期不能喝水又不能吃饭，因此，婴儿就吮吸母亲的乳汁，这好像是与生俱来的。尽管婴儿的喂养除了母乳之外还有其他许多代喂品，但我们还是要提倡母乳喂养。母乳喂养有许多优点。

2　不宜母乳喂养的母亲

尽管大力提倡母乳喂养，但是有的母亲不适宜母乳喂养，否则，会给婴儿造成一定的伤害。一般说来，患有下列疾病的母亲不宜给孩子喂奶：

1. 患有严重心脏病、慢性肾炎的母亲，为避免病情加重，都不宜喂奶。

2. 患有急性肝炎、结核病的不宜喂奶，以免传染婴儿。

3. 患精神病和癫痫病的母亲，若在喂奶时发作，会对婴儿造成伤害。而且患病母亲因为长期服用苯巴比妥、安定等药物，药物可随乳汁进入婴儿体内，引起婴儿嗜睡、虚脱、全身淤斑等等，因此不宜喂奶儿。

4. 甲状腺功能亢进的母亲，在服药期间也不要喂奶，以免引起婴儿甲状腺病变。

5. 患急性感染的母亲，在服用四环素、氯霉素、磺胺奎诺酮类等药物治疗期间,应停止给婴儿喂奶数天。为了避免回奶，应将乳汁吸出来倒掉，待病好后再继续哺乳。

6. 生下患乳糖血症或苯丙酮尿症患儿的母亲，要立即停止用母乳及其他乳类制品喂养患儿，以免患儿智力受到损害。

7. 母亲乳房患病，如乳头糜烂、乳腺炎等都不宜给孩子喂奶。

8. 服用避孕药时，也不宜让孩子吃母乳。

9. 母亲患严重感冒或高热时，也要暂时中止喂奶，等恢复之后再喂。

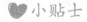 小贴士

　　不宜母乳喂养的母亲，应该努力想办法医治自己的病患，尽快尽可能地满足孩子的需要。

水的喂养

由于新生儿体表面积较大，每分钟呼吸次数多，使水分蒸发量较多，而他们的肾脏为排泄代谢产物所需的液量也较多。因此，婴儿按每千克体重计算，所需液体较多，在第一周以后，新生儿每天需要液体量为每千克120~150毫升。

从婴儿的肾脏功能来看，婴儿的肾脏功能还没有发育成熟，换句话说，要让肾脏排出多余矿物质，就需要一定量的水分才能保证完成任务。水分不足，肾脏就完不成任务，如果勉强完成，就会使肾脏受损。

所以，除了喂奶，千万不要忘记喂水。用牛奶喂养者或炎热夏季出生的新生儿，尤其要注意喂水。但喂水也不要过量，以免使婴儿心脏、肾脏增加负担。一般来说，母乳喂养的小儿，在4个月以内只需少量喂一些水或果汁，而人工喂养的小儿则应在两次喂奶之间喂一次水。到了炎热的夏季，小儿最容易渴，除了喂奶外，还应多给一些水喝，使得宝宝获得充分的水分。

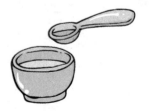

喂养果汁

宝宝天生喜欢喝果汁，喜欢果汁的那种甜酸味，多吃果汁可以补充维生素C。还可以习惯各种味道，习惯用匙子吃东西。开始时可用温开水将果汁稀释1倍，第1天每次只喂1汤匙，第2天每次喂2汤匙，第3天每次喂3汤匙……这样一天天逐渐增加，满10汤匙时，也就是第10天开始，就可以用奶瓶喂，等宝宝习惯以后就可以不用温开水稀释了。

喂养注意事项

宝宝不愿吃或吃了就吐的，不要勉强喂，可以改变一下果汁种类和稀释办法，或稍加些糖再试试看。

腹泻时可暂时中止喂果汁，等身体恢复以后再喂。

只要孩子情绪正常，即使拉绿色大便也无妨，可以继续喂果汁。

> ❤ **小贴士**
>
> 苹果和番茄有使大便变硬的作用，柑橘、西瓜、桃子有使大便变软的功能，因此，孩子有些腹泻时，可喂苹果汁和番茄汁，便秘可喂柑、橘、西瓜、桃子等果汁，很有效。因为果汁都能使大便呈酸性，所以吃了果汁后大便会变绿，或吃了苹果汁后大便会发黑，但不会出现泡沫状。这些都不是病，请勿担心。

育儿

4　妈妈尚未开奶的喂养方法

有些妈妈生下小宝宝后没有马上开奶，或者奶水稀少，这个时候如果宝宝饿了该怎么办呢？在很多爱婴医院里禁止喂除母乳之外的任何东西给宝宝，哪怕是水。这是为什么呢？会不会饿坏了宝宝？

一般情况下，在宝宝出生后1~2周后妈妈才会真正下奶。但在宝宝出生的第一周必须让他多吸吮、多刺激妈妈的乳房，使之产生"泌乳反射"，才能使妈妈尽快尽早下奶，直至足够宝宝享用。如果此时用奶瓶喂宝宝吃其他乳类或水，一方面容易使宝宝产生"乳头错觉"，不愿再费力去吸妈妈的奶，另一方面因为多数冲制的奶比妈妈的奶甜，也会使宝宝不再爱吃妈妈的奶。这样本来完全可能母乳喂养的妈妈会因宝宝吸吮不足，而造成奶水分泌不足，甚至停止泌乳。

那么，宝宝一时吃不饱，会不会饿坏呢？不会的。因为宝宝在出生前，体内已贮存了足够的营养和水分，而以维持到妈妈泌奶，而且只要尽早给宝宝喂奶并坚持不懈，那么在宝宝吮吸的刺激下，母乳足以够其享用，而且会越来越多，不要轻易失去信心。但哺乳过程中如出现体重下降过快，超出每天200克，则必须加用人工喂养；如母亲有糖尿病或为巨大胎儿，则均要混合喂养。不要盲目执行母乳喂养，但切记母乳喂养有极大的益处。

5　新生儿不要采取定时喂养

过去一直认为，初生到7天内的新生儿应定时喂哺，要求每3小时喂哺1次。有的乳母为了规定时间哺乳，宁可让小儿饥饿着拼命哭闹，非到3小时后才哺乳。其实这样定时喂养的缺点很多，婴儿饥饿时吃不到乳汁，饥饿感过了再喂就影响食欲。乳母乳房胀得厉害时不哺乳，反射性地使泌乳量减少，所以不主张这样的方法。现代观点认为应当按婴儿需要哺乳，只要婴儿饥饿或母亲感到乳房中有乳汁就可以进行喂哺，随时需要随时喂哺，叫做按需喂哺，且要做到勤喂哺。

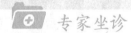

专家坐诊

一般来说，出生后第1~2天的早期新生儿，哺乳时间为每1~3小时1次，每天可哺乳8~12次。

6　新生儿不宜用奶瓶喂养

用奶瓶喂乳或喂水有两个害处：一方面是用奶瓶可造成"乳头错觉"。所谓"乳头错觉"是指新生儿吸过了橡皮奶嘴后，不愿意再吸吮母亲的乳头了。因为橡皮奶嘴软，孔大，不需要花很大力气就可以吸到乳汁，而吸吮母亲的乳头要费较大的力气才能吸出乳汁。乳母的乳头不经常吸吮，减少了对乳头周围神经的刺激，影响泌乳反射、喷乳反射，使乳汁分泌量减少，造成母乳不足。

另一方面，奶瓶、奶嘴不易洗干净，易被细菌污染，使用后易引起肠道感染。

7　婴儿人工喂养如何进行限量

人工喂养是指由于各种原因在客观上限制了母乳喂养，而只好采用其他乳品和代乳品进行喂哺婴儿的一种方法。人工喂养相对前两种喂养方法复杂一些，喂养效果也不如母乳喂养。

新生儿期奶量可按每千克体重计算。因牛奶不易消化，新鲜牛奶可加适量的水，一般新生儿可按2∶1，即2份奶加1份水。喂奶前要把牛奶煮开5分钟，这样既有利于婴儿吸收，又可以将奶中的病菌杀死。新生儿一般每天要喂7~8次，每次喂奶间隔时间为3~3.5个小时。

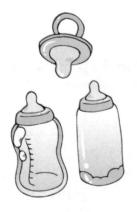

8　怎样给新生儿喂奶

喂奶时母亲及宝宝都应采取最适当的体位，母亲可坐在沙发上或卧在床上，宝宝的身体转向母亲，紧贴母亲身体，下颏接触乳房，鼻尖对着乳头。让宝宝含着乳头及大部分乳晕，母亲用上臂托住宝宝的头部，以免过度后仰而妨碍乳汁的吞咽，同时还可听着轻松的音乐或心平气和地与宝宝交谈。这样可使母子心心相印，情感交融有利孩子身心健康。

过去一直认为，每次可先吸空一侧乳房，再吸另一个乳房，下次喂奶时应先吸上1次后吸的一侧乳房，以防止泌乳功能受到影响，而引起少乳或无乳。但最新观点认为，两个乳房可同时交替吸吮，不要等一侧吸空后再吸另一侧，这样，每次哺乳时两侧乳房都可受到相同的刺激，因为吸吮是对乳汁分泌最有利的刺激，特别是乳汁不足的母亲，更应勤喂多吮，可使乳量增加。每次吸出的乳汁愈多，下次分泌的乳汁亦多。

9　初乳的珍贵

产妇最初分泌的乳汁叫初乳，虽然不多但浓度很高，颜色类似黄油。与成熟乳比较，初乳中含有丰富的蛋白质、脂溶性维生素、钠和锌。还含有人体所需要的各种酶类、抗氧化剂等。相对而言含乳糖、脂肪、水溶性维生素较少。初乳中一些物质可以覆盖在婴儿未成熟的肠道表面，阻止细菌、病毒的附着。初乳还有促进脂类排泄作用，减少黄疸的发生。所以初乳被人们称为第一次免疫。新妈妈一定要抓住给孩子初乳喂养的机会。

此外，早产乳也具有最适合喂养自己早产儿的特点。如早产乳乳糖较少，蛋白质、乳铁蛋白较多，最适合早产儿生长发育的需要，请不要忽视这点。

10 母乳喂养的方法

1. 孩子出生后1~2小时内，妈妈就要做好抱婴准备。

2. 掌握正确的哺乳姿势。让孩子把乳头乳晕的部分含在口中，孩子吃起来很香甜。孩子吃奶姿势正确，也可达到防止乳头皲裂和不适当的供乳情况。

3. 纯母乳喂养的孩子，除母乳外不添加任何食品，包括不用喂水，孩子什么时候饿了什么时候吃。纯母乳喂哺最好坚持6个月以上。

4. 孩子出生后头几个小时和头几天要多吸吮母乳，以达到促进乳汁分泌的目的。孩子饥饿时或母亲感到乳房胀满时，可随时喂哺，哺乳间隔是由宝宝和母亲的感觉决定的，这也叫按需哺乳。

♥ 小贴士

孩子出生后2~7天内，喂奶次数频繁，以后通常每日喂8~12次，当婴儿睡眠时间较长或母亲感到乳胀时，可叫醒宝宝随时喂哺。

11 哺乳母亲的禁忌

能不能哺乳完全看母亲的情况，母亲患有活动性肺结核，别说喂奶，就是同住一起也不合适，这种情况下是更不能喂奶的。要给婴儿接种BCG（卡介苗）6~8周后，母亲的结核经治疗后有所好转，咳嗽止住了，可以考虑给孩子喂奶，但这时往往母亲的乳汁大多也干涸了。是乙肝病毒携带者的母亲，因为产前使胎儿发生感染的可能性很大，目前认为没有必要禁忌授乳。但强调一定要进行免疫接种，阻断乙肝病毒的传播。至于患有心脏病、慢性肾炎等的母亲，只要她能够分娩，一般都可以给婴儿喂奶，如果体力不行，再考虑停喂。感冒发热是防不胜防的，除高热外仍可喂奶，让母亲注意戴口罩以免将疾病传染给小儿。患乳腺炎时，乳腺管的脓液会跟着奶汁流出，此时的奶不能喂给孩子。病情恢复后仍可继续喂奶。

母亲服用的药物和食物成分可以渗透到乳汁中，通过喂奶进入婴儿的体内，对婴幼儿发生作用。哺乳的母亲不要用氯霉素、四环素、磺胺类药物，以及阿托品、苯妥英钠、安定、可待因、吗啡等药物。比如，母亲长期服用四环素，就会使婴儿长出的牙齿变成黄色，那是永不褪色的斑痕。对一些不知不良反应的新药也应禁忌。现在时兴喝咖啡，如果你不想让婴儿难以入睡的话，最好少喝一点儿，烟酒也应禁忌。

12 新生儿开始喂奶的时间

婴儿喂奶最好是在出生后半小时,这样做的好处:

1. 防止新生儿低血糖症的发生。
2. 防止新生儿出生后生理性体重下降过多。
3. 及早使新生儿获得初乳中的抗体、免疫细胞、溶菌酶、乳铁蛋白。

13 新生儿的"乳头错觉"

"乳头错觉"是指婴儿出生后早期用奶瓶喂养而出现了不肯吸吮母乳,造成了喂奶困难。这是因为奶瓶的橡皮奶嘴较长,婴儿吸起来要比吸乳头省力、方便。吸惯了奶嘴再去吸妈妈的奶头,原来用于吸奶嘴习惯了的口腔运动已不适应于吃母奶,婴儿就会觉得要含住母亲的乳头很困难、很费劲,便不愿再去吸乳头,表现出哭闹、烦躁不安。母亲也会因为孩子不会吸奶头,含接不好而感到疼痛,这样会造成母婴双方都拒绝哺喂,造成喂奶的困难,最终会失掉母乳喂养的机会。这是大家都不愿意见到的结局。要避免"乳头错觉"就得拒绝用奶瓶来喂婴儿,做到早开奶,勤吸吮,让孩子早早适应母乳,保证母乳喂养的成功。

14 母乳喂养中常见错误

母乳含有丰富的营养。其中有一些是婴儿发育必不可少的微量元素,因此我们提倡母乳喂养。但年轻夫妇没有经验,在喂养中常出现以下错误,应引起注意。

开奶晚

新生儿出生半小时后即可以开始喂奶,最晚不应超过2个小时。开奶晚不利于乳汁的分泌。

丢弃初乳

错误地认为初乳不卫生,把营养价值极高的初乳丢掉,实在可惜。

断奶过早

母乳喂养婴儿应在4~6个月,最好是1年。断奶过早不利于婴儿的生长发育。

定时喂奶

每次喂奶的间隔时间不是按婴儿的需要决定,按需喂奶,而错误地给婴儿规定吃奶时间。

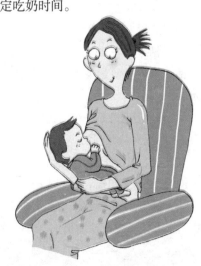

15　母乳充足的判断方法

当婴儿吃母亲奶时，可以听到"咕嘟""咕嘟"的咽奶声音，吃奶后婴儿表现愉快，较少哭闹，大便的性状是黄油油的软便，很少发生消化不良，最重要的是婴儿体重按规律地增加，这都是母乳充足的表现。

如果发现婴儿吸奶时很有劲，但咽得却少，听不到咽奶声音；有时婴儿正在吃奶时突然放掉奶头，不停地哭闹；或是喂奶时间不长，孩子就开始哭闹。再询问母亲，没有乳房胀的感觉；婴儿大便量少，有时为绿色泡沫便；孩子睡眠不踏实，一天24小时的小便次数不足6次，体重增长得太慢，不够医学上所规定的标准，或是不增长甚至下降等等。遇到上述情况，都可说明母乳量不足。所以要求每个妈妈都要认真观察孩子的一切情况。

16　母乳不足现象与判断

婴儿的生长发育是需要有充足乳汁的，母亲的乳汁是否充足是很难辨别的。一般的辨别方法有以下几种：

1. 观察孩子体重，这是判断母乳是否充足的最简单办法。孩子出生后1周至10天为止的时间里，体重减少属生理性体重减少阶段。这以后，体重会不断增加。因此，10天以后起每周称1次，将增长的体重除7而得到的值如在20克以下，则表明母乳不足。体重增长不快，必然是母乳不足所致。尽管如此，在满月以前，尚不必过分神经质地忧心忡忡，应该继续观察。如果过了1个月，体重增长情况依然不佳，必须立即采取混合喂养的措施。

2. 可以用哺乳时间的长短来判断。正常的哺乳时间约为20分钟。如超过30分钟，孩子吃奶时总是吃吃停停，而且吃到最后还不肯放奶头，那么就可判断母奶不足。

3. 如果出生2周后，授乳间隔依然很短，婴儿隔两小时或个把小时就哭泣要奶吃。这种情况可在喂完奶后马上喂奶粉试试，如果婴儿一个劲儿地喝，而且精神很好的话，或者大便量少，有时则为绿色泡沫便，小便次数不足6次，肯定地说是母乳不足。

4. 如果婴儿总是没精神，睡不好觉，连续好几天便秘或腹泻，那么说明母乳不足。

5. 妈妈经验判断法：乳房是否发胀，胀得是否厉害？一般在产后2周左右就可知道。如乳房总显得干瘪，那么说明缺乏奶水。

6. 如奶水充足时，孩子吃奶，可以听到"咕嘟、咕嘟"的咽奶声音。吃奶婴儿表现愉快、舒畅、很少哭闹，睡觉踏实、安稳，大便性状是黄色的软便，很少发生消化不良，婴儿体重按规律增长，这说明乳母的乳汁充足。

17 乳母偏食影响乳汁营养

在正常情况下，婴儿在母亲体内能摄取各种维生素等营养物质，并贮存起来，供出生后一段时间的需要，因此对新生儿不需要添加维生素。但母亲偏食会引起自身维生素不足，将会使婴儿引起维生素缺乏症，这时，必须给新生儿加服一定量的维生素，若是早产儿，尽早补充维生素更是必不可少。主要是补充维生素D，常用的为浓鱼肝油滴剂、维生素D_2油剂或维生素D_3片剂，还要补充维生素C，常用的为维生素C片剂，补充维生素应从小量开始，逐渐增加，过量的补充会引起对小儿的不良影响，具体补充量需在医生指导下添加。

作为乳母来说，最好的办法是切忌偏食，只有日常注意多吃些各种蔬菜和水果，荤素菜搭配，才能避免给小儿补充维生素的麻烦，使小儿获得全面的营养。

18 影响母乳分泌的主要因素

母乳分泌量的多少受许多因素影响，主要有：

1. 母亲营养良好，热能充足，各种营养素和水分充足，其分泌的乳汁质量高且数量也多。反之，则质劣量少。

2. 乳母的精神情绪因素起一定作用，如忧虑、悲伤、紧张、不安都可使乳汁突然减少。因此，乳母应该有一个宁静、愉快的生活环境。

3. 乳母要有充分的休息，保证睡眠。过分的疲劳和睡眠不足，可使乳汁分泌减少。

4. 乳母生病也会使乳汁减少。每次哺乳不能完全排空或每日的哺乳次数过少，使乳房内乳汁淤积，会抑制乳汁分泌。

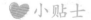

小贴士

现在分娩后，有的医院抱奶时间较晚，12~24小时后才让母亲喂哺婴儿，夜间又不哺乳，这样婴儿吸奶次数少，加上医院婴儿室又给孩子补充糖水或奶粉，所以在抱奶时婴儿常处于睡眠状态，造成不肯吸吮或吸吮无力的现象，导致乳母喂哺失败。因此，应提倡产后母子及早同室；婴儿醒后饿了随时喂哺，以促使乳汁分泌的逐渐增多。

19 新生儿标记的保护

新生儿娩出后在产房内应该留有标记。有的医院在新生儿腕上系个腕条，写上母亲的姓名、床号、婴儿床号、性别、出生时间；有的单位在病历上规定的地方加印上小儿脚印。

新生儿刚出生时，面色红润，头塑形尚未恢复，模样差不多，很难分辨，再加上护理人员经常换班，易出差错，有了明确的标记，就不会弄错了。

20 新生儿的体温调节

小儿出生后必须靠自身的体温调节来适应外界环境温度的变化。但是，这段时期新生儿的体温调节中枢的功能还不完善，通过中枢调节体温的功能较差而使体温不易稳定。此外，新生儿的皮下脂肪也较薄，体表面积按体重计算相对也较大（约为成人的3倍），容易导致散热过多而发生体温过低。在寒冷的季节里，如不注意保暖，体温可不升，全身冰冷，可引起皮肤冻伤，甚至可出现皮下脂肪变硬而发生硬肿症。

但另一方面，由于新生儿的汗腺发育不全，其排汗、散热的功能较差，肾脏对水和盐的调节功能也较差，如环境温度过高、过分保暖或水分摄入过少，体温可上升很高，甚至可达40℃，可因高体温而引起抽风，甚至可导致突然死亡。因此，新生儿出生后，应注意保持周围环境空气温度的基本稳定，室温最好控制在20℃左右，衣、被要适当，高温季节要注意水分的摄入（母乳喂养儿可多吃母乳、人工喂养儿则应适当多喝一些水），以维持新生儿体温的稳定。

专家坐诊

需要提醒的是，一定不要给小儿打"蜡烛包"。因为打"蜡烛包"束缚了小儿的身体尤其是手和脚，使小儿在寒冷季节可因活动减少、产热减少而很容易导致硬肿症等寒冷损伤；另一方面，又可因"蜡烛包"过紧过厚，在环境温度偏高时，又可因散热不良而致体温过高，甚至导致小儿突然死亡。

21 正确包裹新生儿

为了新生儿的保温,必须给婴儿进行包裹。包裹是非常讲究的。在北方普遍用棉被包裹婴儿，有时为防止孩子蹬脱被盖而受凉，父母还常常将包被捆上2~3道绳带，认为这样既保暖，孩子睡得又安稳，其实却没想到包裹过紧会妨碍婴儿四肢运动，孩子被捆绑后，手指不能碰触周围物体，不利于新生儿触觉发展。所以过紧包裹婴儿，不利新生儿生长发育。同时，由于捆得紧，不易透气，出汗容易使皱褶处皮肤糜烂，给孩子造成许多痛苦和束缚。

在民间有一个习俗：在孩子出生后，习惯用布或小被子将婴儿的腿包直，用带子把整个婴儿身体捆成一个结结实实的小包裹，俗称："蜡烛包"，认为"蜡烛包"能预防小儿长大后变成"罗圈腿"。这种观念是缺乏科学道理的，"罗圈腿"就是医学上称的"O"型腿，一般见于佝偻病及其后遗症。这种病是由于维生素D缺乏造成的。值得注意的是"蜡烛包"会给婴儿带来很多不利影响。新生儿离开母体后，四肢仍处于外展屈曲状态，"蜡烛包"强行将小儿下肢拉直，不仅妨碍婴儿的活动，而且包裹过紧也影响皮肤散热，汗液及粪便的污染易引起皮肤感染；严重时，造成髋关节脱位。因此，要提倡婴儿尽早穿上小衣裤，让四肢处于自然放松的体位，任其自由活动与发展，让婴儿轻轻松松地自由发育。

婴儿需要包裹，应以保暖、舒适、宽松、不松包为原则。用婴儿睡袋来替代包裹，这是一个很好的办法，可以避免对婴儿造成束缚，影响婴儿生长发育。

22 新生儿的正确抱法

婴儿在走路之前，很多时间是在父母的怀抱里度过的，父母也非常乐意搂抱孩子。那么，怎样抱婴儿才合适呢？抱婴儿的常用方法有以下两种：

手托法

用左手托住婴儿的背、脖子、头，用右手托住孩子的臀部和腰部。

腕抱法

轻轻地将婴儿的头放在左胳膊弯中，左小臂护住婴儿的头，左腕和左手护住婴儿的背和腰部，右手护住婴儿的臀部和腰部。由于新生儿脖子软，挺不起来，用这种方法抱，可使手和手腕牢牢地支撑住孩子的脑袋，使头不至于前倾后仰。

23 新生儿睡觉不要捆

我国民间有一个传统习惯，在孩子睡觉时，用布带把孩子两腿拉直捆好，认为只有这样才不会长成罗圈腿。再把两臂贴在身体两侧固定好，认为这样孩子才睡得香甜，可不受惊吓，于是用带子把孩子上下捆紧。

其实，这种做法限制了孩子在睡觉时的自如动作，固定的姿势使肌肉处于紧张状态，实际上罗圈腿是佝偻病的症状，不是捆绑可以预防的。因此，孩子在睡觉时，四肢应处于自然状态。睡眠中四肢活动是自然生理状态，不是受惊吓的结果。孩子睡觉时，可根据气温情况，选择厚薄合适的被子，用一条带子在被外轻轻拢上即可。

新生儿体温调节中枢发育不健全，排汗和散热功能弱，而且反应能力较差。当他们被包裹过暖时，不能挣扎和自我摆脱焐热的不利环境。所以，当被内温度超过34℃时，新生儿就会发生高热，大量出汗，导致细胞外液大量丢失，造成脱水、代谢性酸中毒、脑缺氧和脑水肿等一系列不良后果，医学上将之称为婴儿闷热综合征。此病多发于冬春季，有厚衣和被褥闷热史，发病开始即出现高热，体温可达41℃~42℃，全身大汗淋漓；大汗后则体温不升，哭声低弱，反应差，有不同程度缺氧、面色苍白和口唇发紫，心跳和呼吸加快，并出现嗜睡、意识障碍，甚至死亡。

由此可见，过度保暖、捂闷的危害不浅，年轻的父母在寒冷季节要注意给孩子增减衣被。原则上以小儿的面色正常、四肢温暖和不出汗为宜。假如新生儿行为异常，脸上有汗，体温在37.5℃以上，就表明保暖过度，应减点衣被。如孩子手脚发冷，体温不足36℃，说明保暖不够，需要增加衣被和提高室温。这样才能使孩子健康地生长发育。

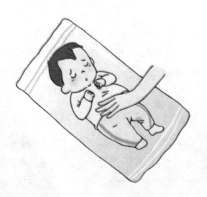

洗衣粉的主要成分是烷基苯磺酸钠。这种物质进入人体以后，对人体中的淀粉酶、胃蛋白酶的活性有着很强的抑制作用，容易引起人体中毒。如洗涤不净，衣物上残留的烷基苯磺酸钠会给婴儿造成危害。因此，婴儿衣服忌用洗衣粉洗。

新生儿刚出生时，口腔里常带有一定的分泌物，这是正常现象，无需擦去。为了清洁口腔，妈妈可以定时给新生儿喂些白开水，就可清洁口腔中的分泌物。新生儿的口腔黏膜娇嫩，切勿造成任何损伤。不要用纱布去擦口腔，牙齿边缘的灰白色小隆起或两颊部的脂肪垫都是正常现象，切勿挑割。如果口腔内有脏物时，可用清毒棉球进行擦拭，但动作要轻柔。

新生儿的眼都要保持清洁，每次洗脸前应先将眼睛擦洗干净，平时也要注意及时将分泌物擦去。如果眼部分泌物多，可滴氯霉素眼药水，每眼每次滴药1滴，每日4次。出生后3个月左右，孩子在早上起床时。有时眼角或外眼角有眼屎。或眼睛里总是泪汪汪的，这多是因睫毛倒向眼内，触到眼球的缘故。倒睫毛刺激了角膜，所以流泪或有眼屎，对此不必太紧张，用手将眼皮轻轻拨开，使眼睫毛离开眼球就行了。半岁后孩子面部不再过于丰满时这种现象就会自然消除。

27 脐带局部潮湿与肉芽的处理

脐带脱痂后1~2天，脐窝局部可以较湿润，而脐周皮肤正常，这是正常现象，若第2天后仍不干燥，则应注意有无感染。对此，首先应用过氧化氢冲洗脐窝，擦干后用75％酒精涂擦，再以95％酒精脱水干燥，必要时可反复使用。

不提倡用紫药水（甲紫）涂抹，因为涂后，上面虽形成结痂，但有时痂下仍有分泌物。有时可以发现有红色的肉芽组织，如米粒大或红小豆大，肉芽的表面渗出黏液，有时分泌物为脓液，应该去找医生看。对肉芽组织经过消炎处理后仍不好时，可在医生指导下用5％~10％硝酸银溶液点灼，促其速愈。

28 新生儿接种卡介苗的护理

因当前卡介苗是皮内接种，出现的反应较重，且持续的时间也较长，因此，须细心护理。

卡介苗一般接种在左上臂外侧。接种后2~3天内，注射部位可见有针尖大小略有红肿的针眼，但很快即消失，恢复正常皮肤。在此期间给新生儿洗澡时应避免洗澡水弄湿注射部位，可用干净的手帕或纱布包扎局部。也不要经常用手去触摸，以保持局部清洁，避免其他细菌感染。

在接种后2~3周出现局部反应后，尤其是有"化脓"现象时，应经常更换内衣，以免脓液沾在衣服上，经常摩擦影响局部溃疡面的愈合，同时也要避免其他细菌感染。在局部形成脓肿时，切不可用手去挤压，以免加重反应。

接种卡介苗后的局部反应须经过2~3个月才能结束，在这个过程中，应做到母乳喂养，以增强自身的抵抗力，保持新生儿室内空气新鲜。

在新生儿出院时，应主动向医院工作人员询问是否已给新生儿接种了卡介苗，如未接种，了解其原因，在适当的时间进行补种。接种后3个月还应到指定的单位做结核菌素试验，以观察卡介苗接种是否有效。

29 新生儿的优育要点

新生婴儿必须精心护理，尽管非常复杂，但归纳起来，主要有以下一些方法：

1. 母子皮肤直接早接触、多接触。2. 早开奶，多吸吮，饿了就喂。
2. 多搂抱，多抚摸，多说话，多微笑。4. 尊重个性，让宝宝充分享受母亲。
3. 看脸谱，握摇铃，听音乐。6. 学"逗笑"、学抬头，学"爬行"、学"走路"。
4. 宝宝哭声的"翻译"与处理。8. 留心视听能力，护理脐带预防感染。
5. 出生接种卡介苗、乙肝疫苗。10. 满月常规检查，注射第二针乙肝疫苗。

育儿

由于新生儿的抵抗能力较差，皮肤黏膜、呼吸道和消化道感染比较多见，如果不及时控制，容易发展成败血症，甚至危及小儿生命。

因此，新生儿衣、食、住的卫生应该格外重视。首先居室空气要新鲜，经常通风，小儿不能直接被风吹着；地面不能干扫，要用湿拖把拖地，以防灰尘飞扬；接触新生儿的人员要先洗净手，常换衣服，感冒生病时应尽量减少与新生儿接触；妈妈要经常更换内衣，喂奶之前应先洗净手，再用生理盐水或肥皂水将乳头洗净；小儿的衣着、床单、被褥要保持清洁，常洗、常换、常晒。

31 新生儿的房间布置

温暖、舒适、宁静

婴儿从母腹之中来到人间，其生存环境和方式都发生了很大的变化。他们的组织器官还十分娇嫩，功能尚不健全，机体抵抗力很差，容易受外界环境的改变而影响生长发育，十分脆弱，甚至患病，还有一个很长的适应过程。因此，父母有必要为小宝宝创造一个温暖、舒适的生活环境，让宝宝茁壮地成长。

婴儿的房间要注意保持安静。因为孩子一出生就要自行呼吸，心脏等循环器官也要进行大改造。为了不妨碍这些变化和改造，也为了母体恢复分娩的疲劳，均需保持安静。若是不安静，等于增加了婴儿的运动量，为此要多消耗氧气。为补充这些多消耗的氧气，宝宝就得加大呼吸量，然而，此时婴儿的呼吸器官功能尚不健全、成熟。

所以，要尽量使宝宝能够安静地睡觉，不必过多抱他。当然，也用不着过于小心，比如在宝宝附近走路踮着脚，说话时附耳低语，实在没有这样做的必要。因为环境搞得过于寂静会使婴儿变得神经质，稍有声响便会吓一大跳，日常家务，工作·如既往也无妨。对于那些令人烦躁的噪声，尽量设法避免，千万别刺激婴儿的听力和神经。

光照、通风、不潮

新生儿大多数时间处于睡眠状态，为此要为宝宝准备一个较为安静的房间，进出的人少，光照好、通风好、不潮湿，周围环境又安静的房间最为理想。有条件的话，最好安排婴儿和母亲有专用的房间；条件不允许的话，可在房间内条件较好的位置为婴儿设一个角，同时要求母亲能关照得到。

不要将孩子的床铺放在光线直射的窗口，或光线直接照射到眼睛的位置。房间的空气要新鲜，要通风，但又不要让风直接对着床位吹。扫地、擦桌要湿扫、湿擦，避免尘土飞扬，污染空气。

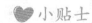

♥ 小贴士

房间内禁止吸烟，这时孩子的呼吸道非常脆弱，容易受到损伤。

32　维持正常室温

　　婴儿对环境温度的要求十分讲究。如果室温太低，为维持正常的体温，就需耗用体内较多热能，这会使宝宝的生长发育受到影响。如果室温过高，或保暖过度，婴儿又会有发热、脱水等现象。因此，室温过高过低或忽冷忽热对新生儿都是非常不利的。一定要维持正常室温。

　　婴儿室温夏天在23℃~25℃，冬天20℃上下较合适。要经常注意宝宝面色和皮肤温度，以了解保暖是否适当。如果宝宝皮肤发凉，体温低于正常，表明保暖不够，可加盖棉被或用热水袋保暖。热水袋水温不宜过高，在50℃~60℃之间较合适。热水袋应放在棉垫下或棉被外，以防止烫伤宝宝，棉被也不可过厚过重，避免影响宝宝正常呼吸，如果宝宝皮肤潮红，温度较高，则有可能是保暖过度，要适当减少衣、被。使用电风扇或空调降温时，注意不要让冷风直吹宝宝身体，使用空调降温，与外界温差不应超过4℃~5℃。另外，冬天不要用电热毯给宝宝取暖。长时间地使用电热毯，有可能致使婴儿脱水。

　　要控制好室内温度，不要过干或过潮，二者对新生儿都是不利的。因为婴儿个体很小，运动量较小，靠活动产生热能是不可能的，只有为他调节温度，以适应婴儿生活和成长。

33　避免疾病传染

　　婴儿刚刚开始新的生命，抵抗力很弱，容易感染疾病，因此，亲朋好友不要常常不断进屋探望，要尽可能减少喧哗，缩短时间，诸如亲吻、贴脸等亲昵行为对新生儿不利。人员杂乱易使室内空气污浊，增加婴儿患病的机会。特别应婉言谢绝正在患病的人接触孩子。同时，宝宝不满1个月，不要带他到人多的地方去，尽量给婴儿创造一个闲适的生活环境。

34　内外空气流通

　　为了保持婴儿房间安静，并非要一直关门闭窗，要适当适时打开门窗，让空气自由流通。特别是新生婴儿和坐月子的妈妈，以及奶液、尿布等都会发出一些气味，这些气味混杂在一起是非常难闻的，所以，要让婴儿接触室外的新鲜空气，使室内外空气流通，散发难闻气味。它还能锻炼婴儿的眼睛，而且可以促进新陈代谢，对宝宝的健康是有好处的。特别是对呼吸道十分有利。

　　在宝宝出生后2周时间，就应从习惯室内的空气开始，打开窗户，让宝宝尽量地呼吸5分钟左右的新鲜空气。2~3天后，婴儿习惯了，就可以带到外边去，呼吸5分钟左右的空气。以后时间可以逐渐延长，但对未满月的婴儿不能超过20分钟，免受风寒。当然，到室外享受新鲜空气，一定要选择好时间和地方。夏天在上午10点左右或下午3点以后；冬天在正午前后；春秋最好在上午10点到下午2点。炎热的夏天要在凉爽的树阴下，寒冷的冬天要选无风或风不大的日子，在日光好的地方。但不要让阳光直射婴儿头部，不到人多的地方，不到有灰尘的地方。

35 新生儿母婴同室好

母婴同室的含义是要把正常分娩的新生儿，在生后尽快地送到母亲的床边，实行昼夜24小时的同室，并按需要哺喂母乳。这样做的好处很多。

1. 有利于早开奶：早开奶是母乳喂养成功的关键环节。通常新生儿出生后半小时内应在产房完成第1次的早吸吮，产后2小时应随母亲一同回到病房。产妇可在医务人员指导下随时哺喂母乳，促进早下奶。

2. 有利于母子感情交流：母亲产后就能看到自己心爱的小宝宝，并通过看及各种爱抚的动作、护理等增加母子感情，体会到做母亲的责任，建立起照料婴儿的信心和兴趣，从而可不断增强坚持母乳喂养的信念。

3. 保证新生儿得到营养丰富的初乳：按过去旧习惯产妇不觉得奶胀就不哺喂，或把初乳挤掉，这都是不正确的。母婴同室有条件随时哺喂，宝贵的初乳就不会丢弃了。

4. 解决母亲乳房胀痛的难题：母婴分室时产妇常出现乳房胀痛，早期乳汁充盈阶段还可能出现高热等不适，为此要人工或电动按摩吸乳，增大护理工作量。母婴同室后可随时哺乳，从根本上解决了乳房胀痛问题。

5. 有利于新生儿身心健康：新生儿有一定的感知能力，母亲与新生儿频繁接触、说话、逗引等都有助于新生儿早期智力开发。

6. 减少婴儿室疾病流行：医护人员经常深入病房进行健康教育和护理指导，不仅能密切医护人员与产妇的关系，还可以减少婴儿室的医源性感染。母婴同室的资料表明，新生儿的发病率明显下降，只要在母婴室注意通风换气和适当使用空气消毒剂，接触新生儿前注意洗手等，就可以预防许多疾病的发生。

36 新生儿的日光浴和盆浴

婴儿日光浴

宝宝习惯了外面的空气后，就可以开始日光浴了。日光浴可使婴儿的血液循环通畅，增加钙质和维生素D，使骨头、牙齿和肌肉结实，同时还可以满足婴儿手脚都想自由活动的欲望，进一步增进睡眠和食欲。

从出生后1个月开始日光浴，但由于直射阳光的刺激相当强，因此不能突然裸体长时间地照晒，应循序渐进。在有直射阳光的室内，首先从脚开始，过4~5天习惯了以后，从膝盖到下面再照4~5

天，然后再到大腿，又4~5天的间隔，再依次到腹部、胸部直至全身日光浴。

局部日光浴大约经过1个月就可接着进行每日30分钟左右的全身照晒。夏天紫外线强烈，即使在室内散射的光线也很充足，因此没有做日光浴的必要。晒太阳少的冬季，应特别注意日光浴。

做日光浴时应注意以下几点：

1. 不要让直射阳光照晒在头部或脸部，要戴上帽子或盖着遮阳，特别要注意保护眼睛。

2. 在室内做日光浴时不能只透过玻璃窗，必须打开窗户在直射阳光下照晒。在阳光强的日子，注意不要让阳光灼伤皮肤。在寒冷季节，如能找个向阳背风的地方的话，裸体也不要紧。

3. 日光浴后要用干毛巾或纱布仔细擦干汗迹，换件内衣，晒后，要喂些果汁或白开水等。

4. 如果宝宝明显身体不舒服、有病时该停止日光浴。如果是感冒，不发热，情绪好的话，照常进行也无妨。结核菌素反应阳性转化等，则1年左右不能进行日光浴。

5. 患湿疹并且很严重的时候，注意不要让阳光直接照射患部。

6. 日光浴时别让宝宝凉着。

婴儿盆浴

将缸清洗干净，水温适度，双手托住宝宝的胸腹部，放入浴缸中，让宝宝在水里扑腾，练习游泳。

通过游泳能使宝宝四肢和躯干灵活，促进肌肉发育，提高免疫力，调节神经功能，利于有节奏的呼吸及代谢功能，增进肺功能和血液氧化作用，促进生长发育，消除消化不良，培养宝宝的灵活性和勇敢精神。

❤小贴士

训练婴儿游泳应根据实际条件而定，不要强求。如宝宝不太适应，应停几天再试做一次。如果宝宝很高兴，则可以隔一天游一次泳。每天游泳时间不宜过久，以5~10分钟为宜，随着宝宝年龄增长，可逐渐延长时间。

37 新生儿不宜接触哪些人

新生儿抗力低，免疫功能尚不健全，易患各种感染性疾病。接触小儿的人，应特别注意自身的健康和卫生。患以下疾病者不宜接触新生儿：急性呼吸道感染、流感、肺结核及其他传染病。此外，患有化脓性皮肤病、渗出性皮肤病、手疣真菌感染者也不宜接触新生儿。总之，经常护理新生儿的人，必须通过全面的体格检查。

38　注意给婴儿随时保暖

新生儿的体温调节功能还不健全，因而给婴儿保暖十分重要。如何观察是冷还是热呢？一般可以摸露着的部位，如面额、手等，以不凉无汗为合适。若四肢发凉，说明温度不够，要想办法加热水袋保暖（热水袋的温度应在50℃左右）。要将热水袋放在婴儿棉被下，不要直接接触皮肤，以免引起烫伤。

39　新生儿洗澡的注意事项

为新生儿洗澡，可清除其皮肤表面数以万计的细菌、汗液及皮肤的酸性排泄物，可增加食欲，促进生长。

洗澡前，应做好准备工作，室内要暖（至少26℃），将要换的衣服、尿布等摆好，大毛巾铺在床上待用，然后将水温调到38℃左右，以大人摸上去稍热而不烫为宜。洗澡时以左手托着儿头，拇指及食指捏着两侧耳朵，将其耳孔堵住以免水进入耳内，左臂托着儿身，先让孩子脸向上，用右手以清水给孩子洗眼及脸，然后用刺激性小的婴儿皂给小儿洗头，冲洗净后，左手托住颈部，使孩子半坐或站在盆内洗前身（脐部已愈合），随之翻过身来，让孩子俯卧在左手上，洗背部及下肢，冲净肥皂沫后，立即抱出，放置在大毛巾上，迅速包裹擦其头及身上水珠，最后把孩子放在预备好的干净衣服及尿布上，扑粉，用75％酒精轻擦脐部，臀部涂油，穿好衣服包好。动作应迅速，以防新生儿受凉，然后使其安静入睡。

40　新生儿需要空气浴

所谓空气浴指的是让婴儿接触户外的新鲜空气。它不仅能锻炼婴儿的皮肤，使黏膜健康，而且也可促进新陈代谢。因此对婴儿的健康极为重要。

新生儿2周左右，首先从习惯室内的空气开始。在夏天要尽量把窗子和门打开，让外面的新鲜空气自由流通。在春秋季节，只要外面的气温在18℃以上，风又不大，就可以打开窗户。就是冬天，在阳光好的温暖时候，也可以每隔1小时打开一次窗户换换空气。

除了寒冷的天气之外，只要没有风雨，都可以将1个月左右的婴儿抱到院子里去，具体时间为：夏天在上午10点左右，下午3点钟以后。春秋季最好在上午10点到下午2点之间进行。炎热的夏季要在凉爽的树阴下，寒冷季节要在日光好的地方进行。

专家坐诊

户外空气浴的目的是直接让婴儿接触冷空气，所以不要穿得太厚或到人多的地方去。还要注意不要让阳光直接照射头部。

41　新生儿的寝具用品

床单最好采用纯棉制品，吸水性好，便于洗涤和阳光消毒。盖被宜选择新的柔软的为宜，被套应选择全棉制品，全棉制品透气性能好，对宝宝皮肤无刺激性。盖被不宜太大太厚，可根据室温相应增减。要经常把垫褥盖被拿到太阳下晒，这样不但使被子松软暖和，还起到消毒杀菌作用。

对小婴儿来说，选择适宜的枕头也非常重要。首先枕头高度要合适，一般以3厘米左右为宜，随着孩子长大，可适当提高。如果枕头过低，使胃的位置相对高，容易引起孩子吐奶；枕头过高，不利于孩子脊柱颈部弯曲的形成。因为刚出生的孩子脊柱几乎是直的，随着身体生长发育，才出现脊柱的3个生理弯曲，这对于维持身体正常姿势平衡及脊髓功能有重要意义。

枕头中充填物的选择也很重要，有些家长喜欢用大米或绿豆作为充填物，认为用这种枕头睡，孩子头形好看。实际上这种枕头对小婴儿不适宜，因为用米豆作为充填物的枕头很硬，孩子长时间睡在上面，出汗后来回摩擦，容易擦

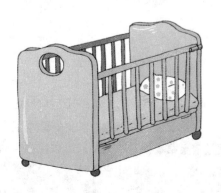

伤皮肤或引起枕骨后面一圈秃发，也容易使孩子头睡得扁平。选择木棉做枕心比较好，因为宝宝容易出汗，木棉透气性能好，容易散热。

42　新生儿的婴儿床铺

有许多母亲为怕孩子受凉以及照顾婴儿方便，喜欢和孩子睡在一床，但母子同床存在一些弊端。首先不利于孩子和母亲的休息；孩子和母亲挤在一起睡，母亲如果睡得过熟，翻身时容易把孩子面部压住；有些母亲喜欢侧身躺在床上喂奶，睡着后乳房把孩子的鼻子堵住，引起窒息。还有孩子如和大人同睡一床，吸收的空气比较污浊，如果母亲生病，很容易传染给孩子。

最好的方法是在大床边上放一个小床，既便于照顾孩子，又保持了一定距离，同时也给孩子提供了一个安全场所。

婴儿床最好比单人床小些，四周应有围栏，栏杆高度以20~30厘米为宜，四面围栏中应有一面或两面做成能够上下拉动的"拉门"，以方便护理孩子。

育儿

围栏的"拉门"要求坚固,关闭时要绝对安全。小床周围的栏杆不能太稀,前几个月可用床单将栏杆包上,以防小儿头、手、脚卡在栏杆中间发生意外。婴儿床所有的角应是圆钝的,避免锐角。婴儿床高度和成人床相同或略高些,这样护理婴儿比较方便和省力。还可以在小床头离小儿30厘米左右高处悬挂一些色彩鲜艳的玩具引起小儿兴趣。婴儿床不要长期安放在一个位置,以免孩子眼睛固定地盯着一个东西看,时间长了造成斜视。婴儿床要定期拿到外面日光下照晒一下,可起到消毒杀菌作用,有利于婴儿健康。

43 新生儿的睡眠情况

新生儿期是人一生中睡眠时间最多的时期,每天要睡20~22个小时。其睡眠周期约45分钟。睡眠周期随小儿成长会逐渐延长,成人为90~120分钟。睡眠周期包括浅睡和深睡,在新生儿期浅睡占1/2,以后浅睡逐渐减少,到成年仅占总睡眠量的1/5~1/4。深睡时新生儿很少活动,平静、眼球不转动、呼吸规则。而浅睡时有吸吮动作,面部有很多表情,有时似乎在做鬼脸,有时微笑,有时撅嘴,眼睛虽然闭合,但眼球在眼睑下转动。四肢有时舞蹈样动作,有时伸伸懒腰或突然活动一下。父母要了解孩子在浅睡时有很多表现,不要把这些表现当做婴儿不适,用过多的喂养或护理去打扰他们。新生儿出生后,睡眠节律未养成,夜间尽量少打扰,喂养间隔时间由2~3小时逐渐延长至3~4小时,使他们晚上多睡白天少睡,尽快和成人生活节律同步。同样,父母精神好了,能更好地抚育自己的孩子成长。

44 新生儿爱睡觉的原因

新生儿除了吃奶以外,几乎所有的时间都在睡觉,在一昼夜中需睡20~22小时,这是一种生理性的抑制过程。新生儿的脑相对大,其重量为出生体重的10%~20%(成人仅2%),但脑沟、脑回尚未形成,大脑皮质兴奋性低;神经活动过程弱,外界刺激相对说来过强,因此易疲劳,此又会使皮质兴奋性进一步低下,从而进入睡眠状态。

45 让新生儿睡眠充足

布置单独的小床

宝宝是幼小的生命个体,他的体温与大人还有很大的区别,还有一个适应性的过程。宝宝进行睡眠,最好给一张单独睡的小床,这对宝宝的生长发育和良好睡眠卫生习惯都有促进作用。宝宝单独睡小床,小床就是宝宝第一活动小天地。可以在小床的床头上方挂上一些红、蓝、黄色的彩球或玩具,在宝宝醒来时用来训练宝宝的视觉、听觉和头、眼的协调活动,对宝宝的智力发育很有帮助;宝宝单独睡小床,有单独被褥，可以避免与母亲同一被窝睡的弊端：如果宝宝与母亲同一被窝睡，往往把宝宝的头部蒙在被窝里，宝宝呼吸不到新鲜空气，造成宝宝睡不安宁，睡不深沉，对呼吸系统也不卫生。而且由于母亲在哺乳期中比较疲劳，晚上睡眠很深很深，翻身时容易把宝宝压在身体下面而造成意外窒息。所以，让宝宝单独睡一床，从小锻炼宝宝不依恋母亲睡眠的良好习惯，这对培养宝宝的独立生活能力和坚强自立的性格有好处。宝宝单独睡，母亲也可安心地入睡。

宝宝的小床一般安放在母亲床边，便于睡眠时随时抱出来喂奶和换尿片、盖被褥等生活照料。从宝宝出生后就开始单独睡眠，可以养成孩子单独睡眠的好习惯。

宝宝的小床四周要有栏杆，床铺最好是木板或硬性棕床或弹簧床，婴儿不宜睡软床。床上可以不放枕头，因为宝宝的脊柱是直的，没有生理弯曲，不安放枕头一样睡得舒适。被褥应用质地柔软、保暖性好、颜色浅淡的棉布做，不要用合成纤维或尼龙织品，因为这些化纤织物不吸水、透气性差，还容易产生皮肤变态反应。褥子上可垫一块防水布，预防大小便污染床褥。宝宝床上用品要经常洗晒，保持清洁卫生，柔和舒适。

保证良好的睡眠

刚出生的婴儿除了哺乳时间，全天几乎处于睡眠状态，睡眠时间长达20~22小时。婴儿具有充足的睡眠，才能促进身体和智力的发育，特别有利于骨骼的生长。有正常睡眠规律的孩子精神饱满，生长发育良好。而睡眠常受干扰的孩子常常爱哭闹，烦躁不安，打嗝惊悸，饮食不振，体重增长缓慢，抵抗力降低，反应迟钝。要促使婴儿良好睡眠，养成有规律的睡眠习惯，就要从新生儿做起，具体做法是：

1. 不要过饥过饱：母乳不足婴儿常饿醒啼哭；喂得过饱，由于腹部不适，也难入睡。

2. 创造良好的睡眠条件：室内要力求安静；避免强光刺激；空气要新鲜；室温不宜过高。

3. 被褥要柔软干燥，经常曝晒、拆洗；不要盖得太重，应随季节、室温的变化而增减；睡前要换好干软的尿布；衣服要轻柔舒适，使肢体舒展，气血畅通。

4. 睡前不要逗弄孩子，以免兴奋。

5. 睡前不要抱着摇晃、拍哄等，要建立自然睡眠的习惯。

6. 新生儿时期，新生儿饿了就哭，尿了也哭，不分昼夜。为了逐渐延长夜间的睡眠，保证父母休息，在临睡前要尽量喂饱，换好尿布，使夜间喂奶间隔延长。

训练婴儿安睡

刚出生的宝宝有的晚上不睡觉，不是哭就是闹，这被称为"小儿夜哭"，这既影响孩子的正常生长发育，也影响大人休息。如果孩子养成了这个习惯，长此以往还会阴阳失调，人体生物钟就会出现混乱。

如果宝宝不是因为有病哭闹，就得想办法解决宝宝夜哭问题，可以试试下面的"5个晚上训练法"：

第一个晚上：即在原来固定的喂奶时间喂过宝宝后，在他还醒着的时候就放在床上，让其自行安睡。在半夜，必须听到他的哭声后才走到他的床边，先检查尿布，但不要把他抱起来，只轻轻拍拍他或和他小声说话。如此过10~20分钟后，宝宝若仍不入睡，再把他抱起来。此时尽量拖延至20分钟后才喂他开水。记住，不要先喂奶。喂完水后让他安睡。如果他还是不睡，这时再让他吃奶。

第二个晚上：固定喂奶时间，应比第1个晚上晚30分钟。宝宝如果半夜醒来，处理方法同前一晚上，采用拖延战术，但要比头一晚多拖延5~10分钟才把他抱起来，如果哭得很凶，也比头晚多拖15分钟再喂水。

第三个晚上：继续这么做，但在每一个环节上应试着再多拖延10~20分钟。

第四个晚上：宝宝经过3天的训练，大致已能睡到早上5~6点钟。这天晚上的步骤仍同前晚，唯一不同的是，宝宝醒来时，等上10~20分钟再去理会他。

第五个晚上：按前4天推，固定喂奶时间应接近半夜了，此时可视情况，开始将喂奶时间提早30分钟，调整到大人正常休息之前，并继续将宝宝第2天早上醒来后的喂奶时间延迟10~20分钟，直到宝宝被训练成在大人起床后才醒为止。

培训睡眠习惯

随着宝宝逐渐长大，睡眠时间也逐渐减少，就会建立自己的睡眠习惯。良好的睡眠习惯就是按时睡，按时醒，自动入睡，睡得踏实。这样，宝宝醒后就会精神饱满、情绪愉快，显得活泼可爱，十分好玩好动。要培养宝宝的良好睡眠习惯，就必须采取一些必要的措施。

1. 保持室内空气新鲜、湿润，光线要暗些，电视、收录机的声音要低，说话的声音也要放轻些，这样会使宝宝入睡得快、睡得熟。

2. 每天睡前给宝宝洗个澡，换穿干净衣服；冬季若不便每天洗澡，也必须洗脸、洗手、洗净臀部和脚，换干净衣服和尿布再睡。

3. 被褥要清洁、舒适、适合季节特点，被褥、被罩、床单、睡衣要勤洗、勤晒、勤换。睡衣要柔软宽松，冷暖要适度，以宝宝睡下片刻后手脚温暖无汗为宜。

4. 白天喂奶后要有一定活动量，晚上才睡得沉；睡前不要过分逗引宝宝，使他不易入睡。

5. 活泼型宝宝睡前常常爱"闹觉"——啼哭一阵后就会入睡，这是他睡前疲乏不堪的最终表现，不是什么大毛病。可以采用一些小办法，可让他习惯平时的睡眠姿势，用固定的摇篮曲或低声安慰、或轻轻拍拍他，让他在床上自己入睡；不要抱着他连拍带摇、又走又唱地哄他入睡，这样入睡后常容易惊醒，睡得不踏实。

6. 要尊重宝宝的入睡姿势，侧卧、仰卧、俯卧均可，入睡后，可以帮助他变换一下姿势，使他睡得更舒服。

7. 刚入睡时出汗较多，是宝宝的自主神经功能还不够稳定的生理现象，不一定是佝偻病的症状，可轻轻地给他揩干。

8. 宝宝熟睡时，可轻轻剪除长的指甲，以防他抓伤自己或吃手指时把细菌带入体内。可以每周剪1次，不宜剪得太深，不要损伤皮肤。

46 新生儿睡眠时间

新生儿的大脑皮层兴奋低，外界来的刺激对新生儿来说都是过强的，因此持续和重复的刺激使之非常易于疲劳，致使皮层兴奋性更加低下而进入睡眠状态。所以在新生儿期，除了吃奶以外，几乎所有时间都在睡眠。以后随着大脑皮层的发育，小儿睡眠时间逐渐缩短。睡眠可以使大脑皮层得到休息而恢复其功能，一般来说5~6岁以前的小儿，白天补充睡眠对健康是非常重要的。一般新生儿一昼夜的睡眠时间为20~22小时，2~3个月为16~18小时，5~9个月为15~16小时，1岁为14~15小时，2~3岁为12~13小时，4~5岁为11~12小时，7~13岁为9~10小时。也有少数小孩，在最初几个月里就格外清醒，如若看上去精神很好，也不必多虑。

47 新生儿穿衣的禁忌

服装样式应按宝宝不同月龄、性别和季节特点来选择。由于新生儿生长发育迅速和好动，所穿服装不应束缚其活动；不得有碍自由呼吸、血液循环和消化；不应对皮肤有刺激和损害；不能使用腰带，以防约束胸腹部。因此新生儿服装样式要简单、宽松，且要易穿、易脱。上衣最好是无领小和服，掩襟略宽过中线，大襟在腹前线处系布带，以使腹部保暖好。后襟较前要短1/3，以免尿便污染和浸湿。这种上衣适于新生儿和2~3个月的婴儿。新生儿下身可穿连腿裤套，用松紧搭扣与上衣相连。一方面可防止松紧腰带对胸腹部的束缚，也便于更换尿布，还对下肢有较好的保暖作用，可避免换尿布时下肢受凉。

4~6个月的婴儿开始会翻身、爬行，活动量增大，这时可穿宽松带背心的连脚开裆裤，这种衣裤具有保暖好、便于运动，又不束缚胸腹呼吸活动等优点。这时婴儿正处于乳牙萌出期，唾液腺发育较好，常常流口水浸湿颈、胸部。为保持这些部位的清洁、干燥，可给婴儿戴上围嘴，最好用吸水性好的纯棉布、毛巾或多层棉纱布制作。

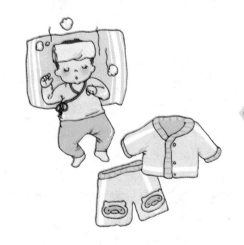

48 新生儿不宜戴手套

正常情况下，新生儿的两只小手总是往嘴里塞或在脸上搔抓。有些家长为防止孩子抓伤皮肤，给小儿戴小手套，其结果是有的小儿两手指间皮肤糜烂；有的小孩子因手套的线头缠绕手指，造成局部血液循环受阻，局部组织坏死；有些则影响了小儿手指的自由活动。为了防止孩子抓伤脸部皮肤，可以经常给小儿剪指甲，不宜戴手套。

49 新生儿不宜"打胎粪"

每个新生儿在生后1~2天都能排出墨绿色、黏稠的大便，医学上称此为"胎粪"。在我国民间有一种旧习俗，就是要给生后未开奶的新生儿喂服黄连水、大黄水或犀黄等药物，谓之"打胎粪"。这样做是有害无益的。因为新生儿身体的各器官功能都很娇嫩，尚不成熟，尤其是肠胃功能极差，如果服用这些苦寒性质的中药，必然要伤害孩子的脾胃消化功能，扰乱其正常生理。因此，不宜为新生儿打胎粪。

50 预防新生儿感染的措施

新生儿抵抗力较弱，口腔、黏膜、皮肤以及脐带都是细菌侵入的门户，要注意预防感染，新生儿的住室、衣着、尿布都要保持清洁，加强新生儿的护理和合理喂养，尽量减少亲友的探望和亲抱。特别是患有感冒、肝炎、皮肤病、肺病的人，不要接触新生儿。如果母亲患了感冒，喂奶时要戴上口罩，以免传染给新生儿。母亲没有良好的卫生习惯，新生儿就容易发生感染，对产妇来说，更要勤换内衣，勤剪指甲，经常保持双手的清洁，大小便后要用肥皂把手洗干净。给新生儿沐浴、配奶及喂奶前都要把手洗干净。在每次喂奶前，要用煮沸过的纱布或小毛巾把奶头揩干净，然后才给婴儿喂奶。

51 新生儿要注射卡介苗

孩子在出生后第二天即可接种卡介苗。接种后，可获得结核菌的一定免疫能力。卡介苗接种一般在左上臂三角肌处皮内注射，也有在皮肤上进行划痕接种，做"卄"或"井"字形，长1厘米。划痕接种法虽方便，但因接种量不准，有效免疫力不如皮内注射法。故目前一般不采用划痕法。

新生儿接种卡介苗后，无特殊情况一般不会引起发热等全身性反应。在接种后2~8周，局部出现红肿硬结，逐渐形成小脓疮，以后自行消退。有的脓疮穿破，形成浅表溃疡，直径不超过0.5厘米，然后结痂，痂皮脱落后，局部可留下永久性瘢痕，俗称卡疤。为了判断卡介苗接种是否成功，一般在接种后三个月应到所属区结核病防治所再做结核菌素（OT）试验，局部出现红肿0.5~1.0厘米为正常，如果超过1.5厘米，需排除结核菌自然感染。一般新生儿接种卡介苗后，2~3月就可以产生有效免疫力，大约2~5年后，在小学一年级时，再进行OT试验，如呈阴性。可再种卡介苗1次。早产儿、低体重儿以及有明显先天畸形、皮肤病等的小儿，禁忌接种，视情况由接种人员告知何时接种。

52　新生儿发热的处理方法

发热对于新生儿来说是常见的症状，许多疾病都可以引起发热。由于新生儿在生理上有许多特殊之处，所以父母不要随便给孩子服药。例如给新生儿服用退热药，有时会出现周身青紫、贫血、便血、吐血等症状，严重的甚至死亡。这是吃了退热药，造成凝血机制障碍而引起的。

新生儿发热后最简便而又行之有效的办法是物理降温法。新生儿体温在38℃以下时，一般不需要处理，只要多喂些水就可以。如在38℃~39℃之间，可将襁褓打开，将包裹孩子的衣物抖一抖降低温度，然后给孩子盖上较薄些的衣物，使孩子的皮肤散去过多的热；也可以让孩子的头枕一个冷水袋来降温。对于39℃以上的高热患儿，可用75%的酒精加入一半水，用纱布蘸着擦颈部、腋下、大腿部及四肢等处，高热会很快降下来。在降温过程中要注意，体温一开始下降，就要马上停止降温措施，以免出现低体温。在夏季降温过程中要注意给孩子饮水，白开水或糖水均可以，这是因为孩子在发热的过程中，要消耗掉一定的水分，因此要给予及时的补充。这里所介绍的是降温的办法。还要请医生检查孩子发热的原因，进行治疗。

53　新生儿肝炎综合征的处理办法

新生儿肝炎综合征是一种以持续性黄疸、血清胆红素增高、肝或肝脾肿大及肝功能不正常为主的疾病症候群的总称。是由多种致病因素引起的，其主要病因是病毒感染。除乙型肝炎病毒之外，其他多种病毒均可以通过胎盘感染胎儿，从而使胎儿的肝脏致病，并连累其他脏器器官。除了病毒感染外，多种细菌感染，部分先天性代谢缺陷疾病的肝脏病变，肝内外的胆道闭锁及胆汁黏稠综合征所致的肝脏损害等，均属于新生儿肝炎综合征范围。

新生儿发病的初期表现为黄疸显现，起病缓慢，一般在出生后数天至数周内出现，并持续不退，病情较重，伴有吃奶不好、恶心、呕吐、消化不良、腹胀、体重不增、大便浅黄或灰白色、肝脾肿大等。出现上述症状要及时治疗，一般情况下，孩子会很快恢复健康。

54　婴幼儿奶粉喂养引起腹泻的处理

视消化情况来确定饮食治疗方案，如病情较重，每日腹泻超过10次，并伴有呕吐现象，应暂时停喂奶粉，即禁食6~8小时。最长不超过12小时。禁食时可用胡萝卜汤或焦米汤替代，间隔时间和每次用量均与喂奶粉时相同。这些食物易于消化，能减轻肠道的负担。腹泻如果有好转了逐渐改用米汤、冲淡的脱脂奶粉、稀释的奶粉，最后恢复原来的饮食。如婴儿腹泻情况并不严重，每日腹泻5~6次或7~8次，比正常多2~3次，无呕吐，此时可暂用1~2日米汤，以后用冲淡的奶粉或以奶粉和水各半的浓度，或制成2份奶粉1份水浓度。如婴儿偶然出现腹泻，而且病情也轻，则只需用冲淡的奶粉喂1~2天即可，以后恢复正常奶粉饮食。冲淡奶粉时最好用米汤，因为米汤减少了酸对肠道的刺激，有利于腹泻的治疗。

腹泻时期，无论病情轻重，辅助食品应全部停止添加。

55 给新生儿喂药的方法

新生儿对药的感觉已非常灵敏，已能够区分出甜、苦、辣、酸等味儿。若给予乳汁、糖水就张大口很喜欢吃。如果给苦味的药，酸味或味儿不好的东西，他就会用舌把喂食的匙向外推出。新生儿的味觉是相当发达的，味蕾的分布范围要比成年人大得多，占据整个舌面部。所以新生儿的味觉是很敏感的。

给新生儿喂药，应注意以下几点：

1. 苦味药物应放少许糖以减少苦味，不致拒食。

2. 喂药前不要哺乳，以免拒食，再则饱食后喂药会引起呕吐。

3. 喂药时禁忌捏鼻孔强行灌入，以免药物呛入气管而致窒息的危险。

4. 喂药的方法可用小匙盛药后，顺着口腔的颊侧慢慢地喂入嘴内，这样不易呛咳。

5. 喂完药后，可喂一点儿温开水，让口腔中的药物全部进入胃内。

6. 注意药片要磨成细粉，调成糊状才能喂。

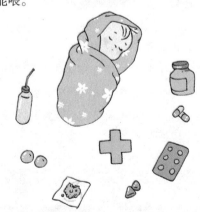

哭

哭是宝宝寻求帮助的唯一方式。新生儿哭时一般不流泪，因此难以知道他需要什么。正常新生儿的哭，常是因为饥饿、口渴或尿布湿、环境温度过低或过高引起的。哭还是宝宝的语言，正常新生儿每天总会哭几阵的。假如他很安静，不哭不闹，反要引起注意，要判断一下他的大脑发育是否正常。

呻吟

如果新生儿呼吸或心脏疾患，导致肺功能明显紊乱，或因肺部有疾患，呼气时有哼哼呻吟声，这表示病情很严重。持续呻吟要比间断呻吟病情更重，应毫不迟疑地送医院诊治。

呕吐和漾奶

呕吐是指乳汁自胃经口吐出，吐出时有较大的冲力，常伴有腹部肌肉的强烈收缩；漾奶是指乳汁自食管或胃经口溢出，一般用力不大，并不伴有腹部肌肉的强烈收缩。不论呕吐或漾奶，都可能是喂养方法不当，或食物摄入量过多引起，也可能是胃肠道功能紊乱或先天性肠闭锁、食管闭锁等疾病造成。一般情况，只要孩子食欲好，日渐发胖，这就不要紧，但要注意喂养方法，喂奶时取右侧卧位，防止吐出物吸入呼吸道。如果呕吐或漾奶伴有下列表现时。应引起重视，请医生检查：

1. 食欲减退，精神萎靡。

2. 发热或前囟饱满。

3. 体重减轻或有脱水表现。

4. 呕吐物带血或呈黄绿色。

5. 常吐泡沫状液体或流涎。

6. 腹胀或见到胃、肠的蠕动波形。

7. 便秘或生后未排出胎粪者。

黄疸

新生儿在生后2~3天后大多出现黄疸，这是生理现象。但是，不少疾病能引起或加重黄疸。因此，当黄疸出现时，要区分是生理性还是病理性的。如果黄疸具备下列情况之一时，可能并非生理性：

1. 在出生后24小时内黄疸即相当明显。

2. 黄疸遍及全身，呈橙黄色，并在短期内明显加深。

3. 黄疸一度减退后又加深或生后2~3周仍很明显。

4. 大便颜色淡或呈白色，而尿色深黄。

5. 全身状况不正常：发热，食欲不佳，精神不好，两眼发呆。出现这些情况要及时治疗。

呼吸

新生儿正常呼吸时不费劲，每分钟40次左右。若呼吸少，有些快慢不匀，幅度时深时浅，只要不伴有皮肤青紫或心跳减慢等现象，则属正常。呼吸异常是指呼吸窘迫和呼吸暂停。

呼吸窘迫：呼吸很费劲，吸气时胸廓的软组织及上腹部凹陷，呼气时发出哼哼的呻吟声；呼吸时两侧鼻翼翕动。呼吸速率明显增快（每分钟60次以上）或减慢（每分钟30次以下），常伴有皮肤青紫。

育儿

呼吸暂停指病儿的呼吸停顿15秒以上，并且伴有面色青灰、心跳减慢，早产儿发生率较高。以上两种情况都要引起注意，及时救治。

腹泻

母乳喂养的新生儿，每天大便可多达4~6次，外观呈厚糊状，有时稍带绿色，多为金黄色稀便，是正常的。如果大便稀薄，水分多，为绿色稀便则为腹泻；腹泻严重者水分甚多而粪质很少。腹泻的原因很多：病毒或细菌感染、喂奶量或乳中含糖量过多、受凉等均可引起。也有少数因对奶粉过敏或肠道缺少消化、吸收乳糖的酶所致。

食量过少时大便次数也可增多，称为"饥饿性腹泻"，这时大便较松、色绿、次数虽多但量少，应与其他腹泻相区别。腹泻应予以治疗。

皮肤青紫

皮肤呈蓝紫色即为病变。新生儿刚出生时，由于生活环境骤然改变，心肺功能需要调整，皮肤有些青紫，但在出生20分钟以后应逐渐消失，如不消失，则可能是病态。引起新生儿皮肤青紫的原因很多：单纯青紫多为青紫型先天性心脏病，有些先心病儿皮肤呈灰色。阵阵发青则由于中枢神经系统疾病或严重感染所致。另外，环境温度低时，小儿会发生唇部及四肢末端青紫，经保暖可随之消失。有的小儿在宫内受压，局部淤血，生后面部会有紫色斑，称"损伤性出血"，生后可逐渐消失，不用担心。

皮肤苍白

皮肤和黏膜苍白也是一种病态，原因有：

1. 表浅血管收缩见于环境温度过低或孩子有疾病时。
2. 贫血因失血或溶血引起。出现这种情况也应加以治疗。

身体发热

发热也是新生儿在细菌或病毒感染时的重要表现之一。常常是在吮奶时，妈妈感觉到孩子口腔发烫，才知道孩子生了病。可是新生儿感染后不一定都发热，特别是出生体重轻或病情重的孩子，甚至体温低于平常。另外，如果环境温度过高，也可使体温上升，因此，不能单纯看体温判断宝宝是否生了病。体温超过38℃必须看医生，超过37.5℃则可多饮水、敞开包被，观察体温变化是否由于疾病所致。

婴儿惊厥

新生儿惊厥具有典型的抽搐症状，有时只表现为：

1. 两眼凝视、震颤或不断眨眼。
2. 口部反复地作咀嚼、吸吮一类的动作。
3. 呼吸不规则、暂停并伴有皮肤青紫。
4. 面部肌肉抽动。
5. 少数新生儿表现为：全身或一侧肢体肌肉，一阵阵地抽颤或肌肉持续紧张。

惊厥是一种神经系统症状，但不一定都是脑子里有病，它可由多种原因引起，如发高热、水电解质紊乱、先天性心脏病引起脑缺氧、核黄疸、败血症等。一旦发生，要查清原因，及时处理，切勿延误。

新生儿在睡眠时，出现手指、足趾小抽动，醒后又一切正常，这不要误认为惊厥。

57 婴幼儿黄疸的治疗方法

新生儿黄疸是因血清胆红素升高而引起皮肤及巩膜感染，分生理性和病理性两种。

生理性黄疸

1. 在生后第2~3天起出现并逐渐加深，在第4~7天为高峰期，第2周开始黄疸逐渐减轻。

2. 黄疸有一定限度，其颜色不会呈金黄色。黄疸主要分布在面部及躯干部，而小腿、前臂、手及足心常无明显的黄疸。若抽血测定胆红素，足月儿在黄疸高峰期不超过12毫克/分升，早产儿不超过15毫克/分升，但目前这个数值正在修订中。

3. 足月儿的生理性黄疸在第2周内消退。

4. 小儿体温正常、食欲好、体重渐增、大便及尿色正常。

病理性黄疸

1. 生后24小时内即出现黄疸。

2. 黄疸程度重，呈金黄色或黄疸遍及全身，手心足底亦有较明显的黄疸或血清胆红素大于12~15毫克/分升。

3. 黄疸持久，出生2~3周后黄疸仍持续不退甚至加深，或黄疸减轻后又加深。

4. 伴有贫血或大便颜色变淡者。

5. 有体温不正常，食欲不佳、呕吐等表现者。出现病理性黄疸时应引起重视，因为它常是某种疾病的一种临床表现，应积极寻找病因。此外未结合的胆红素浓度达到一定程度时会通过血脑屏障损害脑细胞，引起死亡或留有脑性瘫痪、智能障碍等后遗症。所以一旦怀疑小儿有病理性黄疸，应立即就诊。

58 婴幼儿低钙血症的治疗方法

当新生儿血钙总量在7.0毫克/分升以下或游离钙在3.5毫克/分升以下，称为低钙血症，这是新生儿惊厥的重要原因之一。

新生儿低血钙发病因素有多种，其发病时间也有不同。

指出生后48小时以内出现的低血钙症。由于暂时性甲状旁腺功能受抑制所致，因在妊娠后期钙经胎盘主动输入胎儿的量增加，以致胎儿血清钙增高，抑制了甲状旁腺功能。本症多发生于出生低体重儿，患窒息、呼吸窘迫综合征的婴儿及母患糖尿病的婴儿，因他们的甲状旁腺功能比正常婴儿差，钙的储备量少，肾排磷功能低，故易出现低血钙症。

晚期低血钙

指出生后48小时至第3周末发生的低钙血症。多见于人工喂养者，因牛乳、黄豆粉制的代乳品和谷类食品中含磷高，超过肾脏清除能力，于是血磷增加，致使钙血降低。

出生3周后发生的低血钙

见于维生素D缺乏或先天性甲状旁腺功能低下的婴儿。这种低血钙持续时间长，多超过新生儿期。

新生儿低钙血症的临床表现轻重不一，主要表现有不安、惊跳、震颤、惊厥，偶可出现喉痉挛和呼吸暂停。发作期间小儿一般情况良好，但肌张力稍高，腱反射增强。为本症患儿补充钙剂可有特效。但必须到医院就诊，由专科医生指导用药。

59　婴幼儿湿肺症的治疗方法

湿肺症又名新生儿暂时性呼吸增快，较多发生于足月儿或过期产儿。出生时有窒息史或剖宫产的小儿较易发病。

小儿在出生后短时间内出现呼吸急促：呼吸60次/分以上，有时伴青紫和呻吟，但一般情况尚佳。本病为一自限性疾病。一般在2~3天内恢复正常，有气急、青紫时可给氧气吸入并及时住院治疗，多见于剖宫产儿，症状轻，预后良好。

60　婴幼儿出血症的治疗方法

本病是由于维生素K缺乏，某些依赖维生素K凝血因子活力低下所致的一种自限性疾病。可分为早发型：产后24小时发病；经典型：多在出生后2~3天发病，早产儿可迟至两周；晚发型：生后1个月后发病，以消化道出血为最常见症状。一般病情较轻，严重者可引起死亡。

发病原因

1. 新生儿初生时肠道无菌，奶量不足，影响维生素K的合成。
2. 肝酶系统不成熟。
3. 母亲缺乏维生素K及胎儿肝内维生素K贮存不足。

4. 胆酸含量低：新生儿尤其是早产儿胆汁中胆酸的含量较低，影响维生素K的吸收。

临床表现

本病可发生于正常的新生儿，常见为经典型，多在出生后2~3天内发病，出血很少，但早产儿可晚至生后两周发病。如母亲服用药物（双香豆素、苯妥英钠等）则多在生后第1天发病。出血可急可缓，或自然出现或经轻伤引起。程度可不同，轻微渗血常被忽略而自愈，严重者较少见，但也可发生致命性大出血。最常见的是胃肠道处，可吐血及便血，吐出物呈棕色。便血轻者只有2~3次黑便，重者有黑便或鲜血便，甚可导致贫血、休克、死亡。其次是皮肤出血；也可自取血及注射部位、轻度的外伤及术后伤口等处渗血不止。脐部出血与脐带结扎无关，轻者为渗血，重者则出血不止。

本病一般预后良好，多于生后10天内止血，不再复发。但如出血过多，治疗不及时可致死。

小贴士

维生素K的最小需要量是每千克体重0.5~1毫克。新生儿出生后早期喂奶粉也有预防作用。如遇出血过多时，应输血10~30毫升/千克/次，轻者可输库存血浆以补充凝血因子。早产儿因肝功能不成熟，最好输新鲜血或库存血浆。

61　婴幼儿败血症的治疗方法

本症是严重的全身性的细菌感染。由于细菌进入血液循环，不断繁殖及产生毒素而致病，也可以同时停留在某些脏器上，发生转移病灶。

新生儿容易发生败血症，一方面因经过分娩过程时有感染机会，另一方面新生儿本身免疫能力差，皮肤嫩薄，皮下血管丰富等，所以细菌比较容易进入血液循环，尤其当脐部未愈合或发炎时，更易导致细菌侵入。

临床表现

未成熟儿表现为厌食、拒奶、溢奶、虚弱、面色苍白、口周发青、体重不增长，体温不恒定，可以发热、正常或不升高。

足月儿多表现发热、精神反应差、吃奶不好、烦躁不安、皮肤老化等。

重症患者可出现不规则的体温，甚至高热，有明显中毒症状，面色苍白、发青或发灰。安静时出现心律增快、黄疸加重、可发生高胆红素血症。新生儿败血症常并发肺炎，可见呼吸增快、不规律、呛咳、呛奶，并伴有腹胀腹泻和呕吐。有时可发生弥散性血管内凝血，引起呕吐、便血或因肺出血而死亡。早期病例往往局部病灶不明显，只表现为全身症状。因此，当局部症状不重，难以解释全身中毒症状时，应考虑败血症。

防治措施

虽然新生儿容易发生败血症，但了解了细菌入侵途径后，还是可以预防的。

孕母要做好产前检查，保证孕期健康和接生时无菌操作。对出生婴儿应每日清洁全身皮肤，大小便后清洁臀部，脐带未脱落前，要防止大小便污染，包脐带的纱布应消毒，脐部如有少许渗出或脓性分泌物可用3%过氧化氢清洁脐部后涂75%的酒精，如处理无效应到医院就诊。避免用布擦口而损伤口腔黏膜；室内需保持空气新鲜。孕母如有感冒，喂奶时须戴口罩。婴儿如有皮肤感染、感冒、腹泻等，须及时治疗。

62 婴幼儿脓疱病的治疗方法

新生儿脓疱病又称天疱疮及剥脱性皮炎。新生儿皮肤防御功能差，较易发生传染性脓疱病，并往往形成流行。

病原大都为金黄色葡萄球菌或溶血性链球菌。病症重者发生大疱，内含混浊液体，但不发生化脓和结痂，称为新生儿脓疱疮，更重者由于表皮和真皮联系薄弱，水疱破后发生全身的表皮剥脱，则称为剥脱性皮炎。

临床表现

单纯性脓疱病：新生儿表皮柔嫩，易受感染而出现细小的脓疱，患处大都位于皮肤皱褶处。疱的直径2~3毫米，较周围的皮肤微高，基底微红，大都在生后第1周出现。但在流行时却发病较晚，甚至两周后才显著。

脓疱疮：脓疱较大者自0.5至3~4厘米，疱内含有透明或微浊的液体，当膨胀至相当程度时，即行破裂。破裂后形如灼伤。严重者可有全身症状，并出现脱水及休克，轻者仅有微热或体温正常，经治疗约需2周可痊愈。

剥脱性皮炎：病重者皮肤感染迅速蔓延全身。先为皮肤发红，随即大片脱落，偶可先有少许天疱疮，然后出现表皮剥脱。剥脱处红湿如火灼。往往出现一系列全身中毒症状，如拒食、发热、呕吐、腹胀及休克，偶见黄疸，可于2~3日内发生性命危险。若幸免死亡，脱屑渐止，于1周后皮肤逐渐恢复原状。

治疗方法

病的初期只有少数小脓疱时，宜将表皮穿破，吸去液体，然后用2%硝酸银溶液点于患处，使患处皮肤变干，或涂2%龙胆紫溶液（溶于水内，或溶于25%酒精内），或涂上新霉素0.5%油膏，或杆菌肽油膏（每克内含400~500单位）。患处四周的正常皮肤，应每隔2~3小时用50%酒精涂抹，以减少自体接触感染的机会。若表皮已大块剥脱，则应住院治疗。

63　婴幼儿破伤风的治疗方法

本病是由破伤风杆菌感染伤口所致。破伤风杆菌广泛地生存于泥土、尘埃、水、人类和畜类粪便中。

新生儿破伤风可通过脐部伤口感染而得，主要是在接生断脐时消毒不彻底，通过接生员的手，或各种用具（包括剪刀、纱布和绷带等），将破伤风杆菌带到新生儿的脐部伤口，细菌在脐部伤口繁殖生长，不断产生毒素，毒素和神经结合后，通过神经通路传到脑部和脊髓。

新生儿破伤风的起病时间多在婴儿出生后第4~7天，所以俗称"四六风"或"七月风"。发病时间越早，病情越重，则预后越差。早期症状有哭闹、烦躁、张口困难、不会吸吮奶头等。进一步发展，便可出现新生儿破伤风的典型表现，如"苦笑面容"，表现为牙关紧闭，面部肌肉痉挛，眉毛上抬，额纹明显，口角向外牵引，一张似笑非笑，似哭非哭的痛苦面容，全身肌肉呈强直性抽动。此外，外界刺激如微不足道的声、光、轻触、喂水、换尿布等，都能诱发患儿抽动。所以，要使周围环境安静，并立即送医院治疗。

❤小贴士

　　本病多因使用未消毒的剪刀断脐及污染的绳线结扎脐带，破伤风杆菌从脐部侵入所致。故预防应做到：强调新法接生；若遇急产、脐带未适当处理者，宜重新处理，可用无菌操作剪去一段，另行结扎。也可肌内注射青霉素及破伤风抗毒素1500单位预防。

64　婴幼儿硬肿症的治疗方法

本病主要表现为皮下脂肪硬化和水肿。只硬不肿者称新生儿皮脂硬化症。单纯由于受寒所致者，称之为新生儿寒冷损伤综合征。

新生儿由于体温调节及代谢功能尚不完善，皮肤表面积相对较大，皮肤嫩薄，皮下血管丰富，致使身体的热能容易散失，尤其刚生下时，身体表面潮湿，周围环境温度远远低于母亲体内温度，更容易使热能丧失。此外，因新生儿具有特殊产热功能的棕色脂肪在早产儿体内含量少，如再伴有其他疾病或饥饿等，将更能抑制产生热能，如此造成新生儿体温很低。因新生儿脂肪成分在体温下降时易凝固，因此易发生皮下脂肪硬化和水肿。

新生儿硬肿症多发生在寒冷季节，但由于早产、感染等因素引起者亦可见于夏季。绝大多数于生后不久或生后7~10天内发生。其症状为体温低至31℃~35℃，甚至

育儿

26℃左右，哭声低下或不哭，不能吸吮，少动作，皮肤暗红色或伴黄疸，严重者苍白或青紫。四肢或全身冰冷，脉弱。皮肤和皮下组织变硬，严重者似硬橡皮样，可伴有水肿。常先发生在小腿、大腿外侧，以后整个下肢、臀部、面颊、上肢也受累，甚至波及全身，因胸腹硬肿而发生呼吸困难。心率常先快，以后变慢。尿少甚至尿闭。可伴酸中毒。终末时，肺部出现细湿啰音，以后口鼻流鲜血样液体，发生肺出血。

如患儿反应正常，吸奶佳，硬肿范围小而不发展，仅单纯因受冷而引起的，病情容易恢复，但仍需采取保暖、喂养等综合治疗措施。

65 新生儿结膜炎的治疗方法

婴儿娩出过程中，如果产妇阴道内的病菌侵入婴儿眼中，便可发生新生儿结膜炎。倘胎膜早破，胎儿在宫内也可受到细菌的感染而发病。出生后往往也可由于母亲或护理人员的手指和毛巾污染而发病。常见病原菌为肺炎球菌、葡萄球菌、大肠杆菌和巨细胞病毒病毒等。

临床表现

一般在出生时或生后2~3天出现症状，两侧眼睑红肿，有脓性分泌物。由于巨细胞病毒病毒所致的结膜炎常发生在温暖季节，发病缓慢，于出生后5~10天出现症状，以结膜下穹为显著，球结膜亦可受到波及，如不予及时治疗，经过1~2周后易迁延成慢性，可长达1年之久，偶可引致脉络膜视网膜炎及视神经萎缩。

防治措施

治疗用0.25%氯霉素或0.5%卡那霉素点眼，1日4次，每次点眼前清除两眼分泌物，直到痊愈为止。一般治疗1周左右即可。

66 婴幼儿坏死性小肠结肠炎的治疗方法

本病一般发生在体重低于2500克的早产儿。尤其多见于体重小于1500克的极低出生体重儿。于出生时曾发生过窒息，或出生后曾有缺氧，败血症或腹泻等疾病的早产儿更易引发本病。

本症的发病原因，可能和肠壁缺氧及肠道细菌感染关系密切，因缺氧时机体调整血流分布，为了使重要器官得到较多氧气，肠壁缺氧显得更重，再因肠壁受损，肠道细菌乘机侵入，可引起肠黏膜坏死，重者肠壁各层都可能坏死，甚至并发肠穿孔。本症无明显季节性，男女发病率大致相同。有窒息、换血等诱因者，发病多在生后两周内，以2~10天为高峰。因腹泻、败血症或无诱因而发病的婴儿则起病年龄较晚，在出生后3~4周甚或7~8周发病。

本病症状以腹胀、腹泻、呕吐、便血为主，可分轻症和重症两种。轻症仅有轻度和中度腹胀，以腹泻和呕吐、便血为主，腹泻和呕吐次数不多，每日1~3次，大便稀薄，可有少量血液，有时大便颜色深，呈潜血阳性。重症者腹胀明显，甚至腹壁发亮，可看到肠型，腹泻和呕吐次数可多可少，便血量多，成为果酱样便或黑粪。呕吐物呈咖啡状或吐鲜血。严重者腹壁红肿并伴有肌紧张。全身症状有发热或体温不升，出现神志萎靡，心率减慢、呼吸不规则或呼吸暂停，有的病例可并发肠穿孔和腹膜炎，有的并发败血症。

❤ **小贴士**

新生儿在治疗期间应严格禁食，停止一切喂哺5~10天，禁食期间从静脉滴入葡萄糖液、生理盐水和营养液，有时需输血或血浆，待症状消失后开始喂糖水和喂奶，均从少量到多量，逐渐增加。为控制肠道细菌感染需用抗生素治疗如用第3代头孢菌素和氨苄西林等。

67 新生儿肺炎的治疗方法

新生儿感染性肺炎

感染可以发生在出生前、娩出时及出生后，所以发病的时间不一。患儿的反应差，食欲不佳、吸吮无力、口吐泡沫，常有呼吸困难、青紫等表现。有的患儿有咳嗽症状，有的则出现呼吸暂停。部分患儿肺部有细水泡音，但大部分小儿并无明显体征，需经X光线检查才被证实。除根据病原体选用抗菌药物外，气急、青紫者尚需供氧，营养维持和保暖亦很重要。大部分患儿要住院治疗。母亲临产有感染或羊膜早破者，可酌情给新生儿用抗生素预防，新生儿有上呼吸道感染时应及时治疗。

吸入性肺炎

是由于吸入羊水或胎粪引起的肺炎。胎儿在宫内或娩出过程中如缺氧会出现呼吸运动以致吸入羊水或带有胎粪的羊水。足月小儿及过期产儿相对较易发生这种情况。一般在出生后即有气急、青紫等症状，肺部听诊可闻及水泡音。胎粪吸入者较易并发气胸。病是由于吸入羊水或胎粪引起的肺炎。胎儿在宫内或娩出过程中如缺氧会出现呼吸运动以致吸入羊水或带有胎粪的羊水。足月小儿及过期产儿相对较易发生这种情况。一般在出生后即有气急、青紫等症状，肺部听诊可闻及水泡音。胎粪吸入者较易并发气胸。病情轻者1~2天内症状即可减轻，重症会导致呼吸衰竭。避免宫内缺氧是预防本病的关键，若已有羊水或胎粪吸入，在刚娩出时应尽量将吸入物吸出。

68 新生儿发热时采取的措施

人体的正常体温为37.4℃，腋下体温达37.4℃以上称为发热。有时也会因剧烈运动，过厚的衣被的原因而使体温暂时性的超过37.4℃。这种情况属于正常，不必担心。发热是身体保护性的全身反应，能使心率加快，循环旺盛，白细胞增加，吞噬病毒，冲淡毒液，并产生抵抗疾病的抗体，促使疾病痊愈。在宝宝发热时，应先检查一下宝宝当时的具体情况，确定是否引起疾病，发热后最好让医生先检查一下，再做适当治疗。

由于宝宝的神经系统还未发育成熟，在39℃的高热时易出现抽风反应，即肌肉不能控制地收缩和意识临时障碍。在宝宝发热时，家长应防止出现抽风。可采取下列措施：

降温：应用冷水或冰袋敷头，使宝宝头部温度降低。

擦浴：若宝宝身体发烫全身又无汗，这种情况可用温水或60度白酒或75%酒精加温水一倍轻擦四肢和胸背，尤其是腋下、肘部、颈部、大腿根部以及腋窝处等血管丰富的部位。

双足保暖：若宝宝双足发凉表示身体血液循环不良，可用热水袋或37℃~38℃的温水浸泡双足，让血液流通以利于脑部降温而防止抽风，并及时送医院治疗。途中保暖但不可穿得过多，以防体温上升。

注意保暖：若宝宝发热时身上出大汗，口唇发紫，此时不可冷敷降温或擦浴，而应用热水袋、喝热糖水保温，若宝宝发抖时也应保温，但同时应做好抖后降温的准备，因为抖后体温会升更高。

有抽风史的宝宝在下次发热时也容易抽风，所以应预防感冒等疾病，此外，若宝宝低血钙，可能在体温不太高时就抽风，尤其是患佝偻病的宝宝一定要注意。对抽风的宝宝应检查血钙，以考虑补钙，防发热抽风。

♥ 小贴士

宝宝在发热时应保持呼吸通畅，多喝开水，应多喂清淡多汤汁的食物，少食多餐。此外，在宝宝发热时也不要随意晃动宝宝以免诱发抽风。

69 新生儿发热的治疗方法

发热是小儿疾病中最常见的症状之一，也是家长带孩子看病的一个主要原因。

人体不断地进行新陈代谢，产生热量，又不断从皮肤和呼吸道散热。在人的脑子里有一个体温调节中枢来调节体温，使其相对稳定。正常人腋下温度在36℃~37℃之间（试表调节时间5分钟为准）。喂奶或饭后，运动、哭闹、衣被过厚、室温过高都可使小儿体温暂时升高达37.5℃左右。新生儿、小婴儿更容易受上述条件影响，有时甚至可达38℃以上。所以，一般认为37.5℃以上为发热（体温在37.5℃~38℃称为低热，38.1℃~39℃称为中度热，39℃~41℃以上为高热）

发病原因

小儿发热主要是由于细菌、病毒或其他病原微生物感染引起的。如常见的流行性感冒、肺炎、败血症、痢疾等都常引起发热。发热还可由于非感染性疾病引起，如药物过敏、中暑、脱水、严重烧伤、创伤等。计划免疫疫苗接种后也可有短暂发热。

病状表现

发热既是疾病的一种症状，也是机体与疾病作斗争的结果。一些身体非常衰弱的孩子或早产儿即使有严重感染也可能不发热，甚至体温低于正常。所以，不能单纯以发热高低判断病情轻重。发热时除体温升高外还可以伴有四肢发凉、脸红、呼吸急促、脉搏心跳加快、烦躁不安、消化功能紊乱如腹泻、呕吐、腹胀、便秘等症状。少数幼儿可以发生高热惊厥，发热时心跳加快、血循环旺盛、白细胞增高，抗体产生增加，这些都利于机体与疾病作斗争。

注意事项

在病因不明时不能急于用大量退热药退热，这样既抑制了机体防御疾病的能力，又可能把热型搞乱，影响疾病的诊断和治疗。任何疾病都有一定的发展过程，即使诊断明确，用药及时，也可能要持续2~3天才能退热，有些病毒感染或较严重的细菌感染要持续3~5天甚至1周以上。对于高热39℃以上的孩子，尤其有高热抽风史的，要及时给予退热。还有一些孩子对某些退热药过敏，用药后起了皮疹、诱发哮喘等。退热药都有一定不良反应，故切勿滥用。

治疗方法

1. 发热时，患者食欲明显减退，应少量多餐，可口、清爽、少油腻。

2. 小儿发热，需注意高热惊厥。体温超过39.5℃，应采取退热措施。

3. 物理降温方法：

①降低环境温度，利用风扇、空调，通风换气均可。

②利用冰块、冷湿毛巾置于大血管处，比如颈部两侧、腋窝、腹股沟。降低血液温度，但注意防止冻伤。置于头部、前额降低颅内温度。

③用25%~35%酒精，进行擦浴，加速散热。禁用部位，胸前区、腹部、颈后，因可引起反射性的心率减慢，腹泻等不良作用。

④药物退热，阿司匹林、对乙酰氨基酚等应在医生的指导下使用。

出生第一个月

1　乳房病变及异常情况的处理方法

乳头皲裂：婴儿吸吮时母亲若感觉像针刺那样痛，就应在头几天少喂哺。用易处理的乳房垫或干净的手帕，保持乳头干燥，皲裂愈合之前不要用患乳喂哺婴儿。可用手（不要用吸奶器抽吸）挤出乳汁，并用奶瓶或茶匙喂哺婴儿。

充盈过度：乳房极度丰满和疼痛，乳晕肿胀时，可增加喂哺婴儿次数，鼓励他有规律地吸空乳房。洗热浴、轻轻地挤压出一些乳汁，或朝乳头方向按摩促进乳汁流出。

输乳管阻塞：在乳房外部乳管的部位处有一质硬而红色的斑块。输乳管阻塞常是由乳房充盈过度或乳罩、衣服过紧造成的。预防方法与充盈过度相同。戴恰当的合身乳罩及每次哺乳时用不同的位置喂哺婴儿。首先要用输乳管阻塞的乳房多次喂哺婴儿，使得乳汁被吸空。如必要，可挤压乳房。

乳腺炎：由于输乳管道的急性感染，结果形成充满脓的围块。预防方法与输乳管阻塞相同。采用医生开的抗生素，如用药无效则必须外科切开引流。但是，可继续喂哺，即使在需要做手术时。

乳房囊肿：这是输乳管阻塞感染，不用治疗的一种感染，常像患流行性感冒那样发热，在乳房上可有一发亮的红斑块。预防与输乳管相同。但医生也很可能开抗生素。除非另有医嘱，仍可用患乳继续喂哺婴儿。

乳头疼痛：婴儿对乳头产生新的刺激可造成乳头疼痛。如果保证经常做到把乳头和乳晕很好地放人婴儿口里，轻轻地把他从乳头处移开，以及在2次喂哺之间轻轻把乳头弄干，发生问题的可能性就会降到最低。

2　宝宝1个月时的生长发育指标

体重	健康的新生儿的体重为2500～4000克，在此范围内都是正常的。新生儿在出生后1周内，体重会下降6％～9％，这是正常的。1周后新生儿体重会迅速增加，每天增加25～30克
身高	正常新生儿出生时身长为47～53厘米，在新生儿时期身长会增加4～5厘米
头围	新生儿的头围平均为33～35.5厘米，出生1个月后，头围会增加1～2厘米，头围一般大于等于胸围，到1岁之后胸围一直大于头围

3　母亲生病后的喂养方法

如果用母乳喂养婴儿，母亲哪怕是生病住院了，也应该继续进行母乳喂养。母亲必需和护理人员制定特别的安排，既然这是母亲所想要做的，就应该为此坚定地说服他们，不要听取任何劝阻。然而，如果必须接受麻醉剂的话，就不可能进行母乳喂养了，因为事后不但有头昏眼花的现象，而且采用的麻醉剂会传到乳汁中去，若预先得到手术通知的话，应把挤出的乳汁冷藏起来。采取这种方法，即使婴儿失去了给他喂奶时的愉快感，也不会吃不到乳汁。一旦病得太重甚至不能挤出乳汁时，婴儿就不得不人工配乳奶粉或小匙喂养，一开始时他大概会拒绝吸吮，但当他越来越饥饿时就会老老实实地吸吮起来。

母体患了相当消耗体力的病，如因妊娠中毒严重而引起的肾功能障碍，或心脏障碍，以及结核病等，这些情况一般不能用母乳喂养孩子。而麻药中毒、酒精中毒、精神病患者，以及性病治疗期间，则更不能用母乳喂养孩子。

4　夜间喂奶要注意

新生儿还没有形成一定的生活规律，夜间需要母亲喂奶。夜晚乳母在半梦半醒之间给宝宝喂奶很容易发生意外，所以作为母亲要注意：

不要让宝宝含着奶头睡觉

有些妈妈为了避免宝宝哭闹影响自己的休息，就让宝宝叼着奶头睡觉，这样会影响宝宝的睡眠，也不能让宝宝养成良好的吃奶习惯，而且还有可能在母亲睡熟后，乳房压住宝宝的鼻孔，造成婴儿窒息死亡。

保持坐姿喂奶

为了培养宝宝良好的吃奶习惯，避免发生意外，在夜间给宝宝喂奶时，也应像白天那样坐起来抱着宝宝喂奶。

延长喂奶隔时间

如果宝宝在夜间熟睡不醒，大可不必弄醒他，把喂奶的间隔时间延长。一般来说，新生儿期的宝宝，一夜喂两次奶就可以了。

5　选择婴儿合适的枕头

婴幼儿枕头长度应与其肩宽相等或稍宽些，宽度略比头长一点儿，高度约5厘米。枕套最好用棉布制作，以保证柔软、透气。枕芯应有一定的软度，可选荞麦皮或蒲绒的，泡沫塑料枕芯透气性差，最好不用。质地太硬的枕头，易使小儿颅骨变形，不利于头颅的发育；弹性太大的枕头也不好，小儿枕时，头的重量下压，半边头皮紧贴枕头，会使血流不畅，木棉枕、泡沫枕通风散热性能差，不适合夏天使用。父母在为孩子选择枕头时，要从高度、硬度、通风散热排汗、不变形等各方面综合考虑。

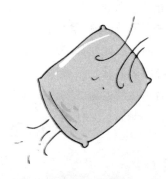

6 注意观察婴儿的囟门

孩子在1岁半之内，头盖骨还没有发育好，头部各块颅骨之间留有缝隙。位于头部中央靠前一点的地方，有一块菱形间隙，一半斜径有1.5~2厘米，医学学名叫前囟。用手摸上去有跳动感觉，是头皮下的血管中血液在流动，不是病态。

有经验的人知道，孩子在生某些病时，囟门会发生变化，如吐泻严重、脱水的孩子会出现囟门凹陷的现象；如脑膜炎时，脑压增高，囟门可凸起。

专家坐诊

囟门一般在1岁半左右闭合，如囟门闭合过早，可能是脑发育不良，小头畸形；若囟门闭合过晚，则可能患有佝偻病或甲状腺功能低下（呆小病）。

7 婴儿鼻疖不要挤压

儿童鼻疖为鼻尖或鼻前庭部毛囊或皮脂腺被葡萄球菌感染所致。如处理不当可发生海绵窦栓塞及其他颅内感染。因面部静脉内无静脉瓣膜，血液可上下流通，这与四肢静脉只能向一个方向流动有所不同。故此，如挤压鼻疖，细菌感染可经面部静脉，经过内眦静脉、眶上静脉而到达颅内海绵窦内引起颅内感染，故小儿鼻疖切勿挤压。

8 多晒太阳可防疾病

不论春夏秋冬，家长每天要抱孩子晒太阳，因为在人体皮肤中含有一种维生素D原，这种物质须经日光中紫外线的照射后，才能转变为维生素D，这是人体维生素D的主要来源。维生素D的作用在于促使身体吸收钙，预防佝偻病。晒太阳时，要尽量暴露孩子的皮肤，才能多接受紫外线。不要在室内晒太阳，因为玻璃挡住了大部分紫外线，隔着玻璃晒太阳，起不到应有的作用。

❤小贴士

在炎热的夏季，不要让孩子接受日光的直射，强烈的日光照射皮肤对人体是有害的，可以选择上午9~10点和下午4~5点，避开阳光最强烈的时刻。在寒冷的冬季，要选择天气较好的中午，抱孩子晒一晒太阳，但一定要注意保暖。

9 胎记不需要治疗

孩子出生乃至以后一段时间里，可以见到身上有青色的斑块，这就是俗称的"胎儿青记"。胎记多见于孩子的背部、骶骨部、臀部，少见于四肢，偶发于头部、面部，形态大小不等，颜色深浅各有差异。这种青色斑是胎儿时期色素细胞堆积的结果，对身体没有什么影响，随着年龄的增长，到儿童时期逐渐消退，不需要治疗。

10　克汀病的预防

克汀病是由于小儿体内缺少甲状腺素而引起的一种病。甲状腺素是人体生长发育中必不可少的内分泌激素。小儿缺乏这种激素，就会影响小儿脑细胞和骨骼的发育。若在出生后到1岁以内不能早期发现与治疗，则会造成孩子终身智能低下和身体矮小。

克汀病主要病因有两种：一是某些地区缺乏微量元素碘，缺碘的妇女怀孕后，供给胎儿的碘就不足，导致胎儿期缺乏甲状腺素。二是孩子先天甲状腺功能发育不良。

怎样早期发现克汀病呢？母亲应注意，在新生儿期，如果孩子黄疸持续不退，吃奶不好，反应迟钝，爱睡觉，很少哭闹，经常便秘，哭声与正常孩子不一样，声音嘶哑，便应请医生检查。如果延误诊断，到2~3个月时会发现更多的症状，例如舌大且常伸出口外，鼻梁塌平，脖子短，头发干而黄，且稀疏、皮肤干燥粗糙，肚子相对较大，这时便不可再耽误，一定要尽早请医生诊治。

治疗克汀病，必须争分夺秒，早一天给孩子用上甲状腺素治疗，孩子的智力发育就要好一些。

11　脊髓灰质炎的预防

脊髓灰质炎（脊灰）是脊灰病毒所致急性传染病。病毒主要侵犯人体的脊髓灰质部分，临床表现以发热，肢体弛缓麻痹为特征。好发于婴幼儿，故又称为小儿麻痹症。本病可防难治，可引起肢体麻痹成为终生残疾。

我国现在使用的疫苗均为三价疫苗，为脊灰病毒活疫苗。

接种对象：小于5岁儿童。

常规免疫：初次2月龄开始服用，连续服用3次，每次间隔1个月。在第3次服用后，间隔10~14个月。加强免疫1次，4岁对其再加强免疫1次。因为本疫苗为活疫苗，要凉开水服用。极少数婴幼儿服用脊灰疫苗后发生一次性腹泻可不治自愈。

12　不要用电风扇直吹婴儿

在酷暑盛夏季节，可不可以给孩子吹电风扇呢？由于年龄越小的孩子，体温调节中枢越不完善，所以婴儿既怕热也怕冷。电风扇不断地吹会使孩子感冒、腹泻、消化不良。因而即使天气很热，电风扇也不要直接对着孩子吹，更不要离孩子很近，吹的时间也不能过长；还要避免风扇固定在一个方向，最好是让风扇摇头旋转，风量开到最小，形成柔和的自然风，以降低室内温度，促进人体散热。

另外，在小儿吃饭、睡觉、大小便、生病的时候不要吹电风扇，小儿出汗较多时也不要吹电风扇，否则容易着凉生病。

出生第二个月

1　产后2个月该怎样护理宝宝

宝宝离开妈妈的子宫2个月了，但还很弱小，适应能力差、抵抗力低，妈妈应多了解育婴的相关知识，或请教有经验的人，作为照顾宝宝的参考资讯。

培养宝宝良好的生活习惯，应从这个月做起。

母乳喂养，仍然是宝宝最佳的选择。

宝宝出生满2个月时，记得要接种脊髓灰质炎疫苗第一剂。

2　宝宝2个月时的生长发育指标

体重	出生后第二个月，体重可增加800～1000克。到第二个月底，体重增加到4200～4700克，有的甚至可达到4800～5100克
身高	到第二个月底，身高为55～57厘米
头围	到第二个月底，头围长到36～38厘米。头围过大的婴儿，应注意是否有脑积水；而头围过小，则应该注意是否脑部发育不全
运动发展	第二个月时宝宝抬起头来，手的活动增多。训练宝宝俯卧，可以增强其头部、胸部肌肉的发育。妈妈平常可以把宝宝的双手放在宝宝的胸前，让宝宝俯卧一会，这样可以增强肌肉的运动，使宝宝逐渐抬起头来

3　不能用茶水给婴儿喂药

茶是中国人最喜欢喝的饮料，具有提神、助消化和防癌等作用。尽管茶水有这些优点，但是不宜用茶水给婴儿喂药。这是因为茶叶里含有鞣质，鞣质略带酸性，遇到某些药物，可引起化学变化，改变药性或发生沉淀，影响药物吸收，产生不良反应。所以说不能用茶水给婴儿喂药。

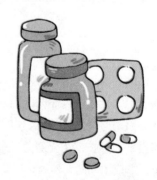

4　注意小儿营养不良

小儿重度营养不良目前已减少，现在主要是喂养不当及疾病的影响造成的轻度和中度营养不良。预防的重点是加强婴幼儿保健工作，进行营养指导和积极防治疾病。鼓励母乳喂养，母乳不足者，应采取合理的混合喂养，补充动物乳类或豆浆等，不应单独供给淀粉或炼乳、麦乳精等代乳。在婴幼儿期，食物成分的正确搭配，除蛋白质类食物外，必须补充新鲜蔬菜；合理安排生活制度，培养良好的习惯，在患病期间要补充足够的热能和营养素，如有先天性畸形，如唇、腭裂等，要及时矫治，在医生指导下选购营养食品。

小儿最常见的营养障碍之一就是贫血症。乳类（指牛、羊乳）最主要的缺点是含铁量少，维生素C含量受消毒（如煮沸）的影响含量减少，而影响铁的吸收，因而用牛、羊奶作人工喂养的婴儿易患贫血。配方奶粉由于强化了维生素C和铁质，6个月内混合喂养或人工喂养的婴儿适用配方奶，6个月后可选用配方奶。

❤ 小贴士

若买不到配方奶粉，则应早加含铁和维生素C丰富的辅食，或果汁菜水及蛋黄、肝泥、肉泥等。羊奶喂养的婴儿易患巨细胞贫血，应补充叶酸。

5　母乳喂养应注意的问题

喂奶时有一些问题要注意：

1. 在床上给婴儿喂奶觉得暖和舒适。

2. 若是非常疲倦，就挤出足够的乳汁作为晚间喂养用。把挤出的乳汁放入消毒瓶内，嘱咐丈夫届时给婴儿喂奶。

3. 在卧室里放一些尿布等替换用品，以便更方便给婴儿授乳和换尿布。

4. 在床边放些饮料，以备在授乳期间口渴时饮用。

5. 假如婴儿睡在另一房间而你又害怕听不到他的哭声的话，可买一个能传递婴儿任何声音的婴儿信号器。

6. 以轻松的心情喂奶。如果母亲精神上有负担或心情紧张，乳汁就会流不出来或流得不畅。

7. 掌握适宜的喂奶时间与间隙，并形成一定的规律性。

8. 喂奶前查看一下尿布是否湿了，如果尿布湿了，就要更换，否则婴儿不能好好吃奶。

9. 母亲的手要用肥皂洗净，指甲要剪掉，免得划着婴儿。

10. 用消毒棉或煮沸棉擦净乳头及周围。将婴儿嘴的周围也擦一擦，但不要擦嘴里面，随时注意清洁卫生。

11. 轻轻按摩乳头和乳房，特别是扁平乳头要向外拉一拉。

12. 母亲要以正确的姿势喂奶。坐在椅子或床上，用一只手抱婴儿，另一只手可自由活动。首先，将婴儿的头放在手腕的内侧，婴儿后背贴着手腕，手托着婴儿屁股，角度成45度左右较适当。婴儿的屁股放在母亲的膝盖上，手腕和肩膀不用太使劲，适当放松一些。

13. 尽量把乳头深入婴儿嘴中，让婴儿的舌头含住乳头。婴儿充分吸吮乳头时，乳房会堵住婴儿的鼻子，容易造成婴儿窒息或者呛奶，只要用手指按着乳房就没问题了。

14. 左右乳房轮换着喂。如果中途婴儿停止吃奶，或睡着了可轻轻地碰一下婴儿脸颊，刺激他又开始吃起来，但不要过于勉强。

15. 喂完后用消毒棉好好擦擦乳头和乳头周围，婴儿的嘴周围也要擦擦，免得奶液形成垢。

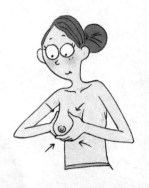

16. 将婴儿的上身直立起，靠在母亲的肩上，轻轻地抚摩。在喂奶中途，婴儿被呛着或者看样子很难受时，可以离开乳头一会儿，打了嗝以后再喂。

17. 如有乳汁残留，要挤出扔掉。剩下的乳汁如不处理的话，会造成出奶不畅，还有可能得乳腺炎，所以必须注意这些问题，形成良好的喂奶习惯。

6 婴儿腹泻时的喂乳

婴儿腹泻以夏、秋多见，其发病原因除肠胃受细菌感染外，主要是由喂养不当，天气太热，或突然受凉引起。如果未按时添加辅食或喂养不定时，一旦食物变化较多，小儿肠道不能适应，也会引起消化不良而腹泻。对婴儿腹泻，除了要注意衣着，用药物治疗外，饮食条件也非常重要。用母乳喂养的婴儿，不必停止喂奶，只需适当减少喂奶量，即缩短喂奶时间，并延长喂奶间隔。一般正常喂奶时间是每只乳房喂10分钟，改为5~7分钟，并将剩余奶汁挤去，因为这一部分奶汁内脂肪含量高。此外，腹泻时应停止添加辅食，随着病情的好转，逐渐恢复喂奶量和各种已食用过的辅助食品。

母乳的营养成分与母亲的饮食密切相关，当婴儿腹泻时，母亲应少食用脂肪类食物，以避免乳汁中脂肪量增加。同时每次喂奶前，母亲应饮一大碗开水，稀释母乳，有利于减轻婴儿腹泻症状。目前，有一些家长因婴儿腹泻，母乳全部停用，换喂米汤，这是不恰当的。单吃米汤是不能满足蛋白质需要的。

以上处理是针对腹泻不严重的，只需饮食调整即可得到治疗的情况。如果腹泻次数较多，大便性质改变，或婴儿两眼凹陷有脱水现象时，应立即送医院诊治。根据医生安排，合理掌握母乳的喂哺，有时也需要暂停母乳。

7 喂奶并非要严格按时

一般说，每个孩子消化、吸收功能不一样，即使同一个孩子，每天饥饿的时间也不完全一样。所以，正确的做法是，大致有喂奶的时间表，如果孩子没到预定时间就哭，可以提前喂奶，到了预定时间，孩子仍睡得很香，也可以让他再睡一会儿，推迟一下喂奶时间。

如果婴儿饿了，母亲却坚持遵守喂奶时间，不给孩子喂奶，孩子会啼哭，若家长仍旧不理睬，长期下去，孩子会产生愤怒或灰心丧气的情绪，这对尊重孩子个性，培养心理健全的孩子是不利的。因此要按需喂奶，不要按时喂奶。

8 婴儿吐奶的处理

有的孩子出生后就有吐奶的毛病，到第二个月还是经常吐奶，有的吃完奶一会儿就吐，有的吃完奶20分钟左右吐。这是怎么回事呢？原来人的胃有两个口，上口叫贲门，下口叫幽门。贲门和食管相连接，幽门和十二指肠相连接。小儿在生长中，贲门肌发育较松弛，而幽门肌容易痉挛。孩子吐出的奶呈豆腐脑状，这是奶蛋白在胃酸作用下形成乳块的结果。

对常常吐奶的孩子要少喂一些，喂奶以后要多抱一会儿。抱的姿势是使婴儿上半身立直，趴在大人肩上，然后用手轻轻拍打孩子背部，直到孩子打嗝将胃内所含空气排出为止。这时轻轻把孩子放在床上，枕部高一些，向右侧卧，这样可以减少吐奶。偶尔吐奶是生理现象，不必管它，随着年龄的增长，身体不断发育会自行缓解。

如果吐奶频繁且呈喷射状，吐出的除了乳块还伴有黄绿色液体及其他东西，一定不可忽视，要及时到医院检查。

9 增加母乳量的方法

中药发奶的方法

属于气血不足，如面色苍白、气短倦怠、周身无力、食少便溏者，可用下面方法：

当归补血葱白汤：当归10克，黄芪15克，葱白2节，水煎服。

人参当归汤：人参10克，黄芪15克，当归10克，熟地10克，生麦芽60克，路路通10克，甘草8克，水煎服。

黄芪当归汤：黄芪15克，党参12克，当归12克，麦冬12克，桔梗9克，通草9克，水煎服。

属于心情抑郁的，表现为乳房胀满、疼痛或有肿块、胸闷、便干、食少者，可用下面方法：

涌泉散：王不留行、当归、制山甲各20克，川芎12克，研成细末，每次3克，每日2~3次。

当归川芎汤：当归10克、川芎6克、生麦芽30克、漏芦10克、王不留行15克、瓜蒌10克、通草10克、陈皮7克，水煎服。

黄芪党参汤：黄芪30克、党参15克、当归15克、白芷6克、通草10克、制山甲9克、王不留行6克、川芎6克、花粉9克，水煎服。

饮食发奶的方法

乳汁分泌不足，不能满足婴儿的需要，可选用以下方法增加奶量。

1. 花生米60克，黄酒25克，红糖25克。先将花生米煮熟，再加黄酒、红糖略煮一下，连汤全食；或花生米煮粥吃；或花生米炖猪肚（或猪蹄）连汤全食。

2. 鲜鲫鱼500克左右，清炖，加黄酒25克，吃鱼喝汤。

3. 活鲫鱼1条（约500克），去鳞及肠杂，洗净，煮半熟加黄酒25克，清炖，吃鱼喝汤，每日1次。或活鲫鱼1条，加通草10克，煎浓汤不用盐，每日服1次。

4. 鲜大虾100克，剪去须足，煮汤加黄酒25克，吃虾喝汤；或将虾仁炒熟，黄酒拌食，每日3次。

5. 党参、黄芪各30克、通草10克，装纱布袋中。猪蹄2只，虾仁50克，与药同炖。明火煨至肉烂，去药。吃肉喝汤，加盐少许调味。

6. 猪蹄1只、葱白2节、豆腐100克，加水适量，小文火煮30分钟，再墨入黄酒25克，盐少许，煮熟后食之。

♥ **小贴士**

其他发奶的方法：

服用大量的B族维生素（如维生素B_1、素B_2）和维生素E。用紫外线或红外线照射乳房。

⑩ 哺乳母亲禁用的药物

以下药物在哺乳期最好不用，如必须用时，就要考虑停止哺乳：

金刚烷胺、抗癌药物、溴化物、放射性同位素等。

⑪ 给婴儿清洁卫生的方法

婴儿来到人间，身上还带有母腹中一些污秽，特别是婴儿分泌出许多东西，因此要特别注意婴儿卫生。

修剪指甲

由于出生后的婴儿正是骨骼发育成长的高峰阶段，指甲长得特别快。1~2个月的婴儿的指甲以每天0.1毫米的速度生长，10天就能长1毫米，1个月能长3毫米。而且婴儿喜欢用指甲搔脸部及身上其他痒痒部位，往往会抓破皮，因此要常给宝宝修剪指甲。由于婴儿指甲很小，很难剪，所以每次剪的不要太多，以免剪伤。最好在宝宝洗完澡睡觉的时候用小指甲刀剪，指甲刀要锋利，别损伤宝宝的肌肤。

清洗眼屎

婴儿在1~2个月期间分泌物很多，很容易长眼屎、流鼻涕等，而且由于生理上的原因，许多孩子会倒长睫毛。如果倒长睫毛，因受刺激眼屎会更多。洗完澡后或眼屎多时，用脱脂棉花沾一点儿水，由内眼角往眼梢方向轻轻擦，但千万别划着了眼膜、眼球。如果眼屎太多，怎么擦也擦不干净，或出现眼白充血等异常情况时，就应到医院检查，看有无异常情况。

减少鼻塞

婴儿1~2个月，鼻涕分泌较多，由于婴儿鼻孔很小，往往造成鼻塞，呼吸困难，这样宝宝就会不好好吃奶，同时情绪变坏。如果鼻子堵塞厉害，可用棉签轻轻弄掉。用棉签只能去掉较外面的鼻屎，里面一点，棉签就无能为力了。倘若鼻子堵塞得实在厉害，妨碍呼吸，用棉签又不弄出来的话，可用吸引器吸掉。1~2个月的婴儿不能滥用滴鼻药，实

在非用不可时，一天最多只能滴1~2次。经常把孩子抱到室外进行空气浴和日光浴，孩子的皮肤和鼻腔黏膜会得到锻炼，鼻塞现象就会减少，只要呼吸趋于正常，自然鼻塞就少了。

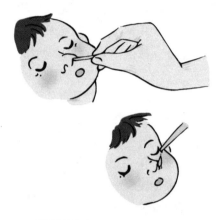

清除耳屎

婴儿的耳屎一般会自行移到外耳道，因此没有必要特地用挖耳勺来掏，否则会损害正在形成中的耳膜和耳鼓，对今后的听觉有很大的影响，可以在洗完澡后用棉签在耳道口抹抹即可，切不可太进里边。

清除头上乳痂

头皮脂腺分泌物积聚而形成一层黄褐色的乳痂。如果经常给小儿洗头，就不会产生乳痂。出现乳痂与家长护理小儿方法密切相关。有的家长十分害怕碰小儿的囟门，认为这个地方不能摸碰更不敢给小儿洗头；有的家长是怕小儿弱小，洗后会受凉。所以，天长日久，乳痂越积越多，有的小儿头上会形成一层厚厚的乳痂，很不卫生，同时也不好看。而且还会形成一股酸臭味。

要清除头皮乳痂，可用清洁的植物油来清洗。方法是将植物油加热后放凉以备使用，这样做的目的是对植物油进行消毒。将冷却的植物油涂在乳痂处，"闷" 1天后用小梳子慢慢地、轻轻地梳一梳，头皮乳痂就会掉下来，然后再用婴儿皂和温水洗净。

清洗头皮乳痂要注意动作轻柔，不要用梳子硬刮，更不要用指甲去硬抠，这样很容易弄破头皮引起感染。同时小儿囟门处是可以洗的，只要动作轻柔是不会伤及小儿的。

洗头后还要注意防止小儿受凉，可用毛巾遮盖或戴上小帽子。头皮乳痂结痂比较厚的小儿，需要用油多"闷"几天，多洗几次，才能除掉。用植物油给婴儿清除头皮乳痂，有利于保持孩子皮肤上的油脂性。

轻轻抹去胎脂

婴儿刚出生全身有一层乳白色的胎脂覆盖。在颈部、腋窝、腹股沟等处胎脂积聚较多显得黏糊糊的。胎脂对于宝宝有保暖和保护作用。宝宝出生后，容易受凉而引起寒冷损伤，身上有一层脂，可以减少体表热能的散失，具有保暖作用；胎脂润滑，可以减轻衣服、尿布对皮肤的摩擦刺激，具有保护皮肤免受伤害的作用。所以在宝宝出生后，对胎脂要采取保留的态度，不要在第1天洗澡时就用肥皂把胎脂彻底洗干净。洗尽胎脂的做法实际是把胎脂的保护、保暖功能去掉了，对宝宝没有好处。正确的方法是用蘸有消过毒的植物油的纱布，把颈、腋下、腹股沟部积聚较厚的胎脂轻轻抹去，其他部位不抹，这样处理后，就可穿衣包裹了。

专家坐诊

在1~3天中由于护理和衣服的摩擦，胎脂会慢慢地消失，宝宝也习惯了环境温度和衣服的摩擦刺激，这样就充分发挥了胎脂的生理作用，对胎儿的皮肤是有利的。

12　为婴儿正确穿衣

穿衣的学问

婴儿的肌肤比较细嫩、滑腻，因此，他的穿衣非常讲究，需要非常小心。特别是婴儿的手脚活动有力、灵活、轻便，如果给他穿得太多、太厚，就无法自由活动，就不利于婴儿成长。婴儿受到束缚，就会变得非常烦躁，甚至哭闹不止。因此，婴儿穿的衣服要便于孩子活动，而且要比新生儿时穿得单薄一些。虽然穿衣厚度、件数的多少跟季节相关，但此时宝宝的穿着多少大概与妈妈差不多，这是最好衡量宝宝穿着的标准。

婴儿满了两个月后，孩子的两条腿就会不停地蹬踢，往往会把被子踢开，这时要特别注意孩子着凉。在新生儿时一直穿的衣服穿在婴儿身上就显得紧绷绷的了，往往会缠住身体，妨碍孩子的活动。因此，这时就应准备给宝宝换上衣和裤子分开的内衣了。

婴儿在晚上最好穿着衣服睡觉。白天室内温度达到20℃以上时，可以让孩子穿短袖衣、短裤等，使孩子手脚好伸到外面自由活动，这样孩子的四肢才会不断发育发达。

婴儿的内衣最好采用棉布做的，便于吸掉身上的汗水。而在寒冷的地方或冬季可以用合成纤维的布料做衣服。总之，婴儿的穿衣一定要柔和、舒适才适宜于孩子穿着。

换衣原则

随着婴儿的逐渐长大，运动较以前更为活跃，容易出汗。因此，最好经常更换婴儿的内衣，让孩子习惯穿得单薄些、舒服些。婴儿白天醒的时间长，又好动，因此，白天尽量穿合体的衣服，而且要单薄些。晚上睡觉时则换穿稍微长大些的睡衣。

早晨最好把内衣都换掉，晚上则最好光着身子穿睡衣。只要穿着睡衣，即使将被子蹬掉，手脚及肚皮也不会露在外面，避免受凉。

如果宝宝大小便已形成习惯，活动时可不用包尿布，而给宝宝穿上背带式的开裆裤，既美观大方，又能防止泌尿道感染。不要用松紧式、缩腰式的裤子，以免影响宝宝长身体。在松松活活的衣裤里，宝宝自由自在地不断成长发育。

换衣方法

在给婴儿换衣服时父母要有耐心，动作要轻柔，不要伤着婴儿。换衣服最好在床上进行，上面垫上一块垫子。这样又方便、宽敞，又使婴儿感到温和。在给婴儿换衣服时由于需要适当搬动他，他会感到很反感引起哭闹。因此，在给他换衣服时要一边不时地亲热他，一边与他闲聊以此分散他的注意力，使他变得愉快。

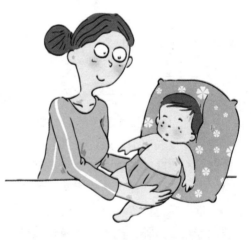

在给婴儿换衣服前，要把他所有衣服的纽带和纽扣全部解开，但不晾开，然后脱去衣服。在穿内衣或外衣时，要轻轻地托起婴儿的头部及背上部，从背后往胸前穿，穿时先分别穿两只衣袖。注意不要震动他的头部或使头跌下来碰着床面。在穿袖子时先把一只手的手指从婴儿服收拢的一只袖子袖口穿过去，然后轻轻握住婴儿的手，把衣袖套在他的手上，再把衣袖往下拉，而不是把婴儿的手往外拉，以免拉伤他的手臂。穿好两只衣袖后，把背面的衣服向下拉，合拢衣服，打好结扣。

脱衣脱裤同穿衣穿裤方法相同，只是反着做。在给婴儿换衣换裤时，如果婴儿穿的不是连衣裤，应先换衣，后换裤，不要上下全部脱光，以免着凉。无论婴儿穿的是不是连衣裤，当婴儿脱下衣服后，在没来得及穿的间隙，都要用一块温暖的毛巾包住他，以免婴儿的皮肤接触冷空气感到不安或受凉，要时时刻刻以婴儿身体健康为重。

训练穿衣

母亲为宝宝穿衣时，动作要轻柔缓和，态度要和蔼可亲，更多鼓励孩子，使他愉快地配合。要结合穿衣和宝宝讲话，发展孩子对语言的理解能力。如穿上衣时，叫他"伸手"；穿袜子、鞋子时"伸脚"；洗手时"伸出小手"；洗脸时"闭上眼睛"等。要教会他认识各种衣服的名称，懂得动作的名称和做法。还可以用游戏的方法，使他乐于配合。如穿裤子时告诉他要做一个"小鸭钻山洞"的游戏：先捏住"小鸭"——小脚丫，再让"小鸭"钻"山洞"——裤筒。要用亲切、丰富的语言和表情、欢快的音乐、有趣的方法，培养孩子爱清洁讲卫生的兴趣、能力和习惯，孩子逐渐就会学到穿衣的习惯。

13 婴儿洗澡的正确方法

要随时为婴儿洗澡和换衣，这样才能保持婴儿皮肤清洁。通过洗澡，可以去除隐藏在皮肤堆积物中的细菌，可促使血液循环通畅，促进新陈代谢，还能增加食欲，睡得更香，对宝宝的发育有重要的作用。另外，洗澡时还能全面检查孩子皮肤有没有不正常的反映，同时能起到按摩和活动全身的作用，非常有利于活络婴儿的脊骨和血液。

洗澡用具和用品

洗澡用具主要有婴儿澡盆、浴巾、塑料布、毛巾、纱布（2块）、婴儿香皂、脱脂棉花、棉签、婴儿油、梳子、爽身粉等。或者，最简单的，准备大澡盆1个；小盆2个，一个用来洗脸，另一个用来洗屁股；浴巾1条；小毛巾3~4条，可分别用于洗脸、洗屁股、洗脚等；痱子粉或爽身粉1盒；婴儿香皂1块。

洗澡时间和水温

洗澡没有什么特别时间，在1天之内的什么时间洗都行，只要不让孩子受凉就行了，因此最好选1天中气温高的时间洗。冬天，最好在正午至下午2点钟之间，喂奶前30分钟洗。如果是冬天晚上洗澡，最好先将室温提高到22℃左右再洗。

给婴儿洗澡要快速，不使婴儿疲劳和感冒，要争取以短时间内洗完，每次5~7分钟左右为适当，最长不要超过10分钟。如时间太长，母亲和婴儿都感到疲劳，同时，婴儿也会受凉。

洗澡用水的温度一定不要过高过低，过高会烫伤婴儿，过低婴儿又会受凉感冒，一般以夏天38℃，冬天40℃左右为宜。冬天，要准备些更热的水备用。如果习惯了，用手测一下就行，但开始时最好还是用温度计测量为好，开始时水量放7成就可以了，因为中途还要往里加水。孩子洗了第1遍后，最好还清洗1次，进行冲浴，清除孩子身上皂液泡沫等。

洗澡方法和步骤

1. 准备好换洗衣服、尿布及洗澡用具等。

2. 将温度适当的热水倒入澡盆内，约有15厘米深即可。

3. 迅速脱去婴儿衣服，尽快地看一看身上有无异常。

4. 将浴布从胸部包至后背，将婴儿的后头部放在左腕上，用左腕和左手的拇指按着婴儿的耳朵，用右腕支撑后背和屁股，抱起婴儿。

5. 从腿到屁股按顺序慢慢放进澡盆，一直到水没过肩头。如果把屁股放在浴盆底部，宝宝既不吃惊，也不哭，说明水温适当。

6. 首先从脸部开始洗。用另外一个准备好的洗脸盆里的水拧一块纱布，按眼睛、额头、脸蛋、下颌的顺序擦。眼睛要从内眼角向外眼角方向擦。这时不用香皂，而且绝对不能擦嘴里面。

7. 擦洗头。左手舒伸到孩子头后，用拇指和中指向前压耳郭将耳孔堵住，右手拿纱布打湿头发，蘸婴儿香皂给宝宝洗头，冲掉肥皂沫。清洗干净，用拧干的纱布擦去水分。

8. 洗身体。用另一条纱布沾上婴儿香皂全身擦洗，最好按颈部、胸部、上肢、腹部、后背、腿部、屁股顺序洗。皱褶部、腹股沟、脖子、腋下、手掌、屁股等处要认真洗干净。

9. 洗完后要仔细地冲净肥皂沫，让宝宝充分暖和后，再用热水冲冲身子就算完了。

10. 将孩子抱出澡盆，用干浴巾包好后轻拍全身，以便吸光身上的水分。切记不要搓，特别是有褶的部位要轻轻地擦。

11. 上痱子粉或爽身粉时，要少量轻轻地按着涂。如果用粉扑拍打的话，宝宝会吸进去。

12. 穿衣服前，迅速地用手指轻轻地扒开肚脐，用棉签和纱布拭去水分。肚脐弄不干时，可用棉签和消毒棉蘸酒精擦，再敷消毒棉用胶布固定。

13. 垫上尿布，快速穿上衣服。

14. 消除耳朵和鼻子的污物。由于婴儿动弹不安，如果不用一只手牢牢地按住婴儿的头部都是危险的。棉签在里面转着清除污物，但绝不能插入太深。耳朵周围和耳垂等漏洗的地方，可用消毒棉擦洗。

15. 用梳子轻轻梳理头发。

16. 洗完澡，嗓子会发干，喂宝宝些接近体温的白开水，补充水分。

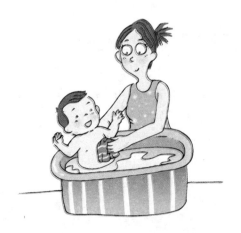

新生婴儿1个月内，要尽可能在专用的婴儿浴盆洗澡。在出生后3个月内不要去公共浴池。如果不得不去时，应在水干净的时候早点儿去，最好是淋浴。还有，在浴池里绝对不要让婴儿坐在地上。

不能洗澡的情况

在许多情况下是不宜给孩子洗澡的，特别是孩子身上不舒服，怀疑生病时——比如不吃奶、呕吐、咳嗽厉害、体温达37.5℃以上均不宜洗澡。至于轻微的流鼻涕、打喷嚏、咳嗽等往往属于生理现象，只要情绪正常，可以照常洗澡。

对于婴儿来说，洗澡是要消耗体力的。因此，每次洗澡时间不要太长，在热水中浸泡的时间最好不超过5分钟，以洗干净为宜。

不能洗澡时的清洁

必须随时注意清洁卫生，即使宝宝生病，或因其他原因几天不能洗澡，但可用海绵浴或油浴保持皮肤清洁。

海绵浴

1. 在暖和的室内，脱去婴儿的衣服，用浴巾包裹起来。

2. 把纱布或海绵放入热水中，拧干后打上少许婴儿香皂。擦脖子、腋下、屁股和有皱褶的地方等，擦到哪个部位就将哪个部位从浴巾下露出，一点点地擦，轻轻地擦，别把孩子的皮肤擦红了。

3. 用热毛巾擦2~3次，不要残留肥皂沫。注意热毛巾不要太热。

油浴

1. 同海绵浴。

2. 用脱脂棉沾着婴儿用油，按照海绵浴洗澡的要领擦洗身体。注意：冬天婴儿用油太凉，要用人体把它弄暖，不然会惊吓着婴儿。

3. 用纱布或毛巾轻轻地擦拭身体，把油揩掉。

4. 薄薄地涂上痱子粉。

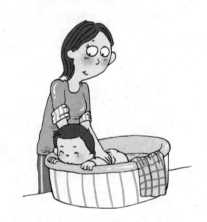

14 及时预防接种糖丸

孩子满两个月的时候，应该服用第1丸小儿麻痹糖丸了，这种糖丸是用来预防小儿麻痹症的，若不服用这种糖丸，孩子患小儿麻痹症的危险很大。

小儿麻痹这种病，在医学上称为"脊髓灰质炎"，是脊髓灰质炎病毒引起的。这种病毒经口进入胃肠，可侵犯脊髓前角，引起肢体瘫痪，致终生残疾。

脊髓灰质炎疫苗即小儿麻痹糖丸，是由减毒的脊髓灰质炎病毒制成的。小儿口服糖丸后，身体内就会形成抵抗脊髓灰质炎病毒的抗体，而免于此病的发生。因此每个小儿都应在规定的时间内按时服用。

根据免疫预防接种程序，满2个月的婴儿开始第1次服用脊髓灰质炎三价混合疫苗，满3~4个月时分别服第2次和第3次，4岁时再服1次。这样就可以获得较强的抵抗脊髓灰质炎病毒的免疫力，不患小儿麻痹症了。

糖丸要立即给孩子服用，不要放置，以免失效。服用的方法是：将糖丸研碎，用凉水溶化，千万不要用热水溶，以免把糖丸病毒烫死而失去免疫作用，然后用小勺给孩子喂下。服药后1小时内，不能喂热开水。

15 维生素D缺乏的预防

维生素D主要是指维生素D_2、维生素D_3。人体皮肤内的7-脱氢胆固醇，经阳光紫外线照射可形成维生素D。维生素D主要功用是调节体内钙、磷的正常代谢，促进钙吸收和加强钙利用，因此对婴儿骨骼和牙齿的正常生长至关重要，缺乏时将导致佝偻病。

含有维生素D的食物其少，婴儿所需维生素D的主要来源，一是鱼肝油，二是靠阳光紫外线照射，将皮下脂肪的7-脱氢胆固醇转变为维生素D。动物肝脏、蛋黄中含量较多，夏季动物奶中含量也较丰富。婴儿每日需维生素D10微克。

2岁以下婴幼儿常因日光照射不足，或喂养不当，导致食物中维生素D供给不足，而使钙磷的代谢失常，钙盐不能正常地沉着在骨骼的生长部分，以致骨骼发生病变，使小儿罹患佝偻病。在6个月内，易发生颅骨软化（乒乓头），即颞骨与枕骨中央部分用手按压时稍有凹陷，并且颅缝加宽；1周岁左右时，可发生肋骨串珠和骨外翻；开始学走时，可有"O"型腿或"X"型腿出现。这些婴幼儿，往往多哭、多汗，神情呆滞以及出牙推迟，约在10个月以上才萌出乳牙。

佝偻病应从围产期开始就注意预防，孕妇应多进行户外活动，并吃些富含维生素D与钙磷的食物。婴幼儿应注意不可单纯用乳类喂养，要适时、合理地添加辅助食品，在婴儿喂养中，要坚持除供给鱼肝油外，还要供给含维生素D_1、钙丰富的鸡蛋、蛋黄、奶油、奶类、动物肝脏、小虾、虾皮、芝麻酱、豆制品、绿叶蔬菜等。婴儿期，平时要多晒太阳，这也是补充维生素D、预防佝偻病的好举措。

育儿

16 婴儿为什么忌吃蛋清

不足6个月的婴儿为小婴儿。小婴儿不宜吃蛋清。

这是因为，小婴儿消化系统发育尚不完全，肠壁很薄，通透性很高，而鸡蛋清中的蛋白为白蛋白，分子小，可以直接透过肠壁进入小婴儿的血液中。这种异体蛋白为抗原，可使小婴儿体内产生抗体，再次接触这种异体蛋白时，则出现一系列过敏反应与变态反应性疾病，如湿疹、荨麻疹、喘息性支气管炎等。所以，小婴儿只宜喂蛋黄，不宜喂蛋清。

17　小儿每日可吸收脂肪和糖类吗

小儿的营养需要中，脂肪和糖类也是必不可少的，是供小儿热量的主要来源。

婴儿每公斤体重每日约需脂肪4克；幼儿及学龄儿童需3克。初生婴儿所需的脂肪与成人不同，含不饱和脂肪少，在母乳喂养1年之后，脂肪的性质渐与成人相似。小儿食中所供的脂肪需新鲜并防止氧化，因氧化作用可使脂肪丢失营养价值。脂肪所供的热量约占小儿每日总热量的35%。

糖类又叫碳水化合物，婴儿饮食中的糖类一般为乳糖、蔗糖及淀粉类。乳糖为乳类所含的糖，不发酵，味不甚甜，初生婴儿能消化吸收，适用于热量需求较高的婴儿。蔗糖指日常食用的白糖和红糖，能发酵，其味甜，婴儿可以消化，但每次用量不要太多。蜂蜜中主要含果糖及葡萄糖，有利于通大便。

婴幼儿所需糖类较成人多。1岁内的婴儿每公斤体重每日约需12克；2岁以上约需10克。婴儿饮食所供糖类的能量约占总能量的50%。婴儿饮食内糖类含量过高，而蛋白质含量过低时，开始体重增长很快，继之可出现肌肉松弛无力，成为虚胖，免疫力低下，严重者可发生营养不良性水肿，且经常易患各种疾病。

18　需要控制婴儿脂肪摄入吗

中老年人少吃些脂肪，以减少胆固醇过高引起心脏病是非常必要的。但有的家长也认为，婴儿饮食也应像大人一样控制脂肪摄入，这是不妥的，不利于婴儿的生长发育。

婴儿的生长对脂肪的需求量比一生中其他任何时候都多，一般婴儿每公斤体重每日约需脂肪4克。2岁以上儿童碳水化合物提供的热量应占总热量的50%~60%，而脂肪只占25%~30%。婴儿出生后头24个月是生长最快的时期，也是需要热量最多的时候。人体内每一个细胞的生长都需要胆固醇，同时，婴儿的中枢神经系统的发育也需要脂肪。

专家指出，小儿如不吃母乳，应多吃肉食及适当吃蛋类，不能喝低脂肪奶，以保证脂肪的摄入。

19　为什么忌只用豆奶喂养婴儿

豆奶是以豆类为主要原料制成的。豆奶含有丰富的蛋白质以及较多的微量元素镁，此外，还含有维生素B$_1$、维生素B$_2$等，是较好的一种营养食品，很受消费者的欢迎。但是，豆奶所含的蛋白质主要是植物蛋白，而且豆奶中含铝比较多。如果婴儿长期喝豆奶可使体内铝增多，影响大脑发育。

喂养婴儿，还是以奶粉为好，特别是4个月以内的婴儿，更不宜单独用豆奶喂养，还应以奶粉为主，豆奶只作为补充食品。如喂奶粉一时不太方便，可用奶粉喂养婴儿。

20 新生儿的脐带怎样护理

脐带是胎儿与母亲胎盘相连接的一条带子，是母亲供给胎儿营养和胎儿排泄废物的必经之道。出生后脐带就失去了它的生理作用，故胎儿出生后，在离儿体1~2厘米处给予结扎切断，新生儿的脐带会逐渐干枯，一般7天左右即可脱落。因为脐带血管与新生儿的血液相连，如果保护不好会发生感染，甚至造成败血症而危及生命。所以，脐带没有脱落时要保持脐部干燥，洗澡后最好用棉签蘸75%酒精擦拭脐根部消毒，擦时从脐根部呈螺旋动作向四周擦拭，不可以来回乱擦，以免把周围皮肤上的细菌带入脐根部。

脐带脱落后，在根部会形成一层痂皮，一定要让这层痂皮自然脱落。痂皮脱落的局部会有些潮湿或有浆液样的分泌物，可用棉签蘸75%酒精擦净，还可在脐根部涂1%龙胆紫，但只能涂在脐根部，不要涂在周围皮肤上，以免观察脐周皮肤有无红肿而延误病情。涂药后可用消毒纱布包扎，几天后就会干燥。脐根部如有脓性分泌物，有臭味，周围皮肤红肿，有肉芽组织生长等症状，应及时到医院就诊。

21 新生儿洗澡有哪些注意事项

给新生儿洗澡不要用肥皂，因为肥皂是一种脱脂剂，而新生儿皮肤娇嫩，需要保留所有的天然油脂，因此，在孩子出生6周内仅用清水清洗。洗后一定要彻底拭干皮肤，任何潮湿的皱褶都会引起刺激。

给新生儿洗眼睛的时候，把两个棉球放入温水中，挤干，每个棉球分别洗闭合的眼睛，从眼睛的内侧往外侧拭。

鼻子和耳朵是自我清洁的器官，所以，决不能让水或其他任何东西进入到鼻子和耳朵里。如无医生的嘱咐，决不能用滴剂滴鼻子或耳朵。

新生儿在3~4周期间不必剪指甲。如果他的指甲刮他的皮肤，可在洗澡后指甲泡软的时候用剪刀剪掉。最好要在孩子睡觉时剪，要沿着指尖的形状轻轻地剪。

不要将水滴至肚脐处，一旦滴上要立即用干毛巾擦干。

不要翻开女婴外阴唇清洁里面，仅需要清洁外部尿布区即可，清洗时应小心地从前至肛门擦，以减少细菌传染的危险性。不要把男婴的包皮往后拉起来清洁。只要按常规洗净尿布区即可，包皮在4岁左右会自然地缩回。

育儿

出生第三个月

1　产后3个月该怎样护理宝宝

宝宝3个月大了，视觉听觉都发育得更成熟。更让人感到高兴的是，宝宝开始会认人了，他会认得妈妈的脸。

逐步增加宝宝户外活动的时间，多晒晒太阳，有助于宝宝的健康成长。妈妈要多吃含铁、含钙的食物，使乳汁营养更丰富，才不会使宝宝发生营养缺乏的疾病。

📁 专家坐诊

宝宝3个月大时要记得接种白喉、百日咳、破伤风三合一疫苗第一剂以及脊髓灰质炎疫苗第二剂。

2　宝宝3个月时的生长发育指标

体重	第三个月体重会增加800～1000克。到第三个月底时，宝宝的体重为5700～6100克
身高	第三个月底时，身高为57～62厘米
头围	第三个月底时，头围为38～40厘米
知觉发展	3个月的宝宝能看4～7米远的距离，视力已经发展完整。能清楚地辨别声音方向，听到令他愉快的声音，就会微笑
语音发展	3个月的宝宝在大人逗他的时候，会发出声音，如a、e、i、o、u等韵母音；声母音很少，主要是h音，有时有m音

3　炼乳为何不可作为婴儿的主食

炼乳是用鲜牛奶经加热浓缩，使水分蒸发制成的。一般炼乳的体积只是原牛奶的一半，如加1倍的水，又可变成牛奶。

炼乳在加工过程中加入了40%的糖，含糖量大大高于小儿身体的需要量。如把甜炼乳加1倍水稀释，其蛋白质、脂肪的含量与牛奶一样，适合小儿食用，但甜度太大难以入口，必须再加4倍的水，把含糖量稀释到10％以下，这样，炼乳中蛋白质和脂肪的含量却只有2％以下，远远满足不了婴儿生长发育的需要。

因此长期用炼乳哺育婴儿，会使婴儿营养不良、贫血、水肿、抵抗力降低，易患各种疾病，影响生长发育。所以，不宜用炼乳作婴儿的主食，应以奶粉做婴儿的主食。

4　婴儿辅食太咸有什么害处

盐是婴幼儿生长发育必不可少的物质之一，也是辅食中常用的调味品。辅食中适当加点儿盐，可使味道鲜美，促进食欲。但由于婴儿的肾脏发育尚不成熟、排钠能力弱，不能像成人那样浓缩尿液以排出大量溶质，如果吃的食物太咸，就会使血液中的溶质含量增加。肾脏为了排出过多的溶质，就要汇集体内的大量水分来增加尿量。这样一来，不仅加重了肾脏的负担，也会导致身体脱水。同时，婴儿长期吃过咸的食物，使体内钠离子增多，会造成钾离子随尿排出过多，从而易引起心脏、肌肉衰弱。

此外，食盐过多，可得高血压、动脉硬化等疾病。

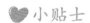

小贴士

美国某医疗组织调查学龄儿童，发现这些儿童在婴儿时期多吃罐头装的咸食品，他们之中有11％的人在10~13岁就患了高血压病，故为了预防疾病的发生，婴儿食物不宜太咸。

5　大脑发育的关键期在什么时候

新生儿的大脑无论在功能和重量上，都与成人相距很远。在日后的生长过程中，大脑需要不断接受外界的刺激和营养，逐步地发育起来直至成熟。

在整个大脑的发育过程中，有一段时间对大脑的发育至关重要，称为关键期，一般认为关键期是孕后3个月至生后2岁，这也是脑重量增长最快的时期。

如果在这段时间内，大脑受到不利影响而严重阻碍了其发育，将会产生不可逆的后果，直接影响到儿童的智力，导致智力低下。

育儿

6　给宝宝喂药有何妙法

宝宝生病若能好好服药，可免去输液挨针之苦。可是，喂药常因宝宝怕苦而哭闹拒服，让家长们头痛。在此，介绍一种简单有效的喂药方法——奶嘴给药法，为医护人员经验总结，不妨一试。

具体操作方法是这样的：

1. 洗净双手及奶瓶，将药片碾碎成粉放于纸上。

2. 奶瓶内放入少许糖水或果汁水，然后将奶瓶上的奶嘴取下，乳头向下，用左手拇指、食指捏住奶嘴出孔，右手持药粉缓缓倒入奶嘴内顶端（奶嘴内湿的更好，药粉易贴于壁上）。

3. 奶瓶倾斜至10度左右，然后将奶嘴轻轻拧到奶瓶上，不要把奶嘴内的药粉掉入瓶内；不要使瓶内的水流入奶嘴。

4. 让患儿平卧后，将奶瓶奶嘴放于患儿嘴角处，患儿即张口，这时将奶瓶尾部慢慢抬高，使水流入奶嘴内，随着患儿的吸吮，奶嘴内的药粉随水被患儿咽下。

这种给药方法简单易行，无任何不良作用。尤其适合小儿夜间发烧时及时服药，实为一种好方法。

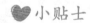 小贴士

喂药时应注意：

一是奶瓶内的甜水不要太多，以20毫升左右为宜。

二是患儿吸吮后，应注意观察奶瓶乳头内的药粉是否已完全吸净。

7　给婴儿多喂水

水是人体中不可缺少的重要部分，也是组成细胞的重要成分，人体的新陈代谢，如营养物质的输送、废物的排泄、体温的调节、呼吸等都离不开水。

水被摄入人体后，有1%~2%存在体内供组织生长的需要，其余经过肾脏、皮肤、呼吸道、肠道等器官排出体外。水的需要量与人体的代谢和饮食成分相关，小儿的新陈代谢比成人旺盛，需水量也就相对要多。

3个月以内的婴儿肾脏浓缩尿的能力差，如摄入食盐过多时，就会随尿排出。因此需水量就要增多。母乳中含盐量较低，但牛奶中含蛋白质和盐较多，故用牛乳喂养的小儿需要多喂一些水，来补充代谢的需要。总之孩子年龄越小，水的需要量就相对越多。

一般婴儿每日每千克体重需要120~150毫升水，如5千克重的孩子，每日需水量是600~750毫升，这里包括喂奶量在内。

8 可以让婴儿喝成人饮料吗

婴儿喝成人饮料，对婴儿的发育成长有害。

1. 兴奋剂饮料：如咖啡、可乐等，其中含有咖啡因，对小儿的中枢神经系统有兴奋作用，影响脑的发育。

2. 酒精饮料：酒精刺激小儿胃黏膜、肠黏膜乳头，可造成损伤，影响正常的消化过程。酒精对肝细胞有损害作用，严重时可有转氨酶增高。

3. 汽水：内含小苏打，可中和胃酸，不利于消化。胃酸减少，易患胃肠道感染。汽水还含磷酸盐，影响铁的吸收，也可成为贫血的原因。

9 婴儿可以吃蜂蜜吗

蜂蜜是最常用的滋补品之一。据分析，蜂蜜中含有丰富的果糖、葡萄糖和维生素 C、维生素K、维生素B_1、维生素B_2，以及多种有机酸和有益人体健康的微量元素等。一些年轻的父母喜欢在婴儿饮用的奶粉中或开水中添加些蜂蜜，为孩子增加营养或为了使其大便通畅。但是，现已证明，1周岁以下的婴儿食用蜂蜜及花粉类制品，可能因肉毒杆菌污染引起食物中毒。

灰尘中和土壤中往往含有被称为肉毒杆菌的细菌，蜜蜂在采取花粉酿蜜的过程中，有可能会把被污染的花粉和毒素带回蜂箱。微量的毒素可使婴儿中毒。中毒后先出现持续1~3周的便秘，而后出现弛缓性麻痹，婴儿哭泣声微弱，吮乳无力，呼吸困难。因此，为了婴儿的健康生长发育，最好不要给1周岁以下婴儿食用蜂蜜。

10 乳酸奶可以代替奶粉喂婴儿吗

目前，乳酸奶的种类很多，它们都含有少量牛奶，易于消化吸收，很适合小儿的口味，孩子都喜欢饮用。有的孩子不喝奶粉，家长就用乳酸奶代替奶粉喂小儿，认为这种饮料含有牛奶，营养丰富。这种作法是不妥的，从营养价值上看，奶粉和乳酸奶相差悬殊。奶粉中营养素的含量比乳酸奶饮料高得多，其中蛋白质、脂肪、铁和维生素的含量均是乳酸奶饮料的3倍以上。乳酸奶饮料含牛奶不足30%，其营养含量比奶粉低，即喝10瓶乳酸奶饮料还不如1瓶奶粉。

因此，以乳酸奶饮料喂孩子而不喂奶粉的做法是不对的。为了宝宝的健康生长发育，不能让宝宝只喝乳酸奶饮料，而应以喂奶粉为宜。

11　保证婴儿大脑发育营养

婴儿从第3个月起脑细胞发育逐渐趋向高峰。为促进脑发育，除了保证足量的母乳外，还需要给母亲添加健脑食品，以保证母乳能为宝宝的发育提供充足的营养。

常用的益智健脑食品有：

1. 动物脑、肝、血、鱼肉、鸡蛋、奶粉；

2. 大豆及豆制品；

3. 核桃、芝麻、花生、松子、各种瓜子；

4. 金针菇、黄花菜、菠菜、胡萝卜；

5. 橘子、香蕉、苹果；

6.. 红糖、小米、玉米。

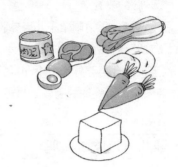

12　正确使用奶粉

近年来，调制婴儿食品的方法开始简化，因为市售的婴儿奶粉已更接近母乳的成分。冲泡婴儿奶粉的首要原则，是仔细阅读包装上的说明，各家公司生产的奶粉浓度不同，不可混淆。如果孩子完全没有吃过母乳，可以在奶粉中加入一些酸酪，以利宝宝肠内有益细菌的繁殖。多数销售的婴儿奶粉都含有足够的维生素C。

然而，弗烈德·克兰纳博士用不同的实验测定之后，认为需要更多。根据他多年的经验，应用维生素C的效果非常好，向小儿科医生请教如何逐渐将维生素C加入奶粉中。

13　为婴儿选择良好的睡眠姿势

选择合理枕头

婴儿大部分时间处于睡眠状态，因此枕头要合理地选择和使用。

婴儿到3个月后，就开始学抬头，趴着时能用双肘支起上半身，颈部脊柱开始向前弯曲，胸部脊柱渐向后弯曲，同时，躯干生长加快，肩部增宽。为了维持睡眠时脊柱的生理弯曲，保证体位舒适应在出生后3个月给婴儿使用枕头，这样婴儿才感到满意。

婴儿枕头不宜过大，要轻便且吸湿透气。可用荞麦皮或用后晒干的茶叶装填枕芯。枕头高度以3~4厘米为宜。

不要让婴儿使用成人枕头，因为成人枕头往往过高，不仅睡起来不舒服，而且久而久之会出现驼背、斜肩等畸形。另外，头部抬得过高，颈部过度弯曲会使气管受到压迫，造成呼吸不畅、容易惊醒等等。因此，最好购买或自制婴儿专用枕头，这非常有利于婴儿的成长和发育。

培养睡眠姿势

宝宝睡觉姿势没有固定模式，可以任其自然。由于受惯性影响，一般说来刚出生不久的宝宝总是保持着胎内的姿势，手脚屈曲，略低头，朝哪个方向睡的都有。父母安排宝宝什么样的睡觉姿势都可以，但要注意宝宝睡觉姿势的卫生要求：要注意有利于呼吸，防止发生意外，如呕吐、被褥压盖造成窒息；要防止头颅变形。

防止宝宝睡觉呕吐。出生时间不长的宝宝容易呕吐，所以才出生后头几天的宝宝可采取头低侧卧睡，在肩背部垫块小毛巾，万一呕吐也会流出，不致将呕吐物吸入气管造成窒息。每次喂奶后要注意先拍背，待宝宝打嗝，表示已排出胃中吸入的空气，然后再让宝宝睡，通常这时也采取侧位，先向一侧，再向另一侧，避免经常朝一侧睡造成头颅变形，侧位睡眠时把耳朵放平，不要把耳郭压向前方。

防止宝宝头颅变形。宝宝的头颅骨是较软的，受压会变形，头颅里面是脑组织，头颅腔大些，脑组织发育的空间也大些。

❤ 小贴士

从科学道理上讲，圆形的容积是最大的，如果把头睡成扁头、歪头，颅腔的容积就会略微缩小，外形也不好看了。所以宝宝睡眠时要经常改变睡眠方向，不要老朝一个方向睡，避免头部变形。如果头部已经睡得左右不对称，那么就要设法使已经扁下去的一侧头部不再承受压力，可在宝宝下面支一个小枕头或小米袋，让头形慢慢纠正过来。让宝宝从小就保持美丽的外表，长大自然就非常漂亮。

---

14 婴儿背和抱的正确姿势

婴儿不同姿势的抱法

拍起仰卧的婴儿。如果婴儿仰卧睡在床上，需要抱他起来时，只用一只手慢慢地托住婴儿的下背部及臀部，另一只手慢慢托住头及颈下方，再慢慢地把婴儿抱起，使他的身体有依靠，头不会往后仰。再把他小心地转放到肘弯或肩膀上，使头有依靠，不至于耷拉着身子和头。

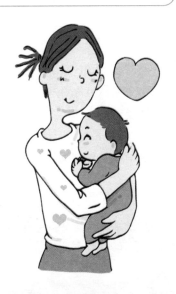

抱起侧卧的婴儿。如果婴儿侧着睡在床上，需要抱起他时，可用一只手慢慢地托住他的头颈部下方，另一只手慢慢托住他的臀部。再把婴儿挽进手中，确保他的头不耷拉下来，再轻轻地慢慢地把他托起，让他靠住你的身体，然后用前臂轻轻地滑向他的头部下方，使他的头靠在你的肘部，让他感到有所依靠。

抱起俯卧的婴儿。如果婴儿俯卧着需要抱起他时，用一只手慢慢地托住他的胸部，并用前臂支住他的下巴，再用另一只手放在他的臀下，然后慢慢地抬高他，使他面转向你，靠近你的身体；用另一只支撑他头部的手向前滑动，直至他的头舒适地躺在你的肘弯上；另一只手则放在他臀下及腿部。这样，他好像躺在摇篮里一样，感到很安全。

放下婴儿

用一只手置于婴儿的头颈部下方，用另一只手托住他的臀部，再慢慢地、轻轻地把他放下。在放的过程中一直扶住他的身体，直到感到他已落到床褥上为止。然后从婴儿的臀部慢慢地抽出手来，再用抽出的这只手慢慢地抬高他的头部，使另一只手能够抽出来，再轻轻地放下他的头，不要一下就把他的头放在床上，或把手臂抽得太快。千万别让婴儿受到惊吓，否则婴儿会出现夜哭的。

用背带兜抱婴儿

若想把婴儿带出去走走，或者需要腾出手来做点家务事，使用背带来兜抱婴儿是最好办法。其优点在于安全可靠，简便灵活。可以让别人帮助穿上带背或脱下，又可在无人帮助时自己穿上或脱下。

同时，在母亲的走动时，也可以使婴儿获得安抚和亲切感，增加母子感情交流。在母亲背带兜抱活动中还可使婴

儿得到运动，有利于生长发育。用背带兜抱婴儿要在腰部扣紧腰带。如果感觉不合适，可在前面扣紧再转回腰部。再抱起婴儿，让他靠住你的肩膀，然后一只手托住他的头后部。坐下来，身体向后倾，让你的胸腹部支撑着婴儿，再向上拉起兜袋，让婴儿的腿穿过兜袋的洞（但不要用手去拉），用一只手托住婴儿，再用另一只手把肩带拉到你的肩膀上，当你坐直身体时，婴儿的重量就逐渐落到背带上。当你需要把身体向前倾时，你要用一只手把婴儿的头托住，以免婴儿因自己不能支撑而头部后仰。

♥ **小贴士**

脱背带的方法与穿背带的方法相同，只是反着做而已，但需要非常注意婴儿的安全，千万别把婴儿摔着或者吓着。

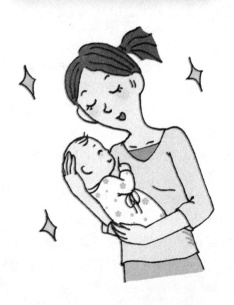

保护婴儿的眼睛

婴儿的眼睛十分娇嫩、敏感，极易受到各种物质侵袭，因此需小心保护，让孩子有一双明亮的大眼睛。

讲究眼部清洁，防止疾患感染。婴儿的洗脸用品，应有专用的毛巾和脸盆，并且经常保持清洁。每次洗脸时，可先擦洗眼睛，如果眼屎过多，应用棉签或毛巾沾温开水给轻轻擦掉。婴儿毛巾洗后要放在太阳下晒干，不要随意用他人的毛巾或手帕擦拭婴儿眼睛。婴儿的手要经常保持清洁，不要让孩子用手去揉眼睛，发现儿患眼病，要及时治疗，按时点眼药。

防止强烈阳光或灯光直射婴儿眼睛。婴儿室内的灯光不宜过亮，到室外晒太阳时，要戴遮阳帽以免阳光直射眼睛。平时还要注意不带婴儿到有电焊或气焊的地方，免得刺伤眼睛，引起炫目。

防止锐利物刺伤眼睛及异物入眼。婴儿的玩具要没有尖锐棱角的，不能给婴儿小棍类或带长把的玩具。要预防尘沙、小虫等进入眼睛。一旦发生异物入眼，别用手揉，可滴几滴眼药水刺激眼流泪，将异物冲出来。

成人患急性结膜炎时，要避免接触婴儿。有病期间不要带婴儿去公共场所，以免感染。如果父母患上眼病，那么应及早为婴儿预防。

保护婴儿的耳朵

听觉功能，是语言发展前提。如果耳朵听不到声音，就无法模仿语音，因而也就无法学会语言，这就会成为聋子，这对婴儿的智力发育极为不利。因此，保护好婴儿听力的重要性是非常明显的。为此，必须对下列方面加以注意：

1. 慎用链霉素、青霉素、卡那霉素、庆大霉素等能够引起听神经中毒的抗生素，这些药物可以导致耳聋，即使非用不可，也应少用。

2. 防止疾病发生。麻疹、流脑、乙脑、中耳炎等疾病都可能损伤婴儿的听觉器官，造成听力障碍。因此，要按时接种预防这些传染病的疫苗，积极治疗急性呼吸道疾病。

3. 避免噪声。婴儿听觉器官发育还没有完善，外耳道短、窄，耳膜很薄，不宜接受过强的声音刺激。各种噪声对婴儿不利，会损伤婴儿柔嫩的听觉器官，降低听力，甚至引起噪声性耳聋。

4. 不要给婴儿挖耳朵，不要让婴儿耳朵进水，以免引起耳部疾患。

5. 防止婴儿将细小物品如豆类、小珠子等塞入耳朵，这些异物容易造成外耳道黏膜的损伤，如果出现此类问题，应该去医院诊治，千万别随便掏挖，以免损伤耳膜耳鼓，引起感染。

出生第四个月

1 产后4个月该怎样护理宝宝

4个月的宝宝已经能够翻身，父母要帮助宝宝进行动作的训练，因为运动能刺激宝宝的智力发展。

除了母乳之外，可以尝试给宝宝吃些辅食，如果汁或新鲜菜泥，以补充母乳中所不足的营养。缺乏维生素D，会引起宝宝手足抽搐或得佝偻病。

2 宝宝4个月时的生长发育指标

体重	宝宝前三个月体重增加最快，第四个月起体重增加速度略慢。第四个月间体重增加600～700克，到第四个月底，体重为6400～6900克
身高	到第四个月底，宝宝的身高约为59～62厘米
头围	到第四个月底，宝宝的头围长到39～41厘米
运动发展	宝宝的随意动作开始出现。4～5个月的宝宝俯卧时可以抬头，也可以双臂撑直。在大人的协助下可以坐2～3分钟了，还会自己翻身
知觉发展	大脑神经系统的发育逐渐完成，特殊反射逐渐消失，视觉、听觉和动作之间的协调逐渐发展，开始能分辨颜色，尤其对红色最感兴趣

3 婴儿过早学坐有什么害处

婴儿期的骨骼很柔软，肌肉也软弱无力。小儿出生6个月以前，婴儿的脊柱和背部肌肉均缺乏支持的能力。一般婴儿在7个月时才能独自坐稳。有的父母过早让小儿学坐，有的甚至用被把小儿围起来长时间久坐，这种做法是非常错误的。因为这样做可引起小儿脊柱变形，容易发生驼背或脊柱侧弯等畸形。根据婴儿生长发育的特点，5~6个月，大人可让他练习翻身。7~8个月就可以学坐，但不能坐的时间过长，每次5分钟，每日2~3次为宜。随着婴儿的长大，坐的时间和次数可逐渐延长增多。

4 婴儿喂食为何不要剧烈蹲跳

4~10个月的婴儿最易发生肠套叠。因为婴儿的肠系膜较长，游离度大，活动度大。特别是喂哺食物后，婴儿上跳下蹲时，充满了食物的肠道，因重力作用，很容易发生肠套叠。

此时婴儿可出现以下临床表现：阵发性腹痛，起病急，阵发性哭闹不安，面色苍白。伴呕吐，起初吐奶汁，以后为胆汁。便血，起病6~12小时内，可排出稀薄带红色的黏液便。腹部可触及包块。

因此，婴儿喂食后应该尽量少运动，最好平卧一会儿。剧烈的蹲跳是有害的。

❤ 小贴士

出现以上症状应该立即去医院进行治疗，起病在12~24小时内，一般情况好，无发热、休克等中毒症状的可在X线透视下，用钡剂灌肠或加压空气灌肠复位。但如果延误了治疗时间至晚期发生肠坏死则只能采用手术治疗。

5　婴儿不睡觉的调节方法

许多家长问大夫：孩子晚上不爱睡觉，但也没有其他不适的症状，这是怎么回事，怎么办呢？

其实，人类昼出夜寝的习惯是在长期的生活中形成的，是一种普遍的生活习惯。如果你有意识地培养自己白天睡觉的习惯，那么，到了晚上就不会发困。孩子也不例外，如果睡够了，不管在什么时候醒来，都显得很精神。当然，如果在夜间醒来，就会扰得大人不得安宁。

睡眠既然是个生活习惯，就可以调节，这需要母亲有意识地训练自己的孩子，养成他良好的睡眠习惯。白天让孩子尽量少睡，在夜间除了喂奶，换1~2次尿布以外，不要打扰孩子。在后半夜，如果孩子睡得很香也不哭闹，可以不喂奶。随着孩子的月龄增长，逐渐过渡到夜间不换尿布，不喂奶。如果妈妈总是不分昼夜地护理孩子，那么孩子也就会养成不分昼夜的生活习惯。如果以上办法都不起作用的话，可以在医生的指导下，吃点镇静药。适当地吃2~3天的镇静药不会影响孩子的大脑发育，也不会引起其他不良后果。

6　为婴儿配置睡袋

小婴儿在最初几周内不喜欢换衣服，当他需要换衣服时，你将需要一种既易于换尿布、干扰又最小的衣服。因此，在开始时最好是采用婴儿睡衣，但一旦你的婴儿稳定下来（可能在1个月内），一件式弹力连衣裤套装也相当实用。

当你的婴儿4个月左右时，他也许需要睡袋，特别是在冬天。你的婴儿可以温暖舒适地睡在里面并且不会发生在寒冷的夜晚踢开毯子和被子的危险。如果天气十分冷，就给婴儿先穿上弹力睡袋，要不然，就只穿汗衫和包上尿布。

育儿

许多父母亲担心一旦把婴儿放下睡觉后他是否会太热或太冷。你可以用手触摸他的颈后部来辨别，不过你的手不能太热或太冷。

如果颈后部的温度似乎和你的皮肤温度相同时，那么，他的温度是正常的；如果摸起来湿润或多汗则他多半是太热了。如果你已给他盖上几条毯子，可取走1条；如果他盖着被子，可取下1层。如果他的颈部摸起来凉的话，就外加1条毯子或1层被单。

7 及时预防接种

4个月的孩子应该第3次服用脊髓灰质三价混合疫苗（小儿麻痹糖丸），应按时带孩子到所属防疫部门服用。

4个月的孩子该注射三联针的第2针了，三联针是用来预防百日咳、白喉、破伤风等疾病的。百日咳是由百日咳杆菌引起的一种急性呼吸道传染病，咳嗽时表现为一阵阵痉挛性剧咳，使孩子非常痛苦。患上百日咳2~3个月才能治愈，有的可继发肺炎。白喉是白喉杆菌引起的烈性传染病。患病后婴儿咽喉部可见白色假膜，假膜沿呼吸道蔓延，病情发展快且严重，有的很快出现呼吸困难甚至窒息死亡，后果不堪设想。破伤风，是由于破伤风杆菌引起的急性传染病。小儿皮肤嫩，容易碰伤，伤口易受破伤风杆菌污染，破伤风杆菌可产生毒素，伤害人体神经系统，造成抽搐、牙关紧闭，甚至窒息死亡。这3种传染病，严重地威胁着孩子的健康成长，自从广泛进行了"白、百、破"预防针的注射后，这3种传染病的发病率明显降低。所以，一定要按时给孩子进行预防接种，以防患于未然。

三联针第2针的注射时间应与第1针相隔30天以上，如果此时正巧生病，可推迟几天再去接种，但最多不要超过60天。

8 婴儿便秘的护理

喝奶粉的孩子常常便秘，每次排便很痛苦，有的甚至把肛门撑破。孩子因此而哭闹，不愿大便，使家长心急如焚。怎样避免这种情况呢？可以采用下述办法试一试：

1. 在奶中适当增加糖分，100毫升奶粉中加10克白糖。

2. 注意给孩子吃新鲜果汁水、蔬菜水和苹果泥等维生素含量高的辅食。经常便秘的孩子，除了在饮食上调剂外，还应坚持做体操，以增加腹肌的力量，有利于排便。

9　婴儿发热不吃奶的处理

人体发热可引起胃肠功能紊乱，交感神经活动增强，消化酶的分泌减少。尽管食入量很少，但食物在胃肠内停留的时间很长。所以，孩子在发热时食欲减退，有时还肚子胀。

怎么办呢？可以让孩子每次食入量少一点儿而相应多吃几餐，而且要食入一些稀释而清淡的有助于消化吸收的食品，如在奶粉中加一些米汤或水，并注意给孩子多喂水，保证足够的液体供给。发热时体内水分消耗较多，如不注意给孩子喂水，一方面发热不容易退，另一方面，容易引起代谢紊乱。在补充水时，特别要注意补充些鲜果汁水或菜水等。

10　不要常给婴儿吃小中药

有许多家长常在孩子看完病后，还要求大夫加开一点儿小中药，如至宝锭、妙灵丹等，理由是怕孩子生病，常给孩子吃点小中药预防着。这种做法既不妥当也不科学。

这是因为，人体食入的任何药物都要在肝脏解毒，由肾脏排泄。小儿的身体处在成长发育过程，许多脏器功能尚未成熟，肝脏解毒功能差，肾脏排泄的功能不完全，应尽量少用药，更不要随便经常滥用药。许多小儿中药制剂中，都含有朱砂，中药用来镇惊，但朱砂是炼汞的原料，长期服用，可蓄积中毒，影响孩子的生长发育。

11　婴儿营养缺乏症的预防

目前在婴儿营养中存在的主要问题是母乳喂养率逐渐下降，大城市，母乳喂养率只有20%~30%。因此要大力宣传母乳喂养的好处。妇幼保健大夫和产科医生要通力合作，以提高母乳喂养率，如在产前做好产后喂乳的准备，产后及早喂奶。因为婴儿越早吸奶，越能促进奶汁的分泌，如果大多数的婴儿都能由母乳喂养，而且在4~5个月后合理地添加辅助食品，就可以使婴儿在营养方面顺利地度过出生后生长发育最快的第1年。合理添加辅助食品，是指除了谷类食品以外，还要有一些动物性食品，如牛奶、鸡蛋、肉泥等等。此外果汁、菜泥和果泥也很重要，能提供人体必需的维生素和矿物质。

目前常发生的婴儿营养缺乏病有二：一是由于缺乏维生素D而引起的佝偻病；二是缺铁性贫血。维生素D在食物中含量较少，主要靠太阳中的紫外线照射皮肤，使皮肤中的7—脱氢胆固醇转变成维生素D。因此要让孩子多到户外晒太阳。北方冬季较长，晒太阳的时间少，可以吃一些鱼肝油或维生素D油剂以补不足。另一种常见的缺乏病是缺铁性贫血，这主要是摄入的铁不足，或吸收不好。影响铁吸收的因素很多，而维生素C能很有力地促进铁的吸收，所以膳食中应供给足够的维生素C，因为它对铁的营养状况很重要。动物性食品中除了奶和蛋以外，其他食物中的铁都较易吸收，这便是要给婴儿吃肉泥的原因。此外还可以吃一些强化铁的食物和铁剂。其他的营养缺乏病如维生素A缺乏、维生素B_2缺乏、维生素B_1缺乏、维生素C缺乏等，由于生活水平的提高，已较少见。近年来发现有些地区的儿童有缺锌的症状，如食欲差、生长发育迟缓、异食癖等，应引起重视，因锌缺乏有可能影响智力发育，要进行研究。

12 呼吸道传染病的预防

小儿由于发育不健全，体温调节功能差，对寒冷气候的适应能力低，所以在冬季常易患流感、流行性腮腺炎、麻疹、百日咳等呼吸道传染病。这些传染病的早期酷似感冒，极易被误诊，如治疗不及时，不仅会造成疾病流行，还很容易发展为肺炎。小儿一旦得了呼吸道传染病，再并发感染上肺炎，就会增加治愈的难度，出现呼吸急促、鼻翼扇动、喘憋、烦躁等症状，严重的可出现抽搐、昏迷，甚至危及生命。

那么，在冬季该怎样预防小儿患呼吸道传染病及肺炎呢？

首先，要加强体格锻炼，注意增加营养，让小儿多在户外活动，常晒太阳，呼吸新鲜空气，以增强身体的抵抗能力和对寒冷气候的适应能力。

其次，在疾病流行期间，不要带孩子去公共场所，外出时要戴口罩，以减少被传染的机会。应注意室内通风，定期用食醋熏蒸消毒。此外，应适时接种流感、麻疹等疫苗，提高小儿的免疫力。

小儿患了呼吸道传染病应及时去医院诊治。在家要加强护理，室内空气要新鲜，不要在小儿居室吸烟，室温最好保持在18℃~20℃之间，相对湿度55%，空气过于干燥会刺激气管黏膜，加重咳嗽和呼吸困难。室内要保持安静，保证小儿睡眠。家长要遵医嘱按时给孩子用药。鼻腔及咽喉分泌物过多时要及时清除，并随时密切观察孩子的病情变化，一旦出现口唇发紫、出汗、四肢发凉等症状，要及时请医生处理。

13 早期判断婴儿视力障碍

观察婴儿的眼球运动，如果眼球有震颤，即眼球快速度地左右抖动，则很可能存在视力障碍。

把一个直径10厘米的红色绒线团放在距婴儿眼睛15厘米处，婴儿眼睛能随着红绒线团自右向左或自左向右跟至中线处。

两个月的婴儿，当有人面对着他并逗他，但不能发出声音，也不能触及婴儿身体，婴儿会出现应答性微笑。

4个月的婴儿，两眼能随着红色绒线团从右向左或从左向右移动180度。

4个半月的婴儿能两眼注视放在桌面上的有颜色的小丸，如糖豆。

婴儿如果在4个半月时达不到上述几项检查标准，可能存在视力障碍，一定要及时去眼科做进一步检查。

出生第五个月

1 产后5个月该怎样护理宝宝

新手父母应多看一些育婴方面的书籍。但每个宝宝都有不同的特点，要细心观察自己宝宝的特点，照顾好自己的宝宝。

天气好的时候，多带宝宝到室外晒晒太阳、吹吹风，增强宝宝对环境的适应能力。从这个月开始，应该慢慢地为宝宝添加辅食，以满足宝宝的营养需求。宝宝免疫系统发育仍不成熟，从母体得到的免疫抗体逐渐减少，因此容易生病，应特别注意。

宝宝出生满4个月时，记得要接种白喉、百日咳、破伤风三合一疫苗第二剂及脊髓灰质炎疫苗第三剂。

2 宝宝5个月时的生长发育指标

体重	第五个月宝宝体重会增加550～650克，到第五个月底时，宝宝体重为7000～7500克
身高	第五个月底时，身高为62～65厘米
头围	第五个月底时，头围为40～43厘米
运动发展	逐渐地自己能坐着，大人扶着时可站立、跳跃，会将小脚丫放进自己的嘴里，双手能抱住奶瓶，已能很准确地用手拿玩具
知觉发展	5个月大的宝宝视觉与听觉已建立起联系，听到声音时，会用眼睛去寻找声源。视觉与手的动作也协调起来，能够分辨远近，按视线方向抓到东西

3 怎样喂养双胞胎新生儿

双胞胎新生儿绝大多数不是足月分娩，发育不成熟。双胞胎儿的胃容量小，消化能力差，因此宜采用少量多餐的喂养方法。

双胞胎出生后12小时，就要喂哺50%糖水20~50克。这是因为双胞胎儿体内不像单胎足月儿有那么多的糖原贮备，若饥饿时间过长，可能会发生低血糖，影响大脑的发育，甚至危及生命。如果足月分娩的双胞胎，条件允许也可以提前尝试吸吮母乳。

第2个12小时内可喂1~3次母乳。此后，体重不足1500克的新生儿，每2个小时喂奶1次，每24小时要喂奶12次；体重1500~2000克的新生儿，夜间可减少2次，每24小时喂奶10次；体重2000克以上的新生儿，每24小时要喂奶8次，每3个小时喂奶1次。采取这

育儿

种喂法是因为双胞胎儿身体瘦而轻，热量散失较多，热能需要按体重计算比单胎足月儿多。

若是没有母乳或母乳不够，可用奶粉和水配成1：1或2：1的稀释奶，再加5％的糖喂给婴儿。对于缺乏吸吮能力的婴儿，可用滴管滴入。

在双胞胎出生的第2周起，应补充鲜橘汁、菜汁、钙片、鱼肝油等；从第5周起应增添含铁丰富的食物，如肝泥糊、宝宝福等。但1次喂入量不宜多，以免引起消化不良，导致腹泻。

专家坐诊

双胞胎由于全身器官发育不够成熟，血浆丙种球蛋白低，对各种感染的抵抗力弱，因此，在喂养时要特别注意卫生，奶头、奶瓶要保持清洁，每次用前要清洗，用后要消毒。

4 把食物嚼碎后喂孩子合适吗

农村或城市有些老人认为把食物嚼碎后再用手指抹给或嘴对嘴地喂孩子，使食物好消化，有利于孩子健康成长。实际上这是一种不正确的喂养方法和不良的习惯，对婴儿的健康危害很大，应当禁止这种不卫生的做法。

1. 食物经嚼后，香味和部分营养成分已受损失。嚼碎的食糜，小儿囫囵吞下，未经自己的唾液充分搅拌，不仅食而不知其味，并且加重了胃肠负担，而使孩子营养缺乏及消化功能紊乱。

2. 影响孩子口腔消化液分泌功能，使咀嚼肌得不到良好的发育。如果让孩子自己咀嚼可以刺激牙齿的成长，同时还可以反射性地引起胃内消化液的分泌，以帮助消化，提高食欲。口腔内的唾液也可因咀嚼而分泌增加，更好地滑润食物，使吞咽更加顺利进行。

3. 可使孩子感染某些呼吸道传染的疾病，如流感、流脑、肺结核等。用嘴对嘴喂时，如果老人有上述疾病，则很容易经口腔、鼻腔将病菌或病毒传染给孩子。

4. 可使孩子患消化道传染病。如肝炎、痢疾、肠寄生虫病。即使是健康人，体内及口腔中也常常寄带有一些病菌，病菌可以通过食物，由大人口腔传染给孩子。大人因抵抗力强，虽然带有病菌也可以不发病，而婴儿的抵抗力弱，病菌到了他们身上，就会生病。

5 滥用爽身粉给女婴扑下身有害处吗

给孩子洗完澡后，尤为夏天，母亲往往给孩子涂上一些爽身粉。但对于女孩最好不要将爽身粉扑在大腿内侧、外阴部、下腹部等处。据调查表明，女孩长期使用爽身粉，卵巢癌的发病危险增加3.88倍。

国外的一些统计资料说明，每70个新生女婴就有1名将在她的一生中要患卵巢恶性肿瘤。卵巢癌很难早期发现，其在妇女肿瘤中的死亡率仅次于宫颈癌。

爽身粉怎么会与卵巢癌有关系呢？这与女性的身体结构有关。因为女性的盆腔与外界是相通的，尤其是妇女的内生殖器官与外界直接相通，外界环境中的粉尘、颗粒均可通过外阴、阴道、宫颈、宫腔、开放的输卵管进入到腹腔，并且附着在卵巢的表面，这样就会刺激卵巢上皮细胞增生，进而诱发卵巢癌。爽身粉的主要成分是滑石粉，由于爽身粉的颗粒很小，在往女孩的腹部、臀部及大腿内侧等处涂擦时，粉尘极易通过外阴进入阴道深处。

♥ 小贴士

虽然目前还不能完全得出爽身粉一定会诱发卵巢癌，但是，为慎重起见，年轻的妈妈应避免用爽身粉为女孩扑下身，即使是成年妇女也最好不用爽身粉扑下身。

6 婴儿多吃蛋类有害吗

鸡蛋、鸭蛋营养丰富，均含有丰富的蛋白质、钙、磷、铁和多种维生素，对婴儿的生长发育有一定的益处，但食之过多，会给婴儿带来不良的后果。

营养专家认为，婴儿最好只吃蛋黄，而且每天不能超过1个；1岁半到2岁，可以隔日吃1个蛋（包括蛋黄和蛋清）；年龄稍大些后，才可以每天吃1个蛋。有些家长为了让孩子长得壮些，就千方百计地给孩子多吃蛋。这种心情是可以理解的，但不能吃蛋过多，因为婴儿胃肠道消化功能发育尚不成熟，分泌各种消化酶少。如果周岁左右的婴儿每天吃3个或更多的蛋，就不易消化了，还能引起消化不良，并发生腹泻。有的小儿由于吃蛋过多，使体内含氮物质堆积，引起氮的负平衡，加重肾脏负担，导致疾病。还有的婴儿因吃蛋过多会引起B族维生素缺乏症。

另外，如果婴儿正在发热、出疹，暂时不要吃蛋，以免加重肠胃负担。

育儿

7 婴儿患鹅口疮乳母的饮食禁忌

鹅口疮是婴儿常见的一种口腔疾病，普遍发生于1岁以内的哺乳婴儿，尤其多见于先天不足、体质虚弱的新生儿。临床表现为小儿口舌布满膜状白屑，形如鹅口，故称为"鹅口疮"。又因其白屑如雪，所以又称"雪口"。

患鹅口疮的小儿，开始微有发热，经常啼哭，舌上口腔黏膜出现白屑雪片，逐渐蔓延，形如鹅口，白屑周围有红晕，互相融合而形成结实的厚片，状如凝固的牛奶，不易消除，严重的可延至喉咙，吮乳困难，呼吸不利乃至全身情况恶化。中医认为口为脾之窍，舌为心之苗，由于胎热内蕴于心脾，积热循经络上熏于口舌，或由于水不制火，虚火上炎，故口腔黏膜及舌上出现白屑雪片。由于热毒上熏，邪火灼伤黏膜，故白屑周围出现红晕，疮面疼痛，白屑壅塞咽喉，引起吮乳困难、呼吸不利等症。

由上可知，引起鹅口疮的原因主要是由于胎中伏热，热毒上熏心肺所致，后天失调，导致心脾之积热循经上熏于口腔而致，因此患鹅口疮的小儿，其乳母要注意忌食辛辣香燥动火的食物，如烟酒、大蒜、胡椒、辣椒、油煎熏烤等，以防热毒经母乳进入婴儿体内，蕴于心脾二经，积热上熏致病情加剧。另外，过量用抗生素也会引起鹅口疮，故乳母在哺乳期不要过量用抗生素，必须使用大量抗生素时，婴儿可代用人工喂养为好，以防婴儿发生鹅口疮。如见小儿发热、痴呆、吵闹等症状，应忌食牛奶，少哺母乳，更应忌食海鲜、鸡鸭、牛羊肉及其汤类。在乳母暂时不能哺乳期，更应注意忌上述食物。如不注意忌口，则易生湿热，湿热交阻，使病情加重，或经常复发，影响小儿的生长发育。因此凡患鹅口疮的婴儿的乳母一是要注意自己的忌口，多吃新鲜蔬菜、水果；二是要注意小儿的饮食忌口，如暂停人工喂养，更应多给予米汤、葡萄糖、多种维生素、果汁、蔬菜汤等。切忌给以过多的奶糖、巧克力和粗糙的食物，以免加重湿热和损伤黏膜，使病症加重或并发感染。

8 婴儿夜啼乳母的饮食禁忌

小儿夜啼是指非因身体不舒服而引起每夜啼哭，甚至通宵达旦，有的每夜定时啼哭，哭后仍然安静入睡，称为"夜啼症"。

小儿夜啼与乳母的饮食忌口有很大的关系，如乳母经常进食油炸辛辣油腻之品，辛辣刺激，肥甘之味易生湿热，内热经乳汁进入小儿体内，可使邪热熏心。中医认为心热为阳，阳为人身的正气，因小儿正气未充，则至阳衰，阳衰则无力与邪热相搏，正气不能战胜邪热，则邪热熏心而致小儿夜间烦躁啼哭，睡喜仰卧，见火或光亮夜啼更严重，同时还可见到小儿烦躁闷热、口中气热、手腹发热、面赤唇红、小便短赤、大便秘结等症状。有的乳母喜食生冷寒性食物也可影响小儿阳气，导致寒邪内侵。中医认为诸脏属阴，夜则阴盛，阴盛则阳衰，阳衰则阴寒凝滞，或阳为阴寒所郁，不得伸展，白天表现为睡喜伏卧，四肢欠温，面色青白，口中气冷等。夜间则表现为啼哭不休，一般在清晨3时后停息。

9　婴儿拒绝吮奶的处理

用嘴吸吮乳汁，是婴儿的天性，但一些婴儿有时厌吮，表现出厌烦、不愿吮奶的情绪或乍吮又止，甚至哭闹。原因何在呢？

奶头不适	如人工喂奶，奶瓶上的奶头质地太硬，或上面的吸乳太小，吮乳费力，从而使婴儿厌吮
疾病	婴儿在患一些疾病，如消化道疾病面颊硬肿时，均有不同程度地出现厌吮
鼻塞	因为婴儿鼻塞后，就得用嘴呼吸，如果吮乳，必然妨碍呼吸，往往乍吮又止
生理缺陷	如兔唇、腭裂等生理缺陷，其吸吮困难，也会出现拒吮现象
口腔感染	此因疼痛而害怕吮乳，原因是婴儿口腔黏膜柔嫩，分泌唾液少，口腔比较干燥，再加上不适当地给婴儿擦拭口腔或饮料过热，常使婴儿的口腔发生感染，口腔感染后，吮奶时即可产生疼痛，从而出现拒吮现象
早产儿	原因是其身体尚未发育完善，吸吮功能低下，故常表现出口含奶头不吮或稍吮即止的现象

由上可知，婴儿拒吮的原因是多方面的，必须仔细分析，辨证治疗。若属口腔感染的，可用温水清洗口腔，然后涂些紫药水；鼻腔堵塞时，要动作轻巧地取出异物；属生理缺陷或疾病所致拒吮的，当去医院诊治。

10　挤乳喂养时需注意的问题

如果因为种种情况，确不能直接进行母乳哺养，需要挤乳喂养，那么，挤乳必须注意许多问题。

母乳奶瓶哺乳

挤出自己的乳汁装入奶瓶，特别是母亲生病，疲乏不堪或将婴儿交给别人照顾的时候，可用盛有母乳的奶瓶来喂养婴儿。挤出的乳汁可以冰冻保存达6个月之久。

育儿

双乳挤出乳汁

挤乳喂养不是一种束缚，可以从双乳挤出乳汁并把它放到已消毒容器里保存在冰箱内。这样就使得在母亲不在的时候能够喂养婴儿，其优点就是喂养婴儿的是母亲的乳汁。

可以用双手或吸奶器从双乳挤出乳汁。大多数妇女觉得用手挤乳汁比用吸奶器更为简便。开始挤乳前，备1个碗、1个漏斗和1个可以密封的容器，然后，用消毒液或沸开水将所有的用具消毒。手挤压法在头6周里都有些困难，因为双乳产乳还不充足，但应坚持用手挤压。最好的挤乳时间是在早晨，此时乳量最多，但如果晚间停止喂哺婴儿的话，那么，晚上挤乳则是最佳的时间了。可以毫不困难地挤出50毫升左右的乳汁。如果婴儿稍大，就必须每天至少挤乳4次，以维持乳汁供应。

为了保证乳汁继续供应，有些母亲认为上午是乳汁最旺盛的时候，哺乳后挤出剩余的乳汁是个好办法。所以，可以挤出所有剩余的乳汁使乳房排空，以使双乳能在下一次喂哺时产出更多的乳汁。

挤乳注意事项

如果必须弯身将就一个低的位置进行挤乳，那准会累得腰酸腿疼的。如桌子不够高，可以把盛乳汁的容器放在一叠书上。挤乳决不应该出现伤痛。如有，就说明没有按正确方法进行。每件用品和所有的容器均应消毒，双手必须洗净。如果担心婴儿习惯了奶粉喂养后不愿恢复母乳喂养，可试着用杯和茶匙给婴儿喂食挤出的母乳。杯和茶匙应事先消毒。

> ❤ **小贴士**
>
> 乳汁必须正确贮藏，不然的话，挤出来的乳汁就会像瓶装牛奶一样变坏。如果用这种乳汁喂养婴儿，他就会生病。一旦收集了乳汁，就把它立即放入冰箱里保存直到需用时才取出，它可保存48小时；也可以把乳汁冰冻，可保存达6个月之久；挤出来的乳汁可放在密封的消毒塑料容器里，不要用玻璃容器以防冻裂。

11　人工喂养不能完全代替母乳喂养

母乳喂养婴儿的好处是非常明显的。

首先，母乳中有婴儿必需的免疫抗体，母乳喂养的婴儿患病率明显低于非母乳喂养的婴儿。

其次，母乳中的蛋白质、碳水化合物的成分比例，适合婴儿消化吸收，其中补体、乳铁蛋白等成分，是其他任何乳品都不可比拟的。

世界卫生组织明确指出，婴儿至少要喂满4个月的母乳。因此，若不是母亲有病或母乳缺乏等客观原因，不要完全用人工喂养代替母乳喂养。

12　给幼儿喂菜汤、菜泥、水果泥的方法

母乳中维生素C含量不多，并常因母亲的膳食质量而变动，为保证婴儿维生素C的需要，常以菜汤供给。随着宝宝月龄的增加，妈妈的乳汁和配方奶粉已经不能满足宝宝快速生长发育的需求了。因此，从宝宝4个月起，妈妈要根据儿童保健专家的指导，为宝宝添加辅食了。蔬菜和水果是最好的辅食，深绿色和红色菜里除维生素C以外，还含有丰富的维生素A和钙、磷、铁等矿物质。4~5个月以后的婴儿除了喂菜汤外还应喂食菜泥、水果泥。

菜汤的制作法

先将新鲜的蔬菜如菠菜、小青菜、胡萝卜、空心菜等，选任何一种取50~100克，洗净，切碎。往锅内放适量水煮沸后将切碎的菜放入锅内。继以大火煮沸6~7分钟停止，开锅将菜及汤倒入消毒的漏勺内，漏下的菜汤盛入碗中，加少许盐即成菜汤，供食用。

菜泥的制作法

取新鲜绿色蔬菜或胡萝卜50~100克洗净，切碎。锅内加少许水煮沸后将蔬菜或胡萝卜加入，继煮7~8分钟煮熟烂。倒入清洁的漏勺中，去汤后用匙背压榨成细末过勺孔，去除粗纤维。剩下的倒入碗中即可食用。

水果泥的制作法

新鲜苹果50克，糖10克，将苹果去皮，切碎，下锅加水以大火煮软后，加入糖，放入清洁的铁筛内，用匙压迫过小孔，即成苹果泥。简单的苹果泥的做法：也可以将苹果洗净，削去皮，以小匙慢慢地刮，刮下的即成苹果泥，可供4~6个月婴儿食用。

菜汤的吃法

4~6个月的婴儿初次吃菜汤可从少量开始，第1次吃20~30克菜汤，适应了再增加至40~50克。

菜泥的吃法

初次吃菜泥的婴儿可逐步增加用量，第1次可喂1/2汤匙（10~15克），第2天如无反应增加到1汤匙（20克），3~4天后无反应，可增至2汤匙（30~40克）。

13　预防男婴睾丸扭转

睾丸扭转的典型表现是突然发作的阴囊疼痛，多数男婴伴有腹痛，少数则伴有恶心、呕吐。睾丸扭转分为鞘内扭转和鞘外扭转两种。鞘外睾丸扭转除了产生上述症状之外，还会出现精索增粗、睾丸上缩、移位等体征，诊断鞘外睾丸扭转并不困难。但鞘内型睾丸扭转除了前述一般症状之外仅有睾丸肿痛的体征，数小时后阴囊会红肿，如患儿未及时就医，或者被误诊为睾丸炎或附睾炎，就会延误手术治疗的良机，而造

成无法挽回的严重后果——切除睾丸。其原因是长时间睾丸扭转造成睾丸供血受阻，导致睾丸不可逆的坏死。但有些鞘内型睾丸扭转，单靠症状和体征很难确诊，这时尚需借助于多普勒听诊器或同位素扫描。

凡睾丸扭转发生后8小时内手术者，治疗效果大多是满意的。若超过12小时，则75%患儿的睾丸发生坏死，必须行睾丸切除，因此，对男婴的睾丸处疼痛要特别警惕睾丸扭转的发生，应该尽早就医。

14　正确保护婴儿的乳牙

长出乳牙

人一共有两副牙齿：乳牙和恒牙。最先长出的是乳牙。乳牙共有20颗，出牙有先后程序。最先萌出的是下腭的2颗中切牙，然后是上腭的2颗中切牙。出第1颗牙的年龄每个孩子都不一样，早的4个月就开始了，迟的可到10~12个月，平均是在7~8个月龄出牙，以后陆续萌出，到2岁半时20颗乳牙出齐。6岁以后开始脱乳牙换恒牙。

有些父母看到人家孩子出牙了，自己的宝宝还不出牙就感到非常奇怪，一般地讲，只要在1岁前能萌出1个牙齿来都不算出牙太迟。如果1岁后还未出牙就应该去找儿科大夫检查一下，看是不是有缺钙、缺碘等毛病。最好进行补钙和补碘了。

保护乳牙

婴儿在6个月左右就开始出牙，到2岁左右萌出全部乳牙，大约有20颗。乳牙一般持续6~10年时间，这段时间正是小儿生长发育的高峰时期，如果牙齿不好，会影响小儿对营养物质的消化吸收，妨碍健康，还会影响到小儿的容貌和发音。因此，必须十分注意保护乳牙。

在胎儿期就开始乳牙发育。乳牙的好坏一般决定于母亲妊娠期的营养。在乳牙萌出后，应注意以下问题：

时常保持口腔清洁。婴儿期虽然用不着刷牙，但每次进食后及临睡前，都应喝些白开水以起到清洁口腔、保护乳牙的作用。

保证足够营养。及时添加辅食，摄取足够营养，以保证牙齿的正常结构、形态以及提高牙齿对齿病的抵抗力。如多晒太阳、及时补充维生素D可帮助钙质在体内的吸收。肉、蛋、奶、鱼中含钙、磷十分丰富，可以促使牙齿的发育和钙化，减少牙齿发生病变的机会。缺乏维生素C会影响牙周组织的健康，所以要经常吃些蔬菜和水果，其中纤维素还有清洁牙齿的作用。饮水中的微量元素氟的含量过高或过低时，对牙齿的发育都是不利的。

专家坐诊

四环素以及其部分抗生素之类的药物会使小儿牙齿变黄及牙釉质发育不良，因此要慎重服用四环素等药。

形成正确的喝奶姿势。喝奶粉的婴儿，可因吃奶姿势不正确或奶瓶位置不当形成下颌前突或后缩。婴儿经常吸吮空奶嘴会使口腔上腭变得拱起，使以后萌的牙齿向前突出。这些牙齿和颌骨的畸形不但会影响孩子的容貌，还会影响其咀嚼功能。因此，婴儿吃奶时要取半卧位，奶瓶与婴儿的口唇成90度角，不要使奶嘴压迫上、下唇；不要让婴儿养成吸空奶嘴的习惯。

适当锻炼牙齿。出牙后要常给婴儿吃些较硬的食物，如饼干、烤面包片、苹果片、水萝卜片等等，以锻炼咀嚼肌，促进牙齿与颌骨的发育。1岁以后大牙（臼齿）长出后，应当经常吃些粗硬的食物，如蔬菜等，如果仍吃过细过软的食物，咀嚼肌得不到锻炼，颌骨不能充分发育，但牙齿却仍然生长，就会导致牙齿拥挤，排列不齐或颜面畸形，十分难看。

专家坐诊

如果发现乳牙有病要及时治疗。乳牙因病而过早缺失，恒牙萌出后位置会受影响，使得恒牙里出外进，造成咬合关系错乱，可导致多种牙病的发生，因此，必须及时诊治，否则会影响婴儿今后的容貌。

15　不要强行制止婴儿啼哭

婴儿大脑发育还不够完善，当受到惊吓、委屈或不满足时，就会哭。哭可以使孩子内心的不良情绪发泄出去，通过哭能调和人体七情，所以哭是有益于健康的。

有的家长在孩子哭时强行制止或进行恐吓，叫孩子把哭憋回去。这样做会使孩子的精神受到压抑，心胸憋闷，长期下去会导致精神不振，影响健康。当孩子哭时，家长要顺其自然，等孩子哭后就能情绪稳定，嬉笑如常了。

16　婴儿痢疾的预防

细菌性痢疾简称菌痢，是一种急性肠道传染病。菌痢的主要表现是发热、腹泻、大便脓血，伴有腹疼，重者可出现脱水、休克、抽搐等症状，甚至危及生命。

菌痢的发病是由于痢疾杆菌随污染的饮食经口进入胃肠后，在肠道大量繁殖，释放毒素，引起肠道的炎症病变。同时，毒素的吸收引起发热、全身不适等症状。如果毒素首先侵犯中枢神经系统就会引起脑中毒症状，病人抽风、昏迷、血压下降……这就是中毒性痢疾。

预防痢疾，一定要做到：大便后、吃饭前给孩子洗手，并养成习惯，最好用肥皂及流动水洗手，以防手上的致病菌随食品入口；生吃的瓜果、蔬菜一定要洗干净、消毒；腐烂变质、不新鲜的食品一定不给孩子吃；孩子的餐具要专用并经常消毒；如果家中有人得痢疾，应注意隔离，避免传染给孩子。

如果孩子得了痢疾要及时到医院检查治疗，按医嘱服药，千万不要吃两次药觉得腹泻好一些了就自行停药。最好在服药3天后复查大便，使常规检查正常后再服2~3天药。一般疗程为7天。除用药之外，还要注意适当休息，吃易消化的食品，如果孩子高热，可服用退热药和物理降温。若发生中毒性痢疾，则应尽早住院治疗。

17 婴儿脑震荡的预防

婴儿脑震荡不单单是由于碰了头部才会引起，有很多是由于人们的习惯性动作，在无意中造成的。比如，有的家长为了让孩子快点入睡，就用力摇晃摇篮，推拉婴儿车；为了让孩子高兴，把孩子抛得高高的；有的带小婴儿外出，让孩子躺在过于颠簸的车里等。这些一般不太引人注意的习惯做法，往往可以使孩子头部受到一定程度的震动，严重者可引起脑损伤，留有永久性的后遗症。

小儿为什么经受不了这些被大人看做是很轻微的震动呢？这是因为婴儿在最初几个月里，各部的器官都很纤小柔嫩，尤其是头部，相对大而重，颈部肌肉软弱无力，遇有震动，自身反射性保护功能差，很容易造成脑损伤。

18 婴儿心律失常的预防

窦性心律不齐

表现为随呼吸而改变，吸气时心率增快，深吸气时更为明显，呼气末期心率减慢。在发热、运动、情绪紧张、哭闹或用阿托品后心律不齐消失。

窦性心动过速

表现为小儿正常心率因年龄而异，如新生儿心率超过200次/分；1岁以下超过160次/分；1~2岁超过140次/分；2~6岁超过130次/分；7~12岁超过120次/分，这被称为窦性心动过速，常见于运动、紧张、哭闹、发热、贫血、出血、休克、心肌炎、心力衰竭等。其他如甲状腺功能亢进及某些药物如阿托品、麻黄碱等影响也可引起心率过速。

病窦综合征

这是由于窦房结功能衰竭而引起的激动产生和传导发生障碍。小儿可由心肌炎、心肌病、洋地黄中毒、先天性心脏病引起。临床特点是持久而显著的窦性心动过缓，心率不随运动、哭闹、发热而增加。除心动过缓外还可出现阵发性室上性心动过速，所以也称心动过缓—心动过速综合征，简称"快—慢综合征"。

阵发性室上性心动过速

此病约有60%发生在健康儿童身上，5%~10%病人原有预激综合征，亦可见于上呼吸道感染、先天性心脏病、心肌炎、缺氧、洋地黄中毒、甲状腺功能亢进等。4个月以下婴儿多见，常突然发作，此时可出现烦躁不安、面色苍白出冷汗、四肢凉、呼吸急促、拒奶、呕吐、口唇发绀等症状，可持续数秒、数分钟或数小时而突然停止。血压低，听诊时可发现心音弱，心律快而规则，新生儿可达300次/分，婴儿可达200~300次/分，年长儿可达160~180次/分。

期前收缩

正常心脏跳动的起搏点是在心脏窦房结，而期前收缩是由异位节律点提前发出激动而引起心脏搏动。按异位节律点出现的部位不同，可分为房性期前收缩、室性期前收缩和交界性期前收缩。这些症状可以通过心电图检查来确切诊断。

房室传导阻滞

可由心肌炎、先天性心脏病、风湿性心脏病、药物中毒（如洋地黄）、低血钾等原因引起。按受阻程度可分为1、2、3度。1度一般无症状，心电图表现P–R间期延长。2度可出现心脏漏跳现象。3度由于心律过慢，可出现急性心源性脑缺氧综合征，这是十分危险的，需要及时去医院诊治。

19 婴儿结核病的预防

婴儿脑震荡不单单是由于碰了头部才会引起，有很多是由于人们的习惯性动作，在无意中造成的。比如，有的家长为了让孩子快点入睡，就用力摇晃摇篮，推拉婴儿车；为了让孩子高兴，把孩子抛得高高的；有的带小婴儿外出，让孩子躺在过于颠簸的车里等。这些一般不太引人注意的习惯做法，往往可以使孩子头部受到一定程度的震动，严重者可引起脑损伤，留有永久性的后遗症。

小儿为什么经受不了这些被大人看做是很轻微的震动呢？这是因为婴儿在最初几个月里，各部的器官都很纤小柔嫩，尤其是头部，相对大而重，颈部肌肉软弱无力，遇有震动，自身反射性保护功能差，很容易造成脑损伤。

20 及时预防接种

上个月给婴儿注射了三联针（百白破混合制剂）的第2针。这个月应注射第3针，这样就完成了百日咳、白喉、破伤风3种疾病的第1次免疫注射过程。以后到1岁半、6~7岁时，还要加强两次免疫。此后，孩子便获得了对这3种病的持续而良好的免疫力。

大部分孩子在注射三联针后都有些不适，常表现为发热，吃奶不好，在打针的局部稍稍有些红肿，孩子比以前爱哭闹了。这些现象家长必然很担心，其实这是正常的反应，一般2~3天就会好的。如果体温超过了38.5℃，可以给孩子吃点退热药阿鲁片。如果发热持续3日不退，并出现皮疹、咳嗽等症状，就要请医生给孩子看看有无其他不适。

出生第六个月

1 产后6个月该怎样护理宝宝

6个月的宝宝，从母体中得到的抗体已经逐渐消失，宝宝得传染病的概率增大。少数宝宝在这个月开始长牙，妈妈要帮宝宝清洁口腔。

宝宝活动能力更强了，所以要帮助他做一些翻身、站立、独坐的练习。

2 宝宝6个月时的生长发育指标

体重	第六个月宝宝的体重会增加500～650克。到第六个月底时，宝宝的体重可达7500～8000克
身高	第六个月底时，宝宝的身高可达63～69厘米
头围	第六个月底时，宝宝头围可长到41～43厘米
运动发展	宝宝手部的动作在6个月以前，几乎是用手掌抓握物品，6个月大以后拇指和食指可以对指握物；6个月以前的宝宝，大多只用一只手抓东西，同时另一只手会松开，现在则可以两手同时抓东西，并会把玩具从这一手换到另一只手。宝宝会自己由侧卧转为俯卧，也可以从俯卧翻到仰卧。此时可训练宝宝练习自己改变体位。训练时要注意不要使脸部受压迫，时间也不可以太长。6个月的宝宝一般坐着的时间不长，常常会歪向一边。为了不影响宝宝的脊椎发育，练习坐的时间不可太久，否则容易造成驼背

3 香烟烟雾对婴儿有哪些影响

据美国对婴儿的调查结果：若婴儿在进食时家长在室内吸烟，烟雾在空气中缭绕，婴儿往往发出阵发性尖声啼哭，同时双拳紧握，双膝屈曲，颜面发红等。这些症状是胃肠道痉挛引起的。统计结果发现，如婴儿双亲每人每日吸1~10支烟，婴儿发生腹绞痛者占45%；双亲每人每日吸11~20支烟，婴儿发生腹绞痛者为69%；双亲每人每日吸烟达20支以上时，婴儿患腹绞痛可达90%。婴儿的嗅觉、味觉都比成人敏感，在婴儿进食时，香烟烟雾的异味可刺激婴儿的迷走神经，导致婴儿胃肠道发生痉挛性收缩，使婴儿产生剧痛，发出尖声啼哭。为了婴儿的身心健康，父母及家人不要吸烟，一定要为婴儿创造一个舒适、清新、安全的生活环境，况且大人吸烟对自己本人也没有什么益处。

4　为什么母婴不宜同睡一个被窝

有的母亲习惯于与自己的婴儿同睡一个被窝，尤其到了寒冷的冬天，母亲怕孩子冷，搂着孩子睡觉，这种现象在农村较为普遍，其实，这种做法很不卫生，对孩子是有害的。

搂着孩子睡觉会使孩子吸氧不足。人脑组织的耗氧量最大，一个成人脑组织的耗氧量占全身耗量的1/5，而孩子愈小，脑耗氧量占全身耗氧量的比例也愈大，婴幼儿可高达1/2。如果父母搂着孩子睡觉，父母的呼吸会使周围空气中的二氧化碳含量增高，睡眠中的孩子感到呼吸困难，脑供氧不足，因而引起睡不稳、易做噩梦和半夜哭闹，睡在父母中间的婴儿会更甚。婴儿长期在这种缺氧的环境中睡眠，会影响脑组织的新陈代谢，严重者还会影响孩子的正常发育。

同时，人体的代谢产物有400多种，包括二氧化碳、一氧化碳、烃、丙酮、苯、醛等，在空气流通的情况下，这些污染物会迅速扩散，不会造成污染。房间里，特别是在被窝里，这些污染物的浓度已经到了不容忽视的程度，如果婴儿长期受到这些污染物的污染，对婴儿健康发育是极不利的。

另外，搂着孩子睡觉也容易发生压伤、窒息和意外，因这种意外而死亡的婴儿也不乏其例。搂着孩子睡觉，大人孩子都得不到舒适、自由的休息，不利于疲劳恢复和自由活动。一旦母亲患了流感或皮肤病，由于婴儿的免疫力和抵抗力低弱，就容易通过呼吸、皮肤接触传染给婴儿。

 小贴士

为了母婴的健康，婴儿还是与母亲分床睡好，让婴儿单独地睡在可以灵活搬动的小床上，大人睡觉时，把小床搬到大床边，以便夜里照顾。

5　用小手指捏食品有哪些好处

婴儿一过6个月，手的动作会变得更加灵活，已经可以用手抓东西往嘴里放，也许他要显耀自己的能力，不管是什么东西，只要能抓到手就喜欢送到嘴里。有些父母会担心婴儿吃进不干净的东西，阻止婴儿这样做，这是不科学的。婴儿发育到一定阶段就会出现一定的动作，这代表着他的进步，他能将东西往嘴里送，这就意味着他已在为日后自食打下良好的基础，若禁止婴儿用手抓东西吃，可能会打击他们日后学习自己吃饭的积极性。因此，父母应该从积极的方面采取措施，可以把婴儿的手洗干净，让他抓些饼干水果片等"指捏食品"，不仅可以训练他手的技能，还能摩擦牙床，以缓解长牙时牙床的刺痛。饼干、水果片通常是这个月龄婴儿最先用手捏起来吃的食物，他会把这些东西放在嘴里吸，也会用牙床咬，经过一番辛苦，能吃进去一部分，另一部分会沾到手上、脸上、头发上和周围的物品上，父母最好由他去，不必计较这些小节，重要的是让婴儿体会到自食的乐趣。

6　断奶时间及断奶方法

　　断奶是一件痛苦的抉择，这时的宝宝还不完全习惯改吃其他食品，一般都是又哭又吵，显得非常烦人。不过，断奶也有一定的方式方法，有些母亲在乳头上涂上黄连或辣椒，宝宝仍然要吃，会使宝宝受苦，母亲乳头受损伤。最好的办法是母亲不抱宝宝，到另外的房间睡，宝宝醒时由父亲哄哄喂点开水或奶粉，这样过1周就可以断奶了。母亲抱宝宝会产生条件反射而泌乳，宝宝会自己寻找乳头吃到母乳。母亲不抱孩子，少喝汤水，奶的分泌会自然减少，如果系上1条毛巾可以帮助回奶，有1周完全不喂就能完全断奶。千万别用吸奶器，不要用手挤，因为吸和挤都会使泌乳增加，用毛巾略紧地束上1~2天可以减少奶胀和自动消退胀满。

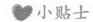

小贴士

　　断奶最好避开夏季，因为夏天宝宝易患消化不良和腹泻。如果宝宝在夏季时满周岁，不妨提前在春末断奶，这样是非常有利的。

7　半岁以内不要多饮果汁

　　果汁的特点是维生素与矿物质含量较多，口感好，因此乐于被宝宝接受，但最大的缺陷在于没有对宝宝发育起关键作用的蛋白质和脂肪。如果喝很多果汁，由于果汁抢占了胃的空间，因而正餐摄入减少，而正餐（如母乳或奶粉）才含有宝宝所需的蛋白质、脂肪，宝宝常饮果汁可破坏体内营养平衡，招致发育迟缓的恶果。年龄越小，此种恶果越易发生。不足6个月以上者也要限制饮用量，以每天不超过100毫升为妥。

8　婴幼儿喂养中的误区

常用葡萄糖代替其他糖

　　如果常用葡萄糖代替其他糖，肠道中的双糖酶和消化酶就会失去作用，使胃肠"懒惰"起来，时间长了就会造成消化酶分泌功能低下，导致消化功能减退，影响小儿生长发育。

用麦乳精代替奶粉

　　麦乳精的营养价值远远低于奶粉，如麦乳精中蛋白质的含量仅为奶粉的35%，食用麦乳精只能增加热能，不能供给机体足够的营养。

用果汁代替水果

　　一些家长常给孩子喝橙汁、果味露或橘子汁，以代替吃新鲜水果，这是错误的。因为新鲜水果不仅含有完善的营养成分，而且在孩子吃水果时，还可锻炼咀嚼肌及牙齿的功能，刺激唾液分泌，促进孩子的食欲，而各类果汁里皆含有食用香精、色素等食品添加剂，且甜度高，会影响宝宝食欲。

用鸡蛋代替主食

过多吃鸡蛋会增加宝宝胃肠负担，甚至引起消化不良性腹泻。因此，宝宝吃鸡蛋不宜多，一般每天1~2个鸡蛋就足够了。

9 辅食的添加原则

1. 添加的辅食必须与宝宝的月龄相适应。辅食过早或过晚添加，都会对宝宝的健康有不良影响。过早添加辅食，宝宝会因消化功能尚欠成熟而出现呕吐和腹泻，消化功能发生紊乱；而过晚添加会造成宝宝营养不良，甚至宝宝会因此拒吃非乳类的流质食品。

2. 添加辅食应从一种到多种。要按照宝宝的营养需求和消化能力逐渐增加食物的种类。刚开始时，只能给宝宝吃一种与月龄相宜的辅食，待尝试了3~4天或一周后，如果宝宝的消化情况良好，排便正常，再让他们尝试另一种，千万不能在短时间内一下子增加好几种。

3. 添加辅食应从稀到稠。宝宝在开始添加辅食时，都还没有长出牙齿，因此妈妈只能给宝宝喂流质食品，逐渐再添加半流质食品，最后发展到固体食物。

4. 添加的辅食应从细小到粗大。这不仅锻炼了宝宝的吞咽功能，为以后逐步过渡到固体食物打下基础，还让宝宝熟悉了各种食物的天然味道，养成不偏食、不挑食的好习惯。

5. 遇到宝宝不适要立刻停止添加。宝宝吃了新添的食品后，妈妈要密切观察宝宝的消化情况，如果出现腹泻，或便里有较多黏液的情况，就要立即暂停添加该食品，等宝宝恢复正常后再重新少量添加。

6. 添加辅食应从少量到多量。每次给宝宝添加新的食品时，一天只能喂1次，而且量不要大。

7. 吃流质或泥状食品的时间不宜过长。通常宝宝在开始添加辅食时，都还没有长出牙齿，因此流质或泥状食品非常适合他们消化吸收。但不能长时间给宝宝吃这样的食品，因为这样会使宝宝错过发展咀嚼能力的关键期，可能导致宝宝在咀嚼食物方面产生障碍。

8. 培养宝宝进食的愉快心理。妈妈在给宝宝喂辅食时，最好选在宝宝心情愉快和清醒的时候喂食。宝宝表示不愿吃时，千万不可强迫宝宝进食。

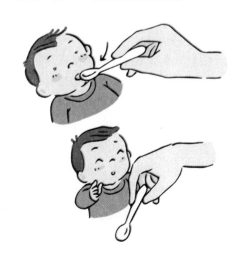

9. 不可很快让辅食替代乳类。有的妈妈为了让宝宝吃上丰富的食品，在宝宝6个月以内便减少母乳或其他乳类的摄入，这种做法很不可取。因为宝宝在这个月龄，主要食品还是应该以母乳或配方奶粉为主，其他食品只能作为一种补充食品。

10　婴幼儿营养不良症的治疗

婴幼儿营养不良是一种慢性营养缺乏症，多见于3岁以下的婴幼儿，主要表现为体重减轻，逐渐消瘦，严重时伴有各器官的功能减退。

发病原因

1. 多为长期饮食不足，母乳不足，喂养的质量低劣，饮食习惯不良等，或长期缺乏蛋白质。

2. 急、慢性疾病：如迁延性肺炎、长期腹泻、结核等。

3. 先天营养不良。

4. 多胎儿、双胎儿、未成熟儿、先天不足，出生后需要营养高，但消化力薄弱，造成营养不良。

病状表现

营养不良的诊断：根据体重减轻程度和皮下脂肪消失程度，分为3度。脂肪减少有一定顺序：首先是腹部，然后是躯干、四肢和臀部，最后是面部。所以有的孩子身上很瘦，而面部还是胖乎乎的，就是这个道理。

Ⅰ度营养不良，体重低于平均值15%~25%，仅腹部皮下脂肪减少；Ⅱ度营养不良，体重低于平均值25%~40%，腹部皮下脂肪近于消失，躯干、四肢皮下脂肪明显减少，面部皮下脂肪也减少；Ⅲ度营养不良，体重低于平均值40%以上，全身各处的皮下脂肪近于消失，明显消瘦呈皮包骨状，皮肤弹性消失，多皱褶，似老人样面容。其他方面表现为皮肤干燥、松软、苍白、运动功能差，严重者影响智力发育。容易并发营养不良性水肿、贫血、各种维生素缺乏、易患感冒、肺炎及消化不良等。

预防与治疗

婴幼儿营养不良是完全可以预防的。首先，母乳是婴儿最好的食品，所以要提倡母乳喂养，如果母乳不足或无母乳，应采取合理混合喂养或人工喂养，动物乳类以牛乳或羊乳为佳，不应单独以米糊类喂养。随着小儿年龄的增长，必须添加各种辅助食品，以满足小儿生长发育所需要的各种营养物质。及时治疗原有疾病。

婴幼儿营养不良的治疗，应注意寻找病因，积极处理。调整饮食，补充营养要根据不同年龄、病情轻重、原有饮食习惯等，由少到多逐渐调整和增加，选择适合患儿消化能力及符合营养需要的食物，并给予足量维生素，例如：单纯用乳儿糕喂养而发生营养不良的婴儿，治疗时应先加少量牛乳代替一部分乳儿糕，逐步增加奶粉量，减少乳儿糕量，避免突然改变食物的质或量而引起腹泻。因疾病引起营养不良的小儿，应首先治疗原有疾病，疾病控制后，营养不良才有可能逐渐恢复。同时还应注意促进消化和代谢功能，例如：捏脊、割治疗法及口服消化酶等。

11 培养婴儿良好习惯

家长要在意培养孩子良好的生活习惯，生活要有规律，孩子的饮食、睡眠、游戏等都应有固定的时间。生活有规律的孩子，会更健康、快乐，不爱生病，也不爱哭闹缠人。这样，家长能够节省很多的精力和时间去做其他的工作和家务。

当小儿会坐之后，就要训练他坐盆大便的习惯。最好要定时、定点坐盆，并教他用力。当小儿有大小便表示时，如突然坐立不安或用力"吭吭"的时候，就应该让他坐盆，逐渐形成习惯，不要随便在床上、在玩的时候大小便。

12 婴儿口水多的处理

孩子6个月左右，由于出牙的刺激，唾液分泌增多。而孩子又不能及时咽下，就会出现流口水的现象，这是一种正常现象。这时要注意给孩子戴围嘴，并经常洗换，保持干燥。不要用硬毛巾给孩子擦嘴、擦脸，而要用柔软干净的小毛巾或餐巾纸来擦。

小儿在出牙时，除流涎外，还会出现咬奶头现象，个别孩子还会出现低热，这都是正常现象，家长不必担心。

13 维生素D缺乏性佝偻病的治疗

佝偻病是因缺乏维生素D而引起的一种常见的营养缺乏症。维生素D缺乏时，人体中钙磷代谢异常，肠道摄取钙、磷的能力降低，同时，肾脏排磷增加。

骨的主要成分是钙盐和磷盐，当血液中钙磷含量不足时，特别是磷降低时，骨样组织钙化受到影响，骨骼生长缓慢，严重时发生骨骼畸形。

人体内维生素D有两个来源，一是内源性，经日光中的紫外线照射，皮肤能合成维生素D；另一个是外源性，即从食物或药物中得到维生素D。

发病原因

引起佝偻病的主要原因是婴幼儿户外活动少，摄取紫外线不足，尤其在北方，家长怕孩子着凉，常常整个冬天闷在屋里，不见太阳，所以活动性佝偻病秋天开始增多，到第2年3~4月发病最多。其次由于食物中钙、磷不足，或钙、磷比例不合适，例如母奶中钙、磷比例合适（2：1）易吸收。牛奶中钙虽比母奶多，但钙与磷比例为

1.2∶1不易吸收。婴幼儿时期生长发育迅速，如维生素D和钙补充不够就容易患佝偻病。维生素D和钙的吸收利用下降而较易发生佝偻病。

病状表现

骨骼改变是佝偻病的主要表现，此外，还有神经精神症状和肌肉松弛等。佝偻病活动早期主要表现为神经精神症状，小儿爱急躁、出汗多、睡眠不安、睡惊、夜哭、枕秃。活动期主要是骨骼改变。

头部：颅骨软化多见于6个月以内的小婴儿，用手指轻按枕、颞部，有按乒乓球样感觉。前囟和骨缝边缘也有软化现象，但在3月以上的婴儿才有诊断意义。头颅变形多见于8~9个月以上患儿，最早见方颅，严重者可见马鞍形或十字形。患儿前囟闭合晚，1岁半仍未闭全。出牙晚，10个月后才出牙，或见出牙顺序颠倒，牙质缺乏釉质而患龋齿。

胸部骨骼改变：有肋骨串珠（前胸肋骨一部分像算珠子样鼓起）；肋缘外翻，严重的可见鸡胸（胸骨向外突出）、漏斗胸（胸骨下部凹陷）。

四肢：手镯和脚镯多见于6个月以上。患儿手腕和足踝部呈钝圆形环状隆起。到小儿会站立开始走路后因骨质软化及肌肉关节松弛在身体重力影响下造成下肢弯曲。出现罗圈腿（两足跟靠拢时膝向外弯曲）和"X"形腿（双膝靠拢时双足分开向外）。其他骨骼变化还有脊柱弯曲、骨盆扁平等。活动期佝偻病还有全身肌肉松弛，表现颈部无力，坐、站、走较正常孩子晚，腹肌无力使腹部膨隆如青蛙肚子。佝偻病患儿血液化验则有血钙、磷、碱性磷酸酶含量的变化，骨骼X线检查也有特异的改变，结合临床表现可确定佝偻病的诊断。

治疗方法

佝偻病患儿用维生素D和钙治疗。应根据病情轻重和活动状况决定用量和给药方法。还要多带孩子到户外散步，多受到日光照射，多吃含钙丰富的食物。中医以补肾、壮骨、健脾、益气为主，治佝偻病常用龙骨、牡蛎等药味。

佝偻病的预防应从孕妇做起。孕期和哺乳期妇女要多晒太阳。每天最好有2小时户外活动，或口服钙剂，同时服维生素D每天5000~10 000国际单位，每天应摄入钙800~1000毫克。目前有高效钙如"益钙灵"、"肾骨散"，疗效高且便于服用。要提倡母乳喂养、户外活动。婴幼儿维生素D预防用量每天400国际单位。早产儿头3个月用量加倍，要同时注意钙的补充。目前有补骨液，钙含量高，且易于吸收，补钙效果较好。

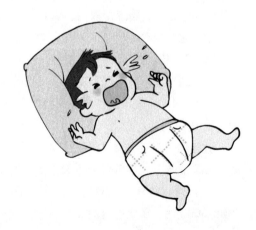

出生第七个月

1 产后7个月该怎样护理宝宝

产后7个月宝宝长出了牙齿，所以要在辅食中加一点半固体的食物，使宝宝的牙齿得到适当的刺激，有利于长牙。

7个月后的宝宝，患佝偻病、缺铁性贫血、高热惊厥、腹泻的概率显著增高。增加母乳和辅食的量，并保持清洁卫生，可使宝宝免遭这些常见疾病的侵袭。感染疾病时，要及时送医院诊治。

这时宝宝的智力发育很快，多与宝宝说话、逗玩、做适当的体操，可促进宝宝智力的发展和体格的发育。

2 宝宝7个月时的生长发育指标

体重	第七个月宝宝体重增加500～550克，到第七个月底时，宝宝体重达8000～8600克
身高	到第七个月底，宝宝的身高为65～70厘米
头围	到第七个月底，宝宝的头围为41.5～43.5厘米
运动发展	第七个月的宝宝肌肉迅速发育，动作发展很快，宝宝这时会独坐，但时间不太长。已经会翻身和独坐的宝宝，要让他在床上或地上练习各种翻身动作。可以用玩具在宝宝前面逗引，用手抵住宝宝的脚掌帮助宝宝向前移动，直到宝宝学会用手、脚将身体撑起向前移动时，才算会爬行。爬行在宝宝的脑部发育过程中，有着重要的意义。爬行能促进眼、手、脚的协调，加强视觉和听觉的功能，可以锻炼宝宝的意志力

3 为什么婴儿的后脑、后背忌拍打

要知道在后脑和脊椎骨的椎管内有中枢神经和脊髓神经。如果用力拍打孩子的后脑及后背部，则会产生压强和震动，很容易使孩子的中枢神经受到损伤。因此，孩子的后脑、后背忌拍打。

育儿

4 不宜断奶的情况

婴儿如有以下情况不宜断奶。

该婴儿从未添加过辅食，消化道对断奶后食品没有适应的能力，如果采用突然断奶会给婴儿带来不利，引起消化功能紊乱、营养不良，影响小儿生长发育。

婴儿患病期间不应该断奶。断奶时母婴的身体都发生变化。小儿患病时，再加断奶，将使病情加重或造成营养不良。

炎热的夏天不宜断奶。夏天天气炎热，小儿消化能力差，稍有不慎，就可以引起消化道疾病，故不应断奶。

5 婴儿的奶粉不宜过浓

一些家长在给婴儿冲奶粉时，总认为冲得浓一些，营养就会丰富，其实，这种想法与效果背道而驰。原因是奶粉中含有较多的钠离子，若奶粉的含量过高，其中的钠离子也会增多，这些钠离子没有适当稀释，而被婴儿大量吸收，就会使血清中的钠含量升高，而对血管的压力增强，致使婴儿的血压增高，这样极易引起婴儿脑部毛细血管破裂或出血，甚而出现抽筋、昏迷。因此，小儿不宜喝过浓的奶粉。开水冲奶粉的稀释比例最好是4：1，即4份开水对1份奶粉。

6 不要给婴儿穿得太暖

孩子穿的衣服薄厚也应适宜，穿得太少，孩子的手、脚都发凉，容易生病；穿得太多，活动起来不方便，一动就会出汗。出汗之后，再一受风更容易着凉。俗话说，"要想小儿安，三分饥和寒。"也就是说，要想让小儿平安不生病，只需要吃七分饱，穿七分暖就行了，若吃得过饱，穿得过多，反而容易生病。

7 不要给孩子盖厚被子

如果孩子在夜间睡着之后总是踢被，家长应该注意不要给孩子盖得太多、太厚，特别是在孩子刚入睡时，更要少盖一点儿，等到夜里冷了再加盖。稍微盖薄一些，孩子不会冻坏，盖得太厚，孩子感觉燥热，踢掉了被子，反而容易着凉感冒。

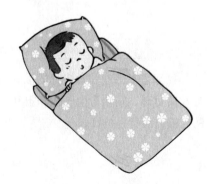

8　培养婴儿坐盆的习惯

为了培养孩子的良好卫生习惯，到孩子会坐的时候，便可以逐渐培养大小便坐便盆了。这时婴儿还坐不稳，一定要由家长扶着，但坐盆的时间不能太长。开始只是培养习惯，一般孩子不习惯，一坐盆就打挺，这时不要太勉强，但每天都要坚持让孩子坐，这样训练几次就可以了。

♥ 小贴士

孩子最好用塑料的小便盆，盆边要宽而且要光滑。这样的便盆不管夏天还是冬天都适用。搪瓷便盆，到了冬天很凉，孩子不愿坐。

9　预防幼儿脊柱侧弯

引起脊柱侧弯的原因很多，有先天的，也有后天的。妊娠4~7周，是胚胎脊柱发育形成的时期，此时孕妇体内外环境变化的刺激，都可导致胎儿发生脊柱畸形。婴儿学坐学得过早，或刚学坐时坐的时间过长，幼儿坐的姿势不正确，都易导致脊柱侧弯。

早期发现小儿脊柱侧弯征象

当小儿以立正姿势站立时，两肩不在一个水平面上，高低不平。两侧腰部皱纹不对称。

双上肢肘关节和身体侧面的距离不等。如果发现以上情况，应及早到医院诊治。

预防小儿脊柱侧弯要注意

婴儿不要坐得过早，长时间地坐着，婴儿容易疲劳，也容易造成脊柱弯曲。幼儿坐的姿势要正确，桌、椅的高低要合适；写字、看书时要坐正，不要歪着趴在桌面上，同时应适当地变换体位与休息，以免造成脊柱侧弯。

10　婴幼儿急性化脓性中耳炎的治疗

本病是因化脓病菌如链球菌、葡萄球菌、肺炎球菌等侵入中耳而发生，为婴幼儿多见的耳病。因婴幼儿抵抗力弱，较易患上呼吸道炎及各种疹热病，咽鼓管短，位置低而平，平卧吃乳，易反胃呛咳，带菌分泌物可侵入咽鼓管，婴儿中耳常遗有胚胎期的结缔组织，容易发生感染。这些因素均易导致鼓室发炎。

育儿

临床表现

1. 发热：体温在38.5℃～40℃或以上，鼓膜穿孔流脓后，体温可降至正常。

2. 耳痛：年长儿可诉耳痛，可放射至头部及齿部。鼓膜穿破流脓后疼痛减轻。婴幼儿不会诉说耳痛，则哭闹烦躁不安，常用手抓耳。有明显的胃肠症状，如食欲缺乏、呕吐、腹泻等，极似胃肠道疾病，间有惊厥及颈部强直。

3. 本病如不及时治疗，可发生下述并发症：

①急性乳突炎。

②急性化脓性脑炎。

③重症婴儿腹泻。

治疗方法

急性化脓性中耳炎若能及时治疗，多能控制流脓并使穿孔愈合，恢复听力。治疗若不及时可迁延成慢性。

全身疗法

立即使用有效的抗菌药物及磺胺药消炎，治疗全身性疾病，如上呼吸道感染、肺炎等。

局部疗法

保持耳部清洁，清洗外耳道脓液，用各种消炎药水滴入耳内。如用3%过氧化氢液洗耳：将药滴入耳内，2～3分钟后，使患耳朝下倒出药水，反复2～3次，然后用棉签清拭干净。清除耳周围病灶，治疗鼻炎、鼻窦炎、增殖体炎或扁桃体炎。

11 婴儿出大汗的防治

孩子比较爱出汗，这是因为小儿体内的新陈代谢旺盛，产热多。出汗是体内散热的主要方式，再加上小儿神经系统发育不完善，调节功能差，因此爱出汗。

如果孩子只是出汗多，但精神、面色、食欲均很好，吃、喝、玩、睡都正常，一般就不是有病。

患有活动性佝偻病、结核病和其他神经血管疾病以及慢性消耗性疾病的孩子汗多，特别是夜间入睡后出汗多，同时伴有其他症状，如低热、食欲缺乏、睡眠不稳、易惊等，应该去医院检查，找出病因，及时治疗。

12 缺铁性贫血症的预防方法

幼儿缺铁性贫血以7个月到2岁的孩子为最高。宝宝缺铁时可导致听觉和视觉发育及学习能力下降，甚至会出现"异食癖"，喜欢吃粉笔、土块等异物。血清中铁的含量与智商成正比。

缺铁性贫血的预防，应以饮食中补铁为主。严重贫血幼儿需要在医生监护下服用铁剂。虽然许多食物中都含有铁，但有些食物中铁却不易被吸收，如菠菜虽含铁，但草酸易与铁结合从而使铁不易被吸收。所以食物中铁的吸收率是十分重要的，动物的血红蛋白易于吸收，动物血和脏腑类食物对防治贫血有良好效果，每周至少应安排1~2次肝之类的食物，以保证宝宝有容易吸收的铁元素供应。

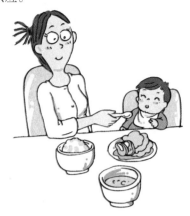

13 婴幼儿不要乱用镇咳药

应当明确诊断，确定引起咳嗽的病因并积极采取相应的治疗措施。首先控制感染，口服抗感染药物，消除炎症；或对抗过敏原，配合对症治疗，才能使止咳祛痰药收到良好的效果。

对一般咳嗽的治疗应以祛痰为主，不宜单纯使用镇咳药。只有因胸膜、心包膜等受刺激而引起的频繁剧咳，或者只有当痰液不多而频繁发作的刺激性干咳，影响病人休息和睡眠时，以及为防止剧咳导致并发症（如肺血管破裂、肺气肿、支气管扩张、咯血）时，才能短时间地使用镇咳药。对咳嗽伴有多痰者，应与祛痰剂（如氯化铵、溴己新、乙酰半胱氨酸）合用，以利于痰液排出和加强镇咳效果。

对痰液特别多的湿性咳嗽如肺脓肿，应该谨慎给药，以免痰液排出受阻而滞留于呼吸道内或加重感染。

专家坐诊

对持续1周以上的咳嗽，并伴有反复或伴有发热、皮疹、哮喘、肺脓肿症的持续性咳嗽，应及时去医院明确诊断或咨询医生。除用药外还应注意休息，注意保暖，忌食刺激性食物。

育儿

出生第八个月

1 产后8个月该怎样护理宝宝

常带着宝宝到外面去活动活动，开阔宝宝的视野，将有助于宝宝的智力发育。

宝宝能够听懂大人简单的语言，同时会用声音和动作，做出正确的反应。

水痘、腮腺炎是7~8个月以上婴幼儿容易得的传染病，还可能引发脑炎等其他疾病。父母应该随时注意宝宝的健康状况，并且避免宝宝接触到感染源。

2 宝宝8个月时的生长发育指标

体重	第八个月宝宝的体重会增加200~300克。到第八个月底时，宝宝的体重为8300~8800克
身高	第八个月底时，宝宝的身高为68~72厘米
头围	第八个月底时，宝宝的头围为42.5~44厘米
运动发展	8个月大的宝宝，可以自己抓住栏杆站起来，同时学会了手的粗细动作技巧，会用拇指、食指抓住小东西，还会把蒙住小脸的纱布拉下来。另外一个进展是单手抓握发展到双手配合活动。两手可以同时抓握，还学会了放入、倒出等新的技巧
知觉发展	随着宝宝与外界接触的增多，父母可以随时观察他们感兴趣的事物。这时父母要利用日常生活中经常碰到的各种事物来训练宝宝的知觉发展，如常带他去公园看其他的小朋友做游戏，以增强宝宝的视觉功能

3 小儿呕吐时应忌食哪些食物

呕吐，是食物由胃经口吐出的一种症状，许多病症都有呕吐的症状表现。这里讲的小儿呕吐，是婴儿以呕吐为主的胃肠道疾病。

婴儿患胃肠道疾病时比较容易发生呕吐，这是因为婴儿时期，胃呈水平低，胃部肌肉发育不全，贲门肌肉较弱，幽门肌肉紧张度较高，故发生呕吐的机会更多。中医认为胃司受纳，主通降。凡外邪犯胃，胃失和降，以致胃的纳降功能失常，反降为升，则导致呕吐，小儿脏腑娇嫩，发育尚未完全，脾胃功能较弱，故哺养小儿时应忌食油腻食物。这类食物可伤害脾胃，使胃不纳，脾不运，乳食不化则停积于胃，脾胃纳降功能失调而致呕吐。如小儿经常呕吐，临床多见于急性胃炎、肠炎、高热等疾病。因此，食物忌口除针对不同疾病采取不同的忌口外，凡呕吐者一定要忌服不宜消化和油腻粗糙之食物，包括鱼、肉、辛辣油炸之食品；如哺乳患儿因呕吐而口渴多喂乳汁，可增加消化道负担而加重呕吐，呕吐物多呈黄或白色奶瓣（皂块），味酸臭等。

与此同时，还应忌服生冷瓜果类食物，否则寒邪入胃，损伤胃气，致胃寒不能腐熟水谷，通降无权，胃气上逆而呕吐加重。

❤ 小贴士

　　辛辣煎炒类食物亦须忌服，以防温热燥邪伤胃，使胃津耗伤，胃气上逆，胃火上攻致呕吐。总之，小儿呕吐时应忌食油腻辛辣煎炒类食物及生冷瓜果，以避免病情加重，应多给予饮水或糖盐水少量多次饮服。

4　婴儿居室为什么忌放花卉

　　要知道花卉除了花粉致病外，某些部位也含有毒素，例如：仙人掌的汁有毒，如果它的刺扎破皮肤会发炎；夹竹桃的枝叶中含有夹竹苷，误食以后会很快中毒；丁香、茉莉花有强烈的香味，会引起过敏反应。因此，花卉忌放置在婴儿居室。

5　婴儿为什么忌洗澡过多

　　要知道婴儿皮肤角质层软而薄，血管丰富，吸收能力非常强，如果洗澡次数过频，或洗澡时使用药皂及碱性强的肥皂，会因皮肤表面油脂去除而降低皮肤防御功能。因此，婴儿洗澡忌过频。

6　为什么忌挤压婴儿乳头

　　新生儿出生前受母体内分泌激素的影响，出生后乳腺会逐渐增大，并且有少量乳样分泌物，这是婴儿正常的生理现象。如用手挤压，则可引起局部红肿，甚至感染化脓，严重的可导致新生儿败血症。

育儿

7 预防婴儿断奶综合征

断奶，传统的方式往往是当决定给孩子断奶时，就突然中止哺喂，或者采取母亲与孩子隔离几天等方式。如果此时在孩子断奶后没有给予正确的喂养，孩子需要的蛋白质没得到足量供应，长此下去，往往造成婴幼儿的蛋白质缺乏，可出现小孩发育停顿，表情淡漠，头发由黑变棕，由棕变红，兴奋性增加，容易哭闹，哭声不响亮，细弱无力，腹泻等症状。这种孩子脂肪并不少，看上去营养还可以，并不消瘦，但皮肤常有水肿，肌肉萎缩，有时还可见到皮肤色素沉着和脱屑，有的孩子因为皮肤干燥而形成特殊的裂纹鳞状皮肤，检查可发现肝脏肿大。这些都是由于断奶不当引起的不良现象，医学上称为"断奶综合征"。

如果母亲因断奶而与孩子暂时分开，则孩子精神上受到的打击更大。蛋白质摄入不足和精神上的不安使孩子消极，抵抗力下降，易患发热、感冒、腹泻等病。预防断奶综合征的关键在于合理喂养和断奶后注意补充足够的蛋白质。

正确的断奶方法是将婴儿期以母乳为主的饮食逐步过渡到以粥、饭为主，渐渐添加各种辅助食品至接近成人饮食的过程。正常发育的孩子1岁左右就该断奶，最好不超过1岁半，一般选择春秋季节，孩子健康状况良好时断奶最佳。一般不宜在夏天断奶，因夏天易发生消化道疾病，为了使孩子适应断奶后营养供应，应从出生后4个月开始吃菜汁、米汤、豆浆等；6个月可喂蛋汤、菜泥等；7~8个月可喂蛋糕、鱼肉松等，以后可吃粥、面条、饼干、肉等。孩子的食物应单独做，要求精细、干净，并要煮烂，不要吃大人的食物或大人嚼过的食物。

专家坐诊

如果出现断奶综合征，应积极进行饮食调整，给予每日每千克体重1~1.5克蛋白质，同时多吃些新鲜蔬菜和水果来补足维生素，这样孩子就会很快获得好转和痊愈。

8 婴儿适宜用乳糖

乳糖是乳品中唯一的糖，对宝宝有许多好处。天然的乳糖可以提供热能，也能促进肠内有益细菌的繁殖，有利B族维生素的合成：乳糖可以转换为乳酸，有助于溶解矿物质，促进钙、铁、磷、镁及其他矿物质的吸收。此外，许多病菌都无法在酸性的环境中生存；乳糖也不会使婴儿肥胖。

婴儿奶粉中大量添加其他的糖，如玉米糖浆、麦芽糖或一般的蔗糖，足以造成重大的伤害。这些糖对于有益细菌的繁殖不利，无法促进B族维生素的合成或矿物质的吸收，甚至刺激小肠中碱性消化液的分泌，阻碍其他矿物质的吸收。

与乳糖相比，这些糖都太甜了，容易使宝宝增加赘肉，并且吃糖成癖，易造成日后严重的蛀牙。婴儿躺在床上自己吸奶，或以奶瓶喝果汁，奶粉及果汁中的糖累积在牙床及牙齿上，形成酸性并适合蛀牙细菌生存的温床，最后只好拔除蛀坏的牙齿。因此，不要让宝宝躺在床上自己吸奶，也不要给他加糖的安抚奶嘴。

许多小儿科医生过于热衷让婴儿长得快，却忽略吃太多糖的婴儿其皮肤会松软、苍白、缺乏弹性，且经常患肠绞痛、腹泻、感染。如过度喂食可能导致童年时期肥胖，成年之后也一样肥胖。哺育母乳的婴儿绝对不会过胖。有一位年轻的母亲按照医生的指示，每天用加水的玉米糖浆喂食早产的女儿，却不知这种方式将严重减少婴儿的蛋白质摄取量，损坏她的头脑。

⑨ 婴儿不宜多吃蜂蜜

蜂蜜是营养丰富的滋补品，但蜂蜜在生产、运输和储存等一系列过程中，极易受到肉毒杆菌的污染。而肉毒杆菌适应环境的能力甚强，既耐严寒，又耐高温，能够在连续煮沸的开水中存活6~10小时。

因此，即使经过一般加工处理的蜂蜜，也仍有一定数量的肉毒杆菌芽孢存活。平时这些芽孢无法生长和释放毒素。然而，这些芽孢一旦进入婴幼儿体内，尤其是进入1岁以下的婴儿体内，因婴幼儿的免疫系统尚未成熟，它们便迅速发育成肉毒杆菌，并释放出大量的肉毒素。这些毒素毒性甚强，据说1毫克即可致万名婴儿于死命。

另据调查，目前婴幼儿急死症中，有5%的婴儿是因肉毒素中毒而引起死亡的。所以，婴幼儿最好不要多吃蜂蜜，尤其是1岁以下的婴儿，不宜食用蜂蜜。

⑩ 培养婴儿生活习惯

大便

8个月的孩子已经能坐得很好了，每天要让他自己坐盆大小便，在坐便的时候不要让他吃东西，也不要让他玩，不要坐的时间太长，大小便完后就起来。

按时吃和睡

如果孩子不能按时吃和睡，也不必着急，每到该吃的时候，继续喂他吃，但不必强迫他吃；到该睡的时候仍然把他放在床上去睡。当他做得好的时候就称赞他，长时间坚持下去，就能使孩子养成有规律的生活习惯。

11 培养进食习惯和喂养指导方法

培养良好的进食习惯

定时、定量、定场所喂食。形成心情愉快的进食气氛，可以伴随播放一些轻松柔美的背景音乐，音量适当小些。

养成良好的卫生习惯，先洗手洗脸，给婴儿带上小围嘴或垫上小毛巾，并准备1块潮湿的小毛巾随时擦净脏物。要1次喂完，不要吃一点又玩，玩一会儿又吃。掉在地上的东西不应再吃。

喂养指导

中、晚餐可以辅食为主，为断奶做准备。宝宝一天的食物中仍应包括：五谷类、动物类、豆制品类、果蔬类等，营养搭配要适当，不可偏废。

12 注意下列食物不宜喂1岁以内的宝宝

酒、咖啡、浓茶、可乐等刺激性比较强的饮料，以免影响神经系统的正常发育。

糯米（江米）制品如元宵、粽子，水泡饭、花生米、瓜子、炒豆等不易消化和易误入气管的食品。

太甜、太咸、油腻、辛辣等刺激性食物，如肥肉、巧克力等等，以免消化不良。

少吃冷饮，因冷饮含糖高并含食用色素，易降低食欲引起消化功能紊乱。

刺激性太强的，如姜、山芋菜、咖喱粉及香辣料较多的食品等不要喂。如果孩子吃的是大人的菜，则稍微有一点点也没关系。

不易消化的章鱼、墨鱼、竹笋、牛蒡之类最好不喂。

太咸的东西，如腌咸的鲑鱼、酱油煮的小鱼小虾和咸菜等都不宜给宝宝吃。不过，有的孩子很喜欢吃，但也只能吃极少的一点点儿。

13 不宜让婴幼儿过分大笑

有些家长喜欢把小宝宝逗得笑声不绝，其实这会给孩子的成长带来不良的后果。

过分逗笑，不但会造成婴幼儿瞬间窒息、缺氧，引起暂时性脑缺血，时间长了，还会使婴幼儿形成口吃和痴笑；婴幼儿过分张口大笑，还容易发生下颌关节脱臼，久而久之会形成习惯性脱臼；另外，在睡前逗笑，会影响婴幼儿正常入睡；在吃东西时逗笑，会使婴幼儿咽部的反射功能紊乱，乳汁和食物也会随着气流吸入气管，引起婴幼儿剧烈呛咳、发喘、憋气，有时还会把婴幼儿的气管堵住，几分钟后就会造成婴幼儿死亡。

因此，和小宝宝逗笑不能过度，更不能逗得小宝宝笑声不绝。

孩子8个月时应到所属社区医院保健科、社区保健站、农村卫生站注射麻疹预防针。

麻疹是一种病毒引起的急性传染病，发病时可有高热、眼结膜充血、流泪、流鼻涕、打喷嚏等症状，3~5天后，全身出现皮疹。出麻疹的孩子全身抵抗力降低，这时若护理不好，或环境卫生不良，很容易发生并发症。最多见的是麻疹并发肺炎、喉炎、脑炎或心肌损害，严重者可以死亡。得过麻疹的人可以终身免疫。

注射麻疹预防针的目的是提高小儿血中抗麻疹病毒的抗体水平，使之对麻疹产生免疫力，避免发病。个别情况即使发病也很轻微，不至于危及生命。

当家长感到孩子不活泼、不爱玩或吃饭不香时，别忘了给他测体温，看他是否发热了。

有的家长只用手摸摸孩子的前额，这是很不准确的。有时候孩子体温正常，摸着他的头也许感觉热。有时孩子低热，摸着感觉是正常的。还有的时候是家长的手太凉或太热，所以不能正确估计出孩子是否发热。最准确的方法是测量体温。

给孩子测量的体温计不能放在口里，因为他也许会把体温计弄破，割破口、舌或咽下水银，这是很危险的。给婴儿测体温只能在腋下或肛门处测量。在量体温之前，先将体温计中的水银柱甩到35℃以下，然后把体温计夹在小儿腋下，体温计要紧贴小儿皮肤，不要隔着衣服。由家长扶着小儿的手臂约3~5分钟，取出观察体温计上的度数。

小儿正常体温是36℃~37℃（腋下）。

如果孩子发热，应让他卧床休息，多喝开水，体温太高时以物理降温，如酒精擦浴、冷毛巾湿敷、头枕冷水袋等，也可服退热药片。

家长还要观察一下孩子其他的症状，如是否呕吐、腹泻、咳嗽、气喘等，以便带他去医院看病时给医生详细地介绍，协助医生作出正确的诊断。

看病之后，就要按医嘱吃药，只要没有出现特殊情况，就不要接连不断地去医院。

喂药前不要喂奶，也不要让孩子喝太多的水，以免喂药时引起呕吐。喂药时，勺子不要顺着舌头直往里插，这样容易呛着，应把勺子从孩子的嘴角处插入，倒在舌边稍停一下，等到咽下时再将勺拿出，动作要轻巧。喂药后可给少量的酸味果汁，以避免呕吐。如果孩子不合作，或是药味过苦，可在勺里放点果酱，哄其吃下。

在喂胶囊药粉时，有时需要一粒的一半，而一粒胶囊丸分开后，两个半粒都无堵头，吃药时难免撒在嘴里，小孩因此呕吐。最好的办法是用饭粒或面食堵住被分开的开口处，这样既节约，又可达到预期的效果。

育儿

出生第九个月

1　产后9个月该怎样护理宝宝

宝宝的服装应舒适、卫生、美观。

宝宝由爬到直立站起来，再到学走路，由此逐渐拓宽生活的范围。父母应帮助宝宝适应新环境，同时也要协助宝宝做一些运动，有益于宝宝动作的发展。

2　宝宝9个月时的生长发育指标

体重	第九个月期间宝宝的体重会增加250～300克。到第九个月底时，宝宝的体重为8600～9100克
身高	到第九个月底时，宝宝的身高为69～73厘米
头围	到第九个月底时，宝宝的头围为43～45厘米
长牙	宝宝长出乳牙3～4颗。如宝宝还未长牙，就是长牙迟缓
运动发展	宝宝扶着东西能比较稳当地站着，有的宝宝还会单手扶站，但不能自行由站立到坐下。双手的活动较敏捷，能用拇指、食指夹取较小的东西，会从抽屉里取出玩具，能将手中的玩具随意扔掉。还会出现偏用右手或左手的习惯

3　婴幼儿补钙的误区

不能过多地补钙。补钙虽然重要，但并非多多益善，对于不同年龄的人有不同的标准，要严格遵照中国营养学会推荐的中国人每日钙的供应量。如果一个正常人每天补钙超过2000毫克，不仅造成浪费，且还会产生不良反应。宝宝摄取热能为4 180千焦的食物中，就含有100毫克的钙，他们的收缩压就会降低2毫米汞柱。由于宝宝年龄小，舒张压的变化不易测出。动脉血压是循环功能的一个重要指标，血压偏低，血流迟缓，就会影响机体组织的血液供应，妨碍正常活动尤其对头部影响更大。宝宝处在发育期，如前期血压偏低，不仅精力不集中，思维迟钝，智力低下，而且还容易患心脏病，因此宝宝切不可过高补钙。

钙盐中维生素D含量并非多就好。人如果每天服用400国际单位以上的维生素D，就有可能引起维生素D中毒，具体表现为食欲下降、恶心、腹泻、头痛等症状，因此选择钙品时一定要注意它的维生素D含量。

宝宝在补钙的同时应补锌补铁，锌能抑制钙的吸收，缺锌可降低机体免疫能力，因而患儿多病，患病又影响锌和钙的摄入和吸收，形成恶性循环，影响宝宝生长发育。铁是构成红细胞内血红蛋白的主要成分，在体内参与氧气的运转、交换和组织呼吸过程，人体内72％的铁存在于血红蛋白中。

专家坐诊

婴儿6个月以后，因体内原有的铁已耗尽，母乳中含铁量又很低，此时极易发生缺铁性贫血。因此在补钙的同时应积极补锌、补铁。

4 婴儿出牙期的营养保健

婴儿在6个月以前没有牙齿，吃奶时，靠牙床含住母亲乳头，进食其他半固体无渣食物时，也靠牙床将食物压烂，牙床是一道半圆形黏膜突起，比较坚硬，可以上下合拢。到6个月左右，婴儿开始出牙，出牙是牙齿发育和婴儿生长发育过程中的一个重要阶段。出牙的过程是覆盖牙齿上的牙槽骨自动吸收，牙根生长，将牙冠顶出牙龈。当牙冠将牙龈顶开1个小口以后，牙冠与牙龈之间的潜在间隙与口腔相通，口腔里的细菌就会进入这个间隙，可使牙龈发生轻度炎症，出现红肿痒痛。出牙的时间和顺序是有一定规律的，下牙略早于上牙，常常是成对萌出，6~9个月出门牙，12~14个月出第1颗大牙，14~18个月出犬齿，第2颗大牙则要到2岁时才长出。但是不同孩子经常有差异。若1岁时未萌出门牙，或3岁时未出齐20颗乳牙，则要到医院检查是否发育有障碍。

婴儿出牙时一般无特别不适，但个别婴儿可出现突然哭闹不安，咬母亲乳头、咬手指或用手在将要出牙的部位抓划，口水增多，甚至有的婴儿会发热，食欲缺乏，腹泻和生口疮等，这些症状可能与牙龈轻度发炎有关。此时，母亲要耐心护理，分散婴儿的注意力，母亲不要用手或筷子去抓划牙龈。若小孩自己咬破或抓破牙龈，可涂少量龙胆紫药水，一般不需服药。因为一旦牙齿萌出，牙龈红肿和上述症状就会自行消失或减轻。

由于出牙与婴儿添加辅助食品的时间几乎一致，若婴儿出现腹泻等消化道症状，则可能是出牙的反应，也可能是抗拒某种辅食的表现，可以先暂停添加，观察一段时间就可知道。

婴儿在6个月后，开始对小食品感兴趣，大人可把蔬菜果条放在他面前的小桌上，示范给他看如何吃，让他学习，他可随时拿来咬嚼，在进食时，他如果要吃，也不要阻拦。这样经过一段时间的训练，婴儿就会脱离只会吮食物的阶段，而学会咀嚼。婴儿经常吃些蔬菜果条，不但有利于改掉吮手指或吮奶瓶嘴的不良习惯，而且还使牙龈和牙齿得到良好刺激，减少出牙的痛痒。对牙齿的萌出和牙齿功能的发挥都有好处。

♥ **小贴士**

婴儿在咀嚼食物时，必然增强整个牙颌系统的运动，这种功能性运动对整个颌面和牙齿的生长发育都是必不可少的，它能使颌骨变得更加强大且与其他部位更加协调，以便乳牙和将来的恒牙能整齐地排在上面，保证成年时有一口漂亮的牙齿。

5　常吃些粗糙耐嚼食物对牙齿有益

不少家长总喜欢让自己的孩子吃些细软的食物，认为这样有利于消化和吸收。但小儿若长期吃细软食物，则会影响牙齿及上下颌骨的发育。因为小儿咀嚼细软食物时费力小，咀嚼时间也短，可引起咀嚼肌的发育不良，结果上下颌骨都不能得到充分的发育，而此时牙齿仍然在生长，会出现牙齿拥挤，排列不齐及其他类型的牙颌畸形和颜面畸形。

若常吃些粗糙耐嚼的食物，可提高幼儿的咀嚼功能，乳牙的咀嚼是一种功能性刺激，有利于颌骨的发育和恒牙的萌出，对于保证乳牙排列的形态完整和功能完整很重要。儿童平时宜吃的一些粗糙耐嚼的食物有：白薯干、肉干、生黄瓜、水果、萝卜等。

6　教婴儿开始说话

多多表扬和鼓励

宝宝到9个月时就能听懂父母的话了。宝宝是喜欢受表扬的，因为一方面他已能听懂父母常说的赞扬话，另一方面他的言语动作和情绪也发展了。他会为家人表演游戏，如果听到喝彩称赞，他就会重复原来的语言和动作。这是他初次体验成功欢乐的表现。而成功的欢乐是一种巨大的情绪力量，它形成了宝宝从事智慧活动的最佳心理背景，维持着最优的脑力活动状态，它是智力发育的催化剂，它将不断地激活宝宝探索的兴趣和动机，极大地促进他形成自信的个性心理特征，而这些对于宝宝成长来说，都是非常宝贵的。

对孩子的每一个小小成就，父母要随时给予鼓励，不要吝啬赞扬话，而要用丰富的表情、由衷的喝彩、兴奋地拍手、竖起大拇指等动作以及一人为主、全家人一起称赞的方法，营造一个"强化"的亲子气氛。这种"正强化"的心理学方法，会促使宝宝健康茁壮地成长，逐渐成为通情达理之人。

教宝宝说话

孩子说出的第一个词，常常是"妈妈"，这简直像天使的声音。这是因为他的成长是离不开妈妈的。妈妈和他接触最多，是他最亲近的人。"妈妈"一词发音比较容易，当他模仿"妈妈"这个词的发音时。妈妈总是兴奋地答应着他："妈妈在这儿呢!"终于，宝宝理解了!他看到了喂他、抱他、为他换尿布、洗澡，给他爱抚、与他玩耍的人和"妈妈"这个词之间的联系。于是，他开始有目的地、主动地叫"妈妈"。

也许有的宝宝先说的第1个词不是"妈妈"，而是"爸爸"。或者，他全然不考虑"妈妈"和"爸爸"，而先说"不"这个词，或者说"还要"等等。总之，宝宝说的第1个词究竟是什么，完全取决于他的经验，取决于父母平时教他学习的是什么，并非孩子天生带有偏向母亲或父亲的感情因素。

8~9个月是宝宝在1岁前最善于模仿的时期，要充分利用这些宝贵的、最利于进行语言教育的月份，教给他许许多多的东西，这对日后的教育会起到事半

功倍的效果。那么怎样教他说话呢?

父母必须对宝宝说话、说话、再说话，逐渐形成语言定势。要用与他生活有密切关系的简短的词，用普通话教他。这些词主要是名词和动词，以及某些称赞或否定词。要结合他认识亲人、身体、食物、玩具，并配合日常生活中的动作教给他。

当他说"儿语"时，不要重复它。而应当用柔和的词语，把正规的语言教给他。

当宝宝指着他想要的东西时，父亲要鼓励他一边指着东西一边发出声音来，教他由打手势与声音相结合，到最后用词代替手势。

要使他经常保持愉快情绪，一不高兴他就会哭，愉快时就咿呀学语，而宝宝的语言正是在咿呀学语中发展起来的。在其他条件相等的情况下，愉快的孩子比不愉快的孩子学话要快些、好些。

经过父母的努力，婴儿到1岁时，掌握的词汇就会比一般的孩子多得多，天资就会显得非常聪慧。

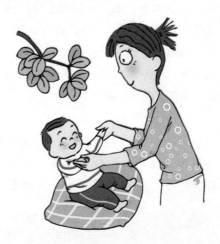

在小儿生长发育期间，许多不良的口腔习惯能直接影响到牙齿的正常排列和上下颌骨的正常发育，从而严重影响了容颜面部的美观。

下列不习惯应及时纠正：

咬物

一些儿童在玩耍时，爱咬物体（如袖口、衣角等），这样在经常咬物的牙弓位置上易形成局部小开牙畸形。

偏侧咀嚼

常见一些小儿在咀嚼食物时，常常固定在一侧，这种一侧偏用一侧废用的习惯形成后，易造成单侧咀嚼肌肥大，而废用侧因缺乏咀嚼功能刺激，使局部肌肉废用萎缩，从而使面部两侧发育不对称，造成偏脸或歪脸。

吮指

婴儿一般在3~4个月时，常有吮指习惯，一般在2岁左右逐渐消失。

如果3岁后还有这种动作，就属不良习惯，由于手指经常被含在上下牙弓之间，牙齿受到压力，使牙齿正常方向的萌出受到阻力，而形成局部小牙，即上下萌牙之间不能咬合，中间留有空隙。

同时由于经常做吸吮动作，两颊收缩使牙弓变窄，形成上前牙前突或开唇露齿不正常的牙颌畸形。

张口呼吸

后果是可使上颌骨及牙弓受到颊部肌肉的压迫，限制了颌骨的正常发育，使牙弓变得狭窄，前牙相挤排列不下引起咬合紊乱，严重的还可出现下颌前伸，下牙盖过上牙，即俗称"兜齿""瘪嘴"。

舔舌

多发生在替牙期，可使正在生长的牙齿受到阻力，致使上下前牙不能互相接触或把前牙推向前方，而造成前牙开牙畸形。

偏侧睡眠

这种睡姿使颌面一侧长期受到固定的压力，造成不同程度的颌骨及牙齿畸形，两侧面颊不对称。

下颌前伸

即将下巴不断地向前伸着玩，可形成前牙反颌，俗称"地包天"。

含空奶头

一些婴儿喜欢含空奶头睡觉或躺着吸奶，这样奶瓶压迫上颌骨，而婴儿的下颌骨则不断地向前吮奶，长期反复地如此动作，可使上颌骨受压，下颌骨过度前伸，而形成下颌骨前突的畸形。

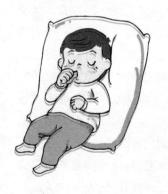
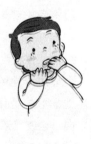

　　孩子该长的牙一直没有长出来，家长就应该带孩子到医院去检查。我们知道，牙齿是由颌骨里的牙胚逐渐发育钙化而成的，如果颌骨里天生就没有这个正常的牙胚，自然在这个部位也就不会长出牙来了。经过照X光片证实颌骨里没有牙胚，医学上把这种情况就叫做先天性缺失牙。

　　常见的先天性缺失牙多发生在上颌和下颌的第3磨牙，也就是"智齿"。这个牙齿在人类牙齿发育中属于退化牙。随着人类文明程度的不断提高，食品的加工日益细腻，人们咀嚼也就不那么费劲了，根据用进废退的道理，人的颌骨逐渐变小，牙齿也发生了退化。当退化完全时，颌骨里就没有牙胚生成，自然也就不会长出牙来了。因此，第3磨牙的先天性缺失牙并不属于病理性的，也就是说不需要治疗。

专家坐诊

　　有一些因素，如遗传因素、全身性疾病（结核病、佝偻病等），使牙齿的胚芽破坏或发育受阻，也可能引起先天性缺失牙。发现孩子的牙没长出来，到医院检查后证实是先天性缺失牙，就应该请大夫根据缺牙的数目、部位、牙齿的排列和咬合关系等不同的情况，采取相应的治疗方法。

育儿

9　多生牙的预防方法

　　正常人的牙齿是有一定的数目和形态的。凡是在正常数目额外长出的牙，医学上称为多生牙。多生牙的数目可以是1个也可以是多个，以1~2个最为多见。

　　多生牙的危害在于它占据了正常牙在牙列中的位置。正常牙受到多生牙的拥挤。只好从牙床的旁边长出来，形成错位，造成牙齿排列不齐，甚至形成双层牙。

　　对于多生牙的处理应该是及早拔除。但有的多生牙在生长的早期没引起人们的注意，等发现时它已经长在牙列中了，如果这个牙齿的形态、大小基本正常，且在牙列中排列得还算整齐，牙齿的咬合关系也没有出现异常的情况，可以保留这个多生牙，但是这种情况比较少见，一般的多生牙是应该尽早拔除的，以利其他恒牙的正常萌出。

正常的双尖牙在咀嚼面上有2个尖，如果在2个尖的中央多长出一个又高又细的小尖，称为"畸形中央尖"。畸形中央尖最好发的牙位是下颌第5个牙，而且往往是对称出现在左右两侧。

中央尖内部有一个小腔和下面的牙髓腔相通。当有中央尖的双尖牙长出来以后，牙面和上面的牙齿接触，中央尖很容易被磨损或者被折断。这样，中央尖内的髓腔暴露出来，与外界相通，成了牙髓感染的通道。牙髓感染，将引起根尖周炎、根尖脓肿等，严重的可以使牙根停止发育。

如果发现孩子长出的牙齿是畸形中央尖，应该尽早到医院去。口腔科大夫将会为孩子治疗。一般的处理是分次将中央尖磨低，1次磨低一点，1个月左右磨1次，逐渐地磨除，不断地刺激牙髓组织，在中央尖腔的顶部有新的牙本质形成，新的牙本质可以封闭牙髓腔，不使其外露。

如果中央尖已经被折断，出现了明显的牙髓炎症状，或者感染已经蔓延至牙根部，则应该马上到医院请大夫治疗。早期可以进行牙髓治疗或者根管治疗。如果根尖破坏得严重，反复治疗效果不好，可能就要拔除患牙了。

孩子生病了，家长很着急，很多家长要求医生给孩子打针，以便使孩子好得快些。

其实，吃药还是打针应根据病情及药物的性质、作用来决定。有些病口服用药效果好，如肠炎、痢疾等消化道疾病，药物通过口服进入胃肠道，保持有效浓度，能收到很好效果。还有一些药只能口服，不能注射，如止咳嗽糖浆等，所以家长不能只迷信打针。

药物被口服之后，大部分都能够被身体所吸收，经过血液循环运送到全身而发挥作用。通过注射给药，药物吸收快而规则，所以有些病是打针效果好。但是打针痛苦大，还有可能造成局部感染或损伤神经（虽然概率很小），反复打针，局部会有硬结，肌肉收缩能力减弱，少数发生臀大肌挛缩症，还得要进行手术治疗。

所以，孩子有病，能口服药的应尽量口服为好。

12 预防流行性腮腺炎

流行性腮腺炎是腮腺炎病毒引起的一种以儿童、青少年感染为主要对象的急性呼吸道传染病，多见于冬春季。临床特征为腮腺单侧或双侧肿大、疼痛、发热，也可波及附近的颌下腺、舌下腺及颈部淋巴结。并发症可见睾丸炎、卵巢炎、胰腺炎、心肌炎、脑炎。腮腺炎病毒是后天获得性耳聋的重要病因之一，且此种耳聋往往是不可逆的。对腮腺炎的预防更为重要的意义是在于预防其并发症。腮腺炎减毒活疫苗是控制腮腺炎流行的有效方法。接种对象：8个月龄以上腮腺炎易感者。接种反应：一般无局部反应。在注射6~10天时少数人可能发热，一般不超过2天。

专家坐诊

目前，我国已进口了美国默沙来公司研制推广的三价麻疹、流行性腮腺炎、风疹疫苗（M—M—R2疫苗），可同时预防3种传染病。接种反应：常见的接种反应是在接种部位出现短时间的热感及刺痛，个别受种者可在接种疫苗5~12日出现发热或皮疹。

13 淋巴结肿大的治疗

淋巴系统是身体的自然防卫组织，可以抵抗感染和毒素的侵入，浅表的淋巴结群存在于颈部、腋窝、腹股沟、膝盖后面以及耳朵前后。

孩子淋巴结肿大，最常见的原因是感染。肿大的部位取决于感染的位置。喉和耳朵感染可能会引起颈部淋巴结肿大；头部感染会使耳朵后的淋巴结肿大；手或手臂感染会使腋窝下淋巴结肿大；脚和腿部感染会引起腹股沟淋巴结肿大。

孩子最常见的是颈部淋巴结肿大，母亲很容易注意到孩子的这一部位，带孩子让医生检查后才能放心。以大多数人来说，咽喉痛、感冒、牙齿发炎（脓肿）、耳朵感染或昆虫叮咬都是引起淋巴结肿大的原因。不过假如淋巴结肿大出现在颈部前面正中间或是正好在锁骨上方，你就必须考虑感染之外的原因，如肿瘤、囊肿或甲状腺功能紊乱。

大多数母亲一看到孩子颈部淋巴结肿大，首先想到的是肿瘤，这是自然反应，肿瘤的确也是引起孩子淋巴结肿大的一个原因，不过感染是更为多见的原因。对此，进行血和尿的化验、X线检查、皮试以及活体切片检查等，可以证实医生的诊断。

育儿

出生第十个月

1 宝宝10个月时的生长发育指标

体重	第十个月宝宝的体重增加200～300克。到第十个月底体重达8800～9400克
身高	到第十个月底时，宝宝的身高为70～74厘米
运动发展	能自己从座位中站起来，自己独立站一会儿，还能将一个玩具放入另一玩具中，会用两只手捏起很小的东西

2 婴儿感冒时应注意哪些问题

婴儿是很容易染上疾病的。当婴儿患感冒时，我们应注意以下几点：

首先，必须每天测量3次体温，做好记录。大便形状和流鼻涕、咳嗽等情况也应记录下来。这些东西对医生的诊断是很有用的。

其次，应该注意房间内的环境。不但要保持适当的温度（21℃~23℃），也要注意相对湿度，一般以60%为宜，但冬季干燥时，应想办法用热水锅的水蒸气等来提高空气的湿度。此外必须做好房间的换气工作，使室内空气流通。如果高热使婴儿觉得不舒服，不妨先用水枕和冰枕（使用时必须先用毛巾包好），但若小孩不喜欢时，也不必勉强。

第三是食物问题。由于感冒时容易并发腹泻，因此可以充分尊重婴儿的"反抗"，暂时不给杂乱食物，能用母乳喂哺最好。

此外，别忘记补充足量的水分，特别是在发热的时候，更是需要补充。至于用药方面，发病的第1天可以用市售的感冒药，但次日应该用医生开的处方。感冒多是受到病毒的感染所致，由于出生后6个月左右的婴儿是最没有免疫力的时期，因此要注意不让婴儿从父母兄弟姐妹等那里受到传染。在感冒流行期间，最好不要带小孩子到人多的公共场所。

3 使婴幼儿膳食多样化

世界上没有一种单一的食物可以全面满足婴幼儿的营养需要，所以食物必须多样化，既要有动物性食物，也要有植物性食物。谷、豆、肉、蛋、奶、蔬菜、水果、油、糖、调味品样样要齐全。多种食物合理搭配，比例适当。同时进食，取长补短，才能充分利用。动物性食物属酸性食物。蔬菜、水果、豆类、牛奶等是碱性食物。正常人的体液为弱碱性，当体液为弱碱性时不易疲劳，免疫力强，不易生病。

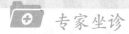

专家坐诊

　　婴幼儿自己调节酸碱平衡的功能不成熟，多吃肉，不爱吃蔬菜的孩子就易生病，所以偏食的婴幼儿抵抗力差，容易生病。各种食物都吃，各种营养素都齐全，这样才有利于婴幼儿健康成长。

4　强化食品的种类及选择

　　我国家庭自制的断奶期辅食一般都不是强化的，如蔬菜汁、果泥、胡萝卜泥、肉泥、肝泥、肉菜糊等，我国食品厂生产的断奶期配方食品大多是多种营养素强化的，强化的营养素，大都是断奶期婴儿比较容易缺乏的几种，如维生素A、维生素D、维生素B$_2$和钙、铁、锌、碘等矿物质。应注意的是目前市售的以谷、豆类为基础的断奶期配方食品有2类：一类是按国家标准（GB）强化的配方食品；另一类则是超标准强化的特殊食品。有的配方食品超过国家标准（GB）规定的数倍量强化，食用时应注意说明，正常婴儿应限量食用。

　　婴幼儿强化食品是指为增加营养而加入了天然或人工合成的营养强化剂（较纯的营养素）配制而成的婴幼儿食品，选购时要注意包装说明、厂名、食用对象、方法和保存期、保存方法。要结合自己的孩子情况选购，最好能在保健医师的指导下使用，不可乱用。关于婴儿食品和强化食品，我国已制定了标准（GB）及强化食品卫生管理法规。规定可以强化的食品范围以及允许的强化品种和剂量。对于特殊的强化食品我国目前尚未制定法规，选购时均应严格按说明使用，不可过量，以免影响婴幼儿食欲和引起不良反应。

5　继续提高钙的摄入

　　钙是人体骨骼发育不可缺少的重要元素。宝宝这个年龄身高增长较快，不久又要长恒齿，对钙的需求量仍要达到每月1克的标准，但由于我国的饮食配备不当的习惯，这一标准很难达到，所以宝宝在这个年龄时，仍应补充钙剂。

　　幼儿肠道对钙的有效吸收需要一定的钙磷比例，否则肠道中的钙与磷会相互结合而排出。粮食中含磷很高，所以食物中的钙含量也有必要提高，否则钙便不能被有效吸收，易出现佝偻病。

育儿

如果每日保证摄入400毫升奶粉，可增加0.4克的钙的摄入量，此外合理的烹饪也可以增加钙的摄入，到必要时也可补充钙剂。下面介绍几种增加钙的摄入的烹饪方法：

醋泡蛋，使蛋壳中的钙溶解在醋中，将醋和蛋全部服用。

炖酥鱼，用葱、姜铺底，将鱼排放在上，加醋慢火炖烂，使鱼刺和鱼头都酥了，可完全吃下。鱼鳞也是很好的钙剂，可不去。

压力锅炖鸡或肋软骨，可使鸡骨炖酥，在吃时可将骨头嚼碎咽下。

在做肉馅时可调入虾米皮。

6　婴幼儿的山楂食疗方法

由于小儿消化功能不健全，对营养物质的吸收消化较差。因此，小儿宜多食能消食化积、散瘀行滞的山楂。常用的山楂食疗方如下：

山楂汤

即山楂一味煎汤饮，尤宜于食肉不消的儿童。

山楂饼

用山楂、白术各120克，神曲60克，均研末，蒸饼丸，梧桐子大，每服70丸。可治儿童食积。

山楂粉

用山楂肉不拘多少，炒研为末，用蜜和砂糖拌，每服3~6克，水送服；尤宜于小儿痢疾赤白相兼者。

山楂丸

茴香、山楂各等分，研细末，盐、酒调和，空腹热服，可治小儿腹痛。

7　婴儿缺锌的预防方法

"锌"是一种人体内必不可少的微量元素。如果锌缺乏，就会发生一些疾病或引起小儿生长障碍。缺锌的小儿一般都食欲不好，又矮又瘦，免疫力低下，很爱生病。特别容易患消化道或呼吸道感染、口腔溃疡等。如果小儿患上锌缺乏症，可以服用硫酸锌治疗。

专家坐诊

缺锌的孩子平时应注意膳食要合理，动物食品要占一定比例。同时要养成孩子良好的饮食习惯，不要挑食、偏食。

8　婴幼儿扁桃体炎的防治

扁桃体炎是儿科的常见病、多发病。宝宝扁桃体发炎时会发热、嗓子疼和轻度的咳嗽，需要服用抗生素或其他消炎药消炎。如果治疗不及时或不规则常会复发。得过扁桃体炎的幼儿，到5~6岁后甚至到青春期仍未能完全制止复发可引发风湿病或肾炎。而这2种病又是很容易合并严重的并发症的病症，严重者会威胁到生命。许多内科专家便认为最好在幼儿或少年时期把反复发作的扁桃体——这一风湿病和肾炎的病灶切除掉，以根绝后患。

大量的医学研究发现扁桃体内含有淋巴细胞，其中的T细胞和B细胞能产生对人体有免疫功能的抗体和免疫球蛋白IgG、IgM、IgA等，并还分泌干扰素起到抑制病毒生长的作用，并且事实也证明切除扁桃体并不是好办法，有些青年因在幼年切除扁桃体后咳嗽，发音嘶哑，甚至引起慢性支气管炎。所以不应轻率地切除幼儿的扁桃体，而应及时治疗，预防才是最主要的。应及时给小孩更换衣服，防止忽热忽冷，尽可能不到人群拥挤、空气污浊的地方，在宝宝的卧室或在宝宝面前大人应尽量少抽烟，最好不抽烟，多带宝宝到户外活动，呼吸新鲜的空气，享受充足的阳光。

❤ **小贴士**

增强体质、增强抵抗力是最好的方法，不应靠经常给宝宝吃消炎药来预防扁桃体发炎，这样、可能会使口腔里和扁桃体上原有的一些致病菌被杀死或产生耐药性，一旦发病后再用这些药品就不能起到应有的作用，甚至会使临床医生在治疗时更感复杂化。

育儿

9　婴儿不宜滥用抗生素

当孩子生病时，很多家长迷信抗生素，坚持要给孩子吃消炎药，或要求注射抗生素。

抗生素能够杀灭或抑制危害人体的病菌，使很多的疾病得到有效的治疗，但是不能包治百病。比如，绝大多数孩子感冒发热，都是由病毒感染引起的，抗生素对病毒性疾病没有疗效。反之，常用抗生素，还会使细菌产生抗药性，给治疗疾病带来困难。滥用抗生素还增加了发生过敏和毒性反应的机会，有的小儿就因为感冒发热注射庆大霉素，结果造成耳聋。滥用抗生素，还可使在原有疾病的基础上产生新的疾病，也就是说，大量的抗生素抑制了敏感的细菌，却使耐药的细菌乘机大量繁殖，造成机体菌群失调，发生二重感染。所以家长要切记，抗生素只能在医生的指导下使用。

10　乳牙龋齿的预防

牙齿的保护应该从婴幼儿时期做起。乳牙的保护亦很重要。乳牙发生病变，对孩子的健康十分不利。幼儿的乳牙常发生的一种龋病称为奶瓶龋。顾名思义，奶瓶龋的发生原因主要是孩子的牙齿浸泡在奶瓶的奶液里，在细菌的作用下，牙齿脱钙就形成了龋齿。

保护乳牙不仅在于及时治疗它的龋病，还应该以预防牙病为主。

控制使用奶瓶的时间，一般应限制在10~15分钟以内，并及早戒除含奶瓶睡觉的坏习惯。

每次给孩子喂奶后，再喂几口白开水，以稀释口内残留的奶液，达到清洁口腔的目的。

尽早停止使用奶瓶，最好在孩子1周岁以后就改用水杯喝水或用小匙喂水，尽量避免睡觉前喝大量的奶粉或果汁。

提倡2岁开始定期带孩子检查牙齿，有了牙病及早治疗。

11　患慢性病的婴儿不能打预防针

患营养不良、佝偻病、慢性肾炎、结核病、心脏病等慢性疾病的孩子，暂时不宜打各种防疫针，应采取其他预防措施防止传染病，并积极治疗慢性病，待其康复后才补打防疫针。因为，防疫针都是用细菌、病毒及其代谢产物制成的，有一定毒性，接种后出现一些轻微的反应，这些对健康的孩子来说是完全可以接受的，但对慢性病患儿来讲则可能承受不住；另外，接种疫苗后在体内产生抗体的整个过程，除了免疫系统参加外，也需要其他系统的组织器官的密切配合，如肝脏的解毒功能，肾脏排泄功能等，这样势必会影响这些有病器官的恢复，对病儿的健康不利。

12　婴幼儿包皮过长和包茎的处理

正常婴幼儿都可能有包皮过长的情况，但包皮应该能够向阴茎龟头后方翻转。若包皮口狭窄，紧包阴茎龟头，不能上翻，就称为包茎。对先天包皮过长的孩子，家长可经常反复给孩子翻包皮，以扩大包皮口，但手法要轻，使孩子能够接受。露出龟头后，要清洗聚集的污垢，然后复位。如果将包皮强行上翻，又未及时复位，包皮口会卡在阴茎沟处，使包皮和阴茎头血液、淋巴回流受阻，引起充血水肿，容易发生感染甚至坏死。

出生第十一个月

1 宝宝11个月时的生长发育指标

体重	第十一个月宝宝的体重约增加300克左右。第十一个月底时，宝宝体重可达9200～9600克
身高	到第十一个月底时，宝宝的身高为72～76厘米
头围	到第十一个月底时，宝宝的头围达43.5～45.5厘米
运动发展	11个月大的宝宝，已经能够扶着学步车走路，有的孩子已经能够单独蹒跚学步
语音发展	宝宝已能听懂10～20个单词。还会说出简单的物品名称，如"杯杯""车车"等。此时，应让宝宝接受听力的训练，多给宝宝听一些音乐、广播，让宝宝多模仿大人的说话动作，以训练宝宝说话的能力

2 预防疾病传播

细菌病毒是非常微小的微粒，它们可以任意飘浮在空气中，伴随着空气被吸入人体内引发各类疾病。因此，应注意以下几点：

避免孩子接触刺激性气味及烟雾。例如：屋内尽量少用蚊香、燃香、油漆、樟脑丸、杀虫剂等有刺激气味的物质，甚至有些孩子对香水味也会有反应；厨房内宜使用抽油烟机，以减少油烟弥漫；厕所也要经常清洗，防止臭味产生。这些刺激性的物质很容易刺激婴幼儿的眼睛、呼吸道及胃肠，增加生病的机会。

孩子房间内可使用空气滤净器，以减少空气中的杂质、灰尘。

照顾婴儿者，或者家中的其他人感冒时，应该尽量避免与孩子"亲密接触"，如果孩子暂时无法托旁人照顾时，也要避免与其面对面地呼吸、咳嗽、打喷嚏；帮孩子冲泡奶粉或调理食物时，应先洗手，避免对食物说话、咳嗽、打喷嚏。

疾病感染流行期间，婴儿应尽量少出入公共场所及人潮拥挤之处，如游乐场、戏院、百货公司等，避免呼吸道直接的感染及接触传染。

天气变化较多的季节，如春夏之交、秋冬之际，早晚温差变化很大时，应注意婴儿保暖，以减少对呼吸道黏膜的刺激。

3 警惕过"补"导致疾病

儿童处于生长发育时期，合理地补充营养供其机体和智力发育所需，很有必要。但补之不当则适得其反。

补参害处多

"少不食参"，人参和含参食品健康儿童不宜使用。健康儿童服用人参会削弱免疫力和抗病能力，容易感染疾病，会出现兴奋、激动、易怒、烦躁、失眠等神经系统功能亢进症状。人参可促进人体性腺激素分泌，健康儿童长期补参会导致性早熟。服参过多对心脏也有害，可导致心收缩力减弱，血压、血糖降低，严重者可危及生命。儿童因身体虚弱等需要用参，需在医生指导下确定合适剂量酌情使用。

补钙过多会致低血压

儿童补钙过量会造成低血压，并使他们日后有罹患心脏病的危险。疑有佝偻病或缺钙的儿童，应在医生指导下合理补钙，不可摄入过多或补充不足。

补锌过量易致锌中毒

儿童缺锌常表现为食欲缺乏、营养不良。补锌过量造成锌中毒则表现为食欲减退、上腹疼痛、精神萎靡，甚至造成急性肾衰竭。儿童补锌一定要在医师检查指导下，确定科学的服用剂量，以确保安全可靠。

补鱼油类过多易致高钙血症

鱼油富含维生素D、维生素A。维生素D摄入过量，儿童机体钙吸收增加会导致高钙血症，表现为不想吃东西，表情淡漠，皮肤干燥，呕吐，多饮多尿，体重减轻等。

4 多吃橘子易生"橘子病"

儿童每天吃橘子以2~3个为宜。过多吃橘子可致皮肤中胡萝卜素增加而引起全身皮肤发黄，出现呕吐、恶心、食欲下降等症状。

5 多吃鸡蛋易致腹泻、维生素K缺乏症

儿童每日吃1~2个鸡蛋即可。过多吃鸡蛋会增加儿童的胃肠负担，引起消化不良性腹泻；还可引起维生素K缺乏症，表现为烦躁不安，面色苍白，面部皮疹，嗜睡，毛发脱落等。

6 多吃糖类易致"儿童嗜糖精神烦躁症"

儿童每日以摄入15~20克糖类为宜。过食糖类可致"儿童嗜糖精神烦躁症",表现为情绪不稳定,爱哭闹,好发脾气,易冲动,睡眠差,常在梦中惊醒,注意力不集中,面色苍白,抵抗力降低,易患感冒、肺炎等病。此外,过多吃甜食还可引起腹泻、腹胀、厌食、呕吐、消化不良、水肿、肥胖症、糖尿病、心血管疾患、龋齿等。

7 可乐型饮料和酸梅粉能引起多动症和溃疡病

可乐里含咖啡因。可乐型饮料对儿童记忆有干扰作用,并可兴奋儿童中枢神经系统,产生儿童多动症。儿童长期食用酸梅粉,会使其胃酸含量增高,胃黏膜被腐蚀,引发胃及十二指肠溃疡。

8 婴儿腹痛的治疗方法

腹痛是小儿常见的症状,其病因大致可分为两大类:一类属功能性腹痛,多由单纯性胃、肠痉挛引起;另一类为腹部器质性病变,如炎症、肿胀、梗阻、损伤、缺血等。在器质性病变中尤其要注意外科急腹症,因这类疾病常需紧急处理,有些要手术治疗,如延误可引起严重后果。胃肠痉挛常由于饮食不当、暴饮暴食、大量冷饮、甜食造成消化不良引起的腹部受凉,一些过敏症如荨麻疹、过敏性紫癜或上呼吸道感染,发热时也可常发生腹痛,当然一些器质性病变也可诱发肠痉挛如痢疾、肠炎等。

腹痛虽然多由腹腔内脏器病变引起,但其他系统、器官疾病也可反映到腹部而引起腹痛,例如腹壁、胸壁带状疱疹和大叶肺炎等。此外,腹部邻近器官如肛门、尿道、腰、背等部位的疼痛,与年龄小体检时不会合作的孩子的腹痛有时易混淆。

小儿常见引起腹痛的疾病有:

急性阑尾炎

起初腹痛多位于脐周或上腹部,6~12小时后转到右下腹。为持续疼痛,阵发性加剧,常有发热,可伴有恶心、呕吐,腹部检查右下腹有明显固定的压痛伴肌紧张。小儿阑尾炎的症状有时不如成人典型,所以更需要仔细观察。

肠套叠

可见阵发性哭吵,面色苍白,伴呕吐,直肠样检可见果酱样血便。仔细按摩小儿腹部,常可摸到一个似"香肠样"的块物,发现上述情况必须立即送往医院,早期通过空气灌肠可将套叠肠复位,时间太晚则需手术治疗且套叠处肠壁可因缺血而坏死。

腹股沟疝

俗称"小肠气"，在腹股沟（大腿与躯干交界处）部出现一椭圆形隆起，大多进入阴囊。当小儿站立、咳嗽或啼哭时，肿块出现或增大；安静躺下时，肿块缩小或消失。这种能复位的疝，可等孩子稍大后再行手术。如不能复位即称嵌顿疝。有小肠气的小儿，如有阵发性哭吵应仔细检查腹股沟，以便及时发现嵌顿疝，立即去医院就诊。

> ❤ **小贴士**
>
> 　　小儿腹痛病因复杂，诊断没有明确之前，不可乱用止痛药，以免遮盖症状，增加诊断的困难。也不要在腹痛时自己服驱虫药或乱吃泻药等，以免使病情加重。

9　婴幼儿腹胀的治疗

腹胀即腹部膨隆，是儿童常见现象，尤其在婴幼儿中多见。可引起腹胀的原因很多，及时发现孩子腹胀现象并积极寻找其原因，对许多小儿疾病的诊治有十分重要的意义。

人体腹腔中有胃、肠、肝、肾、脾、胰和大血管等许多重要的脏器和组织，当这些脏器发生病变时，均有引起腹胀的常见病症。其中又以孩子在患胃肠道感染时，出现腹胀的情况最为多见，这是因肠道内积聚过多的气、液体所致。

正常情况下，人的胃肠道内是含有一定量的气、液体的，其中气体主要来源于咽下和消化道内自行产生的气体。而其内的液体除食物外，还有唾液、胃液、胆汁、胰液和肠液等。这些气、液体经过消化后大多能被吸收而少部分则通过排便而排出。当孩子患有胃肠感染

时，由于胃肠道内细菌的产气作用和消化道黏膜的液体过分分泌且重新吸收减少，故可使过量的气、液体积聚在消化道内，从而表现出腹胀现象。此时孩子多伴有吐泻和发育等异常情况。改善腹胀应以合理饮食和控制胃肠道感染为主。

肠梗阻是指因肠管堵塞，或肠蠕动功能不良而造成的肠内容物通过障碍性疾病，前者可见于肠套叠、肠粘连和肠道蛔虫团梗阻等，后者则多见于婴幼儿患肠炎、腹膜炎或重症肺炎、败血症等严重感染性疾患。此时孩子除表现为较为明显的腹胀外，还多有腹部绞痛、呕吐黄绿色含胆汁或粪便样液体和不解大便、无肛门排气现象。由机械性梗阻引起的肠梗阻须行手术。而解除由肠蠕动功能不良造成的肠梗阻，则应以治疗感染等原发病为主要措施。同时应暂时禁食，严重者还应使胃肠减压，以减轻腹

胀。另一个可表现为腹胀的较常见病症为腹水。该情况多为孩子在患有某些较严重疾病时的一种继发现象。如肝、肾疾病引起的低蛋白血症、腹腔内化脓性或结核性炎症、腹腔内肿瘤等等。少量的腹水，腹胀并不明显。只有医生在进行腹部叩诊时方能查出。中等量或大量的腹水，则可表现出明显的腹胀。控制腹水的发生，在于治疗引起腹水产生的原发病，对大量腹水的情况还须酌情行穿刺放液治疗。此外，先天性巨结肠、营养不良的孩子和孩子因吐泻严重，摄入过少而造成低钾血症时，均可有较明显的腹胀现象。婴儿在较长时间的哭闹后，也可因吞入较多的气体而导致腹胀，但数小时后可自行缓解，而新生儿由于其腹腔体积相对较小，且腹壁肌肉发育不健全，所以常常可见腹部较为膨隆，尤其是在饮食后腹胀更为明显，此乃正常生理现象。

如上所述，孩子的腹胀现象在大多数情况下与许多疾病有关，且严重腹胀时孩子可发生呼吸困难现象。所以一旦发现孩子出现腹胀情况，即应密切观察其体温、大便、精神等状况，并注意有无呕吐、哭闹不安、腹痛等其他异常情况。医生对腹胀的孩子除须进行详尽全面的体格检查外，还多要给孩子进行腹部X光透视或摄片检查，必要时还需行消化道造影检查。如怀疑有腹水，则须行腹腔穿刺术，以抽取积液进行化验。

💗 小贴士

　　对腹胀的孩子应注意减少其进食数量和进食次数。食物以无刺激性和易消化为宜（如稀饭、米汤等）。对腹胀较为严重的孩子，则应停止进食，待原发病得以控制，腹胀缓解后，方可逐步恢复饮食。

育儿

10　婴幼儿蛔虫病的治疗

　　蛔虫病是小儿常见的肠道寄生虫病，影响小儿的食欲和肠道功能，妨碍小儿的生长发育。其并发症较多，有时可危及生命，所以必须积极防治。

　　蛔虫寄生在体内主要以小肠内乳糜液为食物，不但掠夺营养，同时又分泌对胃蛋白酶、胰蛋白酶、胰凝乳酶及组织蛋白酶E等的抑制剂，影响人体对蛋白质的消化和吸收。

　　肠道蛔虫病可无任何症状，仅有食欲不佳和腹痛，疼痛一般不重，多位于脐周或稍上方，痛无定时，反复发作，持续时间不定。痛时病人揉按腹部，多无压痛，亦无肌紧张。个别患儿可有偏食或异食癖，喜吃炉渣、土块。也易发生恶心、呕吐、轻泻或便秘。大量蛔虫寄生不仅消耗营养，而且妨碍正常消化与吸收，即使患儿食量较大，也常造成营养不良、贫血，甚至发生生长发育迟缓、智力发育较差等现象。小儿蛔虫病的另一特点是易出现精神、神经系统症状，由于虫体代谢产物或分解物被吸收后较易引起低热、精神萎靡或兴奋不安、头痛、易怒、睡眠不好、磨牙、易惊，甚至反复呕吐等。

蛔虫有游走钻孔的习性，当蛔虫过多或于小儿高热、消化不良、驱虫不当时均可使蛔虫产生骚动，引起严重的临床现象。常见的并发症有蛔虫性肠梗阻、胆道蛔虫症、蛔虫性脓肿、蛔虫性阑尾炎。

防治措施

应教育儿童养成良好的卫生习惯，保持手的清洁，常剪指甲，不吸吮指头。年长儿无症状的感染，不必急于治疗，除非发生再感染，虫体一般于1年内可自然排出。对于感染较重或症状明显的，应给予治疗。

枸橼酸哌嗪

疗效较高，不良反应小。剂量为160毫克/千克/日，每天总量不超过3克，分2次口服，连服2天。一般无需服用泻剂，便秘者可同时服轻泻剂。虫卵阴转率约70%。驱蛔虫糖浆适用于儿童，1毫升含哌嗪160毫克，其剂量为1毫升/千克/日，每次服量最大不超过20毫升，体弱者用量酌减。用药前必须充分摇匀，以免服药不均引起严重消化道反应。对于严重感染的，1周后再重复用2天。

左旋咪唑

又名驱钩蛔，剂量为1.5~2.0毫克/千克/日。晚睡前1次顿服，也可于清晨空腹顿服，不良反应小。

11 婴幼儿腹泻的治疗

婴幼儿腹泻是指1岁以下的小儿由不同病因引起的腹泻或呕吐，大便性状改变，水分增加，可含有未消化的食物、黏液或脓血等，严重者可引起脱水和电解质紊乱。本病为婴幼儿时期的常见病，对小儿的健康影响甚大，一年四季皆可发病，但以夏秋季发病率最高。

婴幼儿的消化能力和抗感染能力都比较薄弱，再加神经调节功能不成熟，全身抵抗力低下，因而容易由于饮食不当或受各种病菌侵入而引起腹泻。

婴幼儿每天大便的次数没有绝对的标准，母乳喂养的小婴儿大便次数稍多，每天约2~4次，软膏状，有酸味，但不臭。人工喂养的小婴儿大便每天1~2次，较稠些稍带腐臭味。如小儿平时大便每天经常4~5次，但一般情况好，体重照常增长，不应认为是病。若平时大便每天1~2次，突然增加至5~6次，且性状改变则可考虑为病态腹泻。

引起腹泻的原因很多，可分为感染因素和非感染因素两大类。由各种病原感染引起的称为感染性腹泻或肠炎。非感染因素中主要是饮食因素，即喂养不当所致。父母都愿意孩子吃得好，常自认为什么营养好就吃什么，孩子吃得越多越好，恨不得一口吃出个胖子。殊不知往往事与愿违，由于喂养不合理，孩子可能吃了就拉稀，反而越吃越瘦。气候变化或护理不当也可引起腹泻，如腹部受凉使胃肠蠕动加快，天气过热使消化液分泌少，口渴吃奶过多等。此外佝偻病、营养不良，某些异常体质的孩子都易发生腹泻。

腹泻可丢失大量营养物质、水分和机体必需的多种电解质，对机体危害很大。慢性腹泻导致营养不良、多种维生素缺乏和免疫功能低下，容易患各种感染性疾病，可影响小儿正常生长发育。所以，应注意以下几个方面：

饮食

吐泻严重的患儿应禁食6~12小时，吐泻好转后逐渐恢复饮食。母乳喂养者要缩短每次哺乳时间，限制哺乳次数。混合喂养和人工喂养的患儿可先给米汤、稀释奶粉、脱脂奶粉等。由少到多，由稀到浓，逐渐恢复到正常饮食。暂停增加辅食。

合理喂养

要注意喂养方法，鼓励母乳喂养，尤以出生后最初几个月及生后第一个夏天更为重要。避免在夏季断奶，添加辅食不宜过早，要采取逐渐过渡的方式。

注意气候变化时的护理

勿使小儿衣着过多，避免过热和受凉；夏天应多喂水。

轻型腹泻

由营养不良或佝偻病导致的小儿腹泻要及早治疗，以免拖延成为重型。

12 婴幼儿细菌性痢疾的治疗

细菌性痢疾是小儿较常见的一种由痢疾杆菌引起的肠道传染病。一年四季都可发病，但以夏、秋最为多见。

痢疾病人的粪便中含有许多痢疾杆菌，可直接污染水源或食物，也可通过病人手或苍蝇、蟑螂叮爬污染各种食物、食具或用具而间接传染。人们患痢疾主要是由于没有良好的卫生习惯。比如喝生水，生吃未洗净、消毒的瓜果，或吃腐烂变质的食物。

小儿主要通过污染的手而感染，因为小孩常常东摸西摸或在地上爬，手很难保持干净，如果吃东西前不洗手或有吮手指、啃玩具的坏习惯，则细菌很容易进入体内。

病状表现

细菌性痢疾一般发病都很急，突然发热、腹泻，病初常先有稀便，稍后出现黏液、脓血便，大便1天少则几次，多则几十次，常伴有恶心、呕吐、食欲减退，还有一阵阵腹疼，婴幼儿常哭闹辗转不安，排便时很用力，脸涨红，但排便量不多，大孩子常有里急后重感，即肛门有灼热下坠感，好像总想大便又解不畅、解不完。少数特异体质的孩子，对痢疾杆菌病毒反应特别强烈，往往在出现腹泻脓血便前先有突然高热，体温一般都在40℃左右，随即可有频繁抽风、昏迷、休克，这就是中毒型痢疾。如不及时抢救，很快就可能死亡，应引起家长重视。

治疗方法

孩子得了痢疾要及时诊治，重症应马上住院治疗，一般情况可在家里治疗，患儿应卧床休息，天热时发热再加上腹泻容易脱水，所以要多喝水，要吃容易消化的食物以减轻肠道负担。一定要遵照医嘱按时服抗菌药物，孩子大多怕吃药，小婴儿喂药较麻烦，有时吃1~2天药暂时大便好转，家长就给停药，实际上病还没根治，过几天病情又会反复，而且一些痢疾杆菌很容易产生抗药性，所以在疾病急性期应连续服药根治，否则易迁延不愈或转成慢性，后患无穷。

注意事项

怎样才能预防细菌性痢疾呢？最重要的是使孩子养成良好的卫生习惯。不吮手指头、啃玩具，不要让孩子随地爬，饭前、便后要好好洗手。要注意饮食卫生，不吃馊的饭菜和腐烂的瓜果，积极消灭苍蝇、蟑螂。剩菜剩饭放入食橱内或用纱罩盖好。总之，避免痢疾"病从口入"，只要搞好饮食卫生，痢疾是可以避免的。

13 婴幼儿大便干燥的家庭护理措施

大便干燥的孩子平时应注意多饮温开水，多吃蔬菜和水果。另外，要训练孩子养成定时排便的习惯。

如果孩子已经两天没有大便，而且很不舒服，哭闹、烦躁，家长可以用肥皂条或"开塞露"塞入小儿肛门之后，不要马上起来，稍过几分钟，让药物充分发挥作用，然后再去排便。但是，这些方法不要常用，不要养成靠药物排便的习惯。

另外，对较小的婴儿，除非医生允许，一般不要随便服用泻药。

14 气管炎、肺炎的家庭护理

气管炎的主要症状是咳嗽和发热。有些孩子可能合并哮喘。肺炎的孩子除上述症状外，还会有呼吸困难，症状比气管炎要重。当孩子患了气管炎、肺炎之后应注意：

让孩子充分休息，保证睡眠，以利恢复。

多喝水，吃易消化有营养的食物，如牛奶、豆浆、蒸鸡蛋羹、烂面条等。

如果孩子喘得厉害，可把枕头垫高些，让孩子半躺半坐，这样可以缓解呼吸困难。喂奶时要注意防止呛奶，喘得太重时要用小勺慢慢地喂奶。

室内空气要新鲜，若是冷天，开窗通风时不要让冷风直接吹着孩子。屋里不要太干燥，可以在炉子上放一壶水或在暖气下放一盆水，使室内空气潮湿。

按医嘱用药。高热时可以给小儿物理降温。

15　婴幼儿湿疹的防治方法

孩子患湿疹的比较多，有的反复发作，不易治愈，家长要注意以下几点。

找出致敏原因

湿疹或是食物过敏，或是对化学物质过敏，也有些动物性或植物性过敏。家长要为孩子找出过敏的原因，迅速消除。

避免刺激性食物

孩子患湿疹，要避免吃辣椒、酒、浓茶、咖啡等刺激性食物和饮料。同时观察孩子是否对鱼、虾、羊肉等食物敏感，如某些食物可使瘙痒加重，应避免。

不要乱用药

孩子患湿疹很痛苦，大人也很着急，常常自己找来药物或偏方涂抹。结果不一定事遂人愿，甚至使病情加重。因此，用药要经过医生指导，不要随意用药。

不要用热水洗烫

有的家长认为用热水洗烫可减轻瘙痒，实际上，热水可使皮肤毛细管扩张，红肿加重，渗出液增多，使病情加重。可以用温水洗，不要搓擦和浸泡。

避免用肥皂

孩子的皮肤细嫩，不要用碱性大的肥皂洗浴，肥皂对孩子皮肤是一种化学刺激。洗浴时，尽量不用肥皂，用婴儿皂。

不要搔抓

湿疹刺痒难耐，但要说服孩子不要搔抓，因为搔抓后皮肤因受机械刺激而变厚、变粗，而且容易引起感染。过于瘙痒时，可外用炉甘石洗剂涂抹。

➕ 专家坐诊

治疗湿疹，可按医嘱服用抗组织胺药，注射非特异性抗过敏药，还可用中药治疗。

育儿

出生第十二个月

1 产后12个月该怎样护理宝宝

宝宝1周岁了，在父母的辛苦照顾下，能够自己走几步路，会说些简单的句子了。

2 宝宝12个月时的生长发育指标

体重	第十二个月宝宝的体重约增加250克左右，到第十二个月底，体重可达9300~10 000克
身高	到第十二个月底宝宝身高为74~78厘米
头围	到第十二个月底宝宝头围为44~46厘米
知觉发展	两眼之间的协调功能较好，能区别垂直线与横线，目光能跟随移动的物体。听力的发育上已能听懂简单的话了
运动发展	关于宝宝运动发育过程，一般的说法是"二抬，四翻，六坐，八爬，十站，周岁走"，即宝宝2个月会抬头，4个月会翻身，6个月会坐，8个月会爬，10个月会站，1周岁会走。这个月大多数宝宝能独立走几步，从开始走不稳到步履稳健，大约需要2个月时间，手指运动发展迅速，此时宝宝会把一个东西放在另一东西上，能叠起2块积木或用一个东西去推另一个东西，喜欢用笔乱涂乱画

3 需要提高对小儿听力的注意吗

一个孩子发育成长中要具有正常的说话能力，首先必须具有正常的听力。任何年龄小儿的听力异常，即有轻度异常，也会影响语言及学习。故对小儿听力要及早注意，及时发现和及时治疗。由于听力减退是一个隐藏的问题，家长可能迟至孩子1.5~2岁时才发现，因为在此之前，孩子还不会说话。然而不幸的是，到此时，已失去了治疗的最宝贵的时机了。

正常情况下，孩子的听力是与生俱来的。但有些发生于母亲子宫内、外及孩子本身的情况，会不同程度地损害孩子一耳或双耳的听力，损害听力的高危因素有：孩子出生时重度窒息、宫内感染、婴儿早期疾病、重度黄疸、早产儿、化脓性脑膜炎、先天畸形、某些药物的影响等。因此，凡具有听力丧失高危因素的新生儿，均应在生后

6个月内检查听力，许多听力差的孩子，如能早期发现，可以用内科服药或外科手术方法治疗使用助听器给以帮助，以免影响语言能力。

4 如何处理婴儿吞气征

喂奶时小儿突然中断吮奶，两腿伸直，双手阵发性握拳、全身用力、面红耳赤、哭闹不停，这种现象称为婴儿吞气征。这是由于婴儿在吮奶时吞进了较多的空气所致，可发作于吮奶时、喂奶后，也有的婴儿在喂完奶即睡着时发生，表现为突然哭叫、头向后仰、面色苍白、手足发凉、频频吐奶，此时可听到"咕咕"的肠鸣音，并连连放屁。这是因为空气进入胃的下部，使空气不能逸出而进入小肠和大肠，引起阵发性肠痉挛和腹部疼痛，致使出现上述征象。婴儿吞气征多数可在排气后逐渐好转，但也有少数因呛咳引起肺部病变或消化不良，故应引起重视。若小儿太饿，吃奶太急，或母亲的奶头短小，出奶太慢等，就会使婴儿吞进大量空气而发作。

❤ 小贴士

婴儿吞气征发生时，可用温热的毛巾敷于婴儿腹部，并轻轻由上至下施以按摩，使气体尽快从大肠排出，切不可自行乱喂药。预防方法是不要让孩子过于饥饿，每次喂奶不要超过20分钟，喂奶后将孩子立位抱起，轻拍其背，使胃部高于下半身，即可减少吞气现象的发生。

5 补充含钙多的食品

对于小孩来说，奶类是其补充钙的最好来源，母乳中500毫升奶含钙170毫克，牛奶中含钙600毫克，羊奶中含钙700毫克，奶中的钙容易被消化吸收。

蔬菜中含钙质高的是绿叶菜。如大家熟悉的油菜、雪里蕻、空心菜、大白菜等，食后吸收也比较好。给孩子食用绿叶菜，最好洗净后用开水烫一下，这样可以去掉大部分的草酸，有利于钙的吸收。

豆类含钙也比较丰富，每100克黄豆中含360毫克的钙质，每100克豆皮中含钙284毫克。含钙特别高的食品还有海带、虾皮、紫菜、麻酱、骨髓酱等。

6 注意挑食偏食

1岁左右的宝宝已会挑选他自己喜欢吃的食物了，这时的宝宝很容易养成挑食偏食的习惯，如偏爱甜食；偏爱吃肉、鱼，不吃蔬菜；偏爱咸辣等等。长期挑食偏食，容易造成营养失调，影响宝宝正常生长发育和身体健康。怎样使宝宝不挑食偏食呢？父母应该做到：

引起宝宝的食欲

宝宝一般习惯于吃熟悉的食物，因此在宝宝开始出现偏食现象时不必急躁、紧张和责骂。应采用多种方法引起宝宝对各种食物的兴趣，如对偏爱吃肉不吃蔬菜的孩子可告诉他："小白兔最爱吃白菜，妈妈爱吃，爸爸爱吃，宝宝也爱吃。"以引起宝宝的兴趣。

以身作则

父母的饮食习惯对宝宝影响非常大，所以父母要为宝宝做出榜样，不要在孩子面前议论哪种菜好吃，哪种菜不好吃；不要说自己爱吃什么，不爱吃什么；更不能因为自己不喜欢吃某种食物，就不让孩子吃，或不做、少做。为了宝宝的健康，父母应改变和调整自己的饮食习惯，努力让自己的宝宝吃到各种各样的菜，以保证宝宝生长发育所需的营养素。

❤ **小贴士**

　　实际生活中，许多父母习惯于以自己的口味偏好来影响宝宝，这也容易造成宝宝的偏食。比如吃饭时，大人议论不喜爱吃这吃那，然后又要宝宝吃，宝宝很可能也不愿吃。所以父母应以身作则，不要在宝宝面前表现出偏好，应起模范带头作用。

烹调方法多样化

每餐菜种类不一定多，2~3种即可，但要尽量使宝宝吃到各种各样的食物，经常要变换食物的花样；对宝宝不喜欢的食物，可在烹调上下工夫，如孩子不吃胡萝卜，可把胡萝卜掺在他喜欢吃的肉内，做成丸子或做成饺子馅，逐渐让宝宝适应。

食物品种应丰富多样，让宝宝尝试各种各样的食物，享受味道的丰富多彩。若吃米吃菜，总是那几样菜，宝宝就会拒绝其他的食物，并且在这不变的几样菜中，味道不好的话，宝宝也很可能感到枯燥乏味而拒绝。这样宝宝就容易厌食挑食。当宝宝一开始不吃某种食物时，是不应轻易放弃的，但决不可强迫。吃饭是一件愉快的事，强迫会让宝宝形成条件反射，把它当做了大人的事，宝宝不吃某种食物，可用另外一种营养成分相同的食物代替，比如不吃油菜，可用小白菜代替。但为了宝宝能逐渐适应某种不爱吃的菜，可采取在宝宝吃饭时往食物中加少量的一点，也可在烹饪上下工夫，一种菜做出多个样式，如油菜，除了干炒外，还可做成馅包饺子、馄饨等。

大人的态度一定不要急躁，要耐心给宝宝讲食物的特色，对宝宝长大有什么好处，甚至可通过儿歌、顺口溜、小故事等提高宝宝对食物的兴趣。

吃惯了流质食物的婴儿，虽长了几颗牙齿，也像是有了些咀嚼能力，但要吃"硬"食（固体食物），还应有个实习的过程。

让初为人母忐忑不安的是，什么时候才能让宝宝去学吃"硬"东西。因为人们担心，早了，怕不消化，或堵住嗓子眼儿发生意外；迟了，又担心不能摄入足够的营养，影响发育。就此，儿科专家向妈妈们建议：

孩子在12个月大时，就可以开始吃固体食物，因为在这个阶段，宝宝们通常已能掌握拿东西、嚼食物的基本技巧了。当然，在开始时可将固体食物弄成细片，好让孩子便于咀嚼。可以先吃去皮、去核的水果片和蒸过的蔬菜（如胡萝卜）等。

当婴儿已习惯吃这些"硬"东西后，便可以使食物的硬度"升级"，让他们尝试吃煮过的蔬菜，但不宜太甜、太咸或含太多的脂肪，以免"倒"了胃口，产生厌恶、拒食行为。

在让宝宝逐渐适应不同硬度的食物时要有耐心，不可过高估计他们牙齿的切磨、舌头的搅拌和咽喉的吞咽能力。固体食物应切成1.5厘米大小，太大时很容易阻塞咽喉。

专家坐诊

硬壳食物，至少要到4~5岁时才适宜吃。试吃时先破成4份，以防"囫囵吞枣"，酿成意外。

8 提高婴幼儿活动量

提供机会增加活动

一般的家长很容易把宝宝智力的发展同看图识字、数数、背诗等联在一起，但却很少会与运动联系起来，而事实上运动对宝宝的智力发展非常重要。

运动锻炼了宝宝的骨骼和肌肉，促进了身体各部分器官及其功能的发育，发展了身体平衡能力和灵活性，从而促进大脑和小脑之间的功能联系，促进脑的发育，为智力的发展保证了生理基础。所以宝宝运动能力又常被当做测量智力发展的主要指标。

宝宝满周岁后，运动能力明显提高，爬得更灵活，站得更稳，能迈步行走，转弯，下蹲，后退等。宝宝这时不仅在运动中探索认识周围的环境，而且对周围的环境开始产生一定的影响，宝宝从学会使用工具逐渐发展到了制造工具。主动性、创造性都得到了发展。宝宝在各种运动中不断尝试到了成功的喜悦，情绪会非常愉快兴奋，自信心也得到加强，比如宝宝兴奋地享受着被大人追逐的感觉，大笑大叫地从滑梯上滑下来等。

此外在运动中，宝宝接触其他的小朋友，并在大人的指导下逐渐学会了与人交往的点点滴滴，这将促进宝宝的社会性的发展，而社会性的发展又可促进宝宝独立性的发展，共同为宝宝进入幼儿园，加入儿童集体做好准备。

父母应提供机会让宝宝多运动，同时应注意运动内容和方式的丰富多样。充分调动宝宝的兴趣，并可在运动中加强宝宝对语言的理解，激发宝宝的想象力。

宝宝多活动有好处

宝宝从1岁长到1岁半，妈妈的欣喜自然又增加一分。这时的小宝宝也确实会有许多新的表现，让爸爸妈妈看在眼中，喜在心头。宝宝小小的步伐走起路来开始显得比较平稳，他喜欢跟着妈妈在屋子里转来转去，妈妈稍不注意，回头时可能发现宝宝已独自爬上椅子、沙发或矮茶几，这可让妈妈大吃一惊，一边赶紧抱他下来，一边又觉得孩子真是比以前"能干了"。

1岁半的宝宝也喜欢用自己的小手摆弄各种物体。自己动手让玩具动起来，会让他们非常开心。这时候抱着宝宝让他去按墙上的电灯开关，用不了2次他就会发现其中的奥妙，他会反复地开、关、开、关，并且每次都会抬头去看灯光的亮和灭，由自己的动作引起的变化让宝宝乐在其中。当你挤牙膏时，不妨让小宝宝试一试，他很可能也能挤出来，并对自己的白色作品洋洋自得呢!这时让宝宝玩"串珠"最适合不过了，不过要防止宝宝误吞入肚里。

安全而自由的活动空间对宝宝显得尤为重要，如果室内环境是按成人自己的方便设计安排的，那么现在就需要做改变了。妈妈一定要为宝宝准备一只属于他自己的小板凳，好让他搬来搬去，爬上爬下，不要忘了对宝宝攀爬容易够着的电路插座采取安全保护措施。

> ♥ **小贴士**
>
> 最好的活动空间还是在室外。可以适当延长室外活动时间，让宝宝独自上台阶、"过小桥"（走窄路）、坐小滑梯，宝宝从中得到的乐趣会大大超出你的想象。

9 培养活动规律

此时的宝宝没有什么复杂的活动，主要活动是3件大事：睡觉，吃，玩。睡眠方面，宝宝一昼夜要睡13~14个小时，白天2次，上、下午各1次，每次约2个小时。饮食1天5次，2餐之间间隔3~4小时。在宝宝的活动中，每日应有2个小时以上的户外活动时间。可参照下表，根据宝宝的具体特点作出相应调整。

6：30～7：30	起床、盥洗、大小便、早餐
7：30～9：00	室内外活动
9：00～11：00	喝水、睡觉
11：00～11：30	起床，洗脸、手，午餐
11：30～13：00	室内外活动
13：00～15：00	喝水、睡觉
15：00～15：30	起床、洗脸手、吃点心
15：30～17：30	室内外活动
17：30～18：30	洗手吃饭
18：30～19：30	室内外活动
19：30～20：00	大小便、盥洗、准备睡觉
20：00～次日晨6：00	睡眠，夜间可喂奶1次

11 教婴幼儿学会走路

宝宝为何走路摇摇晃晃

刚学会独立行走时，宝宝走起路来总是摇摇晃晃，像是随时都可能摔倒，究其原因主要有如下几方面：

首先从宝宝的形体特点上看，头大、躯干长、四肢短，这样就会头重脚轻，重心不稳。其次宝宝的神经系统尚不完善，支配动作的能力也较差，当宝宝迈步时就不能及时调整身体的姿势以保持平衡。再者从动作的协调性来看，行走需要上下肢、腰部等部位的协调，但宝宝这时因脑发育尚不完善，动作协调性较差，常会出现多余动作。为了使身体平衡，宝宝两脚间距离就比较宽，以加大脚的支撑面积。就是这样，宝宝走起路便摇摇晃晃，欲倒不倒，像个"小醉八仙"。其实，父母大可不必担心，只要在旁边加以保护就行了。

走路与多种因素有关

正常情况下，宝宝满周岁以后便会蹒跚迈步了，但也有一些宝宝到1岁半还不会走，让父母很着急，其实这样的宝宝以后走得很好的例子是很多的，父母不必过分忧虑。

宝宝学走路与各自的身体、神经、精神状态的发育都有关系，如果具备了身体基础，精神状态又好，他便会主动地学走，自然很快就学会了。如果宝宝在刚学步

育儿

时便重重摔了一跤，那么必然会影响宝宝的积极性，可能一连几天甚至几个星期内都不敢去练习，紧抓大人不放。另外，如生病也会使宝宝无意去练习走路。所以，我们应保证宝宝身体的健康发育，又要使宝宝保持良好的精神状态，这些对宝宝行走等大动作的发展都有促进作用。父母不可太心急，过早地训练宝宝走路可能会使宝宝出现"X"型腿和"O"型腿，尤其是患有佝偻病的宝宝更是如此。

12　家庭应随时准备的外用药

孩子学走之后，可能常会有磕碰的情况发生，家长应该备些外用药，有些轻伤小伤可以自行处理。

红汞（红药水）

常用于皮肤擦伤、切割伤和小伤口的创面消毒。不能用于大面积的伤口，以免发生汞中毒；也不能与碘酒同时用，否则，两种药水相互作用会产生有毒的碘化汞，不但不能消毒杀菌，反而会损伤正常皮肤，使伤口糜烂。

龙胆紫（紫药水）

常用浓度0.5%~2%，有杀菌作用，常用于皮肤、黏膜创伤感染时及溃疡发生时，也可用于小面积烧伤的创面。

碘酒

常用1%~2%浓度。用于刚起的皮肤未破的疖肿及毒虫咬伤等。因为碘酒的刺激性很大，当伤口皮肤已经破损时，就不要再用了（对碘过敏的人也不能用碘酒）。如用碘酒消毒伤口周围的皮肤，应在稍干之后即刻用75%酒精擦掉。

乙醇（酒精）

作为消毒剂使用时，常用浓度是75%，低于75%达不到杀菌目的，高于75%又会使细菌表面的蛋白质迅速凝固而妨碍酒精的内渗透，也会影响杀菌效果。所以，当消毒伤口周围皮肤损伤时，应用75%浓度酒精。由于乙醇涂擦皮肤，能使局部血管舒张，血液循环增加，同时乙醇蒸发，使热量散失，故酒精擦浴可使高热病人降温。用于物理降温的酒精浓度为20%~30%，也就是说，用1份75%的酒精对2份水即可作擦浴用。

创可贴

用于外伤、伤口出血时消毒止血。

13　心脏杂音的处理

有一半以上的孩子心前区可以听到一个性质柔和的轻微的心脏杂音，这种杂音是生理性的，属于孩子发育中的正常情况。既不影响孩子的健康，也不会使孩子产生不适的感觉，到青春期以后就可以完全消失。

小儿出生时胸围比头围小1~2厘米，生长到12~21个月时胸围才与头围相等，以后随年龄增长，胸围要大于头围。胸围大于头围的时间早晚与小儿营养有密切关系，营养不良的小儿，由于胸部肌肉和脂肪发育差，所以胸围超过头围的时间较晚。

15 冬季冻疮的预防

冻疮发生的原因

冻疮发生于寒冷的季节，它是冬天常常在户外玩耍或到户外没有注意做防寒保护的孩子容易发生的一种皮肤病。当身体较长时间处于低温和潮湿刺激时，就会使体表的血管发生痉挛，血液流量因此减少，造成组织缺血缺氧，细胞受到损伤，尤其是肢体远端血液循环较差的部位，如脚趾。

冻疮临床表现

主要发生于肢体远端血液循环不良的部位：手指、手背、脚趾、脚跟、脚边缘、脚背、耳轮、耳垂、面颊。被冻伤的部位一开始充血发红，形成暗红色的斑，并伴有肿、疼痛、发痒，尤其是一遇到热时，又痒又胀十分不舒服。如果未能及时控制病变，暗红色的斑逐渐变成暗紫色，肿胀更为明显，严重者出现水泡。水泡可能会破溃，形成溃疡面。这时，疼痛加重。通常，冻疮会愈合得慢，一直等到天气暖和时才能好转。

冻疮的防护与治疗

当孩子要去户外时，一定要注意给孩子保暖，如衣服是否防寒，特别是经常暴露的部位，可适当地涂抹护肤油以保护皮肤。孩子患了冻疮要及时治疗，没有破溃时在红肿疼痛处涂抹冻疮软膏或维生素E软膏，也可请中医开一些草药煎洗。

当有水泡和水泡破溃形成溃疡面时，最好请医生处理，以免处理不当加重病变而产生并发症。

育儿

16 及时注射乙脑疫苗

乙脑是通过黑斑蚊传染的疾病，可致使患者产生高热、头痛、呕吐、抽风，甚至昏迷等症状，并容易留下后遗症，如瘫痪、智力低下等。

宝宝在满1周岁时要连续注射2针乙脑疫苗，间隔7~10天，在2、3、6、7、13岁仍要各加强1针才能维持身体的免疫力，预防乙脑的发生。乙脑疫苗诱导体内产生抗体需1个月，所以宝宝具体注射乙脑疫苗的时间，可根据各地区乙脑病开始流行时间提早1个月。华北地区最佳注射时间为5月份，东北地区为6月份，南方各省为4月份。

乙脑疫苗比较安全，注射后可出现局部轻度红肿，个别的宝宝会有38℃以上的发热反应，根据情况应去医院诊治。

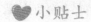

小贴士

若宝宝体质过敏，在注射后第3天，局部的红肿瘙痒会达到最重。之后就会逐渐消除，不必过于担心。

17　及时接种流感疫苗

一项由美国疾病控制和预防中心（CDC）资助的最新研究结果提示，给婴幼儿接种流感疫苗不仅可预防流感病毒感染，而且对呼吸道合胞病毒（RSV）感染也有保护作用。

经常与流感病毒一起流行的RSV感染，是美国5岁以下儿童因下呼吸道感染接受住院治疗的最常见病源，每年因此而住院的患儿8.4万~14.4万例。

CDC立克次体与病毒性疾病研究室的科研人员进行了一项为时5年的研究，他们在圣弗朗西斯科海湾和西雅图地区调查流感病毒流行占优势的季节中婴幼儿的急性呼吸系统疾病住院率。研究人员发现，研究期间，1岁左右婴幼儿急性呼吸道感染的住院率是5~17岁儿童住院率的12倍，这些婴幼儿无任何发生流感病毒相关并发症的高危因素。

他们因此得出结论：应该考虑给2岁以下婴幼儿常规接种流感疫苗。2位内科医师为这项研究撰写了述评，他们说，许多儿科医师都有一种感觉，即正常、健康的婴儿较大龄儿童或青年易患重症流感和严重并发症。即使在流感病毒流行期，RSV感染的住院病例数仍高于流感病毒感染的住院人数。

小贴士

打预防针前后应注意：初次打预防针时，应主动要求建立登记卡。每次打针要带上预防接种登记卡，以便了解情况，防止重打或漏掉。

18　要详细了解小儿的健康状况

需做些必要的检查，有禁忌证者不能注射，如发热、过敏体质、哮喘及严重心、肝、肾等慢性疾病等。

注射的前1天，要给孩子洗好澡或把胳膊洗干净，以免注射后引起局部感染。要做好说服动员工作，消除小儿的紧张、恐惧心理，以防晕针，平时也不要用打针吓唬孩子。

正常反应包括局部反应和全身反应，局部反应一般在打针24小时后开始出现，如红、肿、热、痛现象。红肿范围直径在2.5厘米以内者为弱反应，在2.5~5.0厘米为中反应，在5厘米以上为强阳性反应，强阳性反应可引起局部淋巴结肿大、疼痛。如局部反应较重时，可用干净的毛巾热敷，能促进药物的吸收，但应注意防止感染。全身反应表现有发热、头昏、头痛、全身不适、恶心、呕吐、腹痛、腹泻等症状。

异常反应最常见的是过敏性皮疹。一般在注射后几小时至几天内出现。皮疹有多种多样，以荨麻疹最为常见。其次是晕厥，这与打针时空腹、疲劳、空气闷热、精神紧张等因素有关，往往注射后即刻或数分钟之内出现头昏、心慌、面色苍白、出冷汗、手足冰凉等症状，严重者可失去知觉、呼吸减慢。还可出现血管神经性水肿、过敏性休克等异常反应。一旦出现这些反应，要立即请医生处理。

观察效果，观察患病情况。打预防针后2周左右可产生抗体，1个月时抗体水平最高，以后缓慢下降。如果2周内不患打针所预防的那种疾病，特别是在流行季节里仍没有传染上，说明打预防针的效果很好。观察接种后的反应，打预防针后，机体将产生以上各种局部或全身性反应，正是因为这种反应过程，才说明注射是成功的。如果注射后无任何反应，说明注射失败，重新注射。做皮肤试验及血清试验，这两种试验检查，可以比较准确地反映体内抗体情况。因此，在打预防针后1个月左右，应去医院做这些检查，便可了解孩子打预防针的效果。

19 水痘的预防

水痘几乎遍及全球。水痘和带状疱疹是两种特殊的感染形式。都是由水痘—带状疱疹病毒引起的高度传染性疾病。初次感染水痘—带状疱疹病毒即为水痘，而潜伏在体内的病毒被激活后则为带状疱疹，后者多见于成人。水痘是最容易传播的疾病之一，在儿童中的传播占90%以上。水痘患者全身可见水疱疹。平均数量为200~300个，还伴有发热。最常见的并发症是皮肤感染、水痘病毒性肺炎和脑炎，遗留下瘢痕是妇女最担心的问题。水痘患儿暂不能入托、上学，须等全身疱疹完全干燥结痂后才能解除隔离，一般在10天左右。

接种水痘减毒活疫苗可以预防水痘。接种对象指12月龄以上的健康个体、高危及其健康密切接触者。接种反应是轻微和暂时的，健康儿童接种后的血清抗体阳转率可达98%以上。

20 婴幼儿厌食症的治疗

厌食症是指较长时期的食欲减退或消失。是由于多种因素的作用，使消化功能及其调节受到影响而导致厌食。主要原因是不良的饮食习惯，另外还有家长的喂养方式不当、饮食结构不合理、气候过热、温度过高、患胃肠道疾病或全身器质性疾病、服用某些药物等。

临床表现

患儿由于长期饮食习惯不良，导致较长时间食欲缺乏，甚至拒食。表现为精神、体力欠佳，疲乏无力，面色苍白，体重逐渐减轻，皮下脂肪逐渐消失，肌肉松弛，头发干枯，抵抗力差，易患各种感染。

治疗方法

西医治疗：可口服胃蛋白酶合剂、乳酶生片、多酶片、酵母片等。

中医验方：曲麦枳术丸加味：神曲、麦芽、白术各6~10克，枳实、陈皮、鸡内金各3~6克。若舌苔厚腻湿重者，可加白术易苍术6~10克。

养胃增液汤加味：石斛、北沙参、玉竹、白芍各10~15克，山药15~20克，甘草、乌梅各6~10克。

参苓白散加减：太子参、扁豆、莲米、薏苡仁各10~15克，白术、茯苓、神曲、炒二芽各10克，砂仁、陈皮、甘草各3~6克。

注意事项

调节饮食，纠正不良的偏食、零食习惯，禁止饭前吃零食和糖果，定时进食，建立正常生活制度和良好习惯。

纠正家长对小儿饮食不正确的态度，合理喂养，针对小儿的口味变换菜样。

患消化道疾病或全身性疾病者应及时医治。

21 婴幼儿异食癖的治疗

异食癖是指婴儿和儿童在摄食过程中逐渐出现的一种特殊的嗜好，对通常不宜取食的异物，进行难以控制的咀嚼与吞食。发病年龄以幼儿为多，但学龄儿童亦可见到。本症患儿常喜食煤渣、土块、墙泥、砂石、肥皂、纸张、火柴、纽扣、毛发、毛线以及金属玩具或床栏上的油漆。对较小的物品能吞食下去，较大的物品则舔吮或放在口里咀嚼。他们不听从家长劝阻，常躲着家长暗暗吞食。一般临床症状为食欲减退、疲乏、腹痛、呕吐、面黄肌瘦、便秘和营养不良等。

小儿异食癖可能与下列因素有关：不良习惯；缺乏铁锌等；肠内寄生虫病。

专家坐诊

对心理异常引起的异食癖，不能责罚和捆绑患儿手足，因其不但不能解除异食习惯，反而使他们暗中偷吃此类不洁食物。对于铁锌缺乏之者或肠道寄生虫病，可到医院去治疗，在医生指导下服用铁剂、锌剂或驱虫治疗。

出生1~2岁

1 喂养主要特点

随着孩子乳牙的陆续萌出，咀嚼消化的功能较前成熟，在喂养上略有变化.幼儿消化功能的不断完善，食物的种类和烹调方法将逐步过渡到与成人相同。1岁半的孩子还应注意选择营养丰富容易消化的食品，以保证足够营养，满足生长发育的需要。1岁半的小儿已经断奶，每天吃主餐饭，再加1~2顿点心。若晚餐吃得早，睡前最好再给孩子吃些东西，如奶粉等。

给孩子做饭，饭要软些，菜要切碎煮烂，油煎的食品不易消化，小儿不宜多吃，吃鱼时要去骨除刺，给孩子吃的东西一定要新鲜，瓜果要洗干净。孩子的碗、匙最好专用，用后洗净，每日消毒。孩子吃饭前要洗手，大人给孩子喂饭前也要洗手。

孩子的膳食安排尽量做到花色品种多样化，荤素搭配，粗细粮交替，保证每日能食入足量的蛋白质、脂肪、糖类以及维生素、矿物质等。培养孩子良好的饮食习惯能使孩子保持较好的食欲，避免孩子挑食、偏食和吃过多的零食。为了保证维生素C、胡萝卜素、钙、铁等营养素的摄入，孩子应多食用黄、绿色新鲜蔬菜。每日还要吃一些水果。

有的孩子快2岁了，仍然只爱吃流质食物，不爱吃固体食物。这主要是咀嚼习惯没有养成，2岁的孩子，牙齿快出齐了，咀嚼已经不成问题。所以，对于快2岁还没养成咀嚼习惯的孩子只能加强锻炼而不能任其吃流食。有的家长图省事，让孩子继续用奶瓶，这对小儿心理发育是不利的。

孩子对甜味特别敏感，喝惯了糖水的孩子，就不愿喝白开水。但是甜水喝多了，既会损坏牙齿，又会影响食欲。家长不要给孩子养成只喝糖水的习惯，已经形成习惯，可以逐渐地减低糖水的浓度。吃糖也要限定时间和次数，一般每天不超过2块糖，慢慢纠正这种习惯。你会发现，糖吃得少了，糖水喂得少了，孩子的食欲却增加了。

这个阶段的孩子每天吃多少合适呢？每个孩子情况不同。一般来说，每天应保证主食100~150克，蔬菜150~250克，奶粉250毫升，豆类及豆制品10~20克，肉类25克，水果40克，糖20克，油10克。另外，要注意给孩子吃点粗粮，粗粮含有大量的蛋白质、脂肪、铁、磷、钙、维生素、纤维素等，都是宝宝生长发育所必需的营养物质。

> ❤ **小贴士**
>
> 每日还应吃鱼肝油2次，每次仍为3滴；钙片每日2次，每次1克。

2 食谱注意问题

要做到细、软、烂

面条要软烂，肉、菜要斩末切碎，鸡、鱼要去骨刺，花生、核桃要制成泥、酱，瓜果去皮核，含粗纤维多及油炸食物要少用；刺激性食品不要给幼儿吃。

要小和巧

小巧的食物的外形美观，花样翻新，气味诱人，这样的食品通过视觉、嗅觉等感官，传导至小儿大脑食物神经中枢引起反射，就能刺激食欲，促进消化液的分泌，增进消化吸收功能。

要保持食物营养素

如蒸或焖米饭要比炒饭少损失蛋白质5％、维生素B₁18.7％；蔬菜要注意新鲜，先洗后切，急火快炒，蔬菜切了烫洗，可使维生素C损失99％以上；炒菜熬粥都不要放碱，以免水溶性维生素被破坏；吃肉时要喝汤，这样可获得大量脂溶性维生素。

不宜食用的食物

一般生硬、带壳、粗糙、过于油腻及带刺激性的食物对幼儿都不相宜。有的食物需要加工后才能给孩子食用。

刺激性食品如酒、咖啡、辣椒、胡椒等应避免给孩子食用。

鱼类、虾蟹、排骨肉都要认真检查是否有刺和骨渣后方可加工食用。

豆类不能直接给孩子食用，如花生米、蚕豆等，另外，杏仁、核桃仁等这一类的食品应磨碎或制酱后再给孩子食用。

含粗纤维的蔬菜，如芥菜、金针菜等。因2岁前的小幼儿乳牙未长齐，咀嚼力差，不宜食用此类食品。

易产气胀肚的蔬菜，如洋葱、生萝卜、豆类等，宜少量食用。

油炸食品宜少吃。

另外，孩子都喜欢吃糖，但一定注意不能过多，否则，既影响孩子的食欲，又容易造成龋齿。

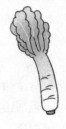

3 适量摄取蛋白质

蛋白质是生命的物质基础。人体的每一个部位、组织、细胞都含蛋白质。如果缺乏蛋白质，人体就会发生代谢紊乱，发生贫血、水肿，易患各种疾病，小儿则生长发育迟缓。1岁半的小儿每天大约需要多少蛋白质呢？一般在40克左右，其中至少应有一半是动物蛋白。

具体地说，1岁半的孩子每天最好吃250克奶粉，1~2个鸡蛋，30克瘦肉，一些豆制品，有条件再吃一些肝、排骨或鱼。这样就能够基本满足小儿对蛋白质的需求量。

4　注意过量进食

人们总以为吃得多，身体才会健壮。实际上进食过量对孩子是不利的。主要有以下几方面的害处：

增加胃肠道负担

过量进食后，胃肠道要分泌更多的消化液和增加蠕动，如果超过小儿的消化能力，就会引起功能紊乱，发生呕吐、腹泻，严重的可发生水、电解质紊乱和全身中毒症状。

造成肥胖症

长期过量进食，造成营养过剩，体内脂肪堆积，成为肥胖症。

影响智能发育导致"脂肪脑"

因摄入的热能过多，糖可转变为脂肪沉积在体内，也沉积在脑组织，形成"肥脑"，使脑沟变浅，脑回减少，神经网络发育欠佳，使智能下降。过食可引起脑血流量减少，因为饱餐后，血液相对地集中于消化器官的时间较长，使脑部血流量减少的时间也延长，经常过食，使脑经常处于相对缺血的状态，势必影响小儿脑发育。过食可使大脑的语言、记忆、思维能力下降。由于过食后，使大脑负责消化吸收的中枢高度兴奋，而抑制了其他中枢，故影响智能的发育。总之，小儿进食不是多多益善，而是必须养成适量进食的习惯。

❤ 小贴士

　　睡前吃得过饱更不应提倡。其害处有：晚餐进食太多，睡觉易做噩梦，影响消化吸收，本来睡眠状态下，胃肠道消化功能应减少，因过食增加胃肠道负担，易导致消化功能紊乱性疾病，易造成夜间磨牙，易发生遗尿，造成小儿睡眠差、易惊醒、烦躁不安。

5　注意不要多吃零食

宝宝爱吃零食，适量给宝宝吃一些零食，可及时补充宝宝的能量以满足机体需要，也给宝宝带来快乐。但一定要适量，时间合适，量合适，食物选择恰当，不然会影响宝宝的正常饮食。

宝宝的胃容量还小，而活动量却很大，消化快，所以往往还未到吃饭时间就饿了。这时可给宝宝一些点心和水果，量不要多，那些太甜太油腻的糕点、糖果、巧克力等不适合经常作为宝宝的零食，因为这些食物含糖量高，脂肪多，不易消化吸收。在正餐前1小时内不宜给宝宝零食，以避免影响正常进餐。

家长在给宝宝零食时一定要注意方法，控制好零食量，最简单的例子，不要把一大盒子的零食让宝宝看见，否则宝宝知道还有很多，便自然会吃了还要。家里可置放一些装零食的小罐，一次装少许，让宝宝知道吃完就没有了，没有了宝宝自然也就不会缠着要了。此外，不要为让宝宝达到某些要求而用零食去哄骗他，吊他的胃口。

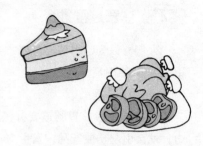

家长也可根据宝宝的生长发育状况，选用一些强化食品作为宝宝的零食，但这样做一定要在医生的指导下，以防短期内大量补充某种营养素造成身体不适，甚至中毒。宝宝在吃完零食后，最好喝几口温开水，以清洁口腔，防止龋齿。

6　注意进食时"含饭"

有的小儿吃饭时爱把饭菜含在口中，不嚼亦不吞咽，俗称"含饭"。这种现象往往发生在婴幼儿期，最大可达6岁，多数见于女孩，以家长喂饭者为多见。发生原因是家长没有从小让小儿养成良好的饮食习惯，不按时添加辅食，小儿没有机会训练咀嚼功能。这样的小儿常因吃饭过慢过少，得不到足够的营养素，全身营养状况差，甚至出现某种营养素缺乏的症状，生长发育亦迟缓。

♥小贴士

家长只能耐心地慢慢训练，可让其与其他小儿同时进餐，模仿其他小儿的咀嚼动作，随着年龄的增长慢慢地进行矫正。

7　儿童宜食的健脑食品

儿童常食核桃可健脑

核桃仁是我国传统的健脑食品，中医学认为，核桃味甘、性平，功能为滋补肝肾，强筋健骨，由于肾藏精，精生髓，髓养脑，故常吃核桃可健脑。

核桃尽管补脑，但也不可多食；多食会发生滑肠便溏。据研究，每人每日吃2个核桃为好。核桃既可生吃又能烧熟吃，但生吃有涩味。烧吃，可将干核桃放在火上烧焦外壳，食仁。此外，炙、烤、炒、炸等吃法也不少。对于已经去壳的核桃仁必须经过热加工后再吃。在加热制熟时要注意火候，不宜过火；熟后也可拌些红糖，这样不仅口味好，还有益于食用和消化。用芝麻或花生仁、核桃仁制成的南糖，是我国传统食品，既香甜可口，又能健脑强身，是值得小儿常食用的食品。

常食葱蒜能补脑

科学家最近研究发现，常食葱蒜，能降血脂、降血糖、降血压，还有补脑作用。人的大脑活动所需能量，是葡萄糖所提供的，而葡萄糖转变为能量则又离不开维生素的作用。也就是说，如果只有葡萄糖而没有维生素的作用，葡萄糖也就无法转变为供给大脑的能量。相反，还会使糖代谢产生的酸性物质淤积在大脑内，影响大脑的正常功能。专家们研究发现，只要把蒜和少许的维生素放在一起，即可产生一种叫"蒜胺"的物质，而蒜胺不仅能起增强维生素B_1的作用，而且由于葱蒜含有一种叫"前列腺素A"的成分，若经常食葱蒜，积累的前列腺素A就会起到舒张小血管，促进血液循环的作用，从而有助防治血压升高所致的头晕。国外学者也有试验证明，注意多食些葱和蒜，就会使大脑保持灵活，甚至更加活跃。专家们认为，脑力劳动者更应该多食点葱和蒜。

8　儿童增智不可缺碘

医学研究表明，孕妇有意识地补充碘，可使孩子出生后在智力发育上有明显的提高。

孕妇补碘为什么能对儿童起到增强智力的作用呢？原来，胎儿处于3~5个月的脑发育临界期时，一定要依赖母亲体内充足的甲状腺素，倘若此时母亲体内缺碘，即可导致胎儿甲状腺素合成不足，严重影响胎儿大脑的正常发育。如果缺碘量太大，缺碘期较长，即使小孩在生下以后一下获得足够的碘元素，母体内缺碘所致的损害也很难得到恢复和改善，容易发生先天性智力不足。孕期补碘的方法很多，只要多摄入含碘高的食物即可奏效，最易获得者要算价廉物美的碘盐和海带。此外，紫菜、发菜、淡菜、墨鱼、海蜇、蛤蚌、海鱼、海虾等也是高碘食物，在孕妇膳食中经常安排这些海产品，即可保证孕期内每天能摄取到所需要的0.115毫克以上的碘。

9　缺锌可致儿童智力损伤

锌缺乏时，除了人体的生长发育、免疫功能、味觉、视觉等会受到不同程度损伤外，人的神经系统结构和功能发育也会受阻。学龄儿童中，缺锌儿童的智商水平，明显低于锌营养良好的儿童。尤其重要的是，在胎儿和婴儿这个人类智能发育的关键时期，锌缺乏对大脑的损伤是不可逆转的。

富含乙酰胆碱的食物可改善儿童智力。乙酰胆碱对大脑有兴奋作用，有助于脑神经的传导功能，提高人的记忆力。口服胆碱能提高脑组织中乙酰胆碱的浓度，从而改善大脑的条件反射功能。

食物中蛋黄、鱼、肉、大豆、肝脏等都富含乙酰胆碱。这些食品进入人体后，所含胆碱能被大脑从血液中直接吸收，在脑中转化成乙酰胆碱。尤其是蛋黄，含卵磷脂较多，被分解后，能释放出较多的胆碱。所以儿童最好每天都能吃一些蛋黄和肉、豆类等食物，有利于智力的发展。

10 高不饱和脂肪酸是婴幼儿大脑发育的必需营养物质

高不饱和脂肪酸在人体内不能合成，只能通过饮食供给。因此，在胎儿孕育和婴幼儿哺乳期间，母亲必须摄入足量的高不饱和脂肪酸，以满足孩子大脑细胞发育的需要。婴幼儿除母乳之外的补充食品及断奶后的食品，也应该富含高不饱和脂肪酸，否则，就要严重影响儿童脑神经的发育，产生无穷的后患。

高不饱和脂肪酸在深海鱼、肉食性动物脂肪和野菜中含量较高，而在用速成手段培育的动植物脂肪中含量极少。目前我国居民的饮食结构出现了精化、西化的趋势。高蛋白高热能的饮食虽使人体出现了某些营养成分过剩，但不饱和脂肪酸的摄取量反而少了。这就是智商低的儿童不断增多的直接原因。因此，改善不合理的饮食营养结构，补充食品中高不饱和脂肪酸的不足是非常必要的。

11 碱性食品有益儿童健脑

所谓酸性食品，是指含有磷、硫、氯等，在体内能形成酸的食物，如谷类（大米、面粉）、肉类（牛、猪、鸡）、鱼贝类（干青鱼子、牡蛎、鲍鱼）、蛋黄、啤酒等，均为酸性食品。

而把含有钠、钾、钙、镁等，在体内表现为碱性的食物如蔬菜、牛奶、水果等，叫做碱性食品。儿童和少年处于发育成长期，更要重视碱性食品和酸性食品的调配，因为"碱性食品"中所含的重要成分钙、钠、钾、镁等，是人体运动和脑活动所需的4种元素。缺乏这些成分，尤其是缺乏钙质时，将直接影响脑和神经功能，引起记忆力和思维能力的衰退，严重的还要导致神经衰弱等疾病。因此，为了提高孩子们的智力和健康，在保证摄取蛋白质、结构脂肪等重要营养要素的前提下，可多吃如下碱性食品：海带、香蕈、菠菜、大豆、栗子、香蕉、青芋、小豆、胡萝卜、油菜、百合、草莓、马铃薯、甘蓝、萝卜、南瓜、笋、橘汁、苹果、蛋清、柿子、梨、黄瓜、西瓜、茄子、洋葱、牛奶、豆腐等。

12 正确选择副食

幼儿副食的选择要调配合理，做到甜咸、干稀、荤素、粗细搭配。而副食的选择常包括以下的内容。

高蛋白	牛奶、鸡蛋、瘦肉、动物内脏、鱼类、豆类、花生
高脂肪	肥肉、油类、蛋黄、奶油、花生、芝麻、核桃
高糖	藕粉、山芋、甜点心、米饭、水果
高钙	牛奶、芝麻、绿叶菜、豆腐、无花果
高铁	肝脏、鸡蛋、瘦肉
高钾	马铃薯、红枣、牛肉、花菜、蘑菇、猪肉、巧克力、藕粉
低钠	花生、西瓜、番茄、牛奶、鸡蛋、冬瓜、豆芽
低磷	海蜇、海参、粉皮、茭白、莴苣、山芋
高维生素A	肝脏、胡萝卜、奶油、南瓜、山芋、鱼肝油

可根据婴幼儿个体的需要选择以上食物，配制成混合膳食。

13 培养良好生活习惯

自己动手吃喝

1岁多的孩子，总想自己拿匙子吃饭。因此，最好给孩子一把小匙，满足他自己吃饭的要求。当然开始时会很不顺利，即使自己能用匙子盛上饭，也可能一送到嘴边就撒了，没几下就烦了，于是就用匙子在碗里搅来搅去地玩起来。这时，妈妈应该帮忙喂，喂一会儿，孩子也许又想自己动手吃，可再给他匙子让他自己吃。

让孩子自己用匙吃饭，要经过一段时间的锻炼，作为家长要有耐心。孩子自己吃饭，也许会掉得满桌子都是，即使如此，也应当尊重孩子想自己吃饭的愿望。有些孩子可能嫌用匙子吃得太慢而改用手抓着吃，大人不要强行制止，这也是走向独立吃饭的一个过程。只要坚持一段时间，1岁半以后孩子就能熟练地用匙子吃饭了。

1岁以后，就可以培养孩子自己拿杯子喝水了。刚开始他会用双手捧住杯子喝，这时容易把水洒到外面。因此大人给他往杯子里倒水可以少倒些，也可帮着他用手扶着小杯喝。这样，经过一段时间的锻炼，到了1岁半，孩子就可以自己喝水了。

早晚漱口

幼儿的乳牙应当受到精心的保护，孩子从1岁开始就应接受早晚漱口的训练，并逐渐养成这个良好的习惯。

需要注意的是，幼儿漱口要用温开水（夏天可用凉白开水）。这是因为孩子在开始学习时不可能马上学会漱口动作，漱不好就可能把水吞咽下去，所以刚开始的一段时间最好用温开水。训练时先为孩子准备好杯子，家长在前几次可为孩子做示范动作：把一口水含在嘴里做漱口动作，而后吐出，反复几次，孩子很快就学会了。

> ❤ **小贴士**
>
> 在训练过程中，家长注意不要让孩子仰着头漱口，这样很容易呛着孩子的气管，甚至发生意外。另外，家长要不断地督促孩子，每日早晚坚持不断，这样日子一长就能养成好习惯。

14　早餐的安排方法

对处于生长发育旺盛期的宝宝来说，早餐一定要"吃饱、吃好"。现在，许多家长往往因为早晨时间匆忙，来不及为宝宝认真准备早餐，或因为缺乏营养知识，不会为宝宝科学地安排早餐。

由于宝宝的胃容量有限，上午的活动量又比较大，所以早晨这顿饭尤为重要。宝宝早餐要吃饱吃好，并不是说吃得越多越好，也不是说吃得越高档、越精细越好，而是应该进行科学搭配。

据营养专家介绍，科学的宝宝早餐应该由3部分组成，蛋白质、脂肪和碳水化合物。例如：现在最常见的宝宝早餐是牛奶加鸡蛋、馒头加咸菜或是油条加豆浆等，这样看起来似乎是吃饱吃好了，实际上也有其不科学的地方，营养搭配不够均衡。

举例来说，光喝牛奶吃鸡蛋还不够，这里已经有了脂肪和蛋白质，但缺少碳水化合物，即提供热能的淀粉食品，如果除牛奶鸡蛋外再吃几片面包营养就全面了。油条加豆浆的早餐缺少蛋白质，应该加一个鸡蛋。只吃馒头咸菜的早餐就更不科学了，倒不如做一个鸡蛋下挂面更好些。

> ❤ **小贴士**
>
> 父母必须重视科学安排宝宝的早餐，如果宝宝早餐吃不好，营养和热能不足，长期下去会影响宝宝的身体发育和精神面貌。

15　穿衣与穿鞋

鞋子

1岁以后，孩子经常外出，就需要穿鞋子了。最好选购稍大些的。平底的方口或高腰鞋，便于孩子的脚趾在里面能自由活动，而且又不容易脱落。正好合脚的鞋子过不了多久就不能穿，因为孩子的脚长得很快，而那种过于肥大的鞋子穿上走路时既不稳又不方便。此时，孩子正处于发育旺盛的时期，一旦鞋子小不能穿就应马上换新鞋。到了2岁左右，不穿高腰鞋也行，可穿普通的球鞋等。

衣服

能独自行走的时候，就要给孩子穿一些舒服、柔软、便于活动的、有伸缩性的衣服。虽然此时的孩子容易摔跤、受伤，但也没有必要非给孩子穿长裤。衣服不必华丽，只要合适就行了。

除了冬春季节，尽量穿短衣短裤，以便能让皮肤多晒晒太阳。此时孩子穿的裤子容易掉，最好加上背带，以便走动。

16　最好让孩子自己睡

幼儿最好是单独睡小床，如果没有单独小床，至少要有单独用的被褥，不要与大人同睡一个被窝。这样有利于幼儿的健康，并有助于从小培养幼儿独立生活的习惯。床单、被套应以柔软、耐洗、不易褪色的棉布或绒布为佳。幼儿盖被不宜太大太厚，随着季节不同，要及时更换被褥，以保持温暖和凉爽。被褥每周晒1次，被套、床单1~2周换洗1次，以保持清洁卫生。这么大的幼儿常爱踢被子，为防止幼儿腹部受凉，可用浴巾或大毛巾折叠几层，盖在幼儿腹部，这样翻身或踢被子时就不容易踢掉。还可将被子的两角（接近头部的一边）缝上两根带子，拴在床栏上，这样被子就不容易被幼儿踢掉。幼儿被子厚薄要适宜，枕头不宜过高过硬，以3厘米左右高度为宜，枕头填充物以木棉、荞麦皮、芦花等充填为好，不要用小米、绿豆这类硬的东西充填，以免人为地造成孩子枕秃。幼儿的骨骼骨质较软、可塑性大，长期睡软床，就会影响脊柱的生长，破坏脊柱正常的生理弯曲，引起驼背、脊柱侧弯曲、畸形或腰肌劳损。床上应少铺一些褥子，特别是新的柔软的褥子，以不冷为宜，这是对孩子最大的爱护。

❤ 小贴士

　　幼儿不宜睡软床，但硬板床也不是最适合幼儿的床，因为硬板床质地坚硬，不利于幼儿全身肌肉的放松和休息，容易产生疲劳，影响幼儿睡眠。

育儿

1岁半的小儿还不会走路，属于发育落后了，一般弱智儿在大运动方面也都表现出发育落后，如走得晚。小儿不会走路其原因很多，首先应考虑孩子大脑的发育有没有问题，腿的关节、肌肉有没有病，再有，家长有没有训练过孩子走路，孩子是否爬过，站得好不好，曾否用屁股坐在地上蹭行过，是否过早地用了"学步车"，这些因素都会影响小儿学会走路或推迟走路的时间。

小儿一般在1岁左右就会走了，如果到了1岁还不能站稳，可以看看他的脚弓，是不是扁平足。扁平足是足部骨骼未形成弓形，足弓处的肌肉下垂所致，家长可以帮他按摩按摩，并帮他站站跳跳。有的是脚部肌肉无力，无法支撑全身重量，大人要帮他增加肌肉力量。如果到了1岁半还不会走路，最好请医生检查一下，对症治疗。

18 培养穿脱习惯

培养孩子穿戴整齐和爱整洁的好习惯。教宝宝穿戴衣物时，衣裤要扯平，外衣要扣好，系好鞋带，戴正帽子；脱下的衣裤鞋袜要按顺序整齐地放在固定的地方。

要根据宝宝的年龄特点，逐步培养宝宝穿戴衣物的能力。1岁后要鼓励宝宝自己穿戴衣物。可先学戴帽、脱帽、脱鞋、脱袜子、脱去简单的内衣、内裤和上衣，再学穿鞋、穿袜子、自己穿上松紧裤子，逐渐培养起自我服务的能力。

要给宝宝仔细讲解每一个动作。如脱衣，要先把着孩子的手放在背后，使孩子一只手拉住另一只袖子往下拉，另一只手往上抽；解扣子，右手手指按住扣子，从扣眼里往下按，左手往外拉衣服。

要循序渐进。如12~14个月孩子能抓起帽子戴在头上，但过1~2个月才能戴正。宝宝在学穿鞋时开始分不清左右，穿袜时不会扯后跟。因此，要仔细、耐心、循序渐进。如让宝宝脱掉已脱去一只袖子的上衣或已拉到膝盖的短裤，穿鞋前将鞋先摆好，系鞋带的鞋可改成结扣子的鞋；用松紧带穿进结带的洞里，在末端钉上扣子，以便穿、脱；同时应先做示范动作，然后让宝宝自己练习。

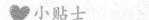

❤ 小贴士

可以给孩子讲解衣物的名称、颜色及各种穿衣的动作，以提高宝宝独立穿衣的兴趣，及早掌握与穿衣有关的语言和技能。

19 培养清洁卫生习惯

1岁半的孩子能主动参加一些洗盥活动，而且学习积极性很高。因此从这时起，要逐渐让宝宝知道清洁卫生的内容，逐步培养他自己动手做好清洁卫生的习惯和能力。

清洁卫生的内容

保持皮肤清洁：早晚要洗手洗脸，手随脏随洗，饭前便后必须用肥皂洗手；睡前洗脚、洗屁股；定期洗头、洗澡，夏季每天至少1次，春秋季2~3天1次，冬季至少每周1次；勤剪指甲、勤理发。

口腔卫生：饭后要喝些温开水，以清洁口腔。开始培养饭后漱口、早晚刷牙的习惯。

用手帕擦手、擦脸、擦鼻涕：不要让宝宝把鼻涕擦在衣袖上，不随地乱吐，不随地大小便，经常保持整洁卫生的习惯。

养成好习惯：养成不吃手指、不挖鼻孔、不抠耳朵的好习惯。

操作方法

洗手：挽好袖子、打开水笼头、湿润双手、擦肥皂、搓洗手心、两手互搓手背、洗手指、用水清洗两三遍，擦干。

洗脸：让宝宝闭上眼睛，用毛巾从眼内侧到外侧轻轻依次擦洗双眼、嘴、鼻子、面额部，清洗毛巾，洗双耳的耳郭、耳后、脖子、颈部，清洗毛巾、擦干。

洗屁股：先洗会阴部（小便处），后洗臀部（大便处），以防引起泌尿道和阴道感染。

擤鼻涕：用手绢或卫生纸盖住鼻子，先按住一个鼻孔，让另一个鼻孔轻轻出气，排出鼻涕，然后用同样办法擤另一个鼻孔。

教养方法

从配合开始。盥洗时先让宝宝配合你的动作，使宝宝熟悉程序。

激起兴趣。用愉快、轻松的语言或儿歌诱导宝宝的活动，在游戏中让孩子理解语言，学会技巧，培养能力，养成习惯。如在给宝宝洗手时可边洗边唱儿歌："搓搓手心一、二、三，搓搓手背三、二、一，手指头洗仔细，小手腕别忘记。"

耐心细致。对于每个内容都要反复提醒、督促、反复练习，不怕麻烦、不怕弄湿衣服，让宝宝在愉快的情绪中形成较巩固的清洁卫生习惯。

注意事项

洗手、洗脸最好用流动水。洗手、洗脸后的水不能再用来洗屁股。给宝宝洗脸时可不用肥皂，以免刺激宝宝的眼睛而不愿再洗脸。

---

20 培养宝宝当助手

现在，宝宝那双会走路的小脚可以使他无处不到了。他的探索绝无禁区，每一天都充满着新奇的发现。宝宝最初的独立倾向也在这探索和发现中悄悄地萌发。

模仿父母、模仿周围的同龄小伙伴，这是宝宝学会独立的一个重要途径。你操持家务时，宝宝跟着你走来走去，俨然一副"助手"模样。你的一举手一投足，很可能不经意间就被宝宝学会。你的穿衣脱鞋的动作是宝宝最容易模仿的活动之一。宝宝开始可以解开自己的衣扣、松开自己的鞋带，你不要把这看做是调皮，也不要怕给你添了麻烦，宝宝能够学会自己脱衣脱鞋，这是值得高兴的成就!

你要留心在照料宝宝时让他用自己的能力来帮助你。如你要为宝宝洗澡时，就可以鼓励他自己解带、脱鞋："我们一起来为宝宝脱鞋，先拉一拉这根带子，对，把它解开，再松开鞋，往下用劲，好了，鞋子脱掉了。"这对宝宝来说，也是很好的手眼协调的锻炼。穿衣、脱袜等等，都可以作这种训练。

这时的宝宝，会很乐意为你"效劳"，为你取一份报纸、搬一张小凳等等，从一个房间到另一个房间，他会高兴地跑来跑去。你不妨多让孩子有一些这样的服务机会，这不仅练习了孩子的动作，更可以促进他的语言理解和记忆能力，因为你对孩子的口头说明要靠他自己去理解执行。孩子完成了指令，你说一声"谢谢你"，会让他体会到成功的喜悦。

因此，要多与宝宝共同活动，让他做你的"小助手"。

21 开始穿满裆裤

1岁半以后孩子已能自由行动，户外活动也多了，但对卫生常识一无所知，即使大人讲了也不容易记住，玩得高兴的时候，往往不管什么地方都坐，如果穿的是开裆裤，特别是女孩，由于阴部敞开，尿道短，阴道上皮薄，外阴部不能保持清洁，地面上的细菌等脏东西会从孩子的肛门、阴道、尿道侵入体内，引起尿道炎、阴道炎、外阴炎等。有时即使没有细菌感染，由于阴部受不洁物的刺激，也会引起局部瘙痒，手抓后诱发炎症。另外，这个年龄组的孩子容易感染蛲虫，蛲虫在肛门周围产卵，肛门周围的卵易于污染孩子乘坐的大型玩具和公共便盆，如果孩子穿开裆裤坐滑梯，骑摇马时就容易感染蛲虫。

孩子穿开裆裤，还容易养成玩弄生殖器的坏习惯，孩子从小有了这种不良习惯，长大后容易犯手淫，同时孩子玩弄生殖器，也有损伤生殖器的危险。冬天气候寒冷，如果孩子穿开裆裤，四面透风，容易着凉。

当孩子会走路，大小便会有所表示或自己坐盆大小便时，就应给孩子穿上满裆裤，训练他自己解裤子，或嘱咐他在大小便前要告诉大人，帮他解裤子，这样做虽然比较麻烦，但有利于孩子的身体健康，同时也可培养孩子独立生活的能力。

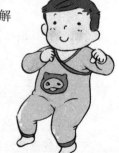

22　注意好的睡眠

这个年龄孩子活动量大，为了使小儿晚上睡得好，身体得到充分休息，家长应在晚上孩子入睡前为其做好睡前准备。睡前不应让孩子做剧烈的运动，不讲新故事或看新书，以免小儿兴奋过度，影响入睡。可以和小儿一起说说歌谣，听一些柔和的音乐或者让小儿独自玩一些安静的游戏和玩具。

如果小儿暂时还不想睡，家长不要勉强，更不要用恐吓打骂的方法强迫孩子入睡，这种做法会强烈刺激孩子的神经系统，使小儿失去睡眠的安全感，容易做噩梦、睡眠不安，影响大脑的休息。在睡前吓唬孩子，还会形成恶性条件反射，使小儿在成长过程中害怕猫、狗等其他小动物，不敢独睡，不敢走进黑暗的房子，性格变得胆小懦弱。如果用打针来吓唬孩子，以后孩子就会对治病形成恐惧心理，影响小儿对治疗疾病的配合。如果经常用一些"鬼神"来吓唬孩子，孩子就会觉得世上真的有"鬼神"，从而产生一些谬误的观念。入睡前室内灯光应暗一些，电视、收音机的声音要放低，大人说话的声音也要相应放轻，拉好窗帘。

睡觉前应为小儿洗手、洗脸、洗屁股，使小儿知道洗干净才能上床，床是睡觉的地方，应保持清洁，并逐步形成洗干净就上床，上了床就想睡的条件反射。上床前要让孩子解空大小便，以免尿床，睡眠时应给小儿脱去外衣，最好换上宽松的衣服，使小儿肌肉放松，睡得舒服。上床后就不能允许孩子再玩耍嬉闹，让他知道上了床就该安静地睡觉，这样小孩就容易进入梦乡。

23　注意别尿床

小儿经常夜间尿床是一件让家长感到非常头疼的事，但并非不可避免。小儿夜间尿床是因为这个年龄的孩子，在熟睡时不能察觉到体内发生的信号。如果家长为小儿制定合适的生活制度，尽量避免能够导致小儿夜间尿床的因素，如晚餐不能太稀，少喝汤水，入睡前1小时不要让孩子喝水，上床前要让孩子排尽大小便，入睡后家长要定时叫醒孩子排尿，一般孩子隔3小时左右需排1次尿，也有些孩子晚上可以不排尿，家长要掌握好小儿排尿的规律。

夜间排尿时，一定要孩子清醒后让其坐盆排尿，很多5~6岁甚至更大些孩子尿床，都是由于幼儿时夜间经常在朦胧状态下排尿而形成的习惯。一般孩子通过以上办法，都可以成功地避免尿床。也有些小儿刚开始可能不配合，一叫醒他就哭闹，不肯排尿，这时家长一定要有耐心，注意观察小儿排尿时间、规律，在小儿排尿之前叫尿，时间长了，形成习惯，就不会尿床了。即使偶尔小儿的被褥尿湿了，家长也不要责备孩子，以免伤害孩子的自尊心，造成孩子心理紧张，使得症状加重。

感冒是小儿最常见的疾病之一。小儿受凉后容易感冒，感冒时鼻黏膜发炎，鼻涕增多，并含有大量病菌，造成鼻子堵塞，呼吸不畅。这个年龄的小儿生活自理能力还很差，对流出的鼻涕不知如何处理，有的孩子就用衣服袖子一抹，弄得到处都是；有的孩子鼻涕多了不擤，而是使劲一吸，咽到肚子里。这是很不卫生的，影响身体健康，同时也会将病菌通过污染的空气、玩具传染给别人。因此教会小儿正确的擤鼻涕方法是很有必要的。

在日常生活中，最常见的一种错误擤鼻涕方法就是捏住两个鼻孔用力擤，因为感冒容易鼻塞，小儿希望通过擤鼻涕让鼻子通气，这样做不卫生，容易把带有细菌的鼻涕通过咽鼓管（鼻耳之间的通道）到中耳腔内，引起中耳炎，使小儿听力减退，严重时由中耳炎引起脑脓肿而危及生命。因此家长一定要纠正小儿这种不正确的擤鼻涕方法。

💗 **小贴士**

正确的擤鼻涕方法是要教小儿用手帕或卫生纸盖住鼻孔，两个鼻孔分别轻轻地擤，即先按住一侧鼻翼，擤另一侧鼻腔里的鼻涕，然后再用同样的方法擤另一侧鼻孔。用卫生纸擤鼻涕时，要多用几层纸，以免小儿没经验，把纸弄破，搞得满手都是鼻涕，再在身上乱擦，极不卫生。

25 注意呼吸新鲜空气

多让孩子呼吸新鲜空气，极有益于孩子的生长发育和健康。有研究表明，室外温度8℃~10℃时，开窗通风30分钟，可使室内空气的细菌污染率降低40%。外界温度为3℃~9℃时，降低污染率65%。很多家长生怕孩子受凉，总喜欢把孩子捂得严实，不让孩子出门，家中门窗紧闭，室内空气污浊，极不流通。长时间待在这种环境里，使机体抵抗力本来就不强的儿童抗病能力更加低下，各种呼吸道和消化道疾病乘虚而入，严重影响儿童健康。家长要多带儿童到户外活动，呼吸新鲜空气。

💗 **小贴士**

注意在夏季和春秋季大部分时间，以及冬季无风晴朗的日子，经常给小儿居室开门开窗通风，如果外面风很大，也可先把小儿带到别的房间，再打开居室门窗换气，过一段时间再把小儿带入房间，以保持房间空气新鲜。

26 注意避免噪声

噪音是非节律性的音响，人体正常允许的噪声不能超过50分贝，噪声达到115分贝时，便会损坏大脑皮层的调节功能。如果幼儿经常处在噪声中生活，会使幼儿容易感到疲倦，严重的还会干扰小儿的注意力，影响小儿的空间知觉和语言能力，时间长了，在一定程度上会阻碍儿童的智力发展。

相反，那些和谐性、节律性的声音，如悦耳的音乐、美妙的鸟语、温潺的流水，都能使小儿大脑功能得到提高，心情愉快。因此，要给小儿创造好的听觉环境，平时不要在孩子面前大声吵闹、喧哗，家庭日常使用的电视机、音响的音量一定要适中。有条件的家庭，可在居室内铺上地毯，在桌椅腿底钉胶皮，这样可减少噪声。大人也不要多带小儿上大街、逛商店，以免过大的噪声影响孩子的健康。

27 注意保护视力

视力异常检查

1. 下列情况应到医院进行视力检查：
2. 眼睛的位置异常：单眼或双眼斜视，一只眼睛大，一只眼睛小。
3. 视物姿势异常：幼儿看东西时眼睛距离物体很近，经常皱眉、眯眼，歪头偏脸。
4. 立体视觉欠缺：如穿珠困难。
5. 无急性眼病，但经常用手揉眼，自诉头痛、头晕、眼痛。
6. 对周围环境的探索突然变得漫不经心。
7. 家族中有弱视、斜视、高度近视等视力异常者。

幼儿视力检查方法

检查3岁前幼儿的视力，可把大小不同、颜色鲜艳的玩具（如布娃娃、积木、玻璃球等）放在不同距离的地方（5米、2米、1米），给幼儿盖上一只眼，让幼儿指出玩具的位置或叫他走过去拾起它。

幼儿视力的防治

幼儿时期是视觉发育的关键阶段，也是预防和治疗视觉异常的最佳时期。

幼儿的视觉异常一般有以下几种情况：

1. 斜视，两眼大小明显不一样。
2. 近视，看东西要离得很近，眯着眼。
3. 视觉立体效果差。
4. 经常眼痛，头晕但又无急性眼疾。当我们发现或怀疑幼儿的视觉不大对劲时，应去看医生以确证是否患有视力疾病并及时治疗。

平常注意对幼儿视觉的保护也是重要的。饮食上，幼儿应吃一些蛋黄、肝、绿色蔬菜、水果等，以摄入足够的维生素A。

幼儿在看图画书时姿势要端正，眼与书应保持适当距离（33厘米），另外，要选用字迹大小适合的书给幼儿看。

室内的光线应足够明亮，自然光不足时，就应开灯（照明最好用日光灯，免使眼睛受刺激）。不要让幼儿常看电视，偶尔看一次也不要超过10分钟，电视机的荧光屏中心位置应低于幼儿视线。

经常进行一些户外游戏，加强体格锻炼，这样对于消除视觉疲劳是很有效的。

28　防止出现意外事故

1~2岁的孩子最容易发生事故，其中最大的事故有交通事故、溺水、烫伤、误服异物等。这个年龄的孩子尚不懂得什么交通事故，也不懂得什么红绿灯信号，更不知道什么是人行横道等。所以，每逢外出，妈妈就应密切注意来往车辆，牢牢牵住孩子的手，往往一不留神孩子就会挣脱妈妈的手飞跑到机动车道上去。因此必须时时警惕。不过，有的小孩见到车、火等就有一种本能的害怕心理。

💗 小贴士

溺水事故也经常发生于那些意外的场合，掉进小水注、洗衣机、浴缸内都可能致命，河边、海边的溺水事故更容易发生。因此，用完洗衣机、浴缸后要将水放光。

29　烫伤的预防方法

1岁多的孩子，对于周围的事物似懂非懂，事事好奇，常常喜欢摸这动那，模仿大人做事。因此，家长要处处注意把可能危害孩子的危险品和障碍物排除。例如，热水瓶要放在孩子碰不到的地方，而且要经常给他讲，这个烫手，不能动；喂奶吃饭时要注意温度；吃饭时要把热粥热饭尽量往中间放，以防孩子在桌边乱扒时烫伤孩子；生炉火的家庭，最好在火炉周围放个防护网，还要注意千万不能把孩子一个人留在房子里。

总之，像热水、烫饭、热锅、开水、炉火等都要放在孩子碰不到的地方。为了孩子的安全，家长要在点点滴滴的小事上，多加小心为宜。

30　不能剪眼睫毛

有些年轻的妈妈认为眼睫毛的生长与头发一样，剪一剪有利于睫毛长长，所以为了让自己的孩子眼睛漂亮，就把眼睫毛剪掉。

其实，一根睫毛的寿命不过3个月左右，因此，给孩子剪眼睫毛，并不会使眼睫毛长得长。另一方面，剪眼睫毛也不利于健康。眼睫毛具有防止灰尘进入眼内，保护眼睛的作用，如果剪掉了眼睫毛，眼睛失去了保护，灰尘等容易侵入眼睛里，从而引起各种眼病。

孩子排不出大便很痛苦，可用手指蘸些热肥皂水插入孩子的肛门里，慢慢地拨动硬便，把它弄碎后用手指带出来。或用开塞露等，也可促进很快排便。

孩子大便干燥可服些轻泻剂，服药后12~24小时后可排便。最好的办法是预防便秘，给孩子的饮食中加些玉米、莴苣、韭菜等纤维素含量多的食物。要耐心地、不要威吓地训练孩子坐盆，有些孩子是因为不喜欢坐盆而不大便，使粪便在直肠变成硬块。还有的家长让幼儿坐马桶大便，孩子两脚不能接触地面，也造成大便不易排出。

用药剂量推算方法：

1. 婴儿量：2岁以下婴儿剂量=年龄（月数）/150×成人剂量。
2. 各年龄段用药剂量快速折算法。

年龄	用药量
60岁以上	3/4～4/5成人量
15～18岁	3/4成人量
12～15岁	3/5成人量
8～12岁	1/2成人量
6～8岁	1/3成人量
4～6岁	1/4成人量
2～4岁	1/6成人量
1～2岁	1/8成人量
初生儿～1岁	1/24～1/12成人量

32 大便有血的处理

在孩子的粪便中发现血丝时，有两个主要问题需要考虑。首先要确定粪便中异常颜色的原因；其次是消除担心和害怕心理。后者可能是更重要的。成年人都知道，不正常的流血多是癌症或其他严重疾病的潜在信号。儿科医生认为孩子粪便中的血丝不会是癌症，也不认为存在严重的或危及生命的疾病。所造成的原因往往都是良性的，即使需要治疗也常是容易的。

当儿科医生听到某个孩子排出带血的粪便时，首先会问："这是血吗？"我们经常发现孩子，特别是轻微腹泻的孩子，常拉出像血一样的粪便，实际上这是食物或药物中的颜料染上的，如草莓或樱桃冻，浅红色的药物等。每当产生怀疑时，可化验粪便，这样可以消除父母的疑虑。

育儿

如果粪便里的红色物质确实是血，而且是以条纹出现，粪便又非常硬，或孩子在排便中显出疼痛，那么就可能是因肛裂出的血，肛裂就是肛门周围皮肤黏膜的较小撕裂或刺伤，大多数粪便带血的病例都是这个原因。肛裂几乎总是由便秘或硬便造成的，并会使排便成为一个严重的问题，因为肛裂后的排便要比流血本身还要痛苦。用热水洗澡，调节饮食量，再配合药物治疗，可有良好的效果。同时用几次温和的轻泻剂，并多吃些水果和蔬菜也会使粪便软化，促使肛裂愈合。

发现孩子粪便中有血的第三类原因是许多不同感染所引起的腹泻。这种由病毒或细菌引起的腹泻，有时出现一种短暂的但又引人注目的血性粪便。孩子可能会发高热，看上去病情较严重，不仅大便里有血，偶尔还有脓、黏液和未消化的食物。当儿科医生看到这种病情时，他们首先会仔细观察是否有脱水的症状，然后再做实验室检查，不仅要确定腹泻和出血的原因，测定血细胞数，还要做粪便的培养和涂片，以从显微镜下找出特殊感染的证据。某些腹泻可以服用抗生素来治疗，因此，所有患这种疾病的病人都要由医生诊断和治疗，特别要注意急性菌痢。

（33） 滴眼药水的方法

给孩子滴眼药水，家长要先洗手，拿过眼药水瓶，看清药后，不要将滴鼻剂等误滴，然后让孩子头向后仰，向上看。家长用左手拇指和示指轻轻分开孩子的上、下眼睑，右手拿药水瓶先挤出一滴弃掉，然后从离孩子眼约2厘米高度滴下药水，要滴在白眼球上，别碰睫毛，再用左手拇指和示指轻轻捏上眼睑，让药水充满结膜。随后轻压内侧眼角，防止药水流进鼻子。让孩子闭眼2分钟即可。

（34） 带孩子看病的学问

儿科病人的一个最大特点，就是孩子自己不会叙述病情，要由家长述说。在临床上可以见到有的家长叙述病情干脆利落，有的拖泥带水，也有的家长一问三不知，简直不像是带自己的孩子看病。其实，医生要了解的主要是这些疾病从发病至就诊时的全部过程，包括主要的症状，发病的时间、部位、程度、伴随的症状。对于主要症状，家长应尽量说得准确，例如"间断发热3天""腹痛1小时""咳嗽1周"等，而不要说："从奶奶家回来就发热""从我下班回家他就肚子痛"，因为医生没法知道你是哪天从孩子奶奶家回来或是几点钟下班回家的。

有些家长把自己的猜测和想法当做病情告诉医生，如觉得孩子咳嗽可能是感冒了，看病时不是告诉医生咳嗽的时间和程度，而是告诉医生"这孩子感冒3天了"。实际上这不是病情，孩子是不是感冒应该在检查病人之后由医生来判断。在回答医生问题时，要尽量具体。在病人很多，医生很忙的情况下，要求家长叙述病情既要详细，又不能模糊。

有的孩子在幼儿园全托，有的孩子由奶奶或姥姥照顾，父母带孩子看病前，要先向了解孩子情况的老人或阿姨询问一下病情，以便告诉医生，避免在医生问诊时一问三不知。如果几位家长一起带孩子看病，最好由一位最了解孩子病情的家长向医生叙述病情，千万不要七嘴八舌，弄得医生也不知该听谁的。

患有神经系统疾病时，医生可能要询问一些出生时的情况，对于一些遗传病还要询问家族中的一些情况。这些，家长应实事求是地回答，既不要含糊其辞，也不要凭想当然来编造，听不懂的地方可以请医生稍加解释后再回答。在看病时，还应主动告诉医生孩子过去的身体情况，如肝、肾疾病、血液病等。这样医生在开药时可以尽量避免使用对这些疾病有影响的药物。孩子曾经有过对某种药物过敏的历史更要说清楚，以免造成不良影响。如果孩子是慢性病或复诊时，为了使医生了解前几次病情、检查结果和用药情况，要尽量带病历本或底方，以供医生参考，同时也避免重复检查。

如果孩子腹泻，可以找个火柴盒或装中药丸的小盒子，留取一点大便标本，带到医院，否则化验时还得等孩子大便留标本，耽误时间。

另外，家长带孩子看病之前，应该先给孩子做做工作，给孩子讲清去医院原因，让孩子有心理准备，争取孩子合作，而不要抱起来就走。以免孩子一进诊室就恐惧得大哭不止，既增加诊室噪声，又影响看病。

较小的孩子，在进诊室之前，应先进厕所把把尿，免待看病时尿到医生身上，家长也很尴尬。看病时，千万不要给孩子化妆，虽然化妆后孩子显得很漂亮，但却影响了医生对孩子面色的观察。就诊时，最好也不要吃东西，免得满嘴的食物渣，使医生看不清口腔黏膜和咽部的情况。在向医生叙述病情时，不要把孩子抱在怀里，而应让孩子面向医生，同时给孩子解开衣服，这样可以节省时间。医生在听你讲病情的同时，就可以观察到孩子的表情、面色、精神状态、营养情况，这些对于医生诊断病情都有帮助。

一旦医生戴上了听诊器检查孩子，就不要再说话，保持安静，有利于医生听诊。

❤ 小贴士

　　不同年龄用药量不同，在医生开药时，要告诉医生孩子的实际年龄（周岁），不要说虚岁，如果孩子最近称过体重，也可以告诉医生孩子的体重，以便医生计算药量。医生开好处方以后，家长应收好处方，不要交给孩子拿，不要撕破。可以抱孩子到一边穿衣服，以免影响下一位病人就诊。

35　暑热症的家庭护理措施

暑热症又称为"小儿夏季热"。主要表现为发热并伴有多渴、多饮、多尿和少汗的"三多一少"症状。而到秋凉后则可退热而自愈。遇有这种情况，首先要去就诊，让医生检查和做一些必要的化验，排除了其他感染性疾病时，就可以按如下的方法进行护理。

降温

首先是改变气温环境，可暂时在异地居住或将小儿置入有空调的房间，使病儿置身于适宜的气温下，有的即可退热。暑热症的护理可采用温水浴，方法是：以34℃~35℃的温水沐浴，每日2~3次，每次20~30分钟，分别在上、下午及晚上临睡前进行，宜至体温下降和恢复正常后逐渐减少和停止。进行时应注意避免受凉。患儿发热较高时，用冷毛巾湿敷孩子的头部，也可用40%的酒精或烧酒浸湿药棉后作全身揩擦（酒精擦浴法），若出现高热抽搐时就要找医生进行处理。

注意营养

由于小儿长期发热，身体消耗较大，因此要给予易消化、富有热能、蛋白质及B族维生素、维生素C的流食或半流食，并让小儿喝些西瓜水及清凉饮料。

适当防治

对于暑热症，西医以对症治疗为主，若伴有感染可以用抗生素治疗，但一般不宜长期、盲目使用。对本病的预防主要是增强小儿体质，住室要通风透凉。可在病情好转时于当年秋季用太子参煎汤给孩子喝，并于下年盛夏前多喝些清凉饮料，如绿豆汤、乌梅水、银花露等，往往可以防止次年发病或减轻病情。

36　猩红热的治疗

猩红热是由乙型溶血性链球菌感染所致的一种细菌性传染病。多见于2~8岁儿童。冬春季发病较多，由于这种细菌含有红疹毒素，所以得病后皮肤出现红疹。

病状表现

感染后2~3天出现症状，发热，数小时后全身皮肤猩红，布满细小红疹，有时如鸡皮样。在皮肤皱褶处皮疹密集，同时有咽痛、头痛、呕吐，也可能有腹痛，并有全身不适。检查可见患儿咽部红，扁桃体肿大，有脓性渗出物。舌质鲜红，舌乳头肥大突出如杨梅状，称为杨梅舌。持续2~3天体温下降，皮疹逐渐消退。疹退后皮肤无色素沉着。2周左右可有脱皮，一般多为细屑样，严重病例可有大片脱皮。

学龄前儿童和学龄儿童受乙型溶血性链球菌感染后，可能并发变态反应性疾病，常见的是急性肾小球肾炎，往往发生在猩红热2周以后。轻症只在尿常规化验发现有少量蛋白和红、白细胞。重症可有水肿、少尿和血尿，也可有血压升高。因此对猩红热患儿在发病2周时，应做尿常规化验，以便早期发现，及时治疗。此外也可并发化脓性损害，多见于体弱儿和幼儿。常见如颈部淋巴结炎，表现为发热、颈部淋巴结肿大疼痛、全身不适等，也可发生化脓性中耳炎。

治疗方法

患儿要隔离以防止传染别人，同时也减少再感染其他疾病的可能，卧床休息。在发热期间宜给清淡易消化食物，多喝水。热退后可恢复正常饮食。一般患儿不必住院治疗。可用青霉素注射、红霉素口服或其他抗生素治疗。用药后1~2天体温可下降，皮疹消退。这时不可停药，因体内细菌未完全杀灭。一般应治疗7~10天，症状完全消失，咽部红肿消退才可停药。经过正规足量抗生素治疗7天，无症状体征者可解除隔离。

注意事项

集体儿童发生猩红热时，部分小儿可能只表现化脓性扁桃体炎而没有皮疹，其传染性相同，同样应隔离治疗。同班孩子和其他密切接触者应服预防药，常用复方新诺明，每天0.25~0.5克，连服3天。

37 流行性乙型脑炎的治疗

乙型脑炎是由乙脑病毒引起的急性中枢神经系统传染病，经蚊虫媒介传播流行于夏秋季节，具有典型的季节性，尤以儿童多见。临床特征为高热、意识障碍、惊厥、脑膜刺激征、脑症状等，重者引起呼吸衰竭。人对乙脑普遍易感，感染后可获持久的免疫力。各年龄段均可发病，主要在10岁以下，尤以2~6岁儿童发病率为最高。

乙脑患者的病程可分为以下4个时期：

初热期

发病开始的3~4日内，相当于病毒血症期，起病急骤，一般无明显的前驱症状，表现为发热，体温骤升到39℃左右，伴有头痛、嗜睡、呕吐、精神萎靡及食欲缺乏等。

极期

病程4~10日。表现为高热、嗜睡、昏睡或昏迷、惊厥、肢体痉挛、锥体束征、不自主的运动、不对称的肢体瘫痪。多数患者在发病7~10日左右，体温开始下降，病情逐渐改善，进入恢复期。

恢复期

本期多数患者能在2周后顺利恢复，体温逐渐正常，各种神经、精神症状好转、消失而痊愈。昏迷的患者常经过短期的"精神呆滞"的阶段而逐渐清醒。严重的病例因脑部病变较重，常恢复较慢，可有神智迟钝、痴呆、精神或行为异常、失语、吞咽困难、肢体瘫痪或不自主的运动等表现，约需1~3个月逐渐恢复正常。

后遗症期

少数患者在发病半年后，仍留有意识障碍、痴呆、失语、瘫痪、锥体外系等后遗症。如坚持调养及适当的治疗，部分患者仍能恢复。

预防乙脑的关键是做好灭蚊及疫苗注射的工作和对动物宿主的管理。

乙脑病人的病情发展较快，需住院治疗，多采用中西医结合的综合性治疗方法来及时处理，合理用药。

38 手脚受伤的治疗

手指扎刺

竹、木、铁、玻璃、植物都可能刺伤皮肤，扎刺后，一要将刺挑出，二要消毒防感染。

将镊子或缝衣针在火上（打火机或火柴）烧一烧。将伤口周边皮肤擦洗干净。顺扎入方向将刺挑出或拔出。刺挑出后，用手挤一挤，出几滴血，再涂些酒精。如果刺扎得深，或很脏，要请医生处理，并注射破伤风抗毒素预防针。

手指割破

手指割破是常见外伤，要注意止血后预防感染。止血注意两点，一是将受伤的手指高举过心脏水平；二是用另外一只手的两个手指捏紧受伤指的指根。把伤口周围用清水、肥皂洗干净，用纱布将伤口周围擦干。可在伤口上涂红汞，或使用创可贴包扎。不可用药棉或有绒毛的布块直接盖在伤口上。包扎后的伤口，不要再沾水。第2天可打开看一看，如发现伤口周围红肿，应请医生处理。

手指戳伤

手指戳伤是手关节的扭挫伤，是在指头碰在硬物时发生的。手指挫伤后，可用冰冷物敷在伤处，每次10~15分钟，可以消肿。如果已受伤三四个小时，就不能冷敷了。冷敷后，可贴敷消肿止痛贴剂，如伤湿止痛膏、七厘散等。为了使伤指减少活动，避免再受伤害，可用厚纸裹住伤指。消肿后，可轻轻按摩，并缓缓活动。如果肿痛严重，可能有骨裂或骨折，应用较厚的纸片裹住伤指，以免伤指再活动，请医生诊治。

手指夹伤或砸伤如无出血，也可如上处理。

脚扭伤

孩子活动量大，不小心踏空，脚向内翻，发生扭伤是常见的。扭伤后，外踝可出现肿胀、皮下发青等。受伤后，可冷敷，使肿胀减轻。让孩子卧床，不要再下地活动。足要抬高，垫上棉垫，使伤脚高过心脏。如脚下垂，会加重肿胀。可请医生诊治，外敷药并内服七厘散、跌打丸等。如无骨折，只是部分韧带撕裂，可用手指轻轻按揉伤处至小腿。如韧带撕裂较重或完全断裂，或出现骨折，要固定1~1.5个月。有过脚扭伤的孩子，注意不要再次扭伤。

婴幼儿食谱

月亮小蛋糕

材料

面粉175克，青梅末25克，鸡蛋250克，香菜叶25克，白糖250克，京糕25克，熟猪油少许。

制作

1.将鸡蛋磕开，把蛋清、蛋黄分别盛入2个碗内，先把白糖倒入蛋黄碗内搅匀，再把蛋清抽打成蛋泡沫倒入蛋黄碗内搅匀，最后加入面粉，搅成蛋糊。

2.将小盘放在屉内，稍刷一层猪油，把调好的蛋糊倒入小盘（倒入半盘），然后将香菜叶、青梅末在蛋糊上码成花卉状，再把京糕用铁梅花模压成花片，镶在花卉形状上。

3.蒸锅上气时，开始蒸制，蒸20分钟取出晾凉，用小刀沿小盘底边转一周即可取下，食用。

本品功效

酸甜适口，营养丰富，适宜3～4个月的婴儿食用。要选用新鲜、成熟的番茄做材料。可用纱布挤汁，也可用汤匙压出汁。

西瓜汁

材料

西瓜瓤100克，白糖10克。

制作

1.将西瓜瓤放入碗内，用匙捣烂，再用纱布过滤。

2.汁内加入白糖，调匀即可食用。

本品功效

色泽红艳，清甜适口，具有消暑清热的作用。这种饮料含有丰富的维生素C、果糖、葡萄糖、蔗糖，维生素B_2的含量也较高，并含有多种氨基酸、磷酸、苹果酸和矿物质等，可供4～6个月婴儿选用。尤其适合婴儿夏季饮用。

鲜橘汁

材料

鲜橘子适量，白糖、温开水各适量。

制作

1. 将鲜橘子洗净，切开成两半，放在榨汁器上榨成橘汁。
2. 加入温开水和白糖后即成。

本品功效

色泽金黄，酸甜适口，含有丰富的葡萄糖、果糖、蔗糖，苹果酸、柠檬酸以及胡萝卜素、维生素B_1、维生素B_2、烟酸、维生素C等。特别是维生素C含量丰富，可供4～6个月婴儿选用。

花豆腐

材料

青菜叶10克，豆腐50克，熟鸡蛋黄1个，淀粉10克，精盐、葱姜水各少许。

制作

1. 将豆腐煮一下，放入碗内研碎。
2. 青菜叶洗净，用汁水烫一下，切碎了放入碗内，加入淀粉、精盐、葱姜水搅拌均匀。
3. 将豆腐做成方块形，再把蛋黄研碎撒一层在豆腐表面，放入蒸锅内用中火蒸10分钟即可喂食。

制作的关键是：口味不宜过咸以利婴儿食用。

鸡肝糊

材料

鸡肝15克，鸡骨汤15克，蜂蜜、酱油各少许。

制作

1. 将鸡肝放入水中煮，除去血后再换水煮10分钟，取出剥去鸡肝外皮，将肝放入碗内研碎。
2. 将鸡架汤放入锅内，加入研碎的鸡肝，煮成糊状。
3. 加入少许酱油和蜂蜜，搅匀即成。

制作的关键是：鸡肝要研碎，煮成糊状给婴儿喂食。

本品功效

呈糊状，含有丰富的蛋白质、钙、磷、铁、锌及维生素A、维生素B_1、维生素B_2和烟酸等各种营养素。尤以维生素A、铁含量较高，可防治贫血和维生素A缺乏症。

肉末面条

材料

面粉400克，瘦肉200克，菠菜200克，香油15克，酱油50克，精盐10克，味精3克，姜少许。

制作

1.将面粉加冷水和成硬面团，搭成薄片，再切成极细的条；瘦肉剁成末；菠菜择洗干净切末。

2.肉末放入锅内加入葱姜末、酱油、香油调匀待用；将清水倒入锅内，开后下入面条，并加入调好的肉末搅匀，再加精盐、菠菜，稍煮即成。

本品功效

面条细软，汤味鲜美。

制作的关键：面条要切匀切细，汤不要带得太多，但也不能太干。味要香，不要过重。

片儿汤

材料

面粉400克，猪肉末150克，鸡蛋3个，青菜200克，油40克，香油10克，酱油30克，精盐10克，味精3克，葱、姜末各少许。

制作

1.面粉放入盆内，加入水200克调成面团，稍后，擀成大薄片，切成小片待用。

2.将青菜择洗干净，切成末，鸡蛋磕入碗内打散。

3.将植物油倒入锅内，入葱姜末炝锅，投入肉末煸炒至变色，加入酱油、水，开后下入面片，加入精盐、味精、青菜末，再开起时，撇去浮沫，淋入蛋液，视蛋片浮起，滴入香油，盛入盆内即成。

鸡蛋面片汤

材料

面粉400克，鸡蛋4个，青菜200克，香油15克，酱油20克，精盐10克，味精3克。

制作

1.将面粉放盆内，加鸡蛋液，和成面团，揉好擀成薄片。

2.将锅内倒入适量水，放在火上烧开，然后把面片下入，煮好后，加入菠菜末、酱油、精盐、味精，滴入香油即成。

本品功效

此面片是用鸡蛋和面，如鸡蛋少，可加少许水调匀。面擀得要薄，片切得要小，要煮烂。

清水煮荷包蛋

材料

新鲜鸡蛋1个，醋少许。

制作

1.将小锅内加入250克水，倒入醋，将水烧开。

2.把鸡蛋磕入一个杯子内。

3.待水开后，使开水保持微开而不太翻滚时，将鸡蛋徐徐倒入内，煮至蛋清凝固时，捞入小盘内，稍晾即可喂食。

制作的关键是：不要加盐，食盐会妨碍蛋清凝固。

本品功效

软嫩，易于消化，含有丰富的蛋白质、脂肪，并含有除维生素C以外的几乎所有其他维生素和矿物质。鸡蛋的蛋白质与人体蛋白质组成极为相近，是所有食物蛋白质中生理价值最高的。

煎番茄

材料

面包粉10克，番茄l/4个（约25克），熟芹菜末少许，色拉油8克。

制作

1.将面包粉放入平底锅内，烤成焦黄色。

2.番茄用开水烫一下，剥去皮，切成薄片。

3.将色拉油放入平底锅内烧热，放入番茄煎至两面焦黄，盛入小盘内，撒上面包粉、芹菜末即成。

制作的关键：先把番茄放入油锅内煎至两面焦黄时，再将面包粉和芹菜末撒在上面。

本品功效

色泽美观，十分可口，能诱发婴儿食欲。含有丰富的钙、磷、铁、锌、锰、铜、碘等重要微量元素，这些矿物质对婴儿生长发育特别有益。此外，还含有丰富的维生素C、胡萝卜素等。

香蕉泥

材料

熟透的香蕉1根，白糖、柠檬汁各少许。

制作

1.将香蕉洗净，剥皮，去白丝。

2.把香蕉切成小块，放入搅拌机中，加入白糖，滴几滴柠檬汁，搅成均匀的香蕉泥，倒入小碗内，即可喂食。

制作关键是：要选用熟透的香蕉，洗干净；生香蕉有涩味，不宜给婴儿喂食。

本品功效

含丰富的碳水化合物、蛋白质，还含有丰富的钾、钙、磷、铁及维生素A和C等。具有润肠、通便的作用，对便秘的婴儿有辅助治疗作用。

红枣泥

材料

红枣100克，白糖20克。

制作

1.将红枣洗净，放入锅内，加入清水煮15~20分钟，至烂熟。

2.去掉红枣皮、核，加入白糖，调匀即可喂食。

制作的关键：一定要把红枣煮烂，去净皮、核。

本品功效

含有丰富的钙、磷、铁，还含有蛋白质、脂肪、碳水化合物有多种维生素，具有健脾胃、补气血的功效，对婴儿缺铁性贫血有较好的防治作用，可供4~6个月婴儿选用。对脾虚消化不良的婴儿也较为适宜。

苹果泥

材料

苹果100克，凉开水适量。

制作

1.将苹果洗净，去皮，然后用刮子或匙慢慢刮成泥状，即可喂食。

2.或者将苹果洗净、去皮，切成黄豆大小的碎丁，加入凉开水适量，上笼蒸25分钟，待稍凉后即可喂食。

制作关键是：苹果要去掉皮，刮匙要洗净消毒，再给婴儿刮泥喂食。

本品功效

吃苹果可补充钙、磷，预防佝偻病，还具有健脾胃、补气血的功效，对婴儿缺铁性贫血有较好的防治作用，对脾虚消化不良的婴儿也较为适宜。苹果泥更容易消化，这是6个月左右的婴儿的常喂食品。

胡萝卜泥

材料

苹果50克，胡萝卜75克，蜂蜜少许。

制作

1. 将胡萝卜礤碎，苹果去皮切碎。

2. 将胡萝卜放入开水中煮1分钟研碎，然后放入锅内用微火煮，并加入礤碎的苹果，煮烂后，加入少许蜂蜜调匀即可。

制作的关键：胡萝卜、苹果要煮烂。

本品功效

含有丰富的胡萝卜素。其含量为土豆的360倍，芹菜的36倍，苹果的45倍，柑橘的30倍。还含有碳水化合物、钙、铁及维生素C、维生素B_1等多种营养素，是6个月左右婴儿理想的食品。

苹果酱

材料

苹果50克，白糖少许。

制作

1. 将苹果洗净，去皮除子，切成极薄片，放入锅内，加入糖及清水50克，煮成糊状。

2. 停火后，用勺子背面将煮烂的苹果研碎即可喂食。

制作的关键：一定要将苹果煮烂、研碎，再给婴儿喂食。

本品功效

细软、酸甜，营养极为丰富。婴幼儿吃苹果可补充钙、磷，预防佝偻病。还能增加血色素，对缺铁性贫血有辅助疗效。极宜4～6月婴儿食用。

牛奶粥

材料

大米50克，牛奶100克，水400克。

制作

1. 将大米洗净，用水泡1～2小时。

2. 将锅置火上，放水烧开，下入大米用微火煮30分钟，加入牛奶再煮片刻即成。注意在加牛奶以后，时间不要煮得太长。

制作关键：牛奶不要煮得太长。

本品功效

含有丰富的蛋白质、脂肪、碳水化合物、钙、磷、铁和维生素A、维生素B_1、维生素B_2及烟酸等多种营养素。牛奶是良好的钙源，此外还含有磷、铁等矿物质。食用牛奶粥基本上能满足婴儿对各种营养的需要。

蛋米粉

材料

鸡蛋3个，大米50克，精盐5克，钙片2.5克。

制作

1.将大米淘洗干净，放入锅内炒至熟时，把打散的鸡蛋液分几次倒在米上。

2.每次加鸡蛋液时，都要不停地翻炒，直至炒干，保证不粘锅，不焦煳。

3.出锅晾凉后，加入精盐和钙片共磨成粉，反复磨筛几次取细粉，混匀。食用时，取适量米粉，加少许白糖或精盐，先用水调稠，再加米汤稀释均匀，煮成稀糊状，装奶瓶喂食。

制作的关键：炒米时，加入鸡蛋液，要不停地翻炒，防止粘锅焦煳。

本品功效

营养价值和喂养效果较市售代乳粉好。这一食品的蛋白质生理价值高，营养成分全面、合理。

面糊糊汤

材料

面粉10克，牛奶250克，黄油5克，精盐、肉豆蔻各少许。

制作

1.将牛奶倒入锅内，用微火煮开，撒入面粉。

2.调匀，加入少许精盐和碎肉豆蔻，再煮一下，并不停地搅和。

3.加入黄油，装入大孔奶嘴的奶瓶中，晾凉后即可喂食。

制作的关键：牛奶不等煮至滚开，就要撒入面粉，这样可以防止面粉调不匀，成粥后有小疙瘩。

本品功效

味美适口，含有丰富的蛋白质、脂肪、碳水化合物、钙、磷、铁、锌及维生素A、维生素C、维生素D等多种营养素。

草莓麦片粥

材料

草莓3个，麦片50克，蜂蜜少许。

制作

1.将水放入锅内烧开，下入麦片煮2～3分钟。

2.把草莓用勺子背研碎，再加少许蜂蜜均匀混合，然后放入麦片锅内，边煮边混合，片刻即成。

制作的关键：草莓用勺子背研碎后，再与麦片混合煮。也可用牛奶代替麦片。

本品功效

色美，酥烂，稀稠适度，含有丰富的蛋白质、碳水化合物、钙、磷、铁及维生素B_1、维生素B_2等多种营养素。

牛奶糊

材料

牛奶2/3杯，面粉5克，黄酒5克，肉汤1/3杯。

制作

1.在较厚的锅内放入黄油使其熔化，再放入面粉，用微火炒10分钟（注意不要炒煳）。

2.停火后加入肉汤和牛奶，搅拌混合均匀，再上火煮至水比较少为止。

豆腐

材料

豆腐2大匙，调好的鸡蛋1个，青菜末、盐、香油各少许。

制作

1.将豆腐放在开水中煮后控去水分，研成末。

2.与调好的鸡蛋混合，放少许盐和水，微火蒸7～8分钟，蒸好后撒上青菜末，滴几滴香油即可。

南瓜汤

材料

南瓜50克，牛奶5克，黄油、肉汤各适量。

制作

1.把南瓜削去皮，除去子后煮烂并过滤。

2.然后加入牛奶和肉汤上火煮，开锅后用微火煮至黏稠状，熟时加入香油并使其均匀混合。

鲜柠檬汁

材料

鲜柠檬100克，白糖50克。

制作

1.将柠檬洗净去皮，压榨取汁，加入白糖即可饮用。

2.亦可将柠檬洗净，在沸水中浸渍15分钟后，切成薄片，放入经煮沸消毒过的玻璃瓶内，放一层柠檬片，其上铺一层白糖，腌渍1周后即可用来泡开水喂婴儿。

什锦豆腐糊

材料

豆腐1/6块，煮后切碎的胡萝卜、绿叶菜各1大匙，鸡肉或其他肉末1/2大匙，调匀的鸡蛋、肉汤各3大匙，白糖、酱油各少许。

制作

1.将豆腐放在开水中煮好后去掉水分，切成小方块。

2.将肉放入锅内，加入肉汤、白糖、酱油，再把豆腐和切碎的蔬菜放入锅内，煮至收汤为止。

3.将调匀的鸡蛋倒入，并不断搅拌，使菜呈糊状即可。

黄瓜汁

材料

黄瓜1/2根。

制作

1.将黄瓜去皮后用礤板擦丝。

2.用干净纱布包住黄瓜丝挤出汁即可。

梨汁

材料

小白萝卜1个,梨两个。

制作

1.将白萝卜切成细丝,再将梨切成薄片。

2.将白萝卜丝倒入锅内加清水烧开,用小火炖10分钟后,加入梨片再煮5分钟,然后过滤取汁即可。

苹果汁

材料

苹果1/3个,清水30毫升。

制作

1.将苹果洗净,去皮,放入榨汁机中榨成苹果汁。

2.将清水倒入与等量苹果汁中加以稀释。

3.将稀释后的苹果汁放入锅内,再用小火煮一会儿即可。

菜花泥

材料

菜花3朵，清水20毫升。

制作

1.将菜花切碎，放在锅里煮软。

2.将菜花过滤后放入小碗；用匙碾成细泥后加清水调匀即可。

南瓜泥

材料

南瓜1块，米汤两匙。

制作

1.将南瓜削皮，去籽。

2.将南瓜放在锅中蒸熟后捣碎、过滤。

3.将南瓜和米汤一起放入锅内用小火煮一会儿即可。

西蓝花角瓜粥

材料

稀粥20克，西蓝花5克，角瓜5克，水200毫升。

制作

1.将角瓜放在开水里煮熟后捣碎。

2.西蓝花用开水烫一下后，去掉茎部，花的部分用搅拌机搅碎。

3.把稀粥、角瓜和适量的水倒入锅里，用大火煮开后放入西蓝花，再调小火充分煮开。

育儿

浇汁丸子

材料

肉末2大匙，藕末1大匙，肉汤半小碗，酱油、植物油、淀粉各少许。

制作

1.把肉末和藕末混合，并放入少许酱油、植物油、淀粉，调和均匀，做成数个小丸子。

2.锅内放油待油热后，将丸子依次放入，用微火炸至焦黄色捞出备用；锅内放肉汤，并加入少许酱油，待汤开后，用淀粉勾芡，然后浇在炸好的丸子上。

摊肉饼

材料

肉末2大匙，熟土豆泥1大匙，西红柿1片，芹菜末、盐、植物油各少许。

制作

1.将肉末与土豆泥混合，并放入少许盐及植物油，调和均匀，做成一个肉饼。

2.平底锅内放植物油，油热后将肉饼放入，用微火煎至两面成黄色，放入盘中，将西红柿及芹菜末放在上面即可。

肉汤煮饺子

材料

饺子皮6个，鸡肉末、碎青菜各1大匙，鸡蛋1个，鸡汤或肉汤，芹菜末少许。

制作

1.将肉末放容器内研碎，将青菜和鸡蛋混合均匀待用，将肉末和混合好的青菜做馅包饺子。

2.把包好的饺子放入汤内上火煮，煮熟后撒入少许芹菜末，并加入少许酱油，使其具有淡淡的咸味。

鸭肉泥

材料

鸭肉15克，清水适量，盐少许。

制作

1.将鸭肉放入加有少许水的锅里煮5分钟取出，剁成细末。

2.将鸡肉放入榨汁机中搅成泥状。

3.加盐和调料之后可以直接烹饪后食用，也可以放在粥里或者加蔬菜泥一起烹饪后食用。

猪肉泥

材料

猪肉30克，清水适量，盐少许。

制作

1.将猪肉放入加有少许水的锅里煮5分钟取出，剁成细末。

2.将猪肉放入榨汁机中搅成泥状。

3.加盐和调料之后可以直接烹饪后食用，也可以放在粥里或者加蔬菜泥一起烹饪后食用。

菠菜蛋黄粥

材料

菠菜3根，蛋黄1个，软饭1/2碗，汤汁、清水各适量。

制作

1.将新鲜菠菜洗净，用开水烫后切成小段，放入锅中，加少量清水熬煮成糊状备用。

2.把蛋黄和汤汁放在一起搅拌均匀后用滤勺过滤。

3.把搅拌好的蛋黄、汤汁和软米饭放入锅里用大火煮。

4.当水沸腾时把火调小，加入菠菜糊边搅边煮，一直到米饭煮烂为止。

红小豆泥

材料

红小豆500克，红糖100克，清水1.5千克。

制作

1. 将红小豆挑洗干净，放入锅内，加入水，用旺火烧开后，加盖转小火焖熟，捞出再用勺将红小豆压成泥待用。

2. 将锅内倒入少许油，下入红糖炒至熔化，倒入豆泥，改用中火炒好即成。

本品功效

香甜细软，含B族维生素及铁质，适宜10月以上的婴儿食用。可同粥一起食之。

制作的关键：煮豆时，必须凉水下锅，旺火烧开，小火焖煮。煮豆越烂越好，这样才可除去豆腥气味，并容易搅烂。炒沙时要不停地擦着锅底搅炒，并随着豆沙趋于成熟时，把火改小，以免烧焦而生苦味。

鱼肉水饺

材料

面粉500克，鲜鱼500克，韭菜l50克，肥猪肉75克，香油30克，酱油40克，精盐l5克，味精5克，熟花生油25克，料酒5克。

制作

1. 将鱼去鳞、鳍、鳃，开膛去内脏洗净，剔出鱼肉，连同肥肉一同切碎，剁成茸状，加250克鸡汤搅成糊状，再加入精盐、酱油、味精，继续搅拌成稠糊状时，加入韭菜（洗净切碎）、香油、料酒、拌匀成馅。

2. 面粉加花生油25克、温水230克和匀，揉成面团，揪成50克（干面）10个的面剂，擀成小圆皮，加入馅包成小饺子待用。

3. 将水倒入锅内，开后下入水饺，边下边用勺在锅内慢慢推转，待水饺浮起后，见馅与皮鼓起，捞出即成。

制作的关键：饺子个要小、皮要薄，多煮一煮，取鱼肉时，千万要把鱼刺、鱼皮剔净，馅要剁烂。

本品功效

鲜嫩滑润，适宜9个月以上的婴儿食用。

疙瘩汤

材料

面粉400克，蛋白8个，蛋黄4个，虾仁100克，菠菜叶200克，香菜100克，高汤1000克，精盐15克，味精5克，香油10克。

制作

1.将鸡蛋清与面粉和成稍硬的面团，擀成薄片，切成黄豆大小的丁，撒入少许面粉，搓成小球。

2.虾仁切成小片，香菜切末，菠菜切末待用。

3.将高汤倒入锅内，放入虾、精盐、味精，汤开后下入面疙瘩，煮熟，淋入鸡蛋黄，加入香菜末、菠菜末，滴入香油，盛入盆内即成。

制作的关键：面疙瘩搓好后，要将面粉抖净，这样煮熟后汤清，不乱汤。因是婴幼儿食用，面疙瘩下锅后要多煮一会儿。

本品功效

滑润，汤鲜味美，营养丰富，适于9～11月的婴儿食用。

鸡肉粥

材料

大米250克，鸡肉末150克，油、酱油各30克，精盐10克，葱、姜末、清水各适量。

制作

1.将米淘洗干净，放入锅内，倒入清水用旺火煮开，转微火熬至黏稠待用。

2.将油倒入锅内，下入鸡肉末炒散，加入葱姜末、酱油搅匀，倒入米粥锅内，加入精盐，调好味，用微火煮几分钟即成。

制作的关键：粥一定要熬烂、发黏，鸡肉末煸炒入味后再下粥同熬。

本品功效

黏稠，味香，适宜7～8个月的婴儿食用。

煮红薯

材料

红薯300克，苹果300克，蜂蜜50克。

制作

1.将红薯洗净、去皮，切成小碎丁；苹果洗净、去皮、去子，亦切成小碎丁待用。

2.将红薯、苹果丁放入锅内，加少许水用微火慢煮，煮熟烂后加入蜂蜜即成。

制作的关键：要将红薯、苹果切碎、煮烂，用微火煮。

本晶功效

香甜鲜美，丰富，适宜7个月以上的婴儿食用。

鱼肉松粥

材料

大米250克，鱼肉松150克，菠菜100克，精盐6克，清水2.5千克。

制作

1.将大米淘洗干净，放入锅内，倒入清水用旺火煮开，转微火熬至黏稠待用。

2.将菠菜用开水烫一下，切成碎末，放入粥内，加入鱼肉松、精盐，尝好味，用微火熬几分钟即成。

肉末软饭

材料

大米450克，茄子500克，葱头20克，芹菜50克，瘦猪肉末150克，植物油50克，酱油5克，精盐10克，姜末少许。

制作

1.将米淘洗干净，放入小盆内，加入清水，上笼蒸成软饭待用。

2.将茄子、葱头、芹菜择洗干净，均切成末。

3.将油倒入锅内，下入肉末炒散，加入葱姜、酱油搅炒均匀，加入茄子末、葱头末、芹菜末煸炒断生，加少许水、精盐，放入软米饭，混合后，尝好味，稍焖一下出锅即成。

肉末番茄

材料

猪肉末100克，西红柿、胡萝卜、葱头、柿子椒各50克，植物油40克，酱油10克，精盐6克，水100克，葱、姜末各5克。

制作

1.将葱头剥去皮；柿子椒去蒂、子，洗净切末；西红柿、胡萝卜均洗净切末待用。

2.将油放入锅内，待油热后将肉末煸炒断生，加入葱姜末、酱油搅炒两下，加入切碎的胡萝卜、柿子椒、葱头翻炒几下，加水煮软，然后加入切碎的西红柿和少量盐，使其有淡淡的咸味。

制作的关键：肉菜均要切碎煮烂，不宜过咸。

本品功效

软烂，咸香，营养丰富，此菜适宜7个月以上的婴儿食用。

鱼松

材料

鲜鱼1条（750克左右），花生油40克，酱油15克，精盐3克，白糖4克，料酒3克。

制作

1.将鱼去鳞，去内脏，洗净，放在锅内蒸熟，去骨、去皮待用。

2.将锅放在小火上，加入花生油，把鱼肉放入锅内边烘边炒，至鱼肉香酥时，加精盐、料酒、酱油、白糖，再翻炒几下，即成鱼松。

制作的关键：炒鱼松时火不宜太旺，要边烘边炒。

本晶功效

味咸甜，松香，入口即化，此菜适宜10个月以上的婴儿食用。

栗子粥

材料

肉末2大匙，藕末1大匙，肉汤半小碗，酱油、植物油、淀粉各少许。

制作

1.把肉末和藕末混合，并放入少许酱油、植物油、淀粉，调和均匀，做成数个小丸子。

2.锅内放油待油热后，将丸子依次放入，用微火炸至焦黄色捞出备用；锅内放肉汤，并加入少许酱油，待汤开后，用淀粉勾芡，然后浇在炸好的丸子上。

肉末菜粥

材料

肉末50克，大米（或小米）50克，青菜50克，植物油10克，酱油5克，精盐2克，葱姜末少许。

制作

1.将米淘洗干净，放入锅内，加入水，用旺火烧开后，用微火熬成粥。

2.将青菜切碎，然后将油倒入锅内，下入肉末炒散，加入葱姜末、酱油、精盐炒匀，放入切碎的青菜炒几下，加入米粥内，同熬煮一下即可食用。

牛奶玉米粥

材料

玉米粉50克，牛奶250克，鲜奶油10克，黄油5克，精盐2克，肉豆蔻少许。

制作

1.将牛奶倒入锅中，加入精盐和碎肉豆蔻，用文火煮开，撒入玉米粉，用文火再煮3～5分钟，并用勺不停搅和，直至变稠。

2.粥倒入碗内，加入黄油和鲜奶油，搅匀，晾凉后喂食。

本品功效

黏稠，味美适口，含有丰富的优质蛋白质、脂肪、碳水化合物、钙、磷、铁及维生素A、维生素D、维生素B_1、维生素B_2和烟酸等。此粥适于8个月以上的婴儿食用。

翡翠泥

材料

京糕25克，鲜蚕豆50克，白糖15克，花生油5克，桂花少许。

制作

1.将鲜蚕豆剥去老、嫩皮，放入锅内煮烂，捞出，用冷水过凉，放菜板上，剁成泥状放入碗内。

2.将京糕切成绿豆大小的丁。

3.炒锅置火上，放入油，加入白糖、蚕豆泥、桂花，用中火推炒，炒透后盛入盘内，撒上京糕丁即成。

本品功效

红绿两色，鲜美清香，色香味兼备。具有增进食欲、帮助消化、清热利尿的作用，是婴儿春季较为适宜的食品之一。此食品可供10~12个月婴儿选用。

葡萄干土豆泥

材料

葡萄干8克，土豆50克，蜂蜜少许。

制作

1.将葡萄干用温水泡软切碎；土豆洗净，蒸熟去皮，趁热做成土豆泥。

2.将炒锅置火上，加水少许，放入土豆泥及葡萄干，用微火煮，熟时加入蜂蜜调匀，即可喂食。

蜜制胡萝卜

材料

净胡萝卜200克，蜂蜜25克，黄油15克，姜末2克。

制作

1.将胡萝卜切成小碎片。

2.将胡萝卜片、蜂蜜、黄油、姜末及少许开水放入锅内搅拌均匀，盖上盖，文火煮30分钟至胡萝卜变软，煮的过程中偶尔搅拌一下，出锅即可喂食。

育儿

鸡汤南瓜泥

材料

鸡胸脯肉20克，南瓜20克，清水适量。

制作

1. 将鸡胸脯肉剁成泥状。南瓜去皮切小块。锅置火上，锅里放入一碗清水和鸡胸脯肉一起煮。另起锅，将南瓜蒸熟，并用小匙碾成泥。

2. 将鸡肉汤从一大碗熬成一小碗后，用消毒后的纱布将鸡肉颗粒过滤掉，再将鸡汤倒入南瓜泥中，煮一会儿即可。

牛肉菜花粥

材料

大米两匙，牛肉10克，菜花5克，清水3/4杯。

制作

1. 将牛肉切成小粒。菜花切碎。

2. 把牛肉放锅里炒，炒到肉快熟时把大米粥、菜花粒和清水一起放入锅里用大火煮。

3. 当水沸腾后把火调小，煮到大米粥烂熟为止然后熄火即可。

番茄碎面条

材料

番茄1/4个，儿童面条10克，蔬菜汤适量。

制作

1. 在儿童面条中加入两大匙蔬菜汤，放入微波炉加热1分钟。

2. 番茄去籽切碎，放入微波炉加热10秒钟。

3. 将加热过的番茄和蔬菜汤面条倒在一起搅拌即可。

栗子蔬菜粥

材料

大米粥两匙，栗子10克，地瓜10克，西蓝花5克，海带汤150毫升。

制作

1.地瓜和栗子蒸熟后，去皮捣碎，西蓝花用开水烫一下后去茎部捣碎菜叶。

2.把大米粥和海带汤倒入锅里大火煮开后，放入地瓜、栗子、西蓝花再调小火充分煮开。

苹果马铃薯汤

材料

苹果1/4个，马铃薯1/4个，胡萝卜5克。

制作

1.苹果去皮、去籽，马铃薯和胡萝卜去皮切碎，一起放入榨汁机搅碎。

2.将苹果、马铃薯、胡萝卜以其汁泥一同倒入锅里煮，直到变得黏稠即可。

鸡肝鸡汤饭

材料

鸡肝10克，鸡汤15克，软米饭1/2碗。

制作

1.将鸡肝放入水中煮，除去血后再换水煮10分钟，取出剥去鸡肝外皮，将肝放入碗内研碎。

2.将鸡汤放入锅内，加入研碎的鸡肝，再加入软米饭用大火煮。

3.煮到大米软烂后熄火，搅拌均匀即可。

冬菇蛋黄粥

材料

大米粥3匙，鸡蛋1个，冬菇10克，白菜叶5克，牛肉汤汁2/3杯。

制作

1.只取冬菇的茎部，洗净后再用沸水焯一下，切成粒状。

2.白菜叶洗净后用沸水焯一下，切成碎末。

3.鸡蛋煮熟取出1/2个蛋黄，趁热用漏勺研磨。

4.把大米粥和牛肉汤汁放入锅里用大火煮。

5.当水开始沸腾后把火调小，然后把冬菇粒、白菜叶碎末和蛋黄放入锅里边搅边煮，将大米粥熟烂为止。

蛋花鸡汤面

材料

新鲜鸡蛋1个，细面条少许，鸡汤1/2杯。

制作

1.将鸡汤倒入锅里烧开，放入面条煮软。

2.将鸡蛋搅成糊。

3.将鸡蛋糊慢慢倒入煮沸的面条中，将面条煮烂即可。

乳酪粥

材料

大米粥1小碗，奶酪5克。

制作

1.将奶酪切成小块。

2.粥煮开，将奶酪块放入粥中，等奶酪融化后关火即可。

煮挂面

材料

挂面10克，鸡胸脯肉5克，胡萝卜1/5克，菠菜1根，高汤1杯，淀粉适量。

制作

1.将鸡肉剁碎用芡粉抓好，放入用高汤煮软的胡萝卜和菠菜做的汤中煮熟。

2.加入已煮熟的切成小段的挂面，煮两分钟即可。

肝末番茄

材料

猪肝50克，番茄1个，葱1/2个。

制作

1.将猪肝洗净剁碎，番茄洗净用开水略烫一下剥去皮切小块。葱切碎。

2.锅置火上，将猪肝、葱末同时放入锅内，加入清水煮沸，然后加入番茄即可。

菠菜马铃薯肉末粥

材料

菠菜两根，马铃薯1个，大米粥1/2碗，熟肉末1/2大匙，高汤适量。

制作

1.菠菜洗净，用开水烫一下，剁碎。

2.马铃薯蒸熟后用匙压成泥。

3.锅置火上，将大米粥、熟肉末、菠菜泥、马铃薯泥及高汤放入锅内，小火烧开煮烂即可。

炸白薯

材料

白薯1个，植物油、蜂蜜各少许。

制作

1.将白薯洗净去皮后切成长条待用。

2.在锅内放入适量植物油，待油热后，将白薯条放入，用微火将白薯条炸熟，炸好后放上少许蜂蜜，即可食用。

黄油煎红薯

材料

红薯200克，黄油50克，蜂蜜50克，熟芝麻15克。

制作

1.将红薯洗净去皮，放开水中煮软捞出，控去水分，切成圆片待用。

2.在平底锅内放入黄油，熔化后，下入切好的红薯片，煎至两面发黄为止，盛出后放入小盘内，淋上蜂蜜，撒上熟芝麻即成。

鸡汤饺子

材料

芹菜末5克，小饺子皮5个，切碎的洋白菜15克，鸡肉末15克，炒熟搅碎的鸡蛋10克，鸡汤、酱油各适量。

制作

1.将鸡肉末放入碗内，加入少许酱油、洋白菜末、鸡蛋末拌匀制成馅，包成饺子。

2.将锅置火上，放入鸡汤，下入小饺子煮熟后，撒入芹菜末，加入少许酱油，使其具有淡淡的咸味即成。

果酱薄饼

材料

鸡蛋2个，面粉100克，牛奶150克，肥肉1小块，精盐适量，黄油15克，果酱适量。

制作

1.将面粉放入碗内，打入鸡蛋，用竹筷搅拌均匀，再加入精盐和化开的黄油、牛奶搅匀，便成面糊。

2.将小锅置火上烧热，用肥肉把锅四周抹一下，倒入一汤勺面糊，使面糊在锅的四周均匀分布，待一面烙熟后，翻过来（不要破碎）再烙另一面至熟。

3.按同样方法烙第二张、第三张，直至烙完为止。

4.在薄饼上放一点果酱卷起来，即可喂食。

制作的关键：要将牛奶、鸡蛋、面糊调匀，不要有疙瘩，薄饼摊得越小越好。食谱中所提供的量是最小的，可以根据孩子大小和胃口好坏，喂食1～2个薄饼。

本品功效

松软、香甜，含有丰富的蛋白质、脂肪、碳水化合物、钙、磷、铁、锌及维生素A、维生素B_1、维生素B_2、C、D和烟酸等多种营养素。

蜂蜜大米饭

材料

大米40克，牛奶200克，蜂蜜10克。

制作

1.将牛奶入锅烧开，加入蜂蜜，撒入淘洗干净的大米，搅拌均匀，待大米没有生心，加盖，用微火焖15分钟。

2.将米饭盛入小碗内，待完全晾凉后即可喂食。

制作的关键：牛奶烧开后，边撒大米边搅拌，再开后，用微火焖。如加一点樱桃、桃等水果同煮，味道更香甜，营养更丰富。

本品功效

色泽白亮，糯软，奶香扑鼻，含有丰富的蛋白质、碳水化合物、钙、磷、铁、锌及维生素A、维生素B_1等多种营养素。

育儿

番茄饭卷

材料

胡萝卜番茄、葱头各15克，软米饭75克，鸡蛋1个，色拉油、精盐各少许。

制作

1.将鸡蛋磕入碗内，搅打均匀，用炒锅摊成1张蛋皮；胡萝卜、番茄、葱头分别切成碎开。

2.将炒锅置火上，放入色拉油，下入葱头、胡萝卜末炒软，再加入米饭和番茄、精盐拌匀。

3.将混合后的米饭平撒在蛋皮上，卷成卷，再切成段即成。

碎菜牛肉

材料

红薯200克，黄油50克，蜂蜜50克，熟芝麻15克。

制作

1.将红薯洗净去皮，放开水中煮软捞出，控去水分，切成圆片待用。

2.在平底锅内放入黄油，熔化后，下入切好的红薯片，煎至两面发黄为止，盛出后放入小盘内，淋上蜂蜜，撒上熟芝麻即成。

杯形面包

材料

白面包1/2个，鲜奶油2克，白酱油10克，鸡脯肉1/2块，芹菜末少许。

制作

1.把白面包一切两半，中部挖成槽。

2.将鸡肉切碎和奶油、白酱油均匀混合后填入面包槽内，上面撒上少许芹菜末。

芙蓉鸡片

材料

鸡蛋清35克，鸡脯肉100克，熟火腿15克，烫过的油菜心15克，鸡汤100克，鸡油4克，精盐、味精各适量，淀粉4克，猪油50克（实耗35克）。

制作

1.将鸡脯肉切成薄片；鸡蛋清放入碗内，用筷子打起成泡沫状，以能立住筷子不倒为度；火腿、油菜心分别切成末。

2.将鸡肉片用蛋清和淀粉拌匀上浆。

3.将炒锅置火上，烧热加入猪油，烧至五成热，下入浆好的鸡片，用筷子拨散滑熟，捞出沥油。

4.炒锅内放鸡油，加入鸡汤、精盐、味精烧开勾芡，再把打起的蛋清倒入锅内，推炒几下；下入滑好的鸡片翻炒，待鸡蛋清和鸡片均匀时，盛入盘内，撒上火腿末、油菜末即成。

本品功效

要选用新鲜鸡蛋做材料，这样蛋清才易起泡沫。滑鸡片要用温油，油过热鸡片易滑老，影响色泽和口味。

三色鸡片

材料

油菜50克，鸡脯肉100克，水发冬菇75克，鸡蛋1个，土豆150克，花生油50克，香油5克，精盐3克，味精1克，料酒5克，水淀粉30克，葱末、蒜末清汤（或水）各适量。

制作

1.将鸡肉片成小薄片，用精盐、蛋清、水淀粉15克拌匀上浆，入五成热油锅内滑熟，捞出沥油。

2.将土豆去皮，切成小菱形片，用七成热的油炸呈金黄色，捞出放入盘内。

3.将冬菇片成小片，油菜片成小片，分别用开水焯一下，捞出沥水。

4.将炒锅置火上，放油烧热，下入葱末、蒜末炝锅，烹入料酒，下入鸡片、冬菇和油菜略炒，加入清汤和盐，烧开，再加入味精，勾芡，淋入香油，盛在土豆片上面即成。

牛肉茸粥

材料

干米粉20克，牛肉25克，粳米50克，香菜、葱花各适量，植物油、酱油、精盐、白糖、淀粉各适量。

制作

1. 将粳米洗净，放入锅内，加入清水烧开，并煮至粳米开花，把洗净的牛肉剁成茸，加入酱油、精盐、白糖、淀粉拌匀；米粉用热油炸香，捞出备用。
2. 将粥熬好后，放入调好味的牛肉茸，再煮沸时即成。
3. 装碗食用时，再加入熟油、香菜、葱花及炒香的米粉即成。

鱼茸粥

材料

小黄花鱼1条，优质大米50克，精盐、味精、料酒、葱末、姜末各适量。

制作

1. 将小黄鱼花去鳞、内脏、头，洗净，放入开水中烫一下捞出，剔除刺和骨。
2. 将大米淘洗干净，倒入烫鱼的水中，用大火烧开后转小火熬煮，待大米熬至米汤见浓稠时，加入鱼肉、葱末、姜末，再加入料酒、精盐轻轻搅匀，再加盖焖煮，直至焖成稠粥时，加入味精，轻轻搅匀，即可食用。

大米肉菜粥

材料

猪肉末25克，大米饭50克，白菜末25克，香油、酱油、精盐各适量。

制作

1. 将大米饭猪肉末及清水200克放入锅内，置旺火上烧沸，转小火，煮至将熟时，加入白菜末，再煮10分钟左右。
2. 将粥熬至黏稠时，加入酱油、精盐、香油调匀，盛入碗内，稍凉即可食用。

鸳鸯面汤

材料

熟鸡肉丝35克，虾仁25克，面粉100克，鸡蛋2个，菠菜50克，香油、精盐、味精、高汤各适量。

制作

1.将鸡蛋磕开，分别将蛋清、蛋黄放在两个碗内，每碗内加面粉50克，和成硬面团。

2.然后将两块面团分别揉匀，擀成薄片，撒上铺面叠起，切成细面条，分别放入两个碗内。

3.将菠菜择洗干净切段，用开水焯一下，虾仁也用开水焯一下。

4.将汤锅置火上，放入高汤，入精盐、味精，等汤开后，下入鸡肉丝、虾仁、菠菜，汤再开时，把分别煮熟的两种面条，盛碗时分别放在碗的两边，锅内加入香油，起锅盛入碗内即成。

本品功效

汤鲜柔软，面条双色，营养全面。含蛋白质、碳水化合物、钙、磷、铁、锌及维生素A、维生素B_1、维生素B_2、维生素D、维生素C和烟酸等多种营养素，最宜小儿食用。

葱油虾米面

材料

水发干虾米15克，细面条200克，葱丁40克，植物油10克，酱油25克，味精、白糖、料酒各适量。

制作

1.将炒锅置火上，放油烧热，下入葱丁炝锅，出香味时加入切碎的干虾米炒一下，放入酱油、白糖、料酒，略炒几下盛入碗内。

2.将面条煮好后，捞在盛有酱油、味精的碗内，再将葱丁、酱油、味精冲入，拌匀即成。

本品功效

鲜香爽利，含有丰富的蛋白质、脂肪、碳水化合物。钙、磷、铁及维生素A、维生素B_1、维生素B_2和烟酸等多种营养素，适宜小儿用。

鲜奶果子杯

材料

面粉200克，白糖适量，牛奶100克，鸡蛋1个，葡萄干30克，奶油24克，苹果脯、青梅各20克，泡打粉、白醋各10克。

制作

1.将面粉放入盆内，加入白糖、牛奶、蛋清、奶油、白醋混合搅匀，再加入泡打粉搅匀成为面糊。

2.将葡萄干洗净，苹果脯、青梅切成小粒备用。

3.取24只菊花盏，每个盏内刷上一层油，放入20克面糊，面糊面上撒果粒，逐个做完后，放入笼内用猛火蒸15分钟即成。

本品功效

含有蛋白质、脂肪、碳水化合物、钙、磷、铁、锌及维生素A、维生素B$_1$、维生素B$_2$、维生素C、维生素D、维生素E和烟酸等多种营养。

三色花蕊卷

材料

富强粉400克，枣泥馅300克，面肥75克，鸡蛋3个，香油10克，蜜樱桃末少许，碱面3克。

制作

1.将面肥放入盆内，用温水200克化开，加入面粉和成发酵面团，待酵面发起，加入碱液揉匀稍饧；鸡蛋磕破，并将蛋黄打散备用。

2.取一半面团，加入蛋黄揉成黄面团，饧一会儿再揉，待蛋黄与面团揉匀为止。

3.将另一半面团擀成薄面片，抹上枣泥馅；把黄面团也搭成同样大的面片，盖在枣泥面片上，即成三色面层。在面上抹一层香油，将三色面层折叠三层，用快刀切成100个小剂。

4.取5个小面剂刀口朝上排拢，用手将面剂尾部都捏紧，使之粘合在一起，再用筷子夹紧面剂的2/3处，使其呈花蕊状。在蕊尖处粘上少许樱桃末，码入屉内，用旺火蒸12分钟即熟。

本品功效

要将蛋黄面揉匀，面片拗的厚薄要均匀，面剂要用快刀切，这样层次才分明。

奶油开花包

材料

面粉500克，白糖适量，牛奶200克，猪板油50克，发酵粉25克。

制作

1. 将板油剥去薄膜，切成细丁，加入白糖适量拌匀，腌渍2～3天后待用。

2. 将面粉放入盆内，加入白糖、牛奶拌和均匀，再加入发酵粉，反复揉匀成发酵面团。

3. 将面团搓成条，揪成剂子，按扁后每个包入糖油丁20克，捏拢收口（收口朝下），即成生坯。旺火沸水足气上笼，蒸15分钟即熟。

制作的关键：板油切丁后，要用白糖拌匀腌渍2～3天，否则板油丁腌渍不透，吃时发黏油腻。蒸时用大火沸水足气，包子的花才开得足。

本品功效

含有丰富的蛋白质、脂肪、碳水化合物、矿物质和多种维生素，能提供充足的热能，供给幼儿机体生理活动所需，是体弱幼儿很好的辅助营养食品。这种食品形美色白，奶香扑鼻，香甜适口，适宜幼儿食用。

小肉卷

材料

面肥50克，面粉250克，肥瘦猪肉、葱末各15克，香油、姜末各5克，酱油40克，精盐、味精、碱面各适量。

制作

1. 将面肥放入盆内，用温水125克化开，加入面粉和成发酵面团，待发起后加入碱液揉匀，稍饧。

2. 将猪肉剁成泥，放入盆内，加入葱姜末、酱油、精盐、味精及清水少许，搅成黏糊状，加入香油拌匀成馅。

3. 将面团放在案板上，擀成长方形薄片，抹匀肉馅，卷成卷，按笼屉大小分成段，码入屉内，用旺火蒸15分钟，取出稍晾一下，切成3厘米长的小斜段，码入盘内即成。

本品功效

含有丰富的蛋白质、脂肪、碳水化合物及维生素B_1和烟酸，还含有钙、磷、铁等对人体有益的成分。成品特点为洁白柔软，鲜香味美，适宜幼儿食用。

豆沙鲜桃

材料

豆沙馅150克，面肥50克，面粉300克，白糖10克，碱面适量，红曲米水少许。

制作

1.将面肥放入盆内，加温水100克抓匀，倒入面粉和成发酵面团，盖上湿布，待其发酵。

2.把碱面用少许温水泡开，和白糖一起对入面团中，揉匀，搓成条，揪成10个面剂，逐个按扁后，擀成直径4.5厘米的皮，每个包入豆沙馅15克，包成桃形，用竹板在桃子中间轻压出一小沟。

3.逐个做好后，上笼用旺火蒸约10分钟，取出用小刷子和竹板刷上红曲米水，码盘即成。

制作的关键：面要发得老嫩适中，碱要合适，个儿大小要均匀。

本品功效

小孩子天性喜爱花卉和小动物，将面食做成各种可爱的仿生动植物，会受到孩子的喜爱，食欲为之大开。

菜馅小包子

材料

面粉250克，猪肉150克，面肥50克，菜馅（白菜、豆角、茴香、西葫芦、韭菜等均可）125克，香油12.5克，酱油、精盐、味精各适量，葱末15克，姜末2克，碱面适量。

制作

1.将面粉放入盆内，加入面肥、温水125克和成面团，待酵面发起，加入碱水，揉匀，稍饧。

2.将猪肉剁成茸，放入盆内，加入酱油、精盐、味精拌匀后，加水搅成糊状，最后加入葱末、香油、菜馅拌匀成馅。

3.将面团揉成条，揪成每50克3个的面剂，把剂按扁，擀成圆皮，包馅制成包子生坯，收严剂口。

4.将包子生坯码入屉内，用旺火蒸12～13分钟即熟。

两米芸豆粥

材料

小米50克，大米30克，芸豆40克，白糖或小咸菜末少许。

制作

1.将大米、小米、芸豆分别淘洗干净。

2.将芸豆放入锅内，加水煮至快要烂时，加入大米小米用大火煮沸后，转用小火熬煮成粥。

3.食用时将粥盛入碗内，加入白糖搅匀，或喝粥佐食咸菜末。

制作的关键：先将芸豆煮至快要烂时，再下入大米、小米同煮。

本品功效

黏糯适口。适于幼儿夏季食用。从营养的角度说，小米中含有维生素B_1和维生素A原以及足量的蛋氨酸。芸豆蛋白质中含有足量的赖氨酸和苏氨酸，但缺少蛋氨酸。把大米、小米与芸豆混合煮粥，能使各自不足的营养素得到互补。常食两米芸豆粥能除胃热、止消渴、利小便，最宜小儿食用。

玉米面豆粥

材料

黄豆20克，玉米面50克，白糖或咸菜末适量。

制作

1.将黄豆洗净，加水泡软，放入锅内煮至酥烂，捞出。

2.将铝锅内加足水，上火烧开后，下入黄豆，烧至再开时，倒入用温水搅成糊状的玉米面，边倒边用勺搅匀，开锅后转用小火再熬煮一会儿即成。

3.食时，将粥盛入碗内，加入白糖或咸菜末即成。

制作的关键：黄豆一定要煮至酥烂，这样幼儿好嚼，易消化。

本品功效

粥香豆酥，含有丰富的优质蛋白质、B族维生素和钙、铁、锌等营养物质，幼儿常食可益体强身。

麻心汤圆

材料

糯米250克，芝麻25克，粳米70克，白糖、猪板油各适量，糖桂花5克。

制作

1．将糯米、粳米掺匀，淘洗2次，在冷水中浸12小时，带水磨成料，放入榨袋榨干水分，取1/10上笼蒸熟，加入压干的水磨料中揉透。

2．将芝麻炒熟，磨成酱加入去膜切碎的猪板油、白糖、糖桂花2.5克拌匀，做成50个馅心。

3．将揉好的粉团掐成50个剂子，逐个搓圆，用手托住，右手拇指贴边，示指捺入剂子中心，顺势旋转捏成酒盅形，把馅心裹入，收口，再搓圆即成。

4．将锅置旺火上，放水1500克，烧至沸时，下入汤圆，边下边推，使水旋转。煮至汤圆浮起，加适量冷水，保持微沸，再煮约半分钟，连汤盛碗，撒上余下的糖桂花即成。

鲜鱼面

材料

细面条250克，鲜鱼250克（各种鲜鱼都可），植物油30克，精盐6克，料酒5克，葱1段，姜1小块。

制作

1．将鲜鱼去肠杂、头及鳍，洗净沥干水分。

2．锅烧热，放入油，烧至六成热时，放入鲜鱼，稍煎一下烹入料酒，加入葱、姜略煸，加入清水750克，烧沸后转小火煮焖，使鱼肉溶化在汤中，然后将汤过筛滤去骨、刺，得净汤约500克，加入少许精盐烧沸，盛入碗内。

3．将面条煮好后，分别捞入鱼汤碗内，拌匀即成。

制作的关键：要把鱼肉全部煮至熔化，骨刺要滤净。

本品功效

面鲜美适口，含有丰富的蛋白质、脂肪、碳水化合物、钙、磷、铁、锌及维生素A、维生素C和烟酸等。

荠菜肉馄饨

材料

馄饨皮250克，荠菜300克，肉末125克，海米末（或虾皮）、紫菜各适量，香油10克，精盐3克，味精、白糖各适量，料酒15克，酱油5克。

制作

1. 将荠菜洗净，放沸水锅内烫一下，捞入凉水内过凉，挤干水分切碎。

2. 肉末放入碗内，加精盐、味精、白糖、料酒、香油及清水25克，拌搅上劲后，加入荠菜调和成馅。

3. 将馄饨皮放在左手掌上，挑入馅心，折成馄饨生坯。

4. 将海米末（或虾皮）、香菜末、紫菜、酱油、味精放入碗内，再将馄饨放入沸水锅内煮熟，捞入碗内，浇入原汤，调匀即成。

本品功效

软滑鲜香，主副兼备，宜幼儿食用。荠菜富含钙、铁、维生素C和胡萝卜素等重要营养成分，味道甘美，被称为"菜中甘草"。另外还含有较丰富的蛋白质、脂肪、碳水化合物、维生素E等幼儿必需营养素。

牛肉水饺

材料

牛肉175克，面粉250克，白萝卜150克，香油10克，酱油、精盐、味精各适量，葱末6克，姜末3克，香菜末10克。

制作

1. 将牛肉剁成泥，加入酱油腌一会儿，加水搅拌，由稀变稠后，加入礤丝烫过的萝卜馅，再加葱末、姜末、酱油、精盐、味精、香菜末、香油搅拌均匀。

2. 将面粉放入盆内，加入清水适量和成面团，稍饧，搓成条，揪成小剂子，逐个按扁排成圆皮，拌入馅心，捏成小饺子。

3. 水烧开后，把饺子下入锅内，待饺子浮出水面，用凉水点2～3次，煮熟捞出即可。

本品功效

味香，鲜嫩，是幼儿较理想的营养食品。

虾肉小笼包

材料

面粉、猪肉、清虾各250克，肉皮冻100克，面肥75克，熟芝麻5克，香油30克，酱油12克，精盐、味精、姜末、碱面各适量。

制作

1.将肉皮洗净，焖至六成熟，和姜末一起压碎，再用旺火熬成浓汁，冷却成冻，即成肉皮冻。

2.将猪肉剁成泥，加入酱油、精盐、味精、姜末、芝麻搅拌均匀。然后把虾仁加入精盐、味精、香油调好，和肉馅一起拌匀。

3.将面肥放入盆内，用温水适量化开，加入面粉和成发酵面团，待酵面发起，加入碱液揉匀，稍饧，搓成长条，揪成30个小剂，擀成圆片，放上馅，用拇指和示指轻轻提起面皮，捏上13~14个褶。包好后，放进小笼用旺火、沸水蒸5分钟即成。

佛手包

材料

面肥150克，富强粉500克，豆沙馅360克，青梅4块，碱面6克。

制作

1.将面肥放入盆内，加水220克化开，倒入面粉和成发酵面团，待酵面发起，对入碱水揉匀，揪成24个剂子。

2.将剂子按扁，每个包入豆沙馅15克，呈馒头状，再将馒头前半部按扁，使其状如斧头，用快刀在扁平处均匀地切5～6刀，除左右两端各留一条外，中间的几条均朝收口处翻叠进去一半，成为佛手状。

3.将青梅切成24根短条，插入佛手光圆一端正中处，整齐地码入笼内，置旺火沸水锅上蒸8分钟即成。

制作的关键：萝卜要礤成丝，用开水烫一下再下牛肉一起调馅；饺子包的个要小、皮要薄，馅不宜过咸，并把馅煮烂，以利于幼儿咀嚼和消化。

本品功效

味香，鲜嫩，是幼儿较理想的营养食品。

干菜包

材料

面粉40克，冬笋5克，面肥10克，霉干菜10克，肥瘦猪肉30克，鸡架1具，香油、熟猪油各少许，酱油、料酒、精盐、味精各适量、白糖、姜末、碱面各少许。

制作

1.将猪肉和鸡架分别用开水烫一下捞出，用凉水洗净。然后放入锅内，加入酱油、白糖、料酒、清水，开后，转微火煮至肉酥烂时将其取出，稍凉后，切成豆粒大小的丁。

2.将霉干菜用温水洗净，放入屉内蒸2小时取出，用凉水洗净，切成碎末，放入肉丁内，加入姜末、香油、熟猪油、味精搅匀。

3.冬笋先用水煮熟，切成细末，也加入肉丁内，搅拌成馅。

4.将面粉放入盆内，加入面肥、温水20克和成面团，待酵面发起，加入碱液揉匀，稍饧。

5.将面团揉搓成长条，揪成4个小剂，擀成中间略厚、边缘较薄的面皮。左手托皮，右手打馅，然后用右手边包边捏褶，收拢剂口呈菊花形。码入屉内用旺火蒸12分钟即熟。

鸳鸯卷

材料

面粉40克，豆沙馅10克，面肥10克，红果酱10克，碱面、青红丝各少许。

制作

1.将面粉放入盆内，加面肥、温水和成面团，待酵面发起，加入碱液，揉匀，稍饧。

2.将面团擀成长度不限的长方形片。以面片中心为界，上下分别抹上薄厚均匀的豆沙馅和红果酱然后上下相对卷起，翻个，稍加整理，撒上青红丝成坯。

3.将面坯摆入屉内，用旺火蒸2分钟即熟，出屉切成5克1块，码入盘内即成。

制作的关键：面片的大小，视屉的大小而定，薄厚要均匀。馅料抹得要均匀。鸳鸯卷生坯上撒青红丝之前，要先抹少许水，这样才粘得住。

本品功效

造型美观，两色两味，味道香甜。

白菜粉丝汤

材料

白菜20克，泡好的粉条20克，黑芝麻少许，调味酱油1/2小匙，鱼汤200毫升。

制作

1. 白菜洗净后挑出质嫩的菜叶切成1厘米大小。
2. 将泡好的粉条剪成适当长度。
3. 锅里倒入适量的鱼汤煮一段时间后加白菜和粉条煮开。
4. 等鱼汤煮开后用调味酱油调味，最后撒点黑芝麻即可。

蘑菇鸡蛋汤

材料

洋松茸两个，鸡蛋1个，大葱10克，蒜泥1小匙，香油、酱油各少许，清水250毫升。

制作

1. 蘑菇去掉茎部后切成丝状，然后加到放香油的煎锅里炒熟。
2. 鸡蛋打碎后搅匀，捣碎大葱。
3. 锅里倒入适量的清水加蘑菇和大葱煮开后，再放入蒜泥和酱油一起煮。
4. 在煮好的食材中加入鸡蛋液煮到鸡蛋熟为止。

营养紫菜饭

材料

大米1小碗，烤好的调味紫菜1张，芝麻1/2小匙。

制作

1. 用剪刀剪碎烤脆的调味紫菜。
2. 大米饭里放芝麻充分搅拌。
3. 把芝麻和大米饭捏成圆的饭团。
4. 盘子里装上紫菜末，再将饭团在紫菜末上滚动即可。